U0961668

NEIKE CHAN
ZHILIAO JINGYAO

内科常见病治疗精要

孙雪茜 主 编

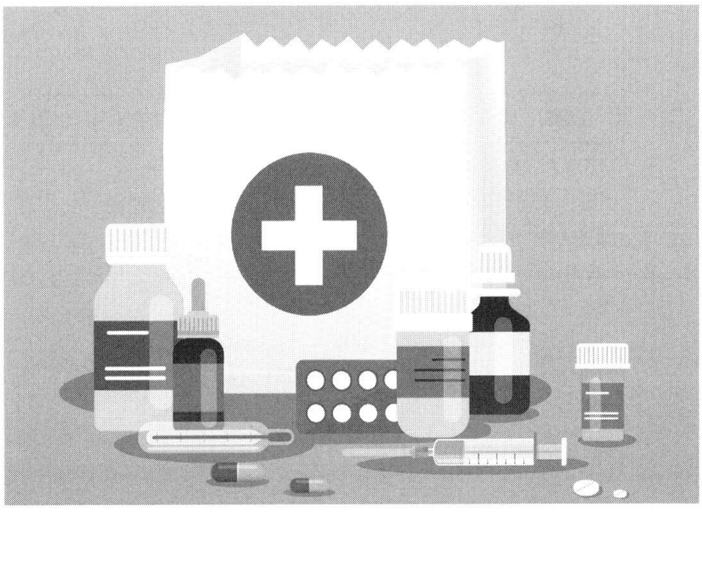

中国纺织出版社有限公司

图书在版编目（CIP）数据

内科常见病治疗精要 / 孙雪茜主编. -- 北京：中国纺织出版社有限公司, 2022.7

ISBN 978-7-5180-9504-9

Ⅰ. ①内…　Ⅱ. ①孙…　Ⅲ. ①内科—常见病—诊疗　Ⅳ. ①R5

中国版本图书馆CIP数据核字（2022）第065459号

责任编辑：樊雅莉　高文雅　　责任校对：高　涵　　责任印制：王艳丽

中国纺织出版社有限公司出版发行

地址：北京市朝阳区百子湾东里A407号楼　邮政编码：100124

销售电话：010—67004422　传真：010—87155801

http://www.c-textilep. com

中国纺织出版社天猫旗舰店

官方微博 http://weibo.com/2119887771

唐山玺诚印务有限公司印刷　　各地新华书店经销

2022年7月第1版第1次印刷

开本：889×1194　1/16　印张：17.5

字数：530千字　定价：98.00元

凡购本书，如有缺页、倒页、脱页，由本社图书营销中心调换

编　委　会

主　编　孙雪茜　梁松岚　孙　责　滕嘉嘉　毕喜壮

副主编　丰　雪　张亚玲　林吉雪　王　禹
王洪财　任芳兰　王　宁　沈庆明

编　委　(按姓氏笔画排序)

丰　雪　佳木斯大学附属第一医院
王　宁　中国人民解放军联勤保障部队第九八〇医院（白求恩国际和平医院）
王　禹　长春中医药大学附属第三临床医院
王秀明　北部战区空军医院
王洪财　哈尔滨医科大学附属第四医院
王锐锋　佳木斯大学附属第一医院
尹春华　哈尔滨医科大学附属第二医院
尹雪松　哈尔滨医科大学附属第四医院
田文华　哈尔滨医科大学附属第四医院
毕喜壮　烟台毓璜顶医院
任芳兰　佳木斯大学附属第一医院
刘宣彤　哈尔滨医科大学附属第四医院
孙　责　佳木斯大学附属第一医院
孙雪茜　佳木斯大学附属第一医院
李星达　哈尔滨医科大学附属第二医院
李海涛　哈尔滨医科大学附属第一医院
杨梅梅　哈尔滨医科大学附属第四医院
吴　静　哈尔滨医科大学附属肿瘤医院
吴雁翔　北部战区空军医院
沈庆明　佳木斯大学附属第一医院
张　茵　哈尔滨医科大学附属肿瘤医院
张亚玲　四川省医学科学院·四川省人民医院
张维彬　佳木斯大学附属第一医院
林吉雪　佳木斯大学附属第一医院
金国丽　佳木斯大学附属第一医院
姚丹丹　哈尔滨医科大学附属第二医院
梁松岚　哈尔滨医科大学附属第二医院
韩　蹊　佳木斯大学附属第一医院
韩玉冰　哈尔滨医科大学附属第二医院
滕嘉嘉　烟台市中医医院

前　言

内科学是对医学科学发展产生重要影响的临床医学学科，涉及面广，整体性强，是临床医学各科的基础学科。随着社会经济和医学科技的发展，临床内科疾病的诊疗与研究日渐活跃，新理论、新设备不断出现并应用于临床，取得了良好的治疗效果。为适应现代临床内科学的快速发展，内科医师需要博采众长，扩大知识面，方能与时俱进，为患者提供更高质量的医疗服务。本书编者参考近期医学文献资料，结合国内临床实际情况，编写了本书。

本书首先对内科学的发展进行概述，然后选取临床常见的内科疾病，包括呼吸系统疾病、循环系统疾病、消化系统疾病、神经系统疾病、血液系统疾病、内分泌系统疾病、泌尿系统疾病、风湿免疫系统疾病，从诊断到治疗进行阐述。最后还对急性中毒的诊疗知识进行简单介绍。本书编者均从事内科相关专业多年，具有丰富的临床经验和深厚的理论功底。希望本书能为医务工作者处理相关问题提供借鉴，为医学院校学生和基层医生学习提供参考。

在编写过程中，由于编者较多，写作方式和文笔风格不一，再加上时间有限，难免存在疏漏和不足之处，望广大读者提出宝贵的意见和建议，谢谢。

编　者

2022 年 3 月

目 录

第一章

概述

一、医学、临床医学与内科学

内科学是临床医学中一个大的学科，学习内科学先要对医学和临床医学有概括的了解。

医学是生命科学的重要组成部分，是一门探讨人类疾病的发生和发展规律，研究其预防和治疗对策的学科。自人类在地球上诞生以来，与疾病作斗争以维护和增进自身健康、延长寿命就成为人类历史中重要的一页，所以医学是一门历史悠久的科学。古希腊时期，希波克拉底就创立了医学的理论和实践，撰写了众多的医学论著，奠定了医学的基础；此时正值我国春秋战国时期，有托名黄帝所写的医学专著《黄帝内经》问世，总结了我国古代人民长期与疾病作斗争的经验和理论知识，奠定了我国传统医学的理论基础。之后随着科学的发展，以科学实验为基础的现代医学诞生并不断发展，观念不断更新，实践不断改进。因此，医学又是一门不断创新的学科，以不断的变化作为它永恒不变的规律，体现了现代医学的活力。

医学科学不断发展，它所探索的范围也不断地扩展。现代医学由临床医学和预防医学组成。临床医学是研究人体各系统疾病发生的规律及其临床表现、诊断和治疗的学科，传统上分为内科学、外科学、妇产科学、儿科学、眼科学、耳鼻咽喉科学、皮肤科学和口腔医学等，20世纪50年代以后，随着临床医学的迅速发展，上述学科进一步分化为门类众多的专业学科。例如内科学分化成传染病学、神经病学、精神病学、呼吸病学、心血管病学、消化病学、肾病学、血液病学、内分泌病学、营养和代谢病学、风湿病学、老年病学等专业学科；外科学则分化成麻醉学、普通外科学、神经外科学、心胸外科学、创伤外科学、骨科学、泌尿外科学、显微外科学、整形外科学、血管外科学等专业学科。据报道，到20世纪80年代，美国已形成了由24个领域51个专业所组成的临床医学体系。临床医学的专科化有利于对疾病的深入研究，提高临床诊断和治疗水平。但是，分科过细也有不利于患者就诊和进行综合防治的负面影响。因此，在发达国家，发展专科医学的同时，也注意发展集健康促进、常见病防治和康复服务于一体，面向初级保健的全科医学。预防医学是研究人群中疾病发生、发展和流行规律及其预防措施的学科，现已发展成独立的公共卫生学。临床医学和预防医学的区别在于前者是医治患者于既病之后，后者是预防疾病于未病之前，从费用—效益的角度来考虑，预防医学对维护健康、延长寿命所付出的代价低，所获得的效益高。因此，医学发展到目前阶段，预防医学逐渐得到各国政府和医学界的重视，广大人民群众也逐渐认识到预防疾病、保持身体健康的重要性。

内科学是临床医学领域中一门重要的学科，它涉及面广、整体性强，在研究人体各器官系统疾病的诊断和防治过程中，以诊治措施不具创伤性（如体格检查、实验室诊断、影像学诊断、药物治疗等）或仅有轻微的创伤性（如介入性诊断和治疗）为其特色。它又是临床医学中各学科的基础，并与它们之间存在着密切的联系。近年来，以生物学（尤其是分子和细胞生物学）、化学、物理学、数学和基础医学的理论和技术蓬勃发展为基础，临床医学正处在内容不断更新和深入的阶段，内科学也相应地进入了一个飞跃发展的时期。

内科学的发展历史和人类与疾病作斗争的历史密切相关。人类经历了两次卫生革命，第一次卫生革命主要是针对传染病的斗争。有史以来传染病是威胁人类生命的主要疾病，其中烈性传染病如鼠疫、霍乱，其传染性强、流行面广、迅速致命，历史上多次出现过居民大批死亡。即使慢性传染病如麻风、结核，也曾使大量人病残或丧命。随着医学科技的进步，人类对传染病的斗争到20世纪后叶取得了丰硕的成果。以各种疫苗的接种为主要预防手段，以各种抗生素和化学药物的应用为主要治疗手段，天花于1979年在全球灭绝，使人们乐观地认为传染病已得到控制，第一次卫生革命取得了决定性的胜利。目前主要威胁人类生命的疾病已经是与生活水平的提高、平均期望寿命的延长、不良生活方式泛滥以及心理行为和社会环境影响相关的心脑血管病、恶性肿瘤和其他一些老年期的疾病。这些疾病已经成为流行病，针对这些疾病进行斗争就是从20世纪后叶开始的第二次卫生革命的主要内容，也是当前的重点。

然而，从2003年新型冠状病毒感染所致的高传染性“严重急性呼吸综合征（SARS）”的袭击到2009年甲型H1N1流感的全球蔓延向我们敲响了警钟，人类的第一次卫生革命其实尚未成功。老的传染病如结核、疟疾等还未被控制，或正在卷土重来，而新发传染病纷纷出现，特别是艾滋病、埃博拉病毒出血热、西尼罗病毒脑炎、新型流感病毒感染等，都在伺机对人进行攻击。

因此，第一次卫生革命仍须继续并要大力加强，第二次卫生革命也要进行并不能松懈。2011年9月19日第66届联合国大会召开预防和控制非传染性疾病的高级会议，国家元首和政府首脑聚首讨论非传染性慢性病（包括心脑血管病、恶性肿瘤、糖尿病、慢性呼吸系统疾病等）的防控问题，表明这些疾病的防控受到高度重视，也反映出内科学的任务艰巨，任重而道远。

二、生命科学的发展促进了现代内科学的进步

自20世纪70年代以来，现代生物学技术迅猛发展，从而极大地推动了现代内科学的发展，特别是以分子生物学为代表的现代生命科学理论和实验技术，使得我们对疾病的认识深入到分子水平。20世纪80年代发明并逐渐应用的重组DNA技术和PCR技术，应用异常基因作为对象，借助PCR技术可将基因拷贝数扩增至天文数字；用实时定量PCR（qPCR）检测基因的转录产物。开始于1990年由美、英、法、德、日和我国合作进行的人类基因组计划，要将人体细胞的23对染色体中的30亿个碱基对进行识别和测序。此项工作原预期在2003年全部完成，但在2000年6月26日已提前公布了人类基因组框架结构草图，2001年2月又公布了人类基因组图谱及初步分析结果，2003年4月30日宣布人类基因组的精细测序工作全部完成。这将为阐明基因如何在决定人类生长、发育、衰老和患病中起作用提供结构基础，也为深入到基因和分子水平来认识遗传性疾病和与遗传有关的疾病提供条件。进入21世纪，随着人类基因组测序的完成，医学研究已从基因组学进入到后基因组时代。基因芯片和蛋白质芯片等高通量技术的日臻成熟和应用，将为疾病的研究提供动态深入的综合信息，开展功能基因的研究，有助于发现疾病基因和抗病基因。生物信息学技术、生物芯片技术、转基因和基因敲除技术、酵母双杂交技术、基因表达谱系分析、蛋白组学、结构基因组学和高通量细胞筛选技术等的应用使现代内科学对疾病的认识提高到一个新的水平。表观遗传学是指人类基因组含两类遗传信息，一类是传统意义上的遗传信息，即DNA序列所提供的遗传信息，另一类是表观遗传学信息，即没有DNA序列变化的、可遗传的基因表达改变，指导DNA提供的遗传信息得以精确表达。和DNA序列改变不同，许多表观遗传学改变是可逆的，这为疾病治疗提供了理论依据，表观遗传改变在疾病发病机制、诊断、治疗和预后判断方面起重要作用。例如近年来DNA甲基化和组蛋白去乙酰化两种表观遗传学修饰在白血病发病机制研究中取得可喜的成绩，DNA甲基转移酶抑制剂和组蛋白去乙酰化酶抑制剂都是表观遗传学药物，已在临床上应用，表观遗传靶向治疗是肿瘤治疗新方向。

由于分子生物学和细胞遗传学的进展使不少内科疾病的病因与发病机制获得进一步阐明。截至1999年5月全世界文献已报道异常血红蛋白751种，对血红蛋白的分子及其编码的基因进行了深入研究，血红蛋白基因突变引起的异常血红蛋白病已从过去认识的遗传病，进入到现代认识的血红蛋白分子病，对血红蛋白病的深入研究又大大推动了分子生物学与分子遗传学的发展。分子生物学技术的发展，使血红蛋白病的产前诊断和基因诊断才能在临床实施。急性白血病的分型诊断，已从过去单纯依赖形态学进入近代以形态学、免疫学、细胞遗传学和分子生物学（M-I-C-M）综合分型诊断，*t*（15；17）、*t*（8；21）、*inv*（16）/*t*（16；16）融合基因的发现，使急性髓细胞性白血病的早期诊断及微量残留白

血病的诊断已成为可能。现代内科学更重视疾病实体的诊断，例如慢性淋巴细胞白血病（CLL）和小淋巴细胞淋巴瘤（SLL），WHO 分型认为两者无论从肿瘤细胞形态、免疫表型、细胞遗传学都十分相似，因此将其纳入 CLL/SLL 诊断。

分子生物学技术的发展，使内科疾病的实验诊断学有了长足的进步。高效液相层析、放射免疫和免疫放射测量、酶联免疫吸附测定、聚合酶链反应和酶学检查技术的建立和完善，使测定体液中微量物质、免疫抗体、药物或微生物的 DNA 和 RNA 成为可能，其灵敏度可以达到皮克（pg）乃至飞克（fg）水平。单克隆抗体制备成功又把高度专一性的分析技术推进一步，实验医学提供了新的有效手段。临床生化分析向超微量、高效能、高速度和自动化方面发展，已有每小时能完成 300 份标本、20 项指标的多道生化分析仪。实验诊断技术的革命，为现代内科疾病的诊断建立了扎实的基础。

分子靶向治疗直接作用于靶基因或其表达产物而达到治疗目的，基于单克隆抗体产物的靶向治疗也已在临床上广泛应用，采用表观遗传学原理设计的药物也已开始出现，从而使恶性肿瘤的内科治疗具有高度选择性，分子靶向治疗的出现在内科药物治疗史上具有划时代的意义。

三、临床流行病学的创立促使现代内科学向循证医学方向发展

临床流行病学是 20 世纪 70 年代后期在临床医学领域内发展起来的新兴学科，是一门临床医学的方法学，采用近代流行病学、生物统计学、临床经济学及医学社会学的原理和方法来改善临床科研和临床工作，提高临床决策的科学性。因此，从某种意义上来讲，除生物医学是内科学的基础课外，临床内科学还需要另一门基础课，即临床流行病学，对内科学来讲，这两门基础课缺一不可。

临床流行病学的发展反映了医学模式的转变。20 世纪 70 年代以来，随着人群中年龄结构、疾病谱和死因谱的改变，医学的理论模式也发生了深刻的变化。20 世纪以前，医学是在生物学发展基础上形成的“生物医学模式”。它从生物学因素出发，着重于个体疾病的诊断和防治，从而对疾病的认识、预防和治疗取得了显著的成就。但随着人类文明的进步和科技的发展，这一医学模式日渐显露出它的局限性。例如美国的研究表明，人类疾病大约 50% 与生活方式和行为有关；20% 与环境有关（包括生活和社会环境）；20% 与遗传、衰老等生物学因素有关，还有 10% 与卫生服务的缺陷有关。可见在防治疾病、维护健康的实践中，不仅要注意影响健康的生物学因素，同时也要注意疾病防治中的心理、环境和社会问题。据此，1974 年，加拿大学者 Lalonde 和美国学者 Blum 相继提出了新的医学模式称为“生物—心理—社会医学模式”。从“生物医学模式”转变为“生物—心理—社会医学模式”体现在医疗卫生工作从以疾病为主导转变为以健康为主导；从以医院等医疗卫生机构为基础转变为以社会为基础；从主要依靠医学科技和医疗卫生部门转变为依靠众多的学科和全社会的参与；满足人民对医学的需求不仅是面向个体的医疗保健，更需要面向群体的卫生保健；疾病防治的重点不仅是危害人群健康的传染病，更要重视与心理、社会和环境因素密切相关的非传染病。其目标是使人民的身心处于更加良好的健康状态。世界卫生组织提出的健康标准是“健康是身体上、精神上和社会适应上的完好状态，而不仅仅指无病或不虚弱”（1948 年世界卫生组织宪章）。

人民身体健康是社会进步和经济发展的基础。根据新的医学模式，卫生工作将由医治疾病扩展到对人群进行健康监护，提高生命质量。卫生服务目标应是整体的，即从局部到全身、从医病到医人、从个体到群体、从原有的生物医学范畴扩展到社会医学和心理医学的广阔领域。因此，这一新的医学模式对包括内科学在内的整个医学领域的发展都具有重要的指导意义。临床流行病学的创立，使内科学的研究范围得到扩展。依据生物医学研究方法建立的诊断试验，需要通过临床流行病学的研究方法加以评价。各种新的治疗方法，也需要经过临床流行病学方法的评价，评价内容除近期疗效、远期疗效外，尚需要临床经济学评价和生命质量的评价，从而在临床上推广那些“价廉物美”的治疗方法。

临床流行病学的发展促进了临床决策的科学化。一位内科医师在平日工作中，每时每刻都处于制订临床决策的过程中。在诊断过程中，特别是比较复杂的病，内科医师常需要考虑下一步应选用何种辅助检查或特殊检查，是否需要请其他科会诊，这就是诊断决策。一种疾病有多种治疗方法，如何结合所经治患者，提出价廉、高效、安全，适合该患者的治疗措施，这就是治疗决策。临床决策是指根据国内外

医学科学的最新进展，提出的临床决策方案与传统方案进行全面比较和系统评价，充分评价不同方案的风险及利益之后选取一种最好的方案用于临床的过程。临床决策分析时采用定量分析方法，这种方法是充分评价不同方案的风险和利益之后选取最佳方案以减少临床不确定性和利用有限资源取得最大效益的一种分析方法。临床决策分析常用的方法主要有决策树模型分析法和灵敏度分析法。另外，针对慢性病的特点，选用 Markov 模型来模拟疾病过程进行决策分析要比一般的决策树模型更合适。

临床流行病学的创立促进现代内科学向循证医学方向发展。循证医学是遵循证据的临床医学。20 世纪 80 年代，临床流行病学创始人之一 Sackett 教授对循证医学的发展起了重要作用，1994 年他在英国牛津大学创建了世界上第一个循证医学中心。循证医学是一种理念，其核心思想是任何医疗干预都应建立在新近最佳科学研究结果的基础上，其目的是临床决策的科学化。它将医师个人的临床实践经验与科学的证据结合起来，使患者获得最佳的诊治。临床流行病学是学习和实践循证医学的基础，从临床流行病学建立起来的严格评价原则和方法已成为实践循证医学的基本技能。21 世纪的临床医学将是循证医学的时代。临床实践指南是官方政府机构（如卫健委）或学术组织（如医学会）形成的医疗文件，其目的是为了提高医疗质量，控制医疗费用的不断上涨，规范临床医师诊断和治疗行为。面对国内外众多的临床实践指南，首先应选择那些以循证医学为基础的指南，即是从循证医学的原则和方法制订的临床实践指南。

四、转化医学和整合医学促进内科学的发展

转化医学是近年来国际医学健康领域出现的新概念，其主要目的是打破基础医学与药物研发、临床医学之间固有的鸿沟和屏障，建立起彼此的直接关联，缩短从实验室到临床的过程，把基础研究获得的研究成果快速转化为临床上的治疗新方法，从而更快速地推进临床医学的发展，最终使患者直接受益于科技。转化医学要求从临床工作中发现和提出问题，从患者出发开发和应用新的技术，由基础研究人员进行深入研究，然后将基础科研成果快速转向临床应用，用于患者的早期检查和疾病的早期评估，研究进程向一个更加开放、以患者为中心的方向发展。科学技术的发展、诊断检测方法的临床应用进一步促进了内科学的发展。

20 世纪 50 年代之后，随着临床医学的发展，各种先进的诊疗方法先后应用于临床。除了前述的分子生物学技术应用于内科疾病的实验诊断学外，影像学诊断技术也迅猛发展，包括各种超声检查（例如经食管、经肛管、多普勒、二维、三维、声学造影等）。超声诊断近年发展很快，已从 A 型（一维）、B 型（二维）发展到三维成像，可得到脏器的立体图；多普勒彩色血流显像更可对血流及其变化取得直观的效果；食管内多平面超声心动图能在更接近心脏的部位进行探测；心肌超声显像技术有助于判断心肌的血液灌注情况。血管内超声显像能显示血管壁结构的变化，有力地补充血管造影的不足。根据光的干涉原理，将光学技术与超灵敏探测器合为一体，应用计算机进行图像处理的光学相干断层显像，是目前分辨率最高的血管腔内显像技术。超声内镜可以诊断纵隔肿瘤和腹腔内其他肿瘤如淋巴瘤、肾上腺肿瘤，并有助于直肠癌和肺癌的分期。影像检查在提高灵敏度和特异性的同时融进定量检测的新功能，如 CT、MRI 的灵敏度和特异性在不断提高，新的影像学检查如正电子射线断层检查（PET）、高精度数字造影血管机的应用和不断改进。数字减影法动脉造影（DSA）对于肝脏、胰腺和肠道肿瘤的诊断，对肠道出血，尤其是小肠出血有定位和定性的诊断价值。数字减影法心血管造影的意义也很大。全数字化心血管 X 线造影专用系统用于心导管检查能提高影像的分辨率，增强组织对比度，用光盘录像，激光打印，可得到能显示更多细节的高质量图像，给诊断和治疗提供更有参考价值的资料。多排螺旋 CT 显像技术的迅速发展，使无创性的冠状动脉造影成为可能。放射性核素检查的新技术已广泛应用于胃、肠、肝胆、心血管、内分泌、肾、血液、肺部疾病的诊断，用单光子计算机化体层显像（SPECT）使诊断水平进一步提高，而用正电子体层显像（PET）可无创伤地观察活体内的物质代谢改变，使诊断更加深入。内镜的不断改进扩大了其用途，减轻了患者在检查时的痛苦，并通过直接观察、电视照相、电影照相，采取脱落细胞和活组织检查等手段，提高了对消化道、呼吸道、泌尿道、腹腔内等一些疾病的早期诊断，而且可用于治疗，如止血、取出结石、切除息肉等，逐渐发展成为微创性治疗的手段，代替了

部分外科手术治疗。例如内镜下黏膜切除术可以切除位于黏膜的癌前病变，Barrett 食管或胃肠道息肉以及内镜黏膜下切除术可以切除比较大范围的早期胃肠道肿瘤。近年又有用于心血管系统的内镜问世。仿真内镜检查术是将 CT 或 MRI 所取得的图像经计算机处理获得的体内管腔三维动态影像，作为非侵入性诊断技术对胃肠道息肉、肿瘤等病变有诊断价值。机械通气的应用，呼吸机的不断更新换代，使抢救呼吸衰竭成功率不断提高。细针穿刺活检的推广，对肝、肾、肺、心内膜和心肌、甲状腺等进行经皮活组织检测，提高了这些脏器疾病的诊断准确性。造血干细胞移植技术的应用，使恶性血液病可获得治愈的机会。血液净化技术的应用，不仅是肾脏的替代治疗，而且可以应用于非肾脏疾病的治疗。心（包括血压）、肺、脑的电子监护系统能连续监测病情，当出现超过容许范围的变化时能及时报警，提高了抢救危重患者的成功率。

整合医学从分子—细胞—组织—器官—个体—群体、从微观到宏观，强调预防性治疗、个体化治疗和替代性治疗的统一。例如肿瘤已被认为是全身代谢障碍的局部表现，因此，临床上对肿瘤的治疗，应针对机体的状况和肿瘤的生物学特性，肿瘤的预防应考虑机体遗传与环境因素的交互作用。环境致病因素只是致病的先决条件而不是必备条件，而致病的必备条件是机体的遗传变异。因此，认识疾病的规律需要从基因组入手，全面揭示基因转录、翻译、调控和代谢与生物学行为的关系。肿瘤全基因组变异分析不仅是转录和蛋白质组学研究的基础，也是未来整合医学发展的基础。疾病系统生物学的研究使人们能以全局的视角了解疾病发生发展的规律和机制，特别是基因、环境和生活方式的相互作用与疾病的相关性。疾病系统生物学研究发现的生物标志物及其网络不仅是疾病的传感器和驱动力，而且是将疾病系统生物学的技术和知识转化为预测医学、预防医学和个性化治疗的桥梁，并使所谓的3P 医学走到前台。这些新兴学科和新兴技术的发展将为疾病的病因与发病机制的研究带来巨大进步。

五、正确处理大内科各专科与普通内科的关系

由于先进的诊疗技术的应用，一方面大大提高了内科临床诊断和治疗水平，另一方面使内科各专科获得迅速发展，专业化程度不断提高，逐渐形成了目前三级医院中内科各专科的设置。因此内科领域内的专科化是临床医学发展、先进诊疗方法应用的必然结果。例如心血管病专科，由于高度选择性的心血管造影、放射性核素显像、心脏电生理检查（包括 Carto、Ensite 系统的定位）等的推广；新的治疗手段如心脏电复律、人工心脏起搏、埋藏式的自动起搏复律除颤、带球囊心导管的血管和心脏瓣膜扩张术，经心导管的电能、射频、激光消融术和血管内置入支架，近年来又开展急性期的冠状动脉球囊扩张和支架安置术治疗等。如果没有心血管病专科的设置是难以完成上述诊疗任务的。由于内科各专科的不断完善和发展，因此出现了“普通内科是否要继续存在”的大讨论。但是，正如前述，分科过细也有不利于患者就诊和进行综合防治的负面影响。澳大利亚皇家内科学院主席 Thomson 教授认为目前全球疾病状况主要特点是疾病的老龄化、慢性化和复杂化，必须以全球的观点来考察普通内科的现状，普通内科医师作为衔接初级医疗与专科医疗的职业，面临重要的挑战是日益增长的“复杂患者”。这些患者同时患有两种或者更多的疾病，很多是年龄大于65 岁的慢性疾病患者。内科医师的培训也面临许多新的挑战，首先应平衡普通内科培训和专科培训。专科的蓬勃发展虽然提高了疾病诊治水平，但由专科医师负责基本医疗却造成卫生资源的浪费，过度医疗使美国的卫生费用迅速增长，并且专科医师对患者的整体医疗缺乏综合协调。因此，近 20 年来美国医学院普通内科发展十分迅速，到 2002 年几乎所有美国医学院校都设有普通内科。《中华内科杂志》在 2003—2005 年开展了“大内科是否有存在的必要”的讨论，历时一年余。大家一致认为：从提高医疗质量、降低医疗成本、提高内科医师素质各方面来看，大内科不但有存在的必要，而且应当加强。2007 年 9 月召开了中华医学会第十一届全国内科学术会议，提出了通过大内科领域学科交叉，促进大内科学科发展，提高内科医师综合素质的提议。北京协和医院已正式设置普通内科，他们认为内科是专科医师成才的基础，内科的去实体化趋势非常不利于医学生和内科住院医师综合能力的培养。卫生部公布的新的医改方案也已认真考虑这一问题，进行住院医师和全科医师的规范化培养。平衡对待专科发展和普内科的关系，专科医师培养建立在普内科医师培养基础上。

（孙雪茜）

第二章

呼吸系统疾病

第一节　普通感冒

普通感冒是最常见的上呼吸道病毒感染，主要病原体是病毒，临床表现为急性鼻炎和上呼吸道卡他症状。

一、病因

根据抗原分型感冒病毒有上百种，主要病原体为鼻病毒，其他为流感病毒、副流感病毒、呼吸道合胞病毒、腺病毒、冠状病毒和肠道病毒中的柯萨奇病毒 A_7 和 A_{21} 型、埃可病毒（Ⅴ型），此外，尚有5~10种是由肺炎霉浆菌引起。

二、流行病学

主要是通过飞沫传播，也可由手接触病毒而传染。1/3的鼻病毒和2/3的冠状病毒的感染者无临床症状。鼻病毒感染后病毒复制48小时达到高峰浓度，传播期则持续3周。个体易感性与营养健康状况和上呼吸道异常（如扁桃体肿大）及吸烟等因素有关，发病以冬季多见，与气候变化、空气湿度和污染及年龄、环境有关。但寒冷本身并不会引起感冒，而寒冷季节多见的部分原因与病毒类型有关，也可能与寒冷导致室内家庭成员或人群聚集增加及拥挤有关。感染症状受宿主生理状况影响，过劳、抑郁、鼻咽过敏性疾病、月经期等均可加重症状。

三、发病机制

（一）基本发病机制

普通感冒的病原体主要是鼻病毒，以鼻病毒为例，鼻腔或眼部是其进入机体的门户，鼻咽部是最先感染的部位。腺体淋巴上皮区域的M细胞含有鼻病毒细胞间黏附分子-1（ICAM-1）受体，病毒首先在此黏附，并借鼻腔的黏液纤毛活动到达后鼻咽部。此时病毒迅速复制，并向前扩散到鼻道。鼻腔上皮细胞活检及鼻腔分泌物的研究表明，炎症介质（缓激肽、前列腺素）、白介素-1和白介素-8等分泌增加，可能与感冒的部分临床症状有关。组胺的作用尚不清楚，尽管组胺鼻内滴入可引起感冒症状，但抗组胺药治疗感冒的效果并不肯定。副交感神经阻滞药对解除感冒症状有效，表明神经反射机制在感冒发病机制中可能也有一定的作用。免疫反应（IgA、干扰素产生）通常是短暂的，加上病毒抗原的多样性及漂移，所以一生中可反复多次感冒。

（二）非典型发病机制

感冒病毒侵入鼻旁窦、中耳、支气管、消化道可引起相应部位的炎症反应，而出现非典型的感冒症状。

四、病理和病理生理

细胞的病理变化与病毒的毒力及鼻腔的感染范围有关。呼吸道黏膜水肿、充血，出现大量的漏出液和渗出液，但细胞群并未发生任何重要变化，修复较为迅速，并不造成组织损伤。不同病毒可引起不同程度的细胞增殖及变性，鼻病毒及肠道病毒较黏液性病毒更为严重。当感染严重时，连接呼吸道的鼻旁窦、中耳管道可能被阻塞，发生继发感染。

机体的免疫力，生理状态如疲乏，全身状况，血管舒张神经的反应性，有否鼻炎等都影响机体的免疫力。鼻分泌液是第一道保护屏障，黏液的流动对呼吸道上皮有一定的保护作用，同时鼻分泌液含有的IgG、IgA，IgA是主要的局部免疫球蛋白。受呼吸道病毒感染后，细胞能产生干扰素，从而抑制病毒的繁殖。

五、临床表现

（一）症状

1. 常见症状

起病急骤，潜伏期短，临床表现个体差异很大。早期有咽部干燥、喷嚏，继而出现畏寒、流涕、鼻塞、低热。咳嗽、鼻分泌物增多是普通感冒的一特征性症状，分泌物开始为清水样，以后变厚，呈黄脓样，黏稠。鼻塞4~5天。如病变向下发展，侵入喉部、气管、支气管，则可出现声音嘶哑，咳嗽加剧或有小量黏液痰，1~2周消失。全身症状短暂，可出现全身酸痛、头痛、乏力、胃食欲缺乏、腹胀、便秘或腹泻等，部分患者可伴发单纯性疱疹。

2. 非典型症状

从病原分型发现感冒病毒有上百种，不同病毒感染，必然引起不同的临床表现，包括病程长短及程度轻重，但从临床上很难区分，加之个体的易感性不同，使得这些不同的微生物不可能引起固有或特异的临床表现。因此在诊断方面应对非典型的临床表现加以重视，以防漏诊或误诊。以下列举两种类型的不典型表现。

（1）流行性胸痛：潜伏期为2~5天，主要表现为发热和阵发性胸痛，本病有自限性。

（2）急性阻塞性喉—气管—支气管炎（哮吼）：儿童多见，可出现痉挛性咳嗽，有大量分泌物，以致造成不同程度的呼吸道阻塞、哮喘和呼吸困难。呼吸道合胞病毒感染在幼儿中常表现为发热、咳嗽、气促、发绀和呼吸困难，需及时进行抢救，病死率为1%~5%。

（二）常见体征

体检鼻和咽部的黏膜充血水肿。

（三）并发症

1. 鼻窦炎及中耳炎

在鼻旁窦及中耳液中可发现鼻病毒。但在治疗中应注意合并细菌感染所起的作用。

2. 急性心肌炎

流感病毒、柯萨奇病毒和埃可病毒的感染可损伤心肌，或进入人体繁殖而间接作用于心肌，引起心肌局限性或弥漫性炎症。一般在感冒1~4周出现心悸、气急、呼吸困难、心前区闷痛、心律失常，于活动时加剧。

六、辅助检查

白细胞计数正常或稍增加，淋巴细胞稍升高。必要时进行病毒分离。

七、诊断

根据病史及临床症状，并排除其他疾病如过敏性鼻炎、癌性感染、急性传染病前驱期的上呼吸道炎症症状，如脑炎、流行性脑膜炎、伤寒、斑疹伤寒等，进行密切观察辅以必要的化验，诊断并不困难。病原的确定需进行病毒分离，由于病毒培养和免疫血清学诊断需要一定的设备，费时耗材，因此在临床工作当中，分离出特异性病毒并不实际，只有在确定流行病因和鉴别继发性细菌感染和真菌感染，才做病毒分离。

八、鉴别诊断

（一）常见表现鉴别诊断

1. 流行性感冒

急性起病，前驱期有乏力症状，很快出现高热（体温可达39~40 ℃）、畏寒、寒战、头痛、全身肌肉关节酸痛等全身中毒症状，可伴或不伴鼻塞、流鼻涕、咽喉痛、干咳、胸骨后不适、颜面潮红、眼结膜充血等局部症状。流感病程通常为4~7天，少数患者咳嗽可能持续数周之久。儿童发热程度通常高于成人，患乙型流感时恶心、呕吐、腹泻等消化道症状较成人多见。新生儿可表现为嗜睡、拒奶、呼吸暂停等。

2. 鼻炎

（1）过敏性鼻炎：临床上很像伤风，所不同的是起病急骤，持续时间短，常突然痊愈。主要表现为喷嚏频作，鼻涕多，呈清水样，鼻腔水肿、苍白，分泌物中有较多嗜酸性粒细胞，经常发作，常伴有其他过敏性疾病如荨麻疹等。

（2）血管舒缩性鼻炎：无过敏史，以鼻黏膜间歇性血管充盈、打喷嚏和流清涕为特点，干燥空气能使症状加重。根据病史及无脓涕和痂皮等可与病毒性或细菌性相鉴别。

（3）萎缩性鼻炎：鼻腔异常通畅，黏膜固有层变薄且血管减少，嗅觉减退并有痂皮形成及臭味，容易鉴别。

（4）鼻中隔偏曲、鼻息肉：鼻镜检查可明确诊断。

3. 急性传染病前驱期

麻疹、脊髓灰质炎、流行性脑膜炎、伤寒、斑疹伤寒、人类免疫缺陷病毒（HIV）等在患病初期常有上呼吸道炎症症状。在这些病的流行区及流行季节应密切观察，并进行必要的化验检查以资鉴别。

（二）非典型表现鉴别诊断

1. 白喉

起病较缓，咽部有灰白色伪膜，不易拭去，剥离后易出血，但局部疼痛不剧烈。咽拭纸培养与锡克试验、亚碲酸钾快速诊断结合流行季节病学资料等可协助诊断。

2. 樊尚咽峡炎（奋森咽峡炎）

咽部有污灰色坏死组织形成的假膜，剥离后可见出血和溃疡。全身症状一般不重，可有中度发热，但局部疼痛较重。伪膜涂片检查可见梭形杆菌与樊尚螺旋体。

3. 支气管哮喘

急性喉—气管—支气管炎主要表现为吸气性呼吸困难和特征性哮吼声。而支气管哮喘患儿可有家族过敏史，主要表现为发作性呼气性呼吸困难，典型体征为呼气哮鸣音，与呼吸困难同时出现与消失。β_2 受体激动药和氨茶碱治疗后可迅速缓解，借此得以鉴别。

4. 其他

在感冒期间出现急性心肌炎并发症时，应除外甲状腺功能亢进症、二尖瓣脱垂综合征及影响心肌的其他疾病如风湿性心肌炎、中毒性心肌炎、冠心病、结缔组织病、代谢性疾病以及克山病（克山病地区）等。如有条件必须进行上述任何一项病原学检查。

九、治疗

（一）常用对症治疗药物

1. 抗感冒药

各种抗感冒药大多含有下述几种成分，但不同品种所含成分或剂量有差别，应根据临床症状特点选用相应品种。

（1）伪麻黄碱：作用于呼吸道黏膜 α 肾上腺素能受体，缓解鼻黏膜充血，对心脏和其他外周血管 α 受体作用甚微。可减轻鼻塞，改善睡眠。

（2）抗组胺药：第一代抗组胺药物如马来酸氯苯那敏（扑尔敏）对减少打喷嚏和鼻分泌物有效，非镇静作用的抗组胺药缺少抗胆碱能作用，效果不肯定。

（3）解热镇痛药：在发热和肌肉酸痛、头痛患者可选用。阿司匹林反复运用增加病毒排出量，而改善症状轻微，不予推荐。

（4）镇咳药：为保护咳嗽反射一般不主张应用，但剧咳影响休息时可酌情应用，以右美沙芬应用较多。

2. 治疗矛盾

运用感冒药对症治疗旨在控制症状，防止疾病进一步发展。但抗感冒药中所含成分的不良反应对各种不同人群有着不同的影响，如伪麻黄碱在收缩鼻黏膜血管、减轻鼻塞的同时有可能出现较轻的兴奋、失眠、头痛症状。抗组胺药如氯苯那敏在减轻打喷嚏及鼻分泌物的同时有引起嗜睡的作用，最近研究还发现有影响血液系统的改变如血小板减少性紫癜等。解热镇痛药如对乙酰氨基酚（扑热息痛），长期使用或超量使用存在肾功能损害及慢性肾衰竭的风险。镇咳药如右美沙芬在止咳的同时也使痰不易咳出。有吸烟、支气管哮喘、慢性阻塞性肺疾病等基础疾病者往往有痰黏稠，使用含有右美沙芬成分的感冒药，有可能引起痰液阻塞。

3. 对策

选用感冒药应因人因症而异，即根据感冒的症状，抗感冒药的组成，感冒患者的年龄、生理特征、职业、并发症、基础病、伴随用药等多方面因素综合考虑。凡驾驶机动车船或其他机械操作、高空作业者在工作期间均应禁用含氯苯那敏的抗感冒药。以免引起嗜睡、头昏而肇事。小儿、老年人、有出血疾病的人，应慎用感冒通。高血压、心脏病、甲状腺功能亢进症（简称甲亢）、青光眼、糖尿病、前列腺肥大患者，慎用含有伪麻黄碱成分的酚麻美敏（泰诺）、白加黑等感冒药。哺乳期妇女慎用速效伤风胶囊，以免引起闭乳，孕期头 3 个月禁用抗感冒药，全程避免使用速效伤风胶囊。有溃疡病的患者不宜选用含有阿司匹林、双氯芬酸等成分的药物，以免引起或加重溃疡出血。痰多不易咳出者可多饮水，使呼吸道炎性分泌物黏稠度降低，痰液易于咳出，并注意室内温度和湿度；也可蒸汽吸入或超声雾化吸入，湿化痰液，有利于排痰；使用祛痰药，如氨溴索（沐舒坦）等稀释痰液。

（二）抗病毒药物的治疗

1. 利巴韦林（病毒唑）

其对流感和副流感病毒、呼吸道合胞病毒有一定的抑制作用，临床应用仅限于儿童下呼吸道感染呼吸道合胞病毒时。对鼻病毒和其他呼吸道病毒目前尚无有效的抗病毒药物。

2. 治疗矛盾

利巴韦林最主要的毒性是溶血性贫血，在口服治疗后最初 1~2 周出现血红蛋白下降，其中约 10% 的患者可能伴随心肺方面不良反应。已经有报道伴随有贫血的患者服用利巴韦林可引起致命或非致命的心肌损害，并对肝、肾功能有影响，对胎儿有致畸作用。药物少量经乳汁排泄，对乳儿有潜在的危险。

3. 对策

定期进行血常规（血红蛋白水平、白细胞计数、血小板计数）、血液生化（肝功能、甲状腺雌激素）检查，尤其血红蛋白检查（包括在开始前，治疗第 2 周、第 4 周）。对可能怀孕的妇女每月进行怀孕测试。不推荐哺乳期妇女服用利巴韦林。

严重贫血患者慎用，有珠蛋白生成障碍性贫血（地中海贫血）、镰刀细胞性贫血患者不推荐使用利巴韦林。有胰腺炎症状或明确有胰腺炎患者不可使用利巴韦林。具有心脏病史或明显心脏病症状患者不可使用利巴韦林。如使用利巴韦林出现任何心脏病恶化症状，应立即停药给予相应治疗。

肝肾功能异常者慎用。肌酐清除率 <50 mL/min 的患者，不推荐使用利巴韦林。老年人肾功能多有下降，容易导致蓄积，应慎用。

利巴韦林对诊断有一定的干扰，可引起血胆红素增高（可高达 25%），大剂量可引起血红蛋白降低。

（三）抗细菌治疗

1. 抗生素的应用

一般不应该用，也不需要用抗生素，但婴幼儿患者、年老伴有慢性疾病患者或有继发细菌感染时，则可考虑选用适当的抗生素治疗。一项安慰剂对照的研究表明，鼻喉冲洗物培养有肺炎链球菌、流感嗜血杆菌或卡他莫拉菌生长。因此在有细菌定植、呼吸道分泌物中粒细胞增加，出现鼻窦炎、中耳炎等并发症，慢性阻塞性肺病（COPD）基础疾病和病程超 1 周者可适当选用针对肺炎链球菌、流感嗜血杆菌、卡他莫拉菌的药物治疗。

2. 治疗矛盾

强调积极用药必要性的同时带来不少不良用药甚至抗生素滥用的矛盾。造成抗生素滥用的原因在于对病原学的研究重视不够，盲目的经验性用药或对抗生素的应用缺乏必要的知识和训练。呼吸道吸入抗生素治疗虽可提高局部药物浓度，克服血液支气管肺屏障造成的呼吸道药物浓度不足，但局部应用易诱导耐药。

3. 对策

使用抗生素应参考流行病学和临床资料，推测可能的病原体，有针对性地选择抗生素，不主张不加区别地普遍采取联合用药和无选择地应用“高级别”的抗生素。联合用药旨在通过药物的协同或相加作用，增强抗菌能力。根据药代学及药动学（PK/PD）的原理制订治疗方案。不推荐呼吸道局部吸入抗生素。

（孙雪茜）

第二节　流行性感冒

一、概述

流行性感冒（简称流感）是由流感病毒引起的急性呼吸道传染病，病原体为甲、乙、丙三型流行性感冒病毒，通过飞沫传播，临床上有急起高热，乏力、全身肌肉酸痛和轻度呼吸道症状，病程短，有自限性，老年人和伴有慢性呼吸道疾病或心脏病患者易并发肺炎。流感病毒，尤以甲型极易变异，往往造成暴发、流行或大流行。自 20 世纪以来已有五次世界性大流行记载，分别发生于 1900 年、1918 年、1957 年、1968 年和 1977 年，其中以 1918 年的一次流行最为严重，死亡人数达 2 000 万人之多。

二、病因

流感病毒属正黏病毒科，系 RNA 病毒，病毒颗粒呈球形或细长形，直径为 80～120nm，有一层脂质囊膜，膜上有糖蛋白纤突，是由血凝素（H）、神经氨酸酶（N）所构成，均具有抗原性。血凝素促使病毒吸附到细胞上，故其抗体能中和病毒，在免疫学上起主要作用；神经氨酸酶作用点在于细胞释放病毒，故其抗体不能中和病毒，但能限制病毒释放，缩短感染过程。

流感病毒的核酸是 8 个片段的单股 RNA，核蛋白质具有特异性，可用补体结合试验将其区分为甲、乙、丙三型。抗核蛋白质的抗体对病毒感染无保护作用。除核蛋白质外，核心内还有三个多聚酶蛋白（P_1、P_2、P_3），其性质不明。核心外有膜蛋白（M_1、M_2）和脂质囊膜包围。

甲型流感病毒变异是常见的自然现象，主要是血凝素（H）和神经氨酸酶（N）的变异。血凝素有 H_1、H_2、H_3，而神经氨酸酶仅有 N_1、N_2，有时只有一种抗原发生变异，有时两种抗原同时发生变异，例如 1946—1957 年甲型流行株为（H_1N_1），1957—1968 年的流行株为（H_2N_2）。1968 年 7 月发生的一次流感流行是由甲型（H_3N_2）毒株引起，自 1972 年以来历次流感流行均由甲型（H_3N_2）所致，与以往的流行株相比，抗原特性仅有细微变化，但均属（H_3N_2）株。自 1976 年以来旧株（H_1N_1）又起，称为“俄国株”（H_1N_1），在年轻人中（尤其是学生）引起流行。甲型流感病毒的变异，系由于两株不同毒株同时感染单个细胞，造成病毒基因重新组合，使血凝素或与神经氨酸酶同时发生变化，导致新型的出现，称为抗原性转变，例如在人群中流行株的血凝素基因与鸟型流感病毒基因重新组合；另一种称为抗原性漂移，在免疫系统压力下流感病毒通过变异与选择而成的流行株，主要的改变在血凝素上氨基酸的替代，1968 年以来的 H_3N_2 各流行株都是如此。近年来又出现甲型流感病毒 H_1N_1 株、H_3N_2 亚型的 O 相变异，即病毒株只能在麦丁达比犬肾（MDCK）细胞中复制，而难以在鸡胚中复制。由于 MDCK 的传代细胞有致癌性，这给疫苗的产生带来了困难。

三、发病机制

（一）流行病学

1. 流行特点

发病率高，起病急且迅速蔓延，流行过程短但可反复多次。

2. 流行环节

（1）传染源：患者是主要传染源，自潜伏期末即可传染，病初 2～3 天传染性最强，体温正常后很少带毒，排毒时间可至病后 7 天。病毒可存在于患者的鼻涕、口涎及痰液中，并随咳嗽、喷嚏排出体外。由于部分免疫，感染后可不发病，成为隐性感染。带毒时间虽短，但在人群中易引起传播，迄今尚未证实有长期带毒。

（2）传播途径：主要通过空气飞沫传播，病毒存在于患者或隐性感染者的呼吸道分泌物中，通过说话、咳嗽、喷嚏等方式散播至空气中，并可保持 30 分钟，易感者吸入后即能感染。其传播速度取决于人群的密度，通过污染食具或玩具的接触也可引起传播。

（3）易感人群：人群对流感病毒普遍易感，与年龄、性别、职业等均无关。抗体于感染后 1 周出现，2～3 周达高峰，1～2 个月后开始下降，1 年左右降到最低水平，抗体存在于血液和鼻分泌物中，但分泌物中的抗体仅为血液中的 5% 左右。流感病毒三个型别之间无交叉免疫，感染后免疫维持时间不长，据临床观察，感染 5 个月后虽然血中有抗体存在，但仍能再次感染同一病毒。呼吸道所产生的分泌型抗体，能阻止病毒的侵入，但当局部黏膜上皮细胞脱落后，即失去其保护作用，故局部抗体比血液中的抗体更为重要。

（二）基本发病机制

带有流感病毒颗粒的飞沫（直径一般小于 10 μm）吸入呼吸道后，病毒的神经氨酸酶破坏神经氨酸，使黏蛋白水解，糖蛋白受体暴露，糖蛋白受体乃与血凝素（含糖蛋白成分）结合，这是一种专一性吸附，具有特异性，它能被血凝素抗体所抑制，在人的呼吸道分泌物中有一种可溶性黏液蛋白，具有流感病毒受体且能与血凝素结合，从而抑制病毒侵入细胞，但只有在流感症状出现后，呼吸道黏液分泌增多时，才有一定的防护作用。病毒穿入细胞时，其包膜丢失在细胞外。在感染早期，流感病毒 RNA 被转运到细胞核内，在病毒转录酶和细胞 RNA 多聚酶Ⅱ的参与下，病毒 RNA 被转录完成后，形成互补 RNA 及病毒 RNA 合成的换板。互补 RNA 迅速与核蛋白体结合，构成信息 RNA，在复制酶的参与下，复制出病毒 RNA，再移行到细胞质中参加装配。核蛋白在细胞壁内合成后，很快转移到细胞核，与病毒 RNA 结合成核衣壳，然后移行到细胞膜部位进行装配。病毒成熟前，各种病毒成分已结合在细胞表面，最后的装配称为芽生，局部的细胞膜向外隆起，包围住结合在细胞膜上的核衣壳，成为新合成的有感染性的病毒体。此时神经氨酸酶可水解细胞表面的糖蛋白，释放 *N*－乙酰神经氨酸，促使复制病毒由细胞释放出。一个复制过程的周期为 4～6 小时，排出的病毒扩散感染到附近细胞，并使大量呼吸道纤毛上皮细胞受染、变性、坏死和脱落，产生炎症反应。

（三）非典型表现发病机制

流感病毒感染是通过患者污染的呼吸道分泌物传染给易感者而获得。小颗粒气溶胶（直径小于 10 μm）在这种人与人传播的过程中十分重要。一旦病毒停留在呼吸道上皮，除非有特异性分泌抗体，非特异性黏液蛋白或黏液纤毛层机械运动保护，否则病毒将黏附其上通过胞饮作用穿透柱状上皮细胞。导致疾病的主要机制是病毒复制引起细胞死亡。病毒感染后血清和气管分泌物中特异性 IgG 和 IgE 上升，并出现气道反应性增高。

四、病理和病理生理

（一）典型表现病理和病理生理

单纯性流感的病理变化主要是流感病毒入侵呼吸道黏膜上皮细胞，在上皮细胞内繁殖，损害柱状上皮细胞、杯状细胞和分泌腺体，纤毛上皮细胞变性、坏死和脱落，黏膜局部充血、水肿和表浅溃疡等卡他性病变。起病 4～5 天之后，基底细胞层开始增生，形成未分化的上皮细胞，2 周后纤毛上皮细胞重新出现和修复。

（二）非典型表现病理和病理生理

流感病毒肺炎型则有肺脏充血和水肿，切面呈黯红色，气管和支气管内有血性分泌物，黏膜下层有灶性出血、水肿和细胞浸润，肺泡腔内含有纤维蛋白和渗出液，呈现浆液性出血性支气管肺炎，应用荧光抗体技术可检出流感病毒。若合并金黄色葡萄球菌感染，则肺炎呈片状实变或有脓肿形成，易发生脓胸、气胸。如并发肺炎球菌感染，可呈大叶或小叶实变，继发链球菌、肺炎杆菌感染时，则多表现为间质性肺炎。当合并中毒性休克时，肺部可出现肺水肿、肺不张、微血管阻塞，从而导致肺顺应性下降、生理分流及生理无效腔增加。如并发 Reye 综合征，可出现脑水肿和缺氧性神经细胞退行性变，肝细胞脂肪浸润。严重细菌感染的蔓延可引起严重的后遗症如骨髓炎，海绵体血栓性静脉炎，硬脑膜外或硬脑膜下脓肿，脑膜炎或脑脓肿。但这种并发症极为少见。

五、临床表现

（一）症状

1. 常见症状

本病的潜伏期一般为 1~3 天（数小时至 4 天），临床上可出现发热、肌肉痛和白细胞减低等全身毒血症样表现但不发生病毒血症。也可有急起高热，全身症状较重而呼吸道症状并不严重，表现为畏寒、发热、头痛、乏力、全身酸痛等，体温可达 39～40 ℃，一般持续 2～3 天之后渐退。全身症状逐渐好转，但鼻塞、流涕、咽痛、干咳等上呼吸道症状较显著，少数患者可有鼻衄、食欲不振、恶心、便秘或腹泻等轻度胃肠道症状。

2. 非典型症状

（1）肺部症状：可有以下三种类型。

1）原发性病毒性肺炎：本病较少见，是 1918—1919 年流感大流行时死亡的主要原因。多见于原有心肺疾病患者（特别是风湿性心脏病、二尖瓣狭窄）或孕妇。肺部疾病以浆液性出血性支气管肺炎为主，有红细胞外渗、纤维渗出物和透明膜形成。临床上有高热持续不退、气急、发绀、阵咳、咯血等症状。

2）继发性细菌性肺炎：以单纯型流感起病，2 天后病情加重，热度增高并有寒战，全身中毒症状明显，咳嗽增剧，咳脓痰，伴有胸痛。

3）病毒与细菌混合性肺炎：流感病毒与细菌性肺炎同时并存，起病急，高热持续不退，病情较重，可呈支气管肺炎或大叶性肺炎，除流感抗体上升外，也可找到病原菌。

（2）肺外症状。

1）Reye 综合征：系甲型和乙型流感的肝脏、神经系统并发症，也可见于带状疱疹病毒感染。本病限于 2~6 岁的儿童，因与流感有关，可呈暴发流行。临床上在急性呼吸道感染热退数日后出现恶心、呕吐，继而有嗜睡、昏迷、惊厥等神经系统症状，但脑脊液检查正常。

2）中毒性休克综合征：多在流感后出现，伴有呼吸衰竭。

3）横纹肌溶解：系局部或全身骨骼肌坏死，表现为肌痛和肌力减弱。

（二）体征

1. 常见体征

体检发热是最常见的体征，患者呈急病容，面颊潮红，眼结膜轻度充血和眼球压痛，咽充血，口腔黏膜可有疱疹，肺部听诊仅有粗糙呼吸者，偶闻胸膜摩擦音。症状消失后，仍感软弱无力，精神较差，体力恢复缓慢。

2. 非典型体征

发生病毒性肺炎时，体检双肺呼吸音低，满布哮鸣音，但无实变体征。病程可长达3~4周，患者可因心力衰竭或周围循环衰竭而死亡。抗菌药物治疗无效，病死率较高。继发细菌性肺炎时，体检可见患者呼吸困难、发绀、肺部满布啰音，有实变或局灶性肺炎征。

发生Reye综合征时，有肝肿大，但无黄疸，无脑炎征，病理变化脑部仅有脑水肿和缺氧性神经细胞退行性变，肝细胞有脂肪浸润。病因不明，近年来认为与服用阿司匹林有关。

六、辅助检查

1. 血常规

白细胞总数减少，淋巴细胞相对增加，嗜酸性粒细胞消失。合并细菌感染时，白细胞总数和中性粒细胞增多。

2. 免疫荧光或免疫酶染法检测抗原

取患者鼻洗液中黏膜上皮细胞的涂片标本，用荧光或酶标记的流感病毒免疫血染色检出抗原，出结果快、灵敏度高，有助于早期诊断，如应用单克隆抗体检测抗原则能鉴定甲、乙、丙型流感。

3. 多聚酶链反应（PCR）测定流感病毒RNA

它可直接从患者分泌物中检测病毒RNA，是快速、直接、敏感的方法。目前改进应用PCR－细胞免疫（PCR－EIA）直接检测流感病毒RNA，比病毒培养敏感得多，且测定快速、直接。

4. 病毒分离

将急性期患者的含漱液接种于鸡胚羊膜囊或尿囊液中，进行病毒分离。

5. 血清学检查

应用血凝抑制试验、补体结合试验等测定急性期和恢复期血清中的抗体，如有4倍以上增长，则为阳性。应用中和免疫酶学试验测定中和滴度，可检测中和抗体，这些都有助于回顾性诊断和流行病学调查。

七、诊断

当流感流行时诊断较易，根据如下。①接触史和集体发病史；②典型的症状和体征。散发病例则不易诊断，如单位在短期内出现较多的上呼吸道感染患者，则应考虑流感的可能，应做进一步检查，予以确定。

八、鉴别诊断

（一）常见表现鉴别诊断

1. 呼吸道感染

起病较缓慢，症状较轻，无明显中毒症状，因而局部症状较全身症状明显，血清学和免疫荧光学等检查可明确诊断。

2. 流行性脑脊膜炎（流脑）

流脑早期症状往往类似流感，但流脑有明确的季节性，儿童多见。早期有剧烈的头痛、脑膜刺激征、瘀点、口唇疱疹等均可与流感相鉴别。脑脊液检查可明确诊断。

（二）非典型表现鉴别诊断

1. 军团菌肺炎

本病多见于夏秋季，临床上表现为重症肺炎，白细胞总数增高，并有肝肾并发症，但轻型病例类似流感。红霉素、利福平等抗生素对本病有效，确诊有助于病原学检查。

2. 支原体肺炎

支原体肺炎与原发性病毒性肺炎的X线表现相似，但前者的病情较轻，冷凝集试验和MG链球菌凝集试验可呈阳性。

3. 其他

在诊断Reye综合征时，必须排除其他原因引起的急性脑病及肝功能不全，如病毒性肝炎、肝性昏迷及其他遗传代谢性疾病如先天性高氨血症等。可根据其显著的肝功能异常，脑脊液无明显变化等，与化脓性、结核性或病毒性脑膜炎、脑炎区别；又根据本病肝功能虽异常但无黄疸，与重症肝炎、肝性脑病鉴别。某些遗传代谢病如尿素循环酶缺陷，有机酸尿症可酷似Reye综合征表现，可通过详细病史，针对代谢病的尿液筛查以及遗传学诊断进行鉴别。

九、治疗

（一）基本原则

1. 尽早应用抗流感病毒药物治疗

现有流感药物有两类，即金刚烷胺及其衍生物金刚乙胺和神经氨酸抑制剂类。前者阻止病毒进入宿主细胞内，后者抑制流感病毒表面的神经氨酸酶，从而防止新的病毒颗粒自感染细胞释放，限制感染扩散。因此抗病毒药物治疗只有早期（起病1~2天）使用，才能取得疗效。

2. 加强支持治疗和预防并发症

休息，多饮水，注意营养，饮食要易于消化，特别在儿童和老年患者应予充分强调。密切观察和监测并发症，抗生素仅在明确或有充分证据提示继发细菌感染时才有应用指征。

3. 谨慎和合理应用对症治疗药物

早期应用抗流感病毒药物大多能改善症状。必要时联合应用缓解鼻黏膜充血药物（喷雾剂、滴剂或口服剂型，前两者使用不应超过3天）、止咳祛痰药物。儿童和少年（<20岁）忌用阿司匹林药物以及其他水杨酸制剂，因为该类药物与流感的肝脏和神经系统并发症即Reye综合征存在相关，偶可致死。

（二）抗流感病毒药物治疗

1. 金刚烷胺和金刚乙胺

（1）用药方法：金刚烷胺特异性地抑制甲型流感病毒，阻止病毒进入细胞内，抑制病毒脱壳和释放其核酸，并能改变血凝素构型而抑制病毒装配。盐酸金刚烷胺对于成年人的推荐剂量为100 mg（1片），每日2次。对于严重肝功能不全、肾衰竭（Ccr≤10 mL/min）和老年人家庭护理患者，推荐剂量为每日100 mg（1片）。金刚乙胺的用药剂量与金刚烷胺相同，但其活性比金刚烷胺强4~10倍，且毒性低。早期应用此类药物半数以上患者能使症状减轻，症状持续时间缩短1~2天，并减少排毒量。在高危患者能否减少流感相关并发症尚无定论。在出现A型流行性感冒的症状和体征时，服用本品越早越好，在48小时内服用本品治疗效果更好，从症状开始连续治疗约7天。

（2）治疗矛盾：在应用金刚烷胺和金刚乙胺治疗的同时可发生不良反应，如消化系统有腹泻、消化不良等；神经系统有注意力下降、运动失调、嗜睡、急躁不安、抑郁等，有的还会出现步态反常、精神愉快、运动过度、震颤、幻觉、意识模糊、惊厥等；心血管系统有心悸、高血压、脑血管功能紊乱、心脏衰竭、下肢水肿、心脏神经传导阻滞、心动过速、晕厥等；以及呼吸困难、非产后泌乳、皮疹、耳鸣等。目前还没有多剂量的数据可以证实对于肾或肝损伤的受试者是安全的。因为在多剂量期，金刚乙胺的代谢物有可能会积累。据报道，有癫痫病史的患者服用盐酸金刚烷胺后，癫痫发作率增加。

（3）对策：虽然一般而论金刚烷胺的不良反应为轻度和一过性的，但在应用时必须根据患者年龄、体重、肾功能和基础疾病等情况，慎重用药和密切观察。对任何肾功能不全患者应监视其不良反应，必要时调整剂量。如有脑血管病或病史者、有反复发作的湿疹样皮疹病史、末梢性水肿、充血性心力衰竭、精神病或严重神经官能症、有癫痫病史者可增加发作。尤其对有癫痫发作史的患者，发现癫痫样发作仍有活动以及出现中枢神经系统功能失常应立即停药。由于有轻度嗜睡，故高空作业、驾车、机械操作者工作时不宜使用。

2. 神经氨酸酶抑制药

（1）用药方法：神经氨酸酶抑制药目前有两个品种，即扎那韦尔和奥司托维尔（商品名为达菲）被批准临床使用，目前在中国仅有奥司托维尔上市。神经氨酸酶抑制剂仅用于流感病毒，而对宿主、其他病毒和细菌的神经氨酸酶很少或者无作用。口服奥司托维尔 100 mg，3.7 小时后血清峰浓度达 250 μg/L，12 小时后为峰浓度的 35%。与金刚烷胺相比，奥司托维尔发生耐药甚少，而且耐药速度产生缓慢，耐药突变株毒力显著降低。推荐剂量和疗程，成人奥司托维尔（胶囊）75 mg，2 次/天，应用 5 天，儿童参照表 2-1。

表 2-1　奥司托维尔用于儿童的推荐剂量

体重/kg	年龄/岁	剂量/mg	体重/kg	年龄/岁	剂量/mg
≤15	1~3	30（混悬剂）	24~40	8~12	60（混悬剂）
16~23	4~7	45（混悬剂）	>40	>13	75（胶囊）

（2）治疗矛盾：奥司托维尔在治疗的同时可出现恶心、呕吐等消化道反应。腹痛、头痛、头晕、失眠、咳嗽、乏力等服药后症状在试验组与安慰剂组的发生率无差异。

（3）对策：对奥司托维尔或药物的任何成分过敏者禁用。对肌酐清除率小于 30 mL/min 的患者建议做剂量调整。目前尚缺乏足够数据评价怀孕妇女服用奥司托维尔后导致胎儿畸形或药物有胎儿毒性的潜在可能性。同时也尚不知奥司托维尔及其代谢产物两者会不会从人乳中排出。因此肾功能不全患者及孕妇、哺乳期妇女用药应慎重。

3. 利巴韦林

利巴韦林在组织培养中显示对甲型、乙型流感病毒有抑制作用，但临床不能肯定其治疗作用。

十、预防

1. 早期发现和迅速诊断流感

及时报告，隔离和治疗患者，凡遇到以下情况，应疑有本病流行，及时上报疫情。①门诊上呼吸道患者连续 3 天持续增加，并有直线上升趋势；②连续出现临床典型病例；③有发热感冒患者 2 例以上的家庭连续增多。遇到上述情况，应采取措施，早期就地隔离，采集急性期患者标本进行病毒分离和抗原检测，以早期确诊和早期治疗，减少传播，降低发病率，控制流行期间应减少大型集会和集体活动，接触者应戴口罩。

2. 药物预防

金刚脘胺与金刚乙胺预防甲型流感有一定效果，乙型流感则无效，因此，在流行早期必须及时确定流行株的型别，对无保护的人群和养老院人员进行药物预防。也可试用中草药预防。

3. 疫苗预防

流感疫苗可分为减毒活疫苗和灭活疫苗两种，接种后在血清和分泌物中出现抗血凝素抗体和抗神经氨酸抗体或 T 细胞毒反应，前两者能阻止病毒入侵，后者可降低疾病的严重度和加速复原。减毒活疫苗经鼻喷入可在局部产生抗体，阻止病毒吸附，接种后半年至 1 年后可预防同型流感病毒作用，发病率可降低 50%~70%。灭活疫苗采用三价疫苗皮下注射法，在中、小流行中对重点人群使用。

由于流感病毒经常变异，疫苗使用中的主要问题是毒种的选择，制造疫苗的毒株力求接近流行株，根据美国 CDC 实施免疫专家委员会的推荐，1994—1995 年度的三价流感疫苗包括 A/德克斯/36/1（H_1N_1）、A/山东/9/93（H_2N_2）和 B 巴拿马/45/90（乙型）三种毒株为宜。老年人除应用流感疫苗外，还应接种肺炎球菌疫苗，以防止下呼吸道并发症。Mader R 等曾报道有 3 例接种流感疫苗后发生系统性脉管炎，虽属少见，但大范围接种应注意。

（孙雪茜）

第三节　急性气管—支气管炎

急性气管—支气管炎是由生物、物理、化学刺激或过敏等因素引起的气管—支气管黏膜的急性炎症。临床主要症状有咳嗽和咳痰。常见于寒冷季节或气候突变时。也可由急性上呼吸道感染蔓延而来。

一、病因

1. 微生物

可由病毒、细菌感染致病。常见病毒为腺病毒、流感病毒（甲、乙）、冠状病毒、鼻病毒、单纯疱疹病毒、呼吸道合胞病毒和副流感病毒。常见细菌为流感嗜血杆菌、肺炎链球菌、卡他莫拉菌等，衣原体和支原体感染有所增加。也可在病毒感染的基础上继发细菌感染。

2. 物理、化学因素

过冷空气、粉尘、刺激性气体或烟雾（如二氧化硫、二氧化氮、氨气、氯气等）的吸入，对气管—支气管黏膜引起急性刺激和损伤。

3. 变态反应

常见的吸入致敏原包括花粉、有机粉尘、真菌孢子等；或对细菌蛋白质的过敏，引起气管—支气管炎症反应。

二、发病机制

气管、支气管的黏膜有纤毛并分泌黏液，具有清除异物的功能。气道分泌物中尚有非特异性的酶，如干扰素，能抑制病毒的复制。乳铁蛋白有抑菌作用。气管黏膜的浆细胞和淋巴细胞还能分泌 IgA，在补体和溶酶体存在下，有灭菌和中和病毒的作用。

当人体遇寒、受凉和过度疲劳时，可削弱呼吸道的生理性防御功能和机体的免疫功能而发病。

近年来有学者注意到急性支气管炎与气道高反应性之间的关系。在复发性急性支气管炎的患者其哮喘轻度发作较正常人群为多。反之，急性支气管炎患者既往亦多有支气管哮喘或特异质病史，提示支气管痉挛可能是急性支气管炎患者咳嗽迁延不愈的原因。

三、病理

气管、支气管黏膜发生急性炎症，黏膜充血、水肿，黏液腺体肥大，分泌物增加并有淋巴细胞、中性粒细胞浸润，纤毛上皮细胞损伤、脱落，炎症消退后，气管、支气管黏膜的结构和功能可恢复正常。

四、临床表现

1. 常见表现

起病较急，常先有急性上呼吸道感染症状。

（1）症状：全身症状一般较轻，可有发热，体温 38 ℃左右，多于 3～5 天降至正常。咳嗽、咳痰，先为干咳或少量黏液性痰，随后可转为黏液脓性或脓性，痰量增多，咳嗽加剧。咳嗽、咳痰可延续 2～3 周才消失，如迁延不愈，可演变成慢性支气管炎。

（2）体征：体征不多，呼吸音常正常，可以在两肺听到散在干、湿性啰音。啰音部位不固定，咳嗽后可减少或消失。

2. 非典型表现

（1）咯血：少部分患者可以出现痰中带血。

（2）如支气管发生痉挛，可出现程度不等的气促，伴胸骨后发紧感，肺部可闻及哮鸣音。

五、诊断

（一）辅助检查

周围血中白细胞计数和分类多无明显改变。细菌感染较重时，白细胞总数和中性粒细胞增多，痰培养可发现致病菌。X 线胸片检查，大多数表现正常或仅有肺纹理增粗。

（二）诊断和鉴别诊断

根据病史、咳嗽和咳痰等呼吸道症状以及两肺散在干、湿性啰音等体征，结合血常规和 X 线胸片检查，可做出临床诊断，进行病毒和细菌检查，可确定病因诊断。本病需与流行性感冒、其他急性上呼吸道感染、支气管肺炎、肺结核、肺癌、肺脓肿、麻疹、百日咳等多种疾病鉴别。

1. 流行性感冒

起病急，有流行病史，除呼吸道症状外，全身症状如发热、头痛明显，病毒分离和补体结合试验阳性可鉴别。

2. 上呼吸道感染

鼻塞、流涕、咽痛等症状明显，无咳嗽、咳痰，肺部无异常体征。

3. 支气管哮喘

急性支气管炎患者如伴有支气管痉挛时，可出现喘息，应与支气管哮喘相鉴别，后者有发作性呼吸困难、呼气费力、喘鸣及满肺哮鸣音及端坐呼吸等症状和体征。

六、治疗

1. 一般治疗

休息、保暖、多饮水、补充足够的热量。

（1）注意保证充足的睡眠和适当的休息，发病时应增加日间卧床休息时间，调整好饮食，保证足够的能量摄入。

（2）注意大量的饮水，水是痰液最好的生理稀释剂，每日最少饮水 2.0 L。如有发热，在此基础上还需增加。

（3）保持居室的温、湿度适宜，空气新鲜，避免呼吸道的理化性刺激（如冷空气、灰尘、刺激性气味等）。

2. 抗生素治疗

无明确细菌感染证据，不应用抗菌药物。明确存在细菌感染者，根据感染的病原体及药物敏感试验选择抗菌药物治疗。一般未能得到病原菌阳性结果前，可选用大环内酯类、青霉素类、头孢菌素类和喹诺酮类等。

（梁松岚）

第四节 葡萄球菌肺炎

一、概述

葡萄球菌肺炎是由葡萄球菌引起的急性化脓性炎症，近年来有增多的趋势。金黄色葡萄球菌占社区获得性肺炎的比例为 0～5%，重症肺炎中最高报道为 11.1%。也是医院获得性肺炎的主要病原菌之一，许多研究估计占所有医院获得性肺炎的 15%～35%。与甲氧西林敏感的金黄色葡萄球菌（MSSA）相比，耐甲氧西林的金黄色葡萄球菌（MRSA）所致的社区和医院获得性感染的病死率明显增高，故更加引起了医学界的广泛关注。

二、病因和发病机制

葡萄球菌属含32种细菌，仅有一些对人体致病。为革兰阳性球菌，可分为凝固酶阳性的葡萄球菌（主要为金黄色葡萄球菌）及凝固酶阴性的葡萄球菌（如表皮葡萄球菌和腐生葡萄球菌）。葡萄球菌的致病物质主要是毒素与酶，如溶血毒素、杀白细胞素、肠毒素等，具有溶血、坏死、杀白细胞及血管痉挛等作用。凝固酶阳性的葡萄球菌致病力较强，随着医院感染的增多，由凝固酶阴性葡萄球菌引起的肺炎也不断增多。

金黄色葡萄球菌是毒力最强的葡萄球菌，广泛存在于自然界及人体，对外界有较强的适应能力，干燥环境下可存活几个月，常定植在健康人鼻前庭，带菌可达15%~50%，细菌胞壁上的部分胞壁酸有助于细菌在鼻前庭的细胞附着。除气管切开或烧伤患者外，虽然人群间的传播是否是通过直接接触和空气传播尚不清楚，但金黄色葡萄球菌很容易通过直接接触和空气产生播散。动物可以通过直接接触、环境污染或食物的作用，在人类MRSA感染中起到重要作用。

三、病理和生理

经呼吸道吸入途径所致肺炎呈大叶性或呈广泛的、融合性的支气管肺炎。支气管及肺泡破溃可使气体进入肺间质，并与支气管相通。当坏死组织或脓液阻塞细支气管，形成单向活瓣作用，产生张力性肺气囊肿。浅表的肺气囊若张力过高，可破溃形成气胸或脓气胸，并可形成支气管胸膜瘘。血源性金黄色葡萄球菌肺炎多发生于葡萄球菌菌血症患者。细菌栓子引起肺部多发的化脓性炎症病灶，进而发展成多发性肺脓肿，可侵及胸腔、心包，也可伴其他葡萄球菌引起的炎症，如脑膜炎、关节炎等。

四、临床表现和辅助检查

金黄色葡萄球菌的临床表现随患者感染途径而异，经呼吸道吸入感染者较少见，大多发生于流感后。血源性途径感染者常以原发病灶表现和毒血症状为主。院内获得性肺炎多发于体质严重虚弱、气管切开、气管插管、使用免疫抑制药或近期做过手术的患者。

（1）急骤发病，全身中毒症状严重，寒战、高热、咳嗽、脓痰、脓血痰、呼吸困难、发绀等。

（2）病情发展迅速，神志改变、谵妄、昏迷甚至休克，多见于由肺外感染至血行播散者。

（3）院内感染出现在手术后监护病房及长期住院者，起病隐匿。呼吸道症状较轻、低热、咳少量脓痰。病情变化快。

（4）血源性葡萄球菌肺炎继发于肺外感染的血行播散，全身中毒症状重，可找到原发病灶和其他部位感染的症状和体征。累及胸膜则发生脓胸。

（5）体征：早期局部呼吸音减低，可闻及干、湿性啰音。并发脓胸则有叩诊浊音，呼吸音减弱或消失。有气胸则叩诊呈鼓音，呼吸音减弱或消失。

（6）实验室检查：外周血白细胞在$20\times10^9/L$左右，有些病例可高达$50\times10^9/L$，中性粒细胞明显升高，有中毒颗粒、核左移现象。重症病例由于细菌分泌杀白细胞素导致白细胞计数减少。痰涂片革兰染色可见大量成堆葡萄球菌与脓细胞、白细胞。痰、血及胸液培养有葡萄球菌生长。血清胞壁酸抗体测定对早期诊断有帮助，血清抗体≥1∶4为阳性，特异性较高。

（7）X线表现：肺浸润、肺脓肿、肺气囊肿和脓胸、脓气胸为金黄色葡萄球菌肺炎的四大X线征象，在不同类型和不同病期以不同的组合表现。多发性小脓肿、肺气囊肿和脓胸、脓气胸为婴幼儿金黄色葡萄球菌肺炎的特征，且早期临床表现常与胸部X线表现不一致，即临床症状很重，而胸片表现不明显。但病变发展快，可于数小时发展成为多发性肺脓肿、肺气囊肿、脓胸，并可产生张力性气胸、纵隔气肿。

原发性感染者早期胸部X线表现为大片絮状、密度不均的阴影。可呈节段或大叶分布，也有呈小叶样浸润，病变短期内变化大，可出现空洞或蜂窝状透亮区，或在阴影周围出现大小不等的气肿性大泡。栓塞性葡萄球菌肺炎的特征是在不相邻的部位有多发性浸润，浸润易形成空洞，这些现象表示感染源来自血管内（如右侧心内膜炎或脓毒性血栓性静脉炎）。通常，血源性感染者胸部X线表现呈两肺多发斑片状或团块状阴影或多发性小液平空洞。血源性葡萄球菌肺炎早期在两肺的周边部出现大小不等的斑片状或团块状阴影，边缘清楚，有时类似转移癌，但随病情发展，病灶周边出现肺气囊肿，并迅速发展成肺脓肿。

五、诊断和鉴别诊断

根据典型临床表现、X线征象、呼吸道分泌物涂片及培养，加上患者有金黄色葡萄球菌肺炎的易感因素，可做出诊断。但本病早期临床表现与X线改变不符合，病原学检查虽是确诊的依据，但需要一定的时间，也存在着敏感性和特异性的问题，早期诊断常有困难。X线检查随访追踪肺部病变动态变化对诊断有帮助。临床上应与其他疾病相鉴别。

1. 其他细菌性肺炎

如流感杆菌、肺炎克雷伯菌、肺炎链球菌引起的肺炎。根据病史、症状、体征、胸部X线等检查可做出初步判断，但最终鉴别需病原学检查。

2. 肺结核

上叶金黄色葡萄球菌肺炎易与肺结核混淆，尤其是干酪性肺炎，二者无论是症状、体征，还是影像学检查均相似。此外，发生于下叶的不典型肺结核也易误诊为金黄色葡萄球菌肺炎。应通过仔细询问病史、相关实验室检查以及对治疗的反应进行鉴别。

3. 真菌性肺炎

医院内获得性真菌性肺炎与金黄色葡萄球菌肺炎患者有相似的易感因素，症状、体征及影像学改变区别不大，临床上判别有困难。确诊依赖于病原学诊断。

4. 其他非感染性疾病

发生于肺的其他非感染性疾病如肺肿瘤、肺栓塞、肺血管炎等疾病也可出现发热、外周血白细胞升高、胸部X线见肺浸润影，需通过病史及相关辅助检查进行鉴别。

六、治疗

（一）抗生素治疗

应根据痰培养及药物敏感试验结果选用抗生素。

1. MSSA治疗

可选用耐青霉素酶的半合成青霉素或头孢菌素，如苯唑西林、氯唑西林、头孢唑啉、头孢呋辛，也可选用克林霉素、复方磺胺甲噁唑（SMZco），联合使用阿米卡星、磷霉素、夫西地酸钠、利福平、氟喹诺酮类等药物。由于医院获得性感染多为耐多药菌株，治疗时不宜选用β-内酰胺类、林可霉素类、氟喹诺酮类。

2. MRSA的治疗

（1）糖肽类药物：可选用万古霉素，成人剂量为1.0克/次，1次/12小时缓慢静脉滴注。也可选去甲万古霉素，成人0.8~1.6克/天，分2~3次缓慢静脉滴注。或替考拉宁0.4克/次，首三次剂量每12小时静脉给药1次，以后则0.4克/天。两种药物的作用机制相似，在体外替考拉宁较万古霉素容易产生诱导耐药。常用剂量下替考拉宁的肾毒性低于万古霉素，其半衰期为40~70小时，每天1次给药方案为门诊治疗提供了方便。

（2）噁唑烷酮类：利奈唑胺，成人0.6克/次，1次/12小时，静脉或口服。最常见的不良反应为腹泻、头痛、恶心。

（3）甘氨酰四环素类：替加环素，起始剂量为0.1 g，以后50 mg，1次/12小时。

（二）体位引流

脓气胸应尽早胸腔置管引流。肺脓肿应嘱患者按病变部位和全身情况做适当体位引流。

（三）其他

营养支持等均十分重要。伴随葡萄球菌心内膜炎患者在抗菌治疗症状改善后应尽早进行心脏赘生物的手术治疗。

1. 治疗矛盾

（1）临床上有50%以上的肺炎患者找不到病原体，许多葡萄球菌肺炎患者早期临床表现并无特异性，因此在病原学诊断前或药敏结果未获得前决定是否要选用针对葡萄球菌的经验性抗菌治疗有一定困难，尤其是否选用针对 MRSA 的治疗药物更难下决心。不选怕耽误治疗，影响疾病预后；轻易用药又造成抗生素滥用，且增加了医疗费用。

（2）对于 MRSA 肺炎尤其是伴有心内膜炎的重症患者，宜选用杀菌剂如万古霉素治疗。但如这些患者同时伴有肾功能不全时，则使用这种药物有风险。

（3）h－VISA 与万古霉素耐药菌的出现，会导致万古霉素治疗失败。但临床常规病原学检测很少进行 h－VISA 及 MBC 的测定。

2. 对策

（1）MRSA 不是社区获得性肺炎（CAP）的常见病原体，对 CAP 的患者应采用常规的方案进行治疗。只有对于那些有葡萄球菌感染的高危因素，治疗反应差或从血液、痰或胸腔积液中培养出 MRSA 的患者才改用万古霉素进行治疗。同时应该记住，痰培养出的 MRSA，可能是定植菌而非致病菌。

（2）对于肾功能不全的患者，使用万古霉素、替考拉宁均需调整剂量，或改用其他对肾损害小的药物如利奈唑胺等。

（3）万古霉素最低抑菌浓度（MIC）在敏感范围上界（1～2 μg/mL），如果仍选用万古霉素，可考虑联合应用利福平、夫西地酸或磷霉素等，也可改用其他种类的药物。还应掌握万古霉素应用的指征，积极预防耐药性的产生。美国疾病预防控制中心建议万古霉素应用的指征如下所述。

1）耐 β-内酰胺类革兰阳性菌引起的严重感染。

2）革兰阳性菌感染，但对 β-内酰胺类抗生素严重过敏者。

3）甲硝唑治疗失败或严重的抗生素相关性结肠炎。

4）美国心脏协会推荐在某些特定的阶段，用于心脏病的预防。

5）假体材料或装置的植入手术中，MRSA 或 MRSE（耐甲氧西林表皮葡萄球菌）感染的发生率较高，在操作过程中的预防用药。

七、预后

葡萄球菌肺炎的预后通常与感染菌株的致病力、患者的基础状态、肺部病变范围、诊断和治疗是否及时和正确，以及有无并发症如菌血症、心内膜炎、脑膜炎等均有密切关系。其病死率为 10%～30%，年龄大于 70 岁的患者病死率为 75%。痊愈患者中少数可遗留支气管扩张等。

（梁松岚）

第五节　军团菌肺炎

一、概述

军团菌肺炎是指由军团杆菌引起的细菌性肺炎。军团菌属由 40 多种组成，但只有不到一半可引起人类疾病，最常见的致病菌是嗜肺军团菌。我国自 1982 年在南京发现首例患者以来，发病例数日益增多，已受到普遍关注。军团菌肺炎在非典型肺炎中是病情最重的一种，未经有效治疗者的病死率可高达45%。军团菌致病几乎遍及全球，夏末秋初为高发季节，男性多于女性，任何年龄人群均可发病。孕妇、老年人、器官移植、免疫抑制药治疗、长期住院，以及免疫功能低下的慢性阻塞性肺疾病患者为好发人群。军团菌为水源中常见的微生物，并可以气溶胶的方式传播和感染人群。超声雾化设备、空调系统、冷却和暖水管道是该菌极易繁殖的场所。因此，暴发流行多见于医院和旅馆等公共场所。本病病死率为5%，免疫缺陷者病死率为20%。军团菌肺炎的散发病例占社区获得性肺炎的2%~15%，医院内感染性肺炎的1%~40%。

二、病因

军团菌属水生菌群，存在于天然淡水、人工管道水及泥浆水中，在蒸馏水、河水、自来水中的存活时间分别是3~12个月、3个月、1年。军团菌至今已分离出40多种，其中至少19种可致肺炎，并有60余种血清型，但可引起人类肺炎的军团菌最多见的为嗜肺军团菌、米克戴德军团菌和博杰曼军团菌，其中嗜肺军团菌有15个型，以1、6、4、12等血清型致病最多见。吸烟、原有慢性肺部疾病和免疫功能低下者（尤其是使用糖皮质激素）是产生军团菌肺炎的三大危险因素。

三、发病机制

（一）基本发病机制

军团杆菌在分类学上是一种独特的需氧革兰染色阴性杆菌，无荚膜，在普通培养基上不生长，属于细胞内寄生菌。当人吸入污染有嗜肺军团菌的气溶胶后，细菌可直接穿入呼吸系统细支气管和肺泡，先附着于吞噬细胞或中性粒细胞，然后进入细胞内形成吞噬小体，进行繁衍，直到细胞破裂，产生一些淋巴与细胞毒性因子，引起肺损害。另外，军团菌还可直接产生和释放各种毒素和酶，引起肺的持续性损害。如外毒素可溶解细胞；内毒素如脂多糖能阻止吞噬体与溶酶体的融合；毒素类物质可损害单核—巨噬细胞的杀菌功能；磷脂酶可影响细胞内第二信使的形成，从而抑制吞噬细胞的活化；蛋白激酶能影响吞噬细胞的活化和杀菌功能；蛋白酶能灭活白细胞介素-2和裂解人T细胞表面CD_4，从而干扰T细胞活化和功能的发挥。本病的病变分布范围、破坏程度取决于宿主的抵抗力、病原菌的毒力及感染的剂量，可表现为支气管肺炎，大叶性肺炎，空洞形成。军团菌感染也可表现为无肺炎特征的急性自限性流感样疾病——庞蒂亚克热。

（二）非典型表现发病机制

由嗜肺军团菌引起的肺炎，以肺部感染为主，还可合并肺外多系统受损。军团菌进入肺终末细支气管和肺泡后产生炎症反应，细菌可逆行至较大的细支气管及大气道，也可扩展至肺间质、胸膜、淋巴管，还可能随淋巴管进入循环而形成全身感染。经菌血症播散军团菌可侵入肝、脑、甲状腺、胰、周围肌肉、睾丸、前列腺与心脏。多表现在胃肠道、肾脏、神经系统，少数病例可发生肝脏损害、心包炎、局灶性心肌炎、肛周脓肿、皮肤黏膜改变等。

四、病理

（一）肺内病理改变

急性期为纤维素性化脓性肺炎，急性后期表现为机化性肺炎。肺急性期病变主要分为两型，Ⅰ型为急性纤维素性化脓性肺炎（95%），以大量纤维素渗出、嗜中性白细胞崩解、细胞碎片及巨噬细胞为主；Ⅱ型为急性弥漫性肺泡损伤，病变中可见肺泡上皮增生、脱屑及透明膜形成。与一般大叶性肺炎不同的是，同时出现的纤维素性化脓性支气管炎以及炎性渗出物中单核细胞及巨噬细胞明显。病变分布常为大叶和小叶病变混合存在。肺后期病变表现为，渗出物和透明膜机化及间质纤维化严重者可导致蜂窝肺。肺血管病变主要侵犯肺肌性动脉，病变呈灶状分布，为浆细胞、淋巴细胞和组织细胞浸润的非坏死性血管炎，可有内膜纤维化，也可形成动脉瘤。

（二）肺外病理改变

肺外病理改变分为炎症性病变、感染中毒性病变及继发性病变。包括多脏器脓肿形成、间质性肾炎、肾小球肾炎、肌溶解、肌炎以及化脓性纤维素性心包炎等。但军团菌肺炎病理组织学改变没有绝对特异性，因此必须结合病原学检查或其他有肯定意义的检测，才能做出正确诊断。

五、临床表现

（一）症状

1. 常见症状

军团菌感染系全身性疾病，临床表现多样，轻者仅有流感样症状，重者则表现为以肺部感染为主的全身多脏器损害。军团菌肺炎的潜伏期为2~10天，有前驱症状，如乏力、嗜睡、发热，1~2天后症状加重，出现高热、寒战、头痛、胸痛、咳嗽（干咳为主），可伴少量血性痰，重者可有呼吸困难。

2. 非典型症状

非典型症状主要是累及肺外器官所造成的肺外表现，如累及消化道可出现腹泻，呈水样便，无血液及黏液，偶有剧烈腹泻伴腹痛、恶心、呕吐，重症者出现胃肠功能衰竭，甚至胃穿孔，偶有肝肿大、腹膜炎、肛周脓肿及阑尾脓肿。如累及神经系统可出现精神错乱、谵妄、幻觉、定向力障碍、震颤及昏迷，头痛多较重，常见于前额，罕有癫痫发作。此外部分患者出现血尿、急性肾功能衰竭、关节痛、感染性心内膜炎、心包炎、血小板减少性紫癜，偶有溶血性贫血，皮肤损害表现为多形性红斑、弥漫性丘疹、皮下组织感染等。

（二）体征

1. 常见体征

急性面容，高热，相对缓脉，早期患者胸部体征有湿啰音，部分病例可闻及哮鸣音，而仅有部分患者叩诊出现异常浊音界，但实变体征少见。呼吸频率增快，严重者可出现呼吸困难和发绀。

2. 非典型体征

有肺外损害的患者可出现相应受损脏器的体征：有胃肠道损害者可有腹部压痛甚至反跳痛，出现胃肠道穿孔者可有板状腹，腹部压痛反跳痛明显等；有肝损伤者可发现肝肿大甚至皮肤黏膜黄染，出现血尿或急性肾衰竭者可出现肾区叩压痛；神经系统受损者可有生理反射异常，并出现阳性的病理反射等。

六、辅助检查

（1）外周血白细胞明显升高，红细胞沉降率增快，低钠血症常见。

（2）临床标本中分离培养出军团杆菌可获得可靠的诊断，目前标准培养基为活性炭酵母浸膏琼脂培养基（BCYE）；但由于军团菌生长条件要求严格，目前培养的阳性率较低。

（3）细菌抗原及DNA检测，对早期快速诊断有重要意义，如应用直接荧光抗体对痰、胸腔积液、气管抽吸物等临床标本直接进行染色，具有高度特异性，但阳性率不高；尿抗原测定是最重要的早期诊断方法之一，国外报道发病3天后80%的军团菌肺炎患者可以用放射免疫法或酶联免疫法检测出尿军团菌抗原，特异性100%，取浓缩尿可提高敏感性。应用PCR技术检测军团菌DNA，其敏感性和特异性均很高，但应注意假阳性问题，目前主要用于流行病学研究。

（4）血清特异性抗体检测，为目前应用最广的诊断方法，IgM抗体通常在感染后1周左右出现，而IgG抗体在发病2周后开始上升，1个月左右达到高峰。诊断标准为双份血清抗体滴度呈4倍或以上增高，或间接荧光抗体（IFA）≥1∶128，或试管凝集试验（TAT）抗体≥1∶160，或微量凝集试验（MAA）抗体≥1∶64。

七、诊断

军团菌肺炎临床表现复杂多样、缺乏特异性，而一般细菌培养基中军团菌又不生长，因此应结合患者的综合情况进行诊断。特异性实验室检查是诊断军团菌肺炎的重要依据，但如遇到以下肺炎情况时应考虑由军团菌引起的可能。①用青霉素、头孢菌素、氨基糖苷类抗生素治疗无效时；②痰革兰涂片仅见大量白细胞，罕见细菌时；③腹泻与精神神经症状一并出现时；④低钠血症（排除其他原因）；⑤在肺部阴影多变情况下伴有少量胸腔积液者。

1992 年 4 月，中华医学会呼吸病分会制定了军团肺炎的试行诊断标准，附录如下。

军团菌肺炎是一种革兰阴性杆菌——军团杆菌引起的肺部炎症。诊断军团菌肺炎的主要依据如下。

（1）临床表现：发热、寒战、咳嗽、胸痛等呼吸道症状。

（2）X 线胸片具有炎症性阴影。

（3）呼吸道分泌物、痰、血或胸腔积液在活性酵母浸膏琼脂培养基（BCYE）或其他特殊培养基培养，军团菌生长。

（4）呼吸道分泌物直接免疫荧光法检查阳性。

（5）血间接荧光法（IFA）检查前后两次抗体滴度呈 4 倍或以上增高，达 1 ∶ 128 或以上；血试管凝集试验（TAT）检测前后两次抗体滴度呈 4 倍或以上增高，达 1 ∶ 160 或以上；血微量凝集试验检测前后两次抗体滴度呈 4 倍或以上增高，达 1 ∶ 64 或以上。

凡具有（1）、（2），同时又具有（3）、（4）、（5）项中任何一项者诊断为军团菌肺炎。

注：对于间接荧光抗体试验或试管凝集试验效价仅一次增高（IFA > 1 ∶ 256，TAT > 1 ∶ 320），同时有临床及 X 线胸片炎症表现的病例可考虑为可疑军团菌肺炎。

八、鉴别诊断

（一）常见表现鉴别诊断

应排除其他原因的肺炎，如其他细菌引起的肺炎、支原体肺炎、鹦鹉热、肺炎衣原体肺炎、Q 热、流行性感冒、病毒性肺炎、肺结核、结核性胸膜炎等。

（二）非典型表现鉴别诊断

有明显神经、精神症状和严重呕吐、腹泻者，应与中枢神经系统感染及急性胃肠炎相鉴别。

九、治疗

（一）药物治疗

军团菌肺炎为胞内感染，因此，治疗以红霉素为首选，疗效可靠，视病情 0.5 ~ 1.0 克/次，1 次/6 ~ 8 小时，总剂量 2 ~ 4 g/d（儿童每日 50 mg/kg）。其他可供替换的药物有四环素（每次 500 mg，1 次/6 小时）、米诺环素或多西环素（每次 100 mg，1 次/12 小时）；利福平可作为重症肺炎的联合治疗药物（每次 600 mg，1 次/12 小时），此药因易产生耐药性而不应单独使用。近年来，国外应用氟喹诺酮类抗菌药物治疗军团菌肺炎获得良好疗效，如环丙沙星（每次 400 mg，1 次/8 小时）、氧氟沙星（每次 400 mg，1 次/12 小时）、培氟沙星、左氧氟沙星（500 mg/d）等。新型大环内酯类抗生素有更强的抗菌活性和更好的药代动力学特性，今后有望替代红霉素，如克拉霉素（每次 500 mg，1 次/12 小时）、阿奇霉素（每次 500 mg，1 次/24 小时）和罗红霉素（每次 300 mg，1 次/12 小时）。也有学者应用亚胺培南（每日 1 ~ 2 g）、复方新诺明（每日 2 ~ 3 g）和克林霉素治疗成功的报道。抗生素治疗在开始 5 ~ 7 天宜静脉给药（红霉素易引起静脉炎，静脉给药时为每日 1.0 ~ 1.5 g），以后改为口服，疗程 10 ~ 14 天，对免疫功能低下者不少于 3 周，有肺脓肿或空洞者需 3 ~ 4 周或更长。

（二）其他治疗

诸如降低体温、止咳、化痰，以及加强呼吸道引流等措施。

（三）少见症状的治疗

由于部分军团菌病患者病程中可出现神经、精神症状，腹泻、低钠血症等症状，因此针对这些临床症状应积极给予恰当治疗，如纠正低氧血症、纠正低钠血症等电解质和酸碱平衡紊乱，积极抢救休克、呼吸衰竭、DIC 等；胸腔积液量多时，可穿刺或插管引流。急性肾功能衰竭时，应做血液透析治疗。一般不提倡使用肾上腺皮质激素。

（梁松岚）

第六节　克雷伯杆菌肺炎

一、概述

克雷伯杆菌肺炎是肺炎克雷伯杆菌引起的急性肺部炎症，也称肺炎杆菌肺炎或 Friedlander 肺炎。

肺炎克雷伯杆菌呈全球性分布，是革兰染色阴性杆菌肺炎的最重要致病菌。其占革兰染色阴性杆菌感染的比例，在社区获得性肺炎中为18%~64%，医院内感染为30%。

大多数克雷伯杆菌所致的下呼吸道感染发生年龄在 40 岁以上（平均年龄 52 岁），其中男性占90%，与种族、地理位置或季节变换无关。社区获得性肺炎克雷伯杆菌肺炎在过度疲劳的中年人和酗酒的老年人中多见。医院内感染则主要为成人或儿童，婴儿多见，常为新生儿重症监护病房及免疫功能低下的住院患者。

近年来，肺炎克雷伯杆菌的耐药率已显著上升，对第四代头孢菌素 β-内酰胺酶抑制药复合物也呈升高趋势。目前，西班牙肺炎克雷伯杆菌对第三代头孢菌素的耐药率为20%，美国肺炎克雷伯杆菌对第三代头孢菌素的耐药率约占20%，我国克雷伯杆菌属对第三代头孢菌素的耐药率为29%~47%。

二、病因和发病机制

克雷伯菌属属于肠杆菌科家族中的成员克雷伯族。其命名来自 19 世纪德国微生物学家 Edwin Klebs。克雷伯杆菌生物学上分为7 个亚种，肺炎克雷伯杆菌是该属中临床上最重要的物种。

宿主抵抗细菌入侵的防御机制包括多形核粒细胞的吞噬作用和大多由补体介导的血清杀菌作用。补体的激活有经典途径和替代途径，后者不需要针对细菌抗原免疫球蛋白存在，是针对肺炎克雷伯杆菌的主要激活途径。

克雷伯杆菌通过几种途径逃脱宿主先天的免疫机制。荚膜由复杂的酸性多糖组成，这一粗厚的层状结构可避免多形核粒细胞的吞噬。另外，通过抑制补体成分特别是 C3b 的激活，荚膜也可避免血清因子的杀菌作用。细菌分泌的多种黏附分子，可使微生物吸附到宿主细胞。脂多糖通过激活补体，导致 C3b 选择性地在远离细菌细胞膜的脂多糖分子上沉积，从而抑制膜攻击复合物的形成，避免了膜损害和细菌死亡。细菌能通过分泌高亲和力低分子量的铁螯合物，有效地抑制宿主蛋白对铁的利用。

克雷伯杆菌在自然界普遍存在，在人类的皮肤、咽部或胃肠道形成菌落，也可在无菌的伤口和尿液中形成菌落。

导致菌落形成和感染的因素包括以下 4 个方面。

1. 呼吸道与机体防御机制受损

上皮细胞间纤维连接蛋白和气道内免疫球蛋白 IgA 具有防止细菌黏附的功能，在疾病状态下，这些物质被白细胞产生的蛋白酶所破坏，上皮细胞表面的受体暴露，使细菌易于黏附。气管插管可直接损伤咽喉部，且跨越了咽喉部这一重要的防御屏障。气管插管还可削弱气道纤毛清除系统和咳嗽机制，抑制吞咽活动，易使胃液反流至气道，加重对上皮的破坏，使细菌更易黏附定植。

2. 口咽部定植菌随分泌物吸入下呼吸道

口咽部细菌定植与疾病严重程度、抗生素应用、胃液反流、大手术、基础疾病如慢性阻塞性肺疾病等相关。病情越重，定植率越高。一旦有细菌定植，口咽部菌群误吸，再加上肺部正常清除机制的障碍，可导致肺部感染的发生。

3. 鼻旁窦、食管、胃内细菌等的微量误吸

胃是口咽部革兰阴性定植菌的主要来源。胃液 pH 与医院获得性肺炎发生率直接相关，pH < 3.4，医院获得性肺炎发生率为40.6%；pH > 5.0，医院获得性肺炎发生率则达 69.2%。

4. 细菌生物被膜形成

近年来随着新型生物材料应用的增多，同位素标记研究显示，73%气管插管导管中发现含有细菌生

物被膜，其中29%为需氧革兰阴性菌，而且细菌浓度达10^5cfu/mL。

三、病理

肺部病变为大叶或小叶融合渗出性炎症，渗出液黏稠，可引起肺组织坏死液化形成脓肿，侵犯胸膜发生脓胸。急性期多见胸膜表面有纤维素性渗出，镜下可见肺泡壁充血肿胀，肺泡渗出液黏稠，还可见到肺泡壁坏死，有实质破坏及脓肿形成。慢性期患者有多发肺脓肿伴肺实质显著纤维化，胸膜增厚及粘连。

四、临床表现

常起病急骤，有咳嗽、胸痛、呼吸困难、发热和寒战。典型的痰液为黏稠血性、黏液样或胶冻样，临床描述为无核小葡萄干性胶冻样痰，量大，有时可发生咯血。社区获得性肺炎与其他肺炎不同，表现为肺的毁损性改变，病情重，起病急，早期即可表现为显著的中毒症状，衰竭和低血压，体温超过39℃，发生肺脓肿、空洞、脓胸和胸膜粘连的概率增加。医院内感染的症状和其他病原菌感染的类似，临床表现危重。可有呼吸急促和肺实变体征，典型的累及肺上叶中的一叶，社区获得性肺炎常为单侧胸部体征，大多数在上叶。明显的坏死性肺炎或肺不张可引起肺容积明显减少，引起患侧膈肌抬升、呼吸运动减弱。

五、辅助检查

1. 血常规

通常血白细胞计数增多，中性粒细胞核左移，但有时可正常或减少。如发生粒细胞减少，提示预后恶劣。白细胞增多持续存在提示肺脓肿形成。

2. 肝功能检查

肝功能异常或黄疸可见，可能与慢性酒精性肝病有关。

3. 血清学检查

此项检查对克雷伯杆菌感染的诊断无用，必须进行病原学检查。

4. 病原学检查

克雷伯杆菌典型表现为短粗革兰染色阴性杆菌，通常由荚膜包围，其菌落表现为非常黏稠。病原菌的鉴别依赖细菌培养，包括呼吸道标本培养、血培养、胸腔积液培养、保护性毛刷纤维支气管镜检查或肺泡灌洗液等。克雷伯杆菌是微需氧菌，无须特殊培养条件，可在大多数普通培养基中生长。

耐药检测：检测ESBL的方法是根据底物和抑制剂特征设计的，NCCLS规定同时检测头孢他啶（CAZ）和头孢噻肟（CTX）及其加克拉维酸（CA）的复方制剂以提高检出率。由于CA市面难以买到并极不稳定，目前国内难以推广。同时检测头孢他啶（CAZ）和头孢噻肟（CTX）、头孢吡肟和氨曲南（AZT），只要这四种药物中两种以上抑菌圈直径达可疑标准即可考虑在检测报告单上提示该菌为产ESBL的菌株。有研究发现，纸片扩散确证法和双纸片协同法检出率相似，但双纸片协同法的缺点是纸中心间距不好控制，Etest ESBLs初筛试条检测ESBLs有一定局限性，纸片扩散确证法适合临床常规测定。另有研究认为，ESBLs测定复方阿莫西林和头孢曲松（或头孢他啶）之间的距离以15 mm为最佳，底物也可选择两种以上第三代头孢菌素，以提高ESBLs的阳性检出率。有学者认为三维试验检测敏感性最高，达95.6%，双纸片协同试验为86.7%，双纸片增效试验以头孢曲松和头孢噻肟为底物检出率相同，其敏感性与双纸片协同试验相近（为84.4%），而以头孢他啶为底物敏感性则为77.1%。关于仪器法，有学者检测48株肺炎克雷伯菌中有24株ESBLs为阳性，用纸片协同法对照结果一致。检测102株大肠埃希菌中，仪器检出41株阳性，纸片协同法对照也为阳性，但仪器检测的61株阴性菌中，纸片协同法对照有19株为阳性。另有学者认为VITEK AMS检测ESBLs虽然特异性好，但灵敏度低，易造成漏检。

六、诊断

（1）临床起病急，高热、寒颤、胸痛，痰液黏稠不易咳出，典型者可呈砖红色、黏稠血性果酱样。多见于老年人、体弱及免疫力低下者。尤其是患有慢性消耗性疾病、长期酗酒和长期使用糖皮质激素的患者。一旦出现肺部多发脓肿和节段性肺炎，应用氨苄西林无效（此菌对氨苄西林天然耐药），应注意此病可能。

（2）在影像学上单发的较其他肺炎清晰的大片状、蜂窝状、团片状实变影或伴有液化坏死是较典型的影像特点。累及右上肺叶胸X线表现为右上肺贴近水平裂的大片状模糊影，于卧位胸片此征象不能显示，而表现为右上肺贴近水平裂的大片状模糊影，水平裂下缘清晰，位置移位不明显。CT表现为肺斜裂后突呈“钟乳石征”。增强后病灶有散在斑片状、条状不规则强化。弥漫分布病灶可有单发病灶的特点，此类患者较前两类患者体弱、病情重。可伴有少量胸腔积液及胸膜增厚。

（3）克雷伯杆菌肺炎的影像表现与其他细菌性肺炎相同，仅根据影像鉴别诊断困难，有赖于细菌学检查鉴别。但结合临床和影像学上的典型表现，对部分典型病例可做出正确诊断。

七、鉴别诊断

社区获得性肺炎克雷伯菌肺炎主要与肺炎链球菌肺炎、军团菌肺炎鉴别。医院内感染应与假单胞菌感染、不动杆菌感染、沙雷菌感染鉴别。主要鉴别依据为病原学检查结果。

八、治疗

（一）抗生素治疗

及早使用有效抗生素是治愈的关键。因克雷伯杆菌耐药率较高，目前病死率仍在20%左右。

1. 头孢菌素和氨基糖苷类抗生素为首选药物

对重症患者多采用一种头孢菌素和一种氨基糖苷类抗生素联合治疗。头孢菌素首选第三代，常用药物有头孢拉啶、头孢曲松、头孢哌酮。氨基糖苷类可用阿米卡星。氨基糖苷类抗生素在支气管分泌物内的浓度仅为血浓度的5%~40%，且不易透过稠厚的痰液，因而影响疗效。也可用哌拉西林，分次给药或与氨基糖苷类合用。氟喹诺酮类抗生素如环丙沙星、氧氟沙星有较好效果。亚胺培南—西司他丁、氨曲南、替卡西林+棒酸也有较好效果。

2. 治疗矛盾和对策

以往氨基糖苷类药物与β-内酰胺类药物合用曾作为肺炎克雷伯杆菌感染的一线治疗。但近年来国外的分子生物学研究发现氨基糖苷类抗菌药物钝化酶可修饰抗菌药物分子中某些保持抗菌活性所必需的基团，使其与作用靶位核糖体的亲和力大为降低，导致耐药的产生。这些钝化酶包括氨基糖苷酰基转移酶、氨基糖苷腺苷转移酶或氨基糖苷核苷转移酶和氨基糖苷磷酸转移酶等。这些酶的决定簇即使在没有明显遗传关系的细菌群间也能传播，一种药物能被一种或多种酶修饰，而几种氨基糖苷类药物也能被一种酶所修饰，因此，不同的氨基糖苷类药物间存在不完全的交叉耐药性。

氟喹诺酮类药物同样应用于肺炎克雷伯杆菌肺炎治疗，氟喹诺酮类药物可抑制DNA拓扑异构酶活性，阻止DNA复制、修复，染色体分离、转录及其他功能，从而发挥杀菌作用。DNA拓扑异构酶Ⅱ常称为DNA旋转酶，其基因突变可引起耐药。当拓扑异构酶Ⅱ、Ⅳ均发生变化，则耐药程度更大。因此临床治疗效果欠佳时，应注意交叉耐药存在，及时调整药物。

（二）对症治疗

包括保持呼吸道通畅、祛痰、止咳、给氧，纠正水、电解质和酸碱失衡，补充营养等。

（孙　责）

第七节　大肠埃希菌肺炎

一、概述

大肠埃希菌（简称大肠杆菌）肺炎是大肠杆菌引起的肺部感染。在社区获得性革兰阴性杆菌肺炎中发病率仅次于肺炎克雷伯杆菌，也是医院内获得性肺炎的主要致病菌之一，占革兰阴性杆菌肺炎的

9%～15%。

大肠杆菌肺炎多发生在住院的衰弱患者，以迅速发展的融合性肺实变、坏死、空洞形成为其特点，常引起脓胸。

二、病因和发病机制

大肠杆菌革兰染色阴性，直短杆状，多数有鞭毛，能运动，某些菌株有荚膜（微荚膜）和周身菌毛。该菌兼性厌氧，营养要求不高，在普通营养琼脂上生长良好，形成较大的圆形、光滑、湿润、灰白色的菌落，在血琼脂上某些菌株可发生溶血，在肠道选择培养基上可发酵乳糖，形成有色菌落。本菌能发酵多种糖产酸产气。

本菌的 K 抗原和菌毛与侵袭力有关。K 抗原能抗吞噬，并有抵抗抗体和补体的作用。大肠杆菌的细胞壁有内毒素活性，其毒性部位在脂类，与所有革兰阴性杆菌产生的内毒素一样，具有内毒素所特有的、相似的病理生理作用，如引起发热、休克、DIC 等。

大肠杆菌是医院内免疫功能低下患者并发革兰阴性杆菌肺炎的常见致病菌之一。大肠杆菌多来自胃肠道感染或泌尿生殖系统感染灶经血行播散到肺部而发生肺炎，少数是由口腔或医院污染源吸入而致病。多数患者原有慢性肺部疾病、糖尿病、肾盂肾炎，或有胸腹部大手术、全身麻醉或意识障碍，以及长期使用多种抗生素而致菌群失调。

三、病理

大肠杆菌肺炎主要呈现肺下叶的支气管肺炎改变，以两侧病变多见。病程 6 天以上者常有肺小脓肿、胸腔积液甚至脓胸改变。炎症累及气管—支气管黏膜较少，肺泡内由浆液和中等量的单核细胞填充。病程早期红细胞渗出多见，后期可见中性粒细胞、巨噬细胞等。可见肺泡壁增厚和坏死病变。部分病例可伴有大肠杆菌引起的胆囊炎、肾盂肾炎或脑膜炎等病变。

四、临床表现

（一）症状

1. 常见症状

可表现为寒战、发热、咳嗽、咳痰、胸痛、呼吸困难和发绀等。痰常为黏稠或脓性，可有腥臭味。常伴有胃肠道症状如恶心、呕吐、腹痛、腹泻，严重病例有意识障碍和末梢循环衰竭等。

2. 非典型症状

部分病例可伴有肌痛和胃肠道症状，如恶心、呕吐、腹痛、腹泻等。严重病例可有嗜睡等意识障碍和末梢循环衰竭。

（二）体征

肺部体征可有双侧下肺呼吸音减低并有湿啰音，肺部实变体征少见。40% 患者可伴发脓胸并可见相应体征，多发生在病变严重的一侧。

五、辅助检查

1. 血常规

外周白细胞计数正常或轻度增高，中性粒细胞增多。

2. 痰涂片检查

直接涂片后革兰染色镜检，根据细菌的形态和染色性做出初步判断。

3. 分泌物培养

脓液、痰和其他分泌物标本可直接划线接种于血琼脂平板，35 ℃孵育 18～14 小时后观察菌落形态。根据能发酵乳糖、葡萄糖产酸产气，吲哚形成试验、甲基红反应阳性，枸橼酸盐利用试验阴性即可鉴定大肠杆菌。

4. X线检查

表现为多叶性肺实变或弥漫性斑片状阴影，以两下叶为主，中等大小的脓腔多见；40%伴脓胸，多发生在病变广泛的一侧。

六、诊断

有肺炎的症状表现，原有慢性疾病，有长期使用抗生素或免疫抑制剂病史，伴有消化道症状，甚至精神症状，病情进展快且可并发脓胸，应考虑本病。

X线检查表现为多叶性肺实变或弥漫性斑片状阴影，以两下叶为主，中等大小的脓腔多见；40%伴脓胸，多发生在病变广泛的一侧。

最后确诊需依靠病原学检查。痰涂片检查可区分病原体是否革兰阴性染色。两次合格痰培养分离到大肠杆菌≥10^7cfu/mL，或采用环荚膜穿刺气管吸引（TTA）、防污染毛刷采样（PSB）、支气管肺泡灌洗（BAL）和经皮肺穿刺吸引（LA）等防污染下呼吸道标本采样技术采集到的标本分离到大肠杆菌可确诊。胸腔积液和血标本培养出大肠杆菌也可确诊。若肺炎继发尿路感染，且尿路和痰培养大肠杆菌均阳性时，则也有诊断价值。

除了常规的痰培养以及药敏检测确定是否存在多重耐药外，根据现在的研究水平，也可检测基因盒—整合子系统。最常用的方法就是聚合酶链反应技术。根据整合子的保守末端设计了特异性的寡核苷酸探针，结果发现在近75%（26/35）临床分离的耐氨基糖苷类抗生素的肠杆菌科细菌中存在整合子，同时设计了针对常见耐药基因的寡核苷酸探针，在这些细菌中发现了一些耐药基因新的组合，用PCR成功地测出耐药基因在两个保守末端之间的顺序，绘制出了整合子的基因图谱。也有应用Southern blot技术的，根据常见基因盒的种类设计探针，经^{32}P标记后，与转入尼龙膜的待测耐药菌株的基因组DNA酶切片段做DNA-DNA杂交，判断细菌有无整合子及相应的基因盒存在，然后根据结果绘制整合子图谱。

七、鉴别诊断

本病与其他细菌肺炎的鉴别诊断主要依靠病原学的确立，有时单靠临床表现鉴别比较困难。

八、治疗

（一）药物治疗

1. 用药方法

（1）初始经验性抗菌药的选择：大肠杆菌在社区获得性肺炎和医院内获得性肺炎（HAP）中均占有重要地位。尤其是HAP患者应提高警惕。大肠杆菌初始经验性抗生素治疗的关键在于确定患者是否存在多重耐药菌（MDR）病原菌感染的危险因素，后者主要包括延长的住院时间（≥5天），曾在健康护理相关机构住院，以及最近使用过较长时间的抗生素治疗。对没有MDR危险因素、早发性的HAP、VAP和HCAP患者，初始经验性抗生素可选择头孢曲松、左氧氟沙星、莫西沙星、环丙沙星、氨苄西林/舒巴坦或厄它培南；而对迟发性、有MDR危险因素的HAP、VAP和HCAP，产超广谱β-内酰胺酶（ESBL）的大肠杆菌是常见病原体之一，初始经验性抗生素应选用抗假单胞菌头孢菌素（头孢吡肟，头孢他啶）、碳青霉烯类（亚胺培南，美罗培南）或β-内酰胺类/β-内酰胺酶抑制剂（哌拉西林—他唑巴坦），加用抗假单胞菌喹诺酮类（环丙沙星或左氧氟沙星）或氨基糖苷类（阿米卡星，庆大霉素或妥布霉素）等。对MDR病原菌，初始必须接受联合治疗，以保证广谱覆盖和减少不适当初始经验性抗生素治疗的可能性。但应当注意，如果患者新近曾使用过1种抗生素治疗，经验性治疗时应避免使用同一种抗生素，否则易产生对同类抗生素的耐药性。所有治疗都必须根据抗生素的耐药情况来选择药物，建立自己的最佳经验治疗方案，才能真正做到适当治疗。

初始抗生素的使用剂量和疗程：严重HAP或VAP患者必须使用充足剂量的抗生素以保证最大的疗效。ATS推荐，肾功能正常的成年患者，常用头孢吡肟和头孢他啶的充分治疗剂量是2 g，每8小时1

次；而美罗培南的治疗剂量通常要略大于亚胺培南；哌拉西林—他唑巴坦的剂量不仅每次用药至少4.5 g，而且每日用药次数为4次；在氨基糖苷类药物中，阿米卡星的每日剂量为20 mg/kg；而喹诺酮类中环丙沙星为400 mg，每8小时1次，左氧氟沙星为750 mg，每天1次。

（2）给药方式：了解常用抗菌药的药代动力学及药效学特性，有助于选择合适的给药方案。氨基糖苷类和喹诺酮类等药物是浓度依赖性杀菌剂，高浓度的情况下杀菌速度更快。而β-内酰胺类属于时间依赖性杀菌剂，其杀菌程度取决于血清浓度高于细菌最低抑菌浓度（MIC）的持续时间。另一个差别是有些抗菌药具有“抗菌药后效应（PAE）”，PAE是指这些药物在抗菌药浓度低于对细菌的MIC之后还能够抑制这种细菌的生长。对于大肠杆菌，使用氨基糖苷类和喹诺酮类药物的PAE比较长。β-内酰胺类抗菌药对革兰阴性杆菌没有PAE或PAE比较短。而碳青霉烯类抗菌药（亚胺培南或美罗培南）显示出有抗菌药后效应。

这些药效学作用导致针对具体药物制订具体给药方案。β-内酰胺类的杀菌作用对浓度的依赖性很弱，PAE有限，所以如果浓度尽可能长时间地高于对感染病原菌的MIC则最为有效。这就需要给药次数多，甚至是连续滴注。另外，喹诺酮类和氨基糖苷类因为PAE比较长，且为浓度依赖性，所以每日1次给药为好。

（3）给药途径：所有患者的初始治疗应当静脉用药，临床有效和胃肠道功能正常的部分患者可以换用口服/肠道给药治疗。喹诺酮类等生物利用度高的药物在此类患者中可以很容易地换用口服药治疗。气管内滴药与雾化吸入给药只在多黏菌素B和氨基糖苷类药物有研究。

（4）联合治疗与单药治疗：如果患者可能被MDR病原菌感染，则应当采用联合治疗。联合治疗具有协同抗菌作用，可以预防耐药的产生，提供广谱的经验性治疗方案，避免治疗不当和无效。但上述作用仍待长期研究证明。应当尽可能采用单药治疗，因为联合治疗往往价钱昂贵，患者暴露于不必要的抗菌药面前，因此增加了MDR病原菌感染和不良事件的危险性。

（5）疗程：循证医学证据表明，如果经验性抗菌药治疗有效，治疗6天就可以达到很好的临床疗效，延长抗菌药治疗时间只会导致耐药菌的定植。如果患者接受了适当的初始抗菌药方案，并有良好的临床反应，感染的临床表现缓解，应努力将抗菌药的疗程从传统的14~21天缩短为7~8天。如果患者采用的联合治疗方案中包括氨基糖苷类，只要病情有所改善，可以在5~7天之后停用氨基糖苷类。

（6）对治疗反应的评价：一旦取得细菌学资料（血、痰培养），就要对初始使用的抗菌药进行调整。这既包括初始治疗未覆盖的致病菌（主要是耐药菌），又包括初始治疗有效，需要降阶梯换用窄谱抗菌药。初始抗菌药治疗无效可能有3种原因。①诊断错误，有很多其他原因临床上被误认为是HAP，如肺栓塞、肺不张、肺泡出血、肺肿瘤；②宿主原因，如高龄、机械通气时间长、呼吸衰竭、潜在致死性疾病、双侧肺浸润、抗菌药治疗史等；③病原体因素，初始治疗未覆盖某些耐药菌，如铜绿假单胞菌、不动杆菌属；或其他少见病原体，如结核分枝杆菌、真菌、呼吸道病毒等。另外，在治疗过程中可能出现导致发热的并发症，如鼻窦炎、静脉导管相关感染、伪膜性肠炎、泌尿系感染等。

对于初始治疗无效者，需扩大鉴别诊断的范围，同时重复下呼吸道分泌物细菌培养。如果发现耐药菌或少见致病菌，应根据药敏结果调整抗菌药。如果细菌培养阴性，要考虑其他并发症或非感染性因素。必要时需要更换深静脉插管，并取导管尖端、导管血进行培养，还要行尿培养。影像学检查可以帮助发现治疗失败的原因，如侧位胸片、B超可发现胸腔积液（通过胸腔积液检查可排除脓胸）；腹部CT可帮助发现腹腔内的感染；鼻旁窦CT可发现鼻旁窦的气液平面，有助于鼻窦炎的诊断。另外还要特别警惕肺栓塞的可能。如果病原学和影像学检查均未发现异常，可考虑开胸肺组织活检。但在肺组织活检前，可先考虑行纤维支气管镜检查，如果纤维支气管镜检查也无任何阳性发现，可以先经验性地更换抗菌药。

2. 治疗矛盾

表达超广谱β-内酰胺酶的大肠杆菌，不论由实验室构建或野生，都存在对以下抗生素高的耐药：氨基青霉素类（氨苄西林、阿莫西林）、羧基青霉素类（羧苄西林、替卡西林）、脲基青霉素（哌拉西林）以及窄谱头孢菌素类（头孢噻吩、头孢噻啶、头孢呋辛）。同时对7α-甲氧基头孢菌素类（头孢西丁）和碳青霉烯类（亚胺培南、美罗培南）敏感。对含氧亚氨基的β-内酰胺类抗生素（头孢他啶、头孢噻肟和头霉素类）的水解能力因酶的基因型而异，同一基因型之间也略有差异。

3. 对策

临床上应保护好易感人群，积极治疗基础病，严格执行消毒与隔离制度，控制环境污染，杜绝医院交叉感染的机会，进一步减少感染的发生率和病死率。

抗菌药限制使用可以限制特定耐药菌感染的流行。不同类别抗菌药搭配使用，包括正式的抗菌药轮换，可能有助于降低抗菌药耐药的总发生率。

（二）其他治疗

止咳、祛痰、止痛、止血，适量补充液体，维持水、电解质和酸碱平衡。注意保暖，保证睡眠，提供足够营养和易消化的食物。给氧。积极处理原发病和基础疾病。

对发生肺脓肿、胸腔积液或脓胸的患者应加大抗生素的剂量和疗程，脓胸形成者应进行引流、抗生素胸腔内注射等，防止胸膜增厚和粘连。并发休克、心肺功能不全者，应给予相应处理，必要时给予机械通气等。

（孙　责）

第八节　绿脓杆菌肺炎

一、概述

绿脓杆菌（铜绿假单胞菌）肺炎是绿脓杆菌感染所致，常发生于免疫低下或伴有基础疾病患者，是一种严重而又常见的医院内获得性感染。患者病情严重、治疗困难、病死率高，近年来发病率有明显上升趋势，成为医院内获得性肺炎的首位发病病因。

二、病因

绿脓杆菌是假单胞菌属的代表菌种，在琼脂平板上能产生蓝绿色绿脓菌素和荧光素，故称绿脓杆菌。本菌为无荚膜、无芽孢、能运动的革兰阴性菌，形态不一，成对排列或短链状，为专性需氧菌。本菌生长对营养要求不高，在普通培养基上生长良好，最适宜生长温度为37 ℃，致病性绿脓杆菌在42 ℃时仍能生长。菌体O抗原有两种成分：一种为内毒素蛋白，是一种保护性抗原；另一种为脂多糖，具有特异性。绿脓杆菌对外界环境抵抗力较强，在潮湿处能长期生存，对紫外线不敏感，湿热55 ℃ 1小时才能被杀灭。

三、发病机制

（一）基本发病机制

绿脓杆菌在自然界广泛分布，对人类而言，属条件致病菌。绿脓杆菌的多种产物有致病性，其内毒素则在发病上无重要意义。其分泌的外毒素A（PEA）是最重要的致病、致死性物质，进入敏感细胞后被活化而发挥毒性作用，使哺乳动物的蛋白合成受阻并引起组织坏死，造成局部或全身疾病过程。动物模型表明，给动物注射外毒素A后可出现肝细胞坏死、肺出血、肾坏死及休克等。绿脓杆菌尚能产生蛋白酶，有外毒素A及弹性蛋白酶同时存在时则毒力最大；胞外酶S是绿脓杆菌所产生的一种不同于外毒素A的ADP——核糖转移酶，可促进绿脓杆菌的侵袭扩散，感染产此酶的绿脓杆菌患者，可有肝功能损伤而出现黄疸。

（二）非典型表现发病机制

绿脓杆菌为条件致病菌，完整皮肤是天然屏障，活力较高的毒素也不能引起病变，正常健康人血清中含有调理素及补体，可协助中性粒细胞和单核细胞—巨噬细胞吞噬及杀灭绿脓杆菌，故不易致病；但如改变或损伤宿主正常防御机制，如皮肤黏膜破损、留置导尿管、气管切开插管，或免疫功能缺损如粒细胞缺乏、低蛋白血症，各种肿瘤患者，应用激素或抗生素的患者，在医院环境中常可从带菌发展为感染。烧伤焦痂下，婴儿和儿童的皮肤、脐带和肠道，老年人的泌尿道，常常是绿脓杆菌败血症的原发灶或入侵门户。

四、病理

病理变化主要表现为弥漫性浸润及多发性小脓肿，绝大多数病变在肺下叶，累及双肺者为半数以上，且常有胸膜改变。镜下可见肺泡腔内有炎性渗出物，其内含有多核粒细胞与单核粒细胞，或主要是单核粒细胞混有坏死的中性粒细胞核碎片，以及大量革兰阴性杆菌密集菌丛。肺泡壁明显坏死，小脓肿，局限性出血。菌血症引起的肺炎可见小动脉壁明显坏死与动脉血栓。坏死动脉壁有较多革兰阴性杆菌。

五、病理生理

（一）基本病理生理

在正常人呼吸道防御机制遭到破坏后，绿脓杆菌借助于纤毛运动附着在损伤的呼吸道黏膜上。附着后产生蛋白溶解酶，其中弹性蛋白酶可分解动脉壁弹性蛋白，灭活补体、免疫球蛋白及凝血因子；胶原酶分解胶原纤维，导致基质破坏。其对巨噬细胞膜的附着性小，有的可产生膜外多糖导致巨噬细胞对其吞噬功能减弱，而不能被清除。有研究认为，绿脓杆菌表面所产生的糖被膜物，在细菌表面形成生物被膜，进而降低抗生素的渗透性。因此提出“呼吸道生物被膜病”的概念。绿脓杆菌肺炎有三种感染途径：内源性误吸、外源性吸入、肺外感染灶播散至肺，以内源性误吸最常见，尤其是院内感染。

（二）非典型表现病理生理

留置导尿管使尿道黏膜受损，在角膜受到损伤或角膜抵抗力降低时，原有心脏病基础上，心脏手术、瓣膜置换术后，绿脓杆菌附着在损伤的尿道黏膜、角膜、心瓣膜上，其产生的弹性蛋白酶可导致组织坏死，并抑制巨噬细胞趋化性。最重要的是外毒素 A，可见于临床分离得到的大部分菌株，其纯化物对哺乳动物具有高度致死性，它抑制易感细胞的蛋白质合成，并引起病变组织发生坏死。

六、临床表现

（一）症状

1. 常见症状

常见症状有咳嗽、咳痰，多数患者咳黄脓痰，少数咳典型的翠绿色脓痰，可以作为诊断特征，咯血少见。有明显中毒症状，高热、嗜睡、乏力、衰竭等败血症样的全身表现。胸闷、气短、进行性发绀，心率相对缓慢。病情恶化时，可发生周围循环衰竭，进入休克状态。原有呼吸功能障碍的患者可发生呼吸衰竭。

2. 非典型症状

由于绿脓杆菌分布广泛，正常人皮肤，医院的床褥、医疗器械，特别是雾化器和人工呼吸器常可分离到该菌。可通过多种途径传播给人，因此可引起呼吸系统以外的各种并发症或感染。

（1）败血症：绿脓杆菌败血症相对较为多见，患者可有弛张热或稽留热，常伴休克、急性呼吸窘迫综合征（ARDS）、弥散性血管内凝血（DIC）等。

（2）心内膜炎：绿脓杆菌引起的心内膜炎常发生在原有心脏病基础上、心脏直视手术所装的人工瓣膜或静脉吸毒者的自然瓣膜上。炎症可发生在各个瓣膜，但以三尖瓣为多见。如发生在左心瓣膜有赘生物生长，则预后严重。

（3）尿路感染：绿脓杆菌所致尿路感染占院内感染尿路分离菌的第二位，特别常见于有过泌尿科操作、尿路梗阻或接受广谱抗生素的患者。40% 绿脓杆菌败血症的原发病为尿路感染。

（4）中枢感染：绿脓杆菌性脑膜炎或脑脓肿其临床表现与其他细菌性中枢感染相同，但预后较差，病死率在 60% 以上。

（5）消化道感染：消化道绿脓杆菌感染是败血症的重要入侵门户之一，可在消化道的任何部位产生病变，可引起婴幼儿腹泻、成人盲肠炎、直肠脓肿。

（6）其他：绿脓杆菌还可引起角膜溃疡或角膜炎、中耳炎和乳突炎、鼻窦炎、多发性椎体骨髓炎等。

（二）体征

1. 常见体征

肺部体征无特殊，与一般肺炎相同。因其病变为支气管肺炎，故啰音多为散在性。部分融合成较大片浸润者，也可出现叩诊呈浊音及管状呼吸音等实变体征。

2. 非典型体征

绿脓杆菌败血症皮肤出现坏疽性深脓疱为其特征性表现，周围环以红斑，皮疹出现后48~72小时，中心呈灰黑色坏疽或有溃疡，皮疹可发生于躯体任何部位，但多发于会阴、臀部或腋下，偶见于口腔黏膜，疾病晚期可出现肢端迁徙脓肿。绿脓杆菌性角膜溃疡由于绿脓杆菌能分泌荧光素及绿脓色素，所以附着在溃疡面上的大量黏性分泌物呈淡绿色，为本病的特征之一。绿脓杆菌所致尿路感染、蜂窝织炎和骨髓炎、外耳炎、心内膜炎体征与其他细菌所致类似，但预后较差，病死率高。

七、辅助检查

1. 血常规

发病时白细胞往往在正常范围，数天后升高，可见幼稚细胞。白细胞 $>20\times10^9/L$ 仅占15%。中性粒细胞大多增高，嗜酸性粒细胞也可增高，但对诊断无特异性。值得注意的是，白细胞计数与预后有关，白细胞减少者经治疗逐渐升高则预后较好，临床治愈率可达76%，反之则为43%。

2. 血液生化

红细胞沉降率增快，可出现低钾、低钠、低氯血症，此可能与感染时潜在的抗利尿激素分泌失调综合征有关。可出现肝肾功能损害。

3. 病原学检查

（1）痰涂片：痰涂片是简单快速的检查方法，肉眼观察呈翠绿色或黄绿色，有铜绿假单胞菌的特殊气味。涂片后进行革兰染色，可初步分辨革兰染色阳性与阴性菌，这对痰培养结果得出前指导抗生素的使用有一定的价值。

（2）痰细菌培养：痰细菌培养是诊断病原体的主要方法。虽然痰从口咽部咳出时常被上呼吸道的正常菌群污染，培养结果不能真正代表肺部感染的致病菌，但是通过改进痰液留取方法和培养方法，仍对临床诊断有重要价值。痰培养前涂片检查如每低倍视野鳞状细胞 <10 个，白细胞 >25 个，则痰标本来自下呼吸道的可能性大。痰定量培养法以菌浓度 $>10^6$ cfu/mL 为有意义的培养界阈。防污染下呼吸道分泌物标本分离到绿脓杆菌是诊断绿脓杆菌肺炎比较可靠的证据。

八、诊断

一般而言，临床上如有下列情况应考虑绿脓杆菌肺炎。①有慢性肺部疾病史且久咳不愈，痰量多且为黄绿脓痰或脓血痰；②有较长期糖皮质激素、抗生素治疗史，出现发热、呼吸道症状加重；③胸部X线提示肺部病变广泛，两肺呈弥散结节状、网状改变或小脓肿形成；④连续两次痰培养检出单一或优势绿脓杆菌。

绿脓杆菌肺炎虽具有某些临床及X线特点，但确切的诊断仍有赖于病原学检查。绿脓杆菌可作为正常菌群的一部分寄生于上呼吸道，应用抗生素治疗或危重患者均可有绿脓杆菌生长。因此，普通痰培养发现绿脓杆菌往往难以确定为肺部感染的病原。经普通气管镜吸取下呼吸道分泌物也并不可靠，因气管镜经口腔或鼻腔时，其头部已被污染。故单一痰培养阳性尚不足以诊断绿脓杆菌肺炎；必须视菌落多少，连续培养的多次结果，以及临床情况包括患者的致病条件、病情发展与X线变化等进行综合判断。

九、鉴别诊断

（一）常见表现鉴别诊断

1. 金黄色葡萄球菌肺炎

本病咯血痰多见，胸片可表现为一个肺段或一个肺叶有实变征，有时可为小叶样浸润，浸润中可有一到多个透明区。其鉴别可通过痰涂片、痰和血培养检查。

2. 其他革兰杆菌肺炎

发病诱因与临床特点与绿脓杆菌肺炎相似，鉴别主要靠病原学检查。痰涂片革兰染色可与肠杆菌科细菌加以鉴别，绿脓杆菌菌体较长，着色均匀，头尾相接，配对出现；肠杆菌科菌体较宽，多呈双极着色。此法简单迅速，准确率在80%以上。

3. 军团菌肺炎

以高热、痰中带血，相对缓脉为常见表现，有时也可与绿脓杆菌肺炎混淆，但军团菌肺炎对红霉素治疗有效。可通过病原学检查、血清间接免疫荧光抗体测定，或支气管灌洗液直接荧光抗体检查加以鉴别。

（二）非典型表现鉴别诊断

与其他细菌引起的呼吸系统以外的感染做鉴别，鉴别主要靠病原学检查。

十、治疗

1. 选择敏感有效抗生素是本病治疗的中心环节

在病原培养及药敏试验未有结果前，可根据经验选用适当抗生素。

（1）用药方法：对绿脓杆菌作用较强的抗菌药物有半合成青霉素，如羧苄西林、阿洛西林和哌拉西林，其中以哌拉西林为最常用。头孢菌素中以头孢他啶、头孢哌酮的作用较强。其他β-内酰胺类药物如亚胺培南及氨曲南，氨基糖苷类如庆大霉素、妥布霉素、阿米卡星，氟喹诺酮类如氧氟沙星、环丙沙星及氟罗沙星等也可使用。具体用法可参考表2-2。

表2-2 治疗绿脓杆菌肺炎抗生素的选用

首选	次选	备注
头孢他啶1~2 g，每8小时1次 或 头孢哌酮+舒巴坦1~2 g，每8小时1次 或 哌拉西林、替卡西林3 g，每4~6小时1次 或 环丙沙星200~400 mg，每12小时1次 或 伊米培南—西斯他丁0.5~1 g，每8小时1次 或 氨曲南2 g，每6~8小时1次 加 庆大霉素或妥布霉素或阿米卡星疗程14~21天	单用头孢他啶或头孢哌酮+舒巴坦或环丙沙星 或伊米培南—西斯他丁或美罗培南或氨曲南 疗程至少14~21天，青霉素过敏者可选	环丙沙星 或 伊米培南—西斯他丁 或 氨曲南 或 美罗培南 加氨基糖苷类 疗程14~21天

（2）治疗矛盾：临床上应用氨基糖苷类抗生素治疗时应该注意，阿米卡星和妥布霉素对绿脓杆菌虽然有较好效果，但由于此类抗生素具有相当的肾毒性及耳毒性，而绿脓杆菌性肺炎又多见于老年人或有较严重基础疾病患者，这些患者或多或少已有一定肾功能受损，因而在很大程度上限制了它们的使用。

（3）对策：对老年人或有较严重基础疾病患者或已有一定肾功能受损患者，可先考虑使用半合成青霉素、头孢菌素或其他β-内酰胺类药物，如对上述药物过敏或必须选用氨基糖苷类和氟喹诺酮类的患者使用时应减量并密切观察肾功能变化，一旦出现肾脏受损加重应即时停用。

2. 加强基础病治疗

绿脓杆菌性肺炎均发生于有严重基础疾病或免疫功能低下者，故在抗感染的同时应加强对基础疾病的治疗，加强局部引流和全身支持治疗，提高免疫功能。如注意热量供应和蛋白质补充，糖尿病患者应积极控制血糖，重症患者或粒细胞减少者可间断输注新鲜血或白细胞。

十一、预后

一般而言，绿脓杆菌肺炎患者的预后取决于对抗菌药物治疗的反应与疾病的严重程度，如病变范围、机体反应性，有无合并败血症、呼吸衰竭，以及机体免疫防御功能的重建等有关。ICU 内的绿脓杆菌肺炎患者，由于感染菌株耐药率高、基础状况和免疫功能低下等原因，病死率通常高于普通病房内的绿脓杆菌性肺炎患者。研究也发现，绿脓杆菌性肺炎呈多叶病变或弥漫性浸润者的病死率明显高于单叶病变者。

（孙　责）

第九节　流感嗜血杆菌肺炎

一、概述

流感嗜血杆菌肺炎是由流感嗜血杆菌引起的肺部炎症，易发生在 3 岁以下的婴幼儿，常并发化脓性脑膜炎。国外研究表明，流感嗜血杆菌引起小儿肺炎占 23%~45%，而在国内学龄前期儿童引起的肺炎中占 33.8%~34.3%。近年来成人的发病率呈日益增长的趋势（多发生在具有基础疾病的成人），据统计 10%~20% 的社区获得性肺炎由流感嗜血杆菌引起，这可能与细菌分离技术的提高、耐药菌株的增加、细菌毒力的改变及免疫抑制药物的使用等因素有关。

二、病因

流感嗜血杆菌简称流感杆菌，又名费佛杆菌，是无芽孢、无动力的革兰阴性短小杆菌，新分离菌株呈球杆状、球状或短链状，陈旧培养物中则呈多形性。细菌为需氧菌，营养要求高，需依赖新鲜血液中的Ⅹ、Ⅴ生长因子，故在普通琼脂平板上不能生长，而在巧克力琼脂平板上生长良好，给予 5%~10% CO_2 可促进生长。流感嗜血杆菌抵抗力弱，对一般消毒剂敏感，干燥时易死亡，加热 50~55 ℃经 30 分钟即被杀死。流感嗜血杆菌根据荚膜多糖抗原的不同，现已发现 Sp 90 个血清型，在人类引起疾病的多为 20 种血清型。根据有无荚膜分为定型和不定型（NTHi）两类，有荚膜菌株根据荚膜特异抗原的不同又可分为 a~f 6 个血清型。b 型流感嗜血杆菌（Hib）主要引起儿童（尤其 <2 岁）严重的侵袭性感染，约 90% Hi 脑膜炎的菌株为 b 型。b 型菌株荚膜的多核糖基核糖醇磷酸酯（PRP）能够抑制细胞吞噬功能，因而毒力增强。临床 Hib 引起的肺炎最多见，f 次之。但近来的研究显示，25% 成人体内有无荚膜菌株的抗体。在慢性阻塞性肺疾病患者中，无荚膜型菌株和肺炎链球菌常在急性上呼吸道病毒性感染基础上引起基础疾病急性加重。

人类是流感嗜血杆菌的唯一宿主，其多寄居于正常人的上呼吸道，仅在呼吸道局部或全身免疫防御功能受损时才入侵下呼吸道导致肺炎，秋冬季节为发病的高峰，常发生于上呼吸道感染后。婴幼儿急性支气管炎时痰中可分离出该菌，成人常在慢性阻塞性肺疾病患者的痰中培养出该菌，可在原有疾病基础上发展为严重的支气管肺炎。

三、发病机制

（一）基本发病机制

流感嗜血杆菌的致病力与多种毒力因子有关，除内毒素外，流感嗜血杆菌还能产生组胺，使支气管平滑肌收缩，分泌黏液，上皮细胞的渗透性增加，并能破坏纤毛运动。致病性流感嗜血杆菌具有 IgA 蛋白酶，能水解呼吸道黏膜的分泌型 IgA 而发挥致病作用。通常情况下，寄殖的流感嗜血杆菌并不致病。细菌自口咽部吸入气管或支气管后即被纤毛运动排出体外。同时，呼吸道黏膜分泌物中的分泌型 IgA 可以保护机体免受感染。但当机体抵抗力降低、免疫功能不完善时即可造成感染，发生流感嗜血杆菌肺炎，甚至败血症、化脓性脑膜炎而危及生命。本病易发生于 6 个月至 5 岁的婴幼儿，这与机体的免疫防御状态有关。大多数母乳喂养的婴儿可以从母体中获得抗流感嗜血杆菌荚膜多糖抗体而得到被动免疫力，但随婴儿年龄增长而逐渐减弱甚至消失，年长儿和成年人由于免疫系统已健全，感染后获得了保护性抗体。因此，小于 6 个月的婴儿及年长儿、成年人流感嗜血杆菌肺炎较少见。成人流感嗜血杆菌肺炎的发生常伴发于糖尿病、肾病综合征、丙种球蛋白缺乏、酒精中毒，或应用抗肿瘤化疗药物、免疫抑制药物者；在慢性阻塞性肺疾病、肺囊性纤维化及长期吸烟人群中，由于局部防御机制受损，流感嗜血杆菌易侵犯下呼吸道发生肺炎。

（二）非典型表现发病机制

多数流感嗜血杆菌的鼻咽部表现与感冒难以识别，且多发生于 5 岁以下儿童。b 型菌株偶可侵入局部，引起会厌炎、肺炎、口腔蜂窝织炎或通过血液直接从鼻咽部播散引起脑膜炎。细菌的密度（血液细菌的复制，经血液证实的细菌数 $>10^3$ 菌数/mm^3，而不是原发感染局部生长的细菌）是发生脑膜炎的必要条件。b 型菌株本身的致病力主要归因于 PRP 包膜的抗吞噬活性。无荚膜菌株极少产生菌血症性感染，但可引起上呼吸道病变（中耳炎、鼻窦炎）及下呼吸道病变（肺炎、慢性支气管炎恶化等）。

四、病理

（一）基本病理变化

病理变化主要表现为支气管黏膜上皮坏死，部分黏膜与支气管分离，细支气管及周围淋巴细胞及中性粒细胞浸润，引起细支气管炎，侵犯肺泡并在肺泡内生长繁殖，引起肺毛细血管扩张、充血，肺泡水肿、渗出，中性粒细胞聚集吞噬，活动增强，伴随炎性渗出物的产生而导致肺实变。婴幼儿患者初期开始常为气管—支气管感染，后发展成化脓性支气管炎。成人患者病变多呈支气管肺炎表现，大叶性分布也不少见，甚至可见两叶或两叶以上肺受累。可发生于任何部位，以下叶多见，病变融合引起肺组织坏死，甚至出现空洞，形成肺脓肿，延及胸膜则形成胸腔积液和脓胸。

（二）非典型表现病理变化

脑膜炎病理改变呈化脓性炎症改变，大脑表面炎性渗出，脑脊液被一层脓液覆盖，脑膜表面血管极度充血，常有血管炎，包括血管壁坏死、栓塞、破裂、出血。可出现硬脑膜下积液、脑积水、脑脓肿等。会厌炎、眼内炎均可出现充血、水肿及化脓性炎性渗出的改变。

五、病理生理

（一）基本病理生理

病原体入侵肺脏，引起肺泡腔内充满炎症渗出物，肺泡壁充血水肿而增厚，支气管黏膜水肿，管腔狭窄，从而影响换气和通气功能，导致低氧血症及二氧化碳潴留，为增加通气及呼吸深度，出现代偿性的呼吸与心率增快。由于病原体作用，重症常伴有毒血症，引起不同程度的感染中毒症状。缺氧、二氧化碳潴留及毒血症可导致循环系统、消化系统、神经系统的一系列症状以及代谢性和呼吸性酸中毒、水及电解质平衡紊乱。

（二）非典型表现病理生理

脑膜炎时可有视盘水肿等颅内高压表现，严重脑水肿可形成脑疝，呼吸节律改变而导致中枢性呼吸衰竭。急性会厌炎由于局部高度充血水肿可使气道完全阻塞，呼吸困难，甚至窒息，表现出严重缺氧、发绀。

六、临床表现

（一）症状

1. 常见症状

本病两个高发年龄组为6个月至5岁的婴幼儿和具有基础疾病的成人，起病前有上呼吸道感染史，婴幼儿发病多急骤，寒战、高热、咽痛、痉挛性咳嗽、咳脓痰、呼吸急促、发绀，迅速出现呼吸衰竭和末梢循环衰竭，累及胸膜者可出现胸痛。常并发于流感病毒或葡萄球菌感染时，全身中毒症状重。成人慢性疾病继发感染时，起病缓慢，发热，咳嗽加剧，咳脓性痰。免疫功能低下患者也可急性起病，其表现与急性肺炎相仿。老年患者多表现为低热，呼吸道症状不典型，伴有食欲减退或精神不佳。

2. 非典型症状

（1）脑膜炎。婴幼儿较多见，危害最大，其发病率仅次于流行性脑膜炎。在未实施Hib偶联菌苗预防之前，美国CDC曾报道，当流脑散发时，由Hib所引起的脑膜炎在细菌性脑膜炎中占第一位；北京儿童医院资料表明其占化脓性脑膜炎的28.9%。多数病例发生在2个月至2岁婴幼儿，成人病例较少。常并发于中耳炎、鼻窦炎、支气管炎、肺炎及宿主抵抗力下降时。呈散发性，多数患者具有明显的前驱症状，先有上呼吸道感染、支气管肺炎，经数日或1~2周出现头痛、呕吐等脑膜刺激征。其病死率在发达国家为5%左右，在发展中国家则可高达40%。流感嗜血杆菌脑膜炎可能并发硬脑膜下积液、脑积水、脑脓肿等，<6个月婴儿易患脑室膜炎。该病可能造成单侧或双侧耳聋，病后发生的视力丧失、瘫痪等一般为暂时性的。

（2）急性会厌炎。以突发会厌水肿为其特点，导致喘鸣、呼吸困难，病变进展迅速，可完全阻塞呼吸道，成人则表现为咽痛、进行性吞咽困难，必须立即进行气管切开及抗菌治疗。

（3）败血症。在2岁以下的儿童中，本菌是引起无局部病灶败血症的主要病原体之一。年长儿童和切除脾脏后的成人及癌肿化疗后的患者也可患此病。

（4）流感嗜血杆菌感染引起的眼内炎。无荚膜流感嗜血杆菌引起的结膜炎可造成流行，表现为患眼红、烧灼感，或伴有畏光、流泪。国外文献报道即使及时给予玻璃体内细菌敏感性抗生素治疗，视功能仍严重受损。

（5）流感嗜血杆菌在女性生殖泌尿道的寄生率很低（<1%），但能频繁地传播，具有很强的潜在致病力。由于孕妇体内缺乏血清特异性抗体——抗荚膜多糖抗体（抗PRP抗体），易发生绒膜羊膜炎、产后子宫内膜炎、阴道炎、宫颈炎或败血症等，围生期新生儿Hi感染的主要表现是败血症和（或）肺炎、结膜炎，50%由未定型菌株引起，母—婴间垂直传播可能在宫内或经产道时已发生，传播率>50%。

（6）流感嗜血杆菌还可引起蜂窝织炎、骨髓炎及心内膜炎、化脓性关节炎等。起病突然，发病迅速。

（二）体征

1. 常见体征

胸部体征有支气管肺炎征，呼吸音低，叩诊呈浊音，听诊可闻及支气管呼吸音、湿性啰音。少数患者并发脓胸、脑膜炎与败血症，可有胸腔积液体征。

2. 非典型体征

并发脑膜炎患儿可出现脑膜刺激征，严重者出现谵妄、神志不清，10%儿童有单侧或双侧耳聋，应做听力监测，其他如视力丧失、脑神经麻痹、瘫痪等一般为短暂性。急性会厌炎可见吸气性呼吸困难，鼻翼扇动和三凹征。体检咽部充血发红，会厌水肿，但必须强调的是儿童进行口腔内检查时可促发心脏呼吸骤停，故只能在手头备有立即能建立呼吸通道的手段时才能进行此项检查。眼内炎时可出现结膜充血、中等量黏脓性分泌物，还可并发卡他性边缘性角膜浸润或溃疡。

七、辅助检查

（一）常见表现

1. 血常规

外周血白细胞总数增高，中性粒细胞增多。重症患者白细胞计数可减低。

2. 病原体分离

正确诊断决定于检出病原菌，由于本菌营养要求高，故咽分泌物、痰、气管吸出液送检细菌培养时，除接种普通琼脂平板外，应常规接种于巧克力琼脂平板，以提高检出率。痰培养有流感嗜血杆菌生长，对儿童患者可能有一定的价值，但对成人患者则无临床意义。下呼吸道分泌物细菌培养，阳性结果虽不能确诊，但临床意义较大，胸腔积液或血液培养的阳性结果对流感嗜血杆菌肺炎并发菌血症或败血症等具有更大诊断价值。痰涂片革兰染色检查有利于与肺炎链球菌肺炎的鉴别。在需氧培养中，混有金黄色葡萄球菌时，往往在越靠近金黄色葡萄球菌处，流感嗜血杆菌菌落生长越大，远离者较小，且不透明，呈灰白色。这一现象是金黄色葡萄球菌合成V因子，并在菌落周围扩散所致，称作“卫星现象”。这一特点有助于对此菌的鉴定。

3. 血清学检查

常用的主要有对流免疫电泳（CIE）、协同凝集（CoA）、乳胶凝集（LA）以及外膜蛋白（OMP）抗原、抗体的ELISA法等。当细菌浓度大于100 cfu/mL时，乳胶凝集试验即呈阳性，假阳性很少。细菌为苛养菌，营养要求高，所需时间长，阳性率低。除此之外，近年来国际上流行的免疫组化方法如单克隆抗体、DNA探针和PCR技术等方法检测患者体液（如痰、血、尿等）中的流感嗜血杆菌抗原，具有敏感、特异、简便、快速的特点，对疾病的早期病原学诊断、指导临床治疗具有极其重要的意义。

（二）非典型表现

1. 脑脊液检查

颅内压开始常中度增高（200～300 cmH_2O），个别因急性脑水肿，颅内压可急剧升高（超过450 cmH_2O）。脑脊液细菌涂片见革兰阴性短小杆菌，阳性率达80%。细菌培养发现流感嗜血杆菌对诊断有价值。应用对流免疫电泳、酶联免疫吸附试验等免疫学方法检测脑脊液中荚膜多糖抗原，可迅速做出病原学诊断。

2. 涂片培养

感染部位的分泌物或脓液进行涂片及培养可分离出流感嗜血杆菌。

八、诊断

流感嗜血杆菌是引起社区获得性肺炎最常见的致病菌之一，但临床表现缺乏特异性，胸部X线征象与其他病原体引起的肺炎相似，目前临床上主要依靠流感嗜血杆菌的分离培养确诊。痰液涂片革兰染色镜检见到短杆状或细小的多形性革兰阴性杆菌有提示诊断意义，并有利于与肺炎链球菌肺炎的鉴别。痰培养有流感嗜血杆菌生长在儿童患者中可能有一定意义，在成人患者中其意义需结合临床考虑，因为本菌在鼻咽部携带率非常高。应做痰定量培养或避开咽部污染的条件，直接取下呼吸道分泌物培养。胸腔积液或血液培养的阳性结果对流感嗜血杆菌肺炎并发菌血症或败血症、胸膜炎等具有诊断价值（但血培养的阳性率仅为10%～15%）。上述培养结果行荚膜肿胀试验或免疫荧光试验可确诊及细菌分型更具参考价值。

并发脑膜炎患者脑脊液涂片检查可见极短小的革兰阴性杆菌，有的类似球菌。若在同一涂片上发现形态不同的细菌，或长或圆，或单或双，都应疑为流感嗜血杆菌，除摹拟多形杆菌外，其他细菌都无这种多形性。

九、鉴别诊断

（一）常见表现鉴别诊断

本病的鉴别诊断主要是与其他各种病原体所致的肺炎，特别是常见的肺炎球菌肺炎、军团菌肺炎及衣原体肺炎鉴别，主要依据仍然是病原体检查，血清学检查有助于排除军团菌、衣原体感染，确诊有赖于正确采集标本和选择培养基。

（二）非典型表现鉴别诊断

脑膜炎应与其他细菌或病毒引起的脑膜炎鉴别：流感嗜血杆菌脑膜炎主要是化脓性炎症，但起病较其他化脓性脑膜炎缓慢，病程初期仍可有呼吸道症状，经数天至1~2周出现脑膜炎症状。脑脊液检查具有鉴别意义，化脓性脑膜炎，糖明显下降，氯化物下降，蛋白明显升高，细胞数升高，以中性粒细胞为主。而病毒性脑膜炎，糖正常，氯化物正常，蛋白升高，细胞数升高，以淋巴细胞为主。结核性脑膜炎，糖明显下降，氯化物下降，蛋白明显升高，细胞数升高，以淋巴细胞增高为主。但脑脊液的细菌涂片及培养是诊断的主要依据。对急性喉痛的患者，口咽检查无特殊病变发现，或口咽虽有炎症但不足以解释其严重症状者，应考虑急性会厌炎，若发生于儿童则病情常较严重，应密切观察。

十、治疗

（一）药物治疗

1. 用药方法

流感嗜血杆菌感染的首选药物为氨苄西林，成人剂量6~12 g/d，分次静脉注射。可酌情选用新型大环内酯类抗生素如阿奇霉素、克拉霉素、阿莫西林—克拉维酸、氨苄西林—舒巴坦钠等联合β-内酰胺酶抑制药的复方制剂，以及多西环素、利福平、氨基糖苷类以及磺胺甲噁唑/甲氧苄啶（SMZ/TMP）、喹诺酮类等。

目前针对流感嗜血杆菌脑膜炎，头孢曲松作为首选用药，100 mg/（kg・d），分1~2次静注，疗程为10~12天，其不良反应为部分患者易出现腹泻，一般不需要停药。此外，氯霉素易于通过血脑屏障，且耐药株较少，剂量75~100 mg/（kg・d），分4次给药，最初可静脉点滴，尽快改为口服。期间应每日或隔日检查末梢血常规，出现粒细胞减少要立即停药。一般治疗26~36小时可见疗效，大部分第5天退热，48小时仍无好转应复查脑脊液，若怀疑对多种抗生素耐药，可试用TMP 20 mg/（kg・d）与SMZ 100 mg/（kg・d），分4次口服。氨苄西林毒性小，常用剂量200~300 mg/（kg・d），分4~6次静脉滴注，但近年报道耐药菌株逐渐增多，达5%~10%以上。皮质类固醇对脑膜炎无治疗作用，但可抑制TNF-α和IL-8合成，作用是减轻炎症反应，减少耳聋，降低病死率。常用地塞米松0.4~0.6 mg/（kg・d），连用4天。

2. 治疗矛盾

随着抗生素的广泛使用，对氨苄西林耐药的菌株不断出现，其主要耐药机制是细菌产生了质粒介导的β-内酰胺酶，由于产酶率的不断增加，其对氨苄西林的耐药率也明显上升。利福平虽然敏感性高，但利福平为第一线抗结核药物，不应滥用，应加以保护。氨基糖苷类敏感性也较高，但其具有耳毒性及肾毒性。由于喹诺酮类药物易产生耐药并交叉耐药严重，因此不主张把喹诺酮类作为一线药物来应用，且儿童、孕妇和哺乳期妇女都不宜使用。氯霉素虽易通过血脑屏障，但对骨髓的抑制作用使人望而却步，尤其是儿童。

3. 对策

合理选用抗生素是治疗成败及减少并发症的关键。轻中度感染可采用第二代头孢菌素如头孢克洛、头孢呋辛、头孢丙烯；头孢克洛对流感嗜血杆菌的MIC值是头孢丙烯的1/2。中重度感染可采用第三代头孢菌素头孢泊肟、头孢噻肟、头孢曲松及喹诺酮类莫西沙星等，疗效更为确切。极重症感染可应用第四代头孢菌素或碳青霉烯类。根据感染的不同部位及病情的严重性选用药物和给药途径，疗程一般为7~14天。氨基糖苷类药物6岁以下儿童禁用。不主张喹诺酮类药物用于18岁以下儿童，孕妇和哺乳期妇女也不宜使用，由于产生耐药并交叉耐药严重，因此不主张把喹诺酮类作为一线药物来应用。使用氯霉素时应严密监测外周血常规的变化。肾功能不全及老年患者在使用氨基糖苷类、喹诺酮类药物时应监测肾功能的变化，并根据个体的具体情况进行剂量的调整。

（二）预防用药

1. 用药方法

20 世纪 80 年代起，流感嗜血杆菌 b 型（Hib）结合疫苗开始广泛应用，30 年间取得了很好的预防效果。目前 Hib 结合疫苗主要开发出 4 种结合疫苗登记注册，在磷酸多核糖核酸（PRP）上分别加白喉类毒素（PHP-D）、破伤风类毒素（PRP-T）、CRM197 蛋白（PRP-CRM 或 HbOC）、脑膜炎球菌外膜蛋白复合物（PRP-OMP）。婴幼儿接种程序因为使用种类而有所差别。推荐 <5 岁儿童全程免疫，因为自然感染治愈后并不总是产生针对 PRP 的保护性抗体，所以流感嗜血杆菌侵入性感染后仍然推荐应用结合疫苗。在欧洲和美国由于推广流感嗜血杆菌联合疫苗使该病感染率下降了 90%。我国初种年龄为 7～11 个月，用 0.5 mL 菌苗臀部肌内注射，间隔 2 个月后加强注射一次。接种结合疫苗的不良反应很少，25% 有一过性局部轻微疼痛，注射部位红肿，但 24 小时全部恢复正常。10% 的儿童接种疫苗后，有局部轻微疼痛。国内也有报道出现高热惊厥、过敏性皮疹等罕见不良反应。

2. 治疗矛盾

国外研究表明，接种疫苗可以防止由 Hib 导致的所有致命肺炎病例的 1/3，还能防止 90% 以上其导致的脑膜炎病例。到 2004 年底已有 94 个国家将 Hib 结合疫苗纳入了国家计划免疫，而和许多发展中国家一样，我国未将其列入其中，原因之一就是对 Hi 感染缺乏有效监测，对其引起的感染性疾病的认识还不够充分和深入。目前存在的问题为：①流感嗜血杆菌在亚洲，包括我国的流行病学资料还很少；②流感嗜血杆菌疫苗接种时间与 DTP（白百破疫苗）和 MMR（麻疹—腮腺炎—风疹）等同时，需要开发联合疫苗，即一针多苗；③结合疫苗价格较贵。

3. 对策

由于尼古丁为流感嗜血杆菌的营养成分，戒烟为成年人预防本病的措施之一。避免滥用抗生素，防止耐药菌株的产生也是重要预防措施，尤应引起临床医师重视。

十一、预后

预后与患者的年龄、有无基础疾病或并发症有关。婴幼儿患者病死率为 5%，其中 90% 为多系统病变，如脑膜炎或急性会厌炎。年龄大于 50 岁、有基础疾病的成人患者病死率为 30%。婴幼儿患者肺炎吸收后可遗留肺气囊肿或肺大疱改变。

（滕嘉嘉）

第十节 呼吸衰竭

呼吸衰竭是指外呼吸功能严重障碍，以致不能进行有效的气体交换，导致缺氧伴或不伴二氧化碳潴留而引起一系列的生理功能和代谢障碍的临床综合征。其标准为海平面静息状态呼吸空气的情况下动脉血氧分压（PaO_2）<60 mmHg，伴或不伴有动脉血二氧化碳分压（$PaCO_2$）>50 mmHg。

呼吸衰竭必定有动脉血氧分压的降低。根据动脉血 $PaCO_2$ 是否升高，可将其分为低氧血症型（Ⅰ型）呼吸衰竭和伴有低氧血症的高碳酸血症型（Ⅱ型）呼吸衰竭。根据主要发病机制不同，可分为通气性和换气性呼吸功能衰竭。根据病因的不同，可分为肺衰竭和泵衰竭。根据原发病变部位不同，可分为中枢性呼吸衰竭和外周性呼吸衰竭。根据发病的缓急，可分为慢性呼吸衰竭和急性呼吸衰竭。

一、病因

肺气体交换涉及 2 个环节，首先为通气（依赖“通气泵”作用），其次为换气（肺泡和血液之间的气体交换过程）。根据气体交换的 2 个环节，可将常见的呼吸衰竭的病因分为通气功能衰竭和换气功能衰竭。

1. 通气功能衰竭

通气功能取决于呼吸泵功能和呼吸负荷。呼吸泵功能主要决定于胸廓、呼吸肌以及调节呼吸肌收缩和舒张的神经系统的功能，是影响 CO_2 排出的主要因素，其主要功能是保持一定的跨肺压梯度。引起通气功能衰竭的常见病因如下。

（1）呼吸肌疲劳或衰竭：气体阻力增加和肺顺应性降低导致呼吸肌过负荷。

（2）胸廓和胸膜病变：严重气胸，大量胸腔积液，连枷胸，脊柱侧后凸，血胸，上腹部和胸部术后。

（3）神经肌接头病变：重症肌无力，药物阻滞作用。

（4）运动神经病变：脊髓损伤，脊髓灰质炎，吉兰—巴雷综合征，肌萎缩侧索硬化。

（5）中枢神经系统抑制或功能紊乱：脑血管意外，病毒性脑炎，细菌性脑膜炎，药物中毒，脑水肿，颅脑损伤，中枢性通气功能不足综合征等。

2. 换气功能衰竭

换气功能衰竭是各种原因引起的肺泡气体交换不足的病理状态，主要表现为动脉血氧合不足，而无明显的二氧化碳潴留。引起肺衰竭的主要病因如下。

（1）呼吸道气流受限：喉头水肿、喉痉挛、异物、肿瘤、外伤、感染等上呼吸道梗阻，以及支气管哮喘严重发作，慢性支气管炎、阻塞性肺气肿和肺心病等广泛和严重的下呼吸道阻力增加。

（2）肺实质性疾病：严重肺部感染、毛细支气管炎、间质性肺炎、肺水肿、肺栓塞和各种原因引起的肺实质损伤及急性呼吸窘迫综合征等。

二、发病机制

呼吸衰竭包括肺通气功能障碍和（或）肺换气功能障碍，肺换气功能障碍又可以分为通气/血流（V/Q）比例失调和弥散障碍。

1. 通气功能障碍

呼吸系统排除 CO_2 的能力主要取决于肺泡通气量。肺泡通气量主要受呼吸频率，潮气量和无效腔的影响。当潮气量或呼吸频率明显降低，或无效腔明显增加时，则肺通气功能量明显降低，引起呼吸系统 CO_2 排出明显减少，导致 CO_2 潴留。肺通气功能障碍的常见原因为阻塞性通气功能障碍和限制性通气功能障碍，主要见于下列情况：肺实质或气道的严重疾病（如 COPD），影响呼吸中枢的疾病，抑制中枢神经系统的麻醉药或镇静药物过量，损伤呼吸肌功能的神经肌肉疾病，胸廓损伤。

2. 通气/血流（V/Q）比例失调

肺内气体交换有赖于单位时间内肺泡通气量和肺泡血流灌注量之间一定的比例。正常情况下 V/Q 值为0.8，当病变引起局部肺通气发生变化而血流未相应变化，或局部血流变化而通气未相应变化时，即发生 V/Q 比例失调。凡累及气道、肺泡、肺间质的肺部疾病均可导致不同程度的肺部气体分布不均和 V/Q 比例失调，从而引起 PaO_2 下降。病理状态下，V/Q 比例失调常见的原因如下。

（1）部分肺泡通气不足：慢性阻塞性肺疾病、哮喘、肺水肿、肺纤维化等往往引起肺泡通气严重不均匀，病变部分通气明显减少，而血流未相应减少，使得 V/Q 比例显著降低，使得流经这部分肺泡的静脉血未能充分动脉化便进入动脉血内，成为功能性分流。

（2）部分肺泡血流不足：肺动脉栓塞、弥散性血管内凝血、肺血管痉挛等都可以使得肺部分血流减少或中断，V/Q 比例可显著高于正常或无穷大，肺泡通气不能被充分利用，成为无效腔样通气。

（3）真性分流：正常情况下，一部分静脉血经支气管静脉呈极少的肺动脉、静脉交通支直接流入肺静脉，即为解剖分流，这部分血液完全未经气体交换过程，属于真性分流。

3. 弥散功能障碍

是肺换气功能障碍的一种形式，指的是肺泡膜面积减少或肺泡膜异常增厚和弥散时间缩短而引起的气体交换障碍。气体弥散率取决于肺泡膜两侧的气体分压差、肺泡膜面积与厚度及气体的弥散常数，气体弥散量取决于血液与肺泡接触的时间。弥散障碍的常见原因如下。

（1）肺泡膜面积的减少：正常成年人肺泡总面积约为80 m^2，面积减少50%以上才会发生换气功能障碍。常见于肺实变、肺不张和肺叶切除等。

（2）肺泡膜厚度增加：健康人血液通过肺部毛细血管约需要0.75秒，而肺泡膜两侧的氧气仅需0.25秒即达到平衡。肺泡膜病变时，虽然弥散速度减慢，但通常不会发生血气异常。在体力负荷增加等使心排血量增加和肺血流加快时，血液和肺泡接触时间过于缩短才会导致低氧血症。

三、临床表现

对于一个呼吸衰竭的患者来讲，其显示的临床表现往往是缺氧和二氧化碳潴留共同作用的结果。

1. 呼吸功能紊乱

呼吸困难和呼吸频率增快往往是临床上最早出现的重要症状。表现为呼吸费力，伴有呼吸频率加快，呼吸表浅，鼻翼扇动，辅助肌参与呼吸活动，特别是COPD患者存在气道阻塞、呼吸泵衰竭的因素，呼吸困难更为明显。有时也可出现呼吸节律紊乱，表现为叹息样呼吸等，主要见于呼吸中枢受抑制时。呼吸衰竭并不一定有呼吸困难，严重时也可以出现呼吸抑制。

2. 发绀

是一项可靠的低氧血症的体征，但不够敏感。实际上当PaO_2 50 mmHg，血氧饱和度80%时，即可出现发绀。舌色发绀较口唇、甲床显现得更早，更明显。发绀主要取决于缺氧的程度，也受血红蛋白量、皮肤色素及心功能状态的影响。

3. 神经、精神症状

轻度缺氧可有注意力不集中，定向障碍；严重缺氧特别是伴有二氧化碳潴留时，可出现头痛、兴奋、抑制、嗜睡、抽搐、意识丧失甚至昏迷等。慢性胸肺疾病引起的呼吸衰竭急性加剧，低氧血症和二氧化碳潴留发生迅速，因此可出现明显的神经、精神症状，此时可为肺性脑病。

4. 心血管功能障碍

严重的二氧化碳潴留和缺氧可引起心悸、球结膜充血水肿、心律失常、肺动脉高压、右侧心力衰竭、低血压等。

5. 消化系统症状

包括溃疡病症状，上消化道出血，肝功能异常。上述变化与二氧化碳潴留、严重低氧有关。

6. 肾并发症

可出现肾功能不全，但多为功能性肾功能不全，严重二氧化碳潴留、缺氧晚期可出现肾衰竭。

7. 酸碱失衡和电解质紊乱

呼吸衰竭时常因缺氧和（或）二氧化碳潴留，以及临床上应用糖皮质激素、利尿药和食欲缺乏等因素，并发酸碱失衡和电解质紊乱。常见的异常动脉血气和酸碱失衡类型包括：严重缺氧伴有呼吸性酸中毒，严重缺氧伴有呼吸性酸中毒并代谢性碱中毒，严重缺氧伴有呼吸性酸中毒并代谢性酸中毒，缺氧伴有呼吸性碱中毒，缺氧伴有呼吸性碱中毒并代谢性碱中毒，缺氧伴有三重酸碱失衡。

四、治疗

呼吸衰竭的治疗原则是治疗病因，去除诱因，保持呼吸道通畅，纠正缺氧，解除二氧化碳潴留，治疗与防止缺氧和二氧化碳潴留所引起的各种症状。

1. 通畅气道、增加通气量

在有效抗生素治疗基础上常采用支气管扩张药治疗和雾化吸入治疗，必要时可采用气管插管或切开以及机械通气和治疗。

（1）支气管扩张药：正确使用支气管扩张药对慢性呼吸衰竭患者通畅气道，改善缺氧是非常有益的。常用的有吸入、口服用药，最好选用吸入方式给药，如沙丁胺醇、特布他林等；茶碱类的药物口服或静脉用药。

（2）雾化吸入治疗：呼吸道的湿化和雾化治疗采用湿化或雾化装置将药物（溶液或粉末）分散成微小的雾粒和雾滴，使其悬浮在气体中，并进入呼吸道及肺内，达到洁净气道、湿化气道、局部治疗及全身治疗的目标，起到较好的解痉、祛痰、通畅气道作用。常用湿化及雾化的药物有：祛痰药盐酸氨溴索；支气管扩张药，如 β_2 受体激动药沙丁胺醇、特布他林和抗胆碱类药物；糖皮质激素等。

（3）机械通气：机械通气是借助于人工装置的机械力量产生或增加患者的呼吸动力和呼吸功能，是治疗急性呼吸衰竭和慢性呼吸衰竭急性加重最有效的手段。

机械通气的目的主要包括：改善肺气体交换功能，纠正严重的低氧血症，缓解急性呼吸性酸中毒，以避免即时的生命危险，获得治疗肺、气道疾病以及原发病的机会；缓解呼吸窘迫症状，减少呼吸做功和氧耗量，改善呼吸肌疲劳；预防和逆转肺含气不全或不张，并根据压力—容量关系改善肺顺应性，预防更进一步的肺损害；避免因呼吸衰竭而致的严重并发症。关于机械通气治疗的应用指征，目前仍没有广泛认可的指南，仍主要取决于临床医师的判断，医师根据患者的呼吸衰竭程度、对重要器官的影响、预后的判断、参考一些呼吸动力学指标等决定是否进行机械通气。

机械通气时建立适当途径的人工气道是非常重要的，根据患者的具体情况选择合适的人工气道是合理应用机械通气的主要环节。人工气道的选择尽可能采用无损伤的方法。可供选择的方法有：口、鼻面罩，经口或鼻导管插管，气管切开。

机械通气包括无创通气（NIV）和有创通气。NIV 是通过面罩或鼻罩与患者连接而进行的人工通气方式，在临床上应用较广泛的是采用正压方式的无创通气，应用 NIV 可减轻呼吸肌负荷、改善呼吸形式、增加氧合，以及促进二氧化碳排出等。目前的应用经验表明，NIV 应用于Ⅱ型呼吸衰竭时较为有效，特别是 COPD 者，可以减少或避免气管插管的有创机械通气，避免相关并发症（如呼吸机相关性肺炎、呼吸机相关性肺损害等）的发生，缩短住院时间，减少病死率。目前认为，对于 COPD 患者 NIV 不应作为备选措施，一旦条件符合应尽快应用。但对于Ⅰ型呼吸衰竭者，NIV 的应用则存在较大争议。目前的临床观察发现，NIV 对心源性肺水肿所致呼吸衰竭的疗效较为肯定，也是治疗睡眠呼吸障碍的理想手段，对手术后出现的呼吸衰竭也有一定帮助；但其他病因（如 ARDS）所引起者则疗效不佳，对预后的帮助不大。应用 NIV 时，患者的耐受性对疗效有很大的影响，耐受较差者对病情没有帮助，有时反而会加重病情，因为会影响分泌物排出、增加反流误吸的发生率等。

有创机械通气是纠正严重低氧血症或二氧化碳潴留的最有效措施。但是，机械通气仅是应用于纠正严重呼吸衰竭，而对于原发病或其加重因素，一般无明显治疗效果，故在机械通气的同时，应加强原发病治疗。应用机械通气治疗严重的呼吸衰竭，通气模式和参数的设置应根据患者的基础疾病种类、病情，以及患者的个体情况而定，总的来说应达到以下目标：达到充分的气体交换，维持合适的动脉血氧和二氧化碳水平；尽量减少机械通气对肺及其他脏器生理的影响，特别是循环系统；呼吸机与患者的呼吸努力尽量协调、一致，即保持良好的同步性。若人与机不同步，或呼吸机参数设定不能满足患者的通气需求，会导致人机对抗，使患者呼吸做功增加。

当呼吸衰竭的原发病得到有效治疗，病情改善和呼吸功能恢复时，应尽早撤离呼吸机，这是公认的原则。撤机的决定和时机应根据患者呼吸功能和其他因素的综合评估而定，但须满足一定的前提条件，包括肺部感染得到有效控制、气道分泌物较少、患者有较强的气道保护能力等，这可增加撤机的成功率和避免再次插管。

2. 抗感染治疗

反复的支气管—肺部感染既是引起慢性呼吸衰竭的重要因素，又是呼吸衰竭加重的关键所在。积极的防治感染是成功治疗呼吸衰竭的关键。有条件者应尽快留取痰培养及进行药物敏感试验，明确致病菌和选用敏感有效的抗生素，必须明确痰培养的结果并不完全代表肺部感染病原菌，需结合病史、临床综合分析判断。

3. 氧气治疗

氧气治疗是应用氧气纠正缺氧的一种治疗方法，简称氧疗。理论上只要 PaO_2 低于正常就可给予氧疗，但实际应用中允许临床医师根据患者情况灵活掌握。临床上最常用、简便的方法是应用鼻导管吸氧，氧流量 1~3 L/min，有条件者也可用面罩吸氧。对慢性呼吸衰竭应采取控制性氧疗，其吸氧浓度通常为 25%~33%。对于Ⅰ型呼吸衰竭的患者吸氧浓度可适当提高，尽快使其 PaO_2 >60 mmHg。对于Ⅱ型呼吸衰竭的患者，宜从低浓度开始，逐渐增大吸氧浓度，其最终目标是 PaO_2 >60 mmHg，而对升高的

$PaCO_2$ 没有明显加重趋势。

4. 呼吸中枢兴奋药的应用

缺氧伴有二氧化碳潴留的患者若出现精神症状及肺性脑病时，如无机械通气条件，可以使用呼吸中枢兴奋药。不仅可以达到兴奋呼吸中枢的目的，而且可以起到清醒意识，利于祛痰作用。使用呼吸中枢兴奋药时，剂量不宜偏大，使用过程中应注意保持呼吸道通畅，必要时增加吸氧浓度。

（滕嘉嘉）

第十一节 急性肺损伤与急性呼吸窘迫综合征

急性呼吸窘迫综合征（ARDS）是在严重感染、休克、创伤及烧伤等非心源性疾病过程中，肺毛细血管内皮细胞和肺泡上皮细胞损伤造成弥漫性肺间质及肺泡水肿，导致的急性低氧性呼吸功能不全或衰竭。以肺容积减少、肺顺应性降低、严重的通气/血流比例失调为病理生理特征，临床上表现为进行性低氧血症和呼吸窘迫，肺部影像学上表现为非均一性的渗出性病变。以往认为，ARDS 是肺部遭受直接损伤的结果，目前认为各种原因导致的机体失控的炎症反应才是 ARDS 的根本原因，ARDS 并不是孤立的疾病，而是多脏器功能障碍综合征在肺部的表现。

一、流行病学

ARDS 是临床常见危重症。根据 1994 年欧美联席会议提出的 ALI/ARDS 的诊断标准，ALI 的发病率为 18/10 万，ARDS 为每年（13~23）/10 万。2005 年的一项研究表明，美国 ALI 和 ARDS 的发病率分别为 86/10 万和 64/10 万，且随着年龄的增长发病率逐渐升高。而在 ICU 中，10%~15% 的患者符合 ARDS 的标准，机械通气的患者其比例甚至超过 20%。

不同研究中，ARDS 的病因构成、疾病状态和治疗条件不同可能是导致其病死率不同的主要原因。

二、病因和发病机制

1. 病因

多种因素可以诱发 ARDS，其中感染是导致 ARDS 的最常见原因。有研究报道显示，ARDS 患者中，约有 40% 与感染或全身性感染相关，30% 与误吸相关，也有部分与肠道屏障功能障碍导致的肠源性感染相关。根据肺损伤的机制，可以将 ARDS 的病因分为直接性和间接性损伤。

（1）直接性损伤。

1）误吸：吸入胃内容物，毒气，烟雾，溺水等。

2）弥漫性肺部感染：细菌，病毒，真菌及卡氏肺囊虫感染等。

3）肺钝挫伤。

4）肺部手术：肺移植术后，肺部分切除术后。

5）肺栓塞：血栓栓塞，脂肪栓塞，羊水栓塞等。

6）放射性肺损伤。

（2）间接性损伤。

1）休克：低血容量性、感染性、心源性、过敏性休克。

2）严重的非胸部创伤：头部伤，骨折，烧伤等。

3）急诊复苏导致高灌注状态。

4）代谢紊乱：急性重症胰腺炎，糖尿病酮症酸中毒，尿毒症等。

5）血液学紊乱：弥散性血管内凝血，体外循环，血液透析，大量输血。

6）药物：海洛因，噻嗪类，水杨酸类，巴比妥类药物等。

7）神经源性因素：脑干或下丘脑损伤，颅内压升高等。

8）妇产科疾病：妊娠高血压综合征，子宫肌瘤，死胎。

2. 发病机制

目前认为，ARDS 发病的基础是各种原因引起的肺泡—毛细血管损伤，是感染、创伤导致机体炎症反应失控的结果。外源性损伤或毒素对炎性细胞的激活是 ARDS 的启动因素，炎性细胞在内皮细胞表面黏附及诱导内皮细胞损伤是导致 ARDS 的根本原因。大量研究显示，细菌、内毒素或损伤刺激后，机体异常释放大量炎性介质；给动物注射炎性介质可以复制 ARDS 模型，注射炎性介质单克隆抗体可以防止动物发生 ARDS。感染或创伤导致 ARDS 等器官功能损害的过程表现为两种极端：一种是大量炎性介质瀑布样释放，而内源性抗炎介质又不足以抵消其作用，结果导致全身炎性反应综合征（SIRS）；另一种是内源性抗炎介质释放过多，结果导致代偿性抗炎反应综合征（CARS）。CARS 和 SIRS 作为炎症反应对立统一的两个方面，一旦失衡将导致内环境失衡，引起 ARDS 等器官功能损害。

近年来对炎性反应在 ARDS 中的作用进行了大量的研究，炎性细胞，如多形核白细胞（PMN）、单核—巨噬细胞的聚集和活化，肿瘤坏死因子、白介素、血小板活化因子、花生四烯酸代谢产物等物质的合成与释放均为促进 ALI 和 ARDS 发生发展的主要因素。另外，国内外学者近年来又从信号传导、细胞凋亡、肺泡水肿液的清除和基因易感性等方面对 ARDS 的发生机制进行了探讨，取得了一定的成就。

三、病理和病理生理

1. 病理改变

各种原因引起的 ARDS 的病理改变基本相同，需要经过 3 个阶段。第 1 个阶段是渗出期，其主要表现为弥漫的肺泡损伤。7～10 天之后，进入增殖期，主要表现为肺水肿减轻，肺泡膜因Ⅱ型上皮细胞增生，间质中性粒细胞和成纤维母细胞浸润而增厚，毛细血管数目减少，并出现胶原的早期沉积。有些患者会进展到纤维化期，其主要表现为正常肺部结构的破坏，弥漫的肺部纤维化形成。

2. 病理生理改变

正常的肺组织能够调节肺内液体的运动，以少量的组织间液来调节肺泡的干燥。这种调节机制被打破后，会造成肺间质及肺泡中大量液体的渗出，从而引起气体交换减少，肺顺应性下降及肺动脉压的升高。正常肺功能的实现需要维持肺泡的干燥，而这与适当的毛细血管灌注密切相关。正常情况下，肺的毛细血管内皮具有选择通透性：液体在静水压和胶体渗透压的控制下穿过细胞膜，而蛋白在血管内维持一定的胶体渗透压。而 ARDS 造成弥漫的肺泡损伤，使得肿瘤坏死因子、IL－1、IL－6、IL－8 等炎性因子大量释放，中心粒细胞活化并释放细胞毒性介质，破坏毛细血管内皮及肺泡内皮，蛋白大量渗出，胶体渗透压梯度被破坏，导致液体大量渗入间质，使得肺泡腔中被大量血性的富含蛋白的水肿液及坏死的细胞碎片填充。同时，功能性的表面活性物质减少，导致肺泡表面张力增加，引起肺泡塌陷。

肺损伤会引起许多并发症，其中包括气体交换减少，肺顺应性下降及肺动脉压力的升高。另外，气道阻力（Raw）的增加也是 ARDS 的特征，尽管其临床重要性尚不明确。

（1）气体交换减少：ARDS 患者中气体交换的减少主要是由于通气血流不匹配引起的；生理性的分流造成低氧血症，而生理性无效腔的增加使得二氧化碳清除减少。尽管高碳酸血症并不常见，但仍需要较高的分钟通气量来维持正常的动脉血二氧化碳分压。

（2）肺顺应性下降：肺顺应性的下降是 ARDS 的主要特点之一。它主要是由通气少或完全不通气的肺引起的，而与剩余的有功能的肺单位的压力容积特征无关。甚至是小潮气量都会超过肺的吸气能力从而引起气道压显著升高。

（3）肺动脉高压：在需要机械通气的 ARDS 患者中，超过 25% 的患者会出现肺动脉高压。其原因包括低氧引起的血管痉挛，正压通气引起的血管受压，间质破坏，气道塌陷，高碳酸血症及肺动脉血管收缩药物的使用。肺动脉高压对 ARDS 患者的临床作用尚不确定，但严重的肺动脉高压会引起病死率的升高。

四、临床表现

1. 症状与体征

（1）症状：ARDS 的典型症状为在起病 6～72 小时迅速出现的呼吸困难，并进行性加重。典型的症状为呼吸困难，发绀（例如低氧血症），呼吸窘迫的症状通常非常明显，会出现呼吸频率增快，心动过速等症状。缺氧症状以鼻导管或面罩吸氧的常规方法无法缓解。此外在疾病的后期多伴有肺部感染，表现为发热、畏寒、咳嗽和咳痰等症状。

（2）体征：疾病初期除呼吸频速以外，可无明显的呼吸系统体征，随着病情的进展，出现唇和指甲发绀，有的患者两肺可闻及干、湿啰音，哮鸣音，后期可出现肺实变体征，如呼吸音较低或水泡音等。

（3）并发症：ARDS 患者出现并发症的风险很高。有些并发症是与机械通气相关，如压力性肺损伤、医源性肺炎，还有与疾病本身相关，如谵妄、深静脉血栓、消化道出血等。

2. 辅助检查

（1）实验室检查：常规实验室检查无特异性，重要的特征性表现为顽固低氧血症。动脉血氧分压降低，吸入气氧浓度 >50%（$FiO_2>0.5$）时，PaO_2 仍低于 8.0 kPa（60 mmHg），$PA-aO_2$ 显著增加，当 $FiO_2=1.0$ 时，PaO_2 低于 46.7 kPa（350 mmHg），计算 QS/QT 常超过 30%，或 $PaO_2/PAO_2\leqslant 0.2$。$PaCO_2$ 可正常或降低，至疾病晚期方增高。pH 可升高、正常或降低，这要取决于低血压和代谢性酸中毒是否出现。

（2）影像学检查：胸部 X 线早期可无明显变化或只表现为纹理增粗，常迅速出现双侧弥漫性浸润性阴影，且受治疗尤其是通气治疗干预影响很大。CT 可以更准确地反映病变肺区域的大小，从而较准确地判定气体交换和肺顺应性病变的程度。

（3）肺力学监测：是反映肺机械特征性改变的重要手段，可通过床边呼吸功能监测仪监测。主要改变包括顺应性降低和气道阻力增加等。

五、诊断

长期以来，临床上一直广泛采用欧美联席会议提出的 ARDS 诊断标准。具体包括：①急性起病；②$PaO_2/FiO_2\leqslant 200$ mmHg（不管 PEEP 水平）；③正位 X 线胸片显示双肺均有斑片状阴影；④肺动脉楔压≤18 mmHg 或无左心房压力增高的临床证据。如 $PaO_2/FiO_2\leqslant 300$ mmHg 且满足上述其他标准则诊断为急性肺损伤。

2012 年提出的 ARDS 的柏林标准已经取代以往的 ARDS 诊断标准，其主要的改变是取消了“急性肺损伤”的概念，并且取消了肺动脉楔压的标准，同时加入了最小的呼吸机设定条件。

ARDS 的柏林定义需满足以下标准。

（1）呼吸症状必须在已知的临床损害 1 周内出现，或者患者在 1 周内出现新的症状。

（2）X 线或 CT 扫描示双肺致密影，并且胸腔积液、肺叶/肺塌陷或结节不能完全解释。

（3）患者的呼吸衰竭无法用心力衰竭或体液超负荷完全解释。如果不存在危险因素，则需要进行客观评估（例如超声心动图）以排除静水压相关的肺水肿。

（4）必须存在中到重度的氧合下降，定义为动脉氧合指数（PaO_2/FiO_2）。低氧的程度决定了 ARDS 的严重程度。①轻度 ARDS，$PaO_2/FIO_2=201\sim300$ mmHg，且呼气末正压（PEEP）或持续气道正压（CPAP）≤5 cmH_2O；②中度 ARDS，$PaO_2/FIO_2=101\sim200$ mmHg，且 PEEP≥5 cmH_2O；③重度 ARDS，$PaO_2/FIO_2\leqslant 100$ mmHg，且 PEEP >5 cmH_2O。

六、鉴别诊断

1. 心源性肺水肿

心源性肺水肿常见于高血压性心脏病、冠状动脉硬化性心脏病、心肌病等引起的急性左心室衰竭以及二尖瓣狭窄所致的左心房衰竭，它们都有心脏病或明显的其他脏器疾病史和相应的临床表现，如结合胸部 X 线表现胸部浸润影在中央及血管根部增宽，心电图检查以及相应脏器功能损害的实验室检查等，诊断一般不难。心导管肺毛细血管楔压（Paw）在左侧心力衰竭时上升（Paw >2.4 kPa），对诊断更有意义。

2. 急性肺栓塞

多见于手术后或长期卧床患者，血栓来自下肢深部静脉或盆腔静脉。本病起病突然，有呼吸困难、胸痛、咯血、发绀、PaO_2 下降等表现。但长期卧床，手术，肿瘤病史以及深静脉血栓病史等有提示作用；心电图异常，放射性核素肺通气、灌注扫描等改变对诊断肺栓塞有较大意义。

3. 重症肺炎

肺部严重感染包括细菌性肺炎、病毒性肺炎、粟粒性肺结核等可引起 ARDS。然而也有一些重度肺炎患者（特别如军团菌肺炎）具有呼吸困难、低氧血症等类似 ARDS 临床表现，但并未发生 ARDS。这类疾病大多肺实质有大片浸润性炎症阴影，感染症状（发热，白细胞增高、核左移）明显，应用敏感抗菌药物可获治愈。

4. 特发性肺间质纤维化

有Ⅱ型呼吸衰竭表现，尤其在并发肺部感染加重时，可能与 ARDS 相混淆。本病胸部听诊有 Velcro 啰音，胸部 X 线检查呈网状、结节状阴影或伴有蜂窝状改变，病程发展较 ARDS 相对缓慢，肺功能为限制性通气障碍等可做鉴别。

七、治疗

ARDS 是 MODS 的一个重要组成部分，其原则为纠正缺氧，提高氧输送，维持组织灌注，防止组织进一步损伤，同时尽可能避免医源性并发症，主要包括液体负荷过高、氧中毒、容积伤和院内感染。在治疗上，可以分为病因治疗和支持治疗，后者可以分为一般的支持治疗和呼吸支持治疗。另外，国内外学者对一些药物在 ARDS 治疗中的作用也进行了大量的研究。

1. 病因治疗

原发病是影响 ARDS 预后和转归的关键，及时去除或控制致病因素是 ARDS 治疗最关键的环节。全身性感染、创伤、休克、烧伤、急性重症胰腺炎等是导致 ARDS 的常见病因。严重感染患者有 25%～50% 发生 ARDS，而且在感染、创伤等导致的多器官功能障碍（MODS）中，肺往往也是最早发生衰竭的器官。目前认为，感染、创伤等原发疾病导致的全身炎症反应是导致 ARDS 的根本病因，也最终影响急性肺损伤（ALI）/ARDS 预后和转归。控制原发病（如骨折固定，烧伤组织移植），积极控制感染（包括有效清创，感染灶充分引流，抗生素合理选用），早期纠正休克，改善微循环，遏制其诱导的全身失控性炎症反应，是预防和治疗 ALI/ARDS 的必要措施。

2. 一般的支持治疗

只有少量 ARDS 的患者仅死于呼吸衰竭。更常见的是，这些患者死于原发病或者继发的并发症，如感染或多器官功能衰竭。因此，ARDS 的患者需要细致的支持治疗，其中包括合理使用镇静药和肌松药物，血流动力学管理，营养支持，院内获得性肺炎治疗及治疗以及深静脉血栓（DVT）预防等。

（1）镇静：对于 ARDS 的患者而言，镇静与镇痛可以提高患者对机械通气的耐受程度并减少氧耗。因为 ARDS 的患者往往需要数天或者更长时间的镇静，因此，可以选择一些长效的相对便宜的药物，如劳拉西泮。因为苯二氮䓬类的药物并没有镇痛作用，因此需要加用阿片类药物（如芬太尼或吗啡）来治疗疼痛。阿片类同时也有协同作用，可以减少苯二氮䓬类药物的用量。给药途径首选间断的静脉注射，对于需要反复给药的患者可以使用持续泵入的方式。另外，必要时可以使用氟哌啶醇以及丙泊酚等药物。

镇静深度可以应用 Richmond Agitation – Sedation Scale 镇静评估量表来评价，对于不同的患者选择不同的镇静目标，以达到有效镇静的同时，减少过度镇静的风险。另外，采用每日唤醒策略，间断给药而不持续给药以及严格按照镇静、镇痛流程等方法都能够减少过度镇静，从而减少呼吸机使用时间和院内获得性肺炎的发生率。

（2）肌松药使用：尽管已经广泛认识到，在 ARDS 患者中使用肌松药物有着明确的优点（改善氧合）和缺点（肌无力时间延长），但这两种效应对于患者预后的影响仍不明确。最近的一项多中心随机对照研究显示，在气体交换严重受累（$PaO_2/FiO_2 \leq 120$ mmHg）的 ARDS 患者短期使用（48 小时内）

肌松药物可能是安全有益的。但是要将其作为早期重症 ARDS 患者的常规治疗，仍需要进一步证据的支持。

（3）血流动力学管理：ARDS 患者需要在监测下进行血流动力学的管理已经得到共识。但研究表明，使用肺动脉导管（PAC）进行血流动力学监测，并不优于中心静脉导管（CVC），反而导管相关的并发症明显增加，因此，不应该常规使用 PAC 对 ARDS 患者进行监测。

（4）营养支持：ARDS 的患者处于严重的分解状态，需要进行营养支持。在胃肠道可用的情况下首选肠内营养，可以降低血管内感染、消化道出血的发生率，保护肠道黏膜屏障从而减少肠道菌群移位的风险。需要注意的是，应该避免过度营养，因为其不但不能使患者获益反而会产生过量的二氧化碳。另外，患者进行胃肠营养时，保持半卧位以减少呼吸机相关肺炎的发生率，这一点也非常重要。

（5）院内获得性肺炎治疗：ARDS 患者的病程中常常会伴发院内获得性肺炎（例如呼吸机相关性肺炎），它会增加 ARDS 患者的病死率，并且不恰当的治疗不仅对患者会带来后果，同时还会诱导耐药菌的出现。选择一种有效的可以覆盖可能的病原微生物的抗生素对于肺炎的治疗至关重要，而这需要结合各个医院的药敏谱来决定。因为 ARDS 患者通常处于营养不良和免疫抑制状态，再加上正常的气道屏障被气管插管所破坏，而肺水肿又是细菌生长的良好的培养基，要预防院内获得性肺炎的发生非常困难。

如何降低呼吸机相关性肺炎（VAP）的发生率，目前已经提出了一系列的治疗策略。机械通气的患者，尤其是对于进行胃肠营养的患者保持床头抬高已经证实可以显著降低 VAP 的发生率。另外，避免不必要的抗生素使用，注意口腔护理，及时拔管以减少机械通气的时间，避免过度镇静，避免呼吸机管路的更换等措施也非常重要。而选择性的消化道去污，持续声门下吸引，密闭吸痰装置等措施是否能够降低 VAP 的发生率，目前尚不确切。

（6）DVT 的预防：ARDS 患者 DVT 和肺动脉栓塞的发生率尚不明确，但其风险相当地高。这些患者通常存在深静脉血栓的多个危险因素，包括长时间卧床，外伤，凝血途径的激活及原发病，如肥胖、恶性肿瘤。因此，需要警惕患者出现肺栓塞（PE）的风险，及时予以预防。

（7）液体管理：高通透性肺水肿是 ARDS 的病理生理特征，肺水肿的程度与 ARDS 的预后呈正相关，由于肺毛细血管通透性增加和肺毛细血管静水压增加加重肺水肿形成。适当利尿和限制液体输入，尤其应限制晶体液入量，保持较低前负荷，PAWP <1.6 kPa，降低肺毛细血管静水压以减轻肺间质水肿。因此，通过积极的液体管理，改善 ALI/ARDS 患者的肺水肿具有重要的临床意义。研究显示，液体负平衡与感染性休克患者病死率的降低显著相关，且对于创伤导致的 ALI/ARDS 患者，液体正平衡使患者病死率明显增加。但是利尿减轻肺水肿的过程可能会导致心排血量下降，器官灌注不足。因此，ALI/ARDS 患者的液体管理必须考虑到两者的平衡，必须在保证脏器灌注的前提下进行。

最近完成的不同 ARDS 液体管理策略的研究显示，尽管限制性液体管理与非限制性液体管理组病死率无明显差异，但与非限制性液体管理相比，限制性液体管理（利尿和限制补液）组患者第 1 周的液体平衡为负平衡，氧合指数明显改善，ICU 住院时间明显缩短。特别值得注意的是，限制性液体管理组的休克和低血压发生率并无增加。可见，在维持循环稳定、保证器官灌注的前提下，限制性的液体管理策略对 ALI/ARDS 患者是有利的。

ARDS 患者输注晶体液还是胶体液进行液体复苏一直存在争议。研究证实，低蛋白血症是严重感染患者发生 ARDS 的独立危险因素，而且低蛋白血症可导致 ARDS 病情进一步恶化，并使机械通气时间延长，病死率也明显增加。因此，对低蛋白血症的 ARDS 患者有必要输入人血白蛋白或人工胶体，提高胶体渗透压。最近 2 个多中心 RCT 研究显示，对于存在低蛋白血症（血浆总蛋白在 50～60 g/L）的 ALI/ARDS 患者，与单纯应用呋塞米相比，尽管白蛋白联合呋塞米治疗未能明显降低病死率，但可明显改善氧合、增加液体负平衡，并缩短休克时间。因此，对于存在低蛋白血症的 ARDS 患者，在补充人血白蛋白等胶体溶液的同时联合应用呋塞米（速尿），有助于实现液体负平衡，并改善氧合。人工胶体对 ARDS 是否也有类似的治疗效应，需进一步研究证实。

3. 呼吸支持治疗

（1）氧疗：ARDS 及时进行氧疗，可以改善气体交换功能，保证氧输送，防止细胞缺氧。患者治疗的基本目的是改善低氧血症，使动脉氧分压（PaO_2）达到60～80 mmHg；但吸入氧浓度，尽可能<60%，如吸入更高浓度氧，尽可能<24小时，一旦氧合改善就应尽快调整吸入氧浓度。根据低氧血症改善的程度和治疗反应调整氧疗方式，首先使用鼻导管，当需要较高的吸氧浓度时，可采用可调节吸氧浓度的文丘里面罩或带储氧袋的非重吸式氧气面罩。ARDS患者往往低氧血症严重，大多数患者一旦诊断明确，常规的氧疗常难以奏效，机械通气仍然是最主要的呼吸支持手段。

（2）无创机械通气（NIV）：可以避免气管插管和气管切开引起的并发症，近年来得到了广泛的应用，但NIV在ARDS急性低氧性呼吸衰竭中的应用却存在很多争议。迄今为止，尚无足够的资料显示NIV可以作为ALI/ARDS导致的急性低氧性呼吸衰竭的常规治疗方法。

当ARDS患者神志清楚、血流动力学稳定，并能够得到严密监测和随时可行气管插管时，可以尝试NIV治疗。如NIV治疗1～2小时，低氧血症和全身情况得到改善，可继续应用NIV。若低氧血症不能改善或全身情况恶化，提示NIV治疗失败，应及时改为有创通气。在治疗全身性感染引起的ALI/ARDS时，如果预计患者的病情能够在48～72小时缓解，可以考虑应用NIV。

应用NIV可使部分并发免疫抑制的ALI/ARDS患者避免有创机械通气。从而避免VAP的发生，并可能改善预后。免疫功能低下的患者发生ALI/ARDS，早期可首先试用NIV。

一般认为，ALI/ARDS患者在以下情况不适宜应用NIV：神志不清；血流动力学不稳定；气道分泌物明显增加而且气道自洁能力不足；因脸部畸形、创伤或手术等不能佩戴鼻面罩；上消化道出血、剧烈呕吐、肠梗阻和近期行食管及上腹部手术；危及生命的低氧血症。应用NIV治疗ALI/ARDS时应严密监测患者的生命体征及治疗反应。如NIV治疗1～2小时，低氧血症和全身情况得到改善，可继续应用NIV。若低氧血症不能改善或全身情况恶化，提示NIV治疗失败，应及时改为有创通气。

（3）有创机械通气。

1）机械通气的时机选择：ARDS患者经高浓度吸氧仍不能改善低氧血症时，应气管插管进行有创机械通气。ARDS患者呼吸功明显增加，表现为严重的呼吸困难，早期气管插管机械通气可降低呼吸功，改善呼吸困难。虽然目前缺乏RCT研究评估早期气管插管对ARDS的治疗意义，但一般认为气管插管和有创机械通气能更有效地改善低氧血症，降低呼吸功，缓解呼吸窘迫，并能够更有效地改善全身缺氧，防止肺外器官功能损害。

2）肺保护性通气：由于ARDS发生后大量肺泡塌陷，肺容积明显减少，常规或大潮气量通气易导致肺泡过度膨胀和气道平台压过高，加重肺及肺外器官的损伤。小潮气量通气要求是ARDS病理生理结果的要求。目前有数项多中心RCT研究比较了常规潮气量与小潮气量通气对ARDS病死率的影响。其中Amato和ARDSnet的研究显示，与常规潮气量通气组比较，小潮气量通气组ARDS患者病死率显著降低。应尽早采用潮气量设置为6 mL/kg通气。有研究提示，通气模式选择压力控制通气模式比容量控制模式更少产生气压伤，更易达到人机同步，可选择的模式有压力控制反比通气、压力释放通气、双相气道正压通气。

气道平台压能够客观反映肺泡内压，其过度升高可导致呼吸机相关肺损伤。总结多中心RCT研究，小潮气量组的气道平台压均<30 cmH_2O，其中结论为小潮气量降低病死率的两项研究中，对照组气道平台压>30 cmH_2O，而不降低病死率的三项研究中，对照组的气道平台压均<30 cmH_2O。Brochard、Brower和Stewart三个研究提示按气道平台压分组（<23 cmH_2O、23～27 cmH_2O、27～33 cmH_2O、>33 cmH_2O），随气道平台压升高，病死率显著升高（$P=0.002$）。而以气道平台压进行调整，不同潮气量通气组（5～6 mL/kg、7～8 mL/kg、9～10 mL/kg、11～12 mL/kg）病死率无显著差异（$P=0.18$），并随气道平台压升高，病死率显著增加（$P<0.001$）。说明在实施肺保护性通气策略时，限制气道平台压比限制潮气量更为重要。推荐维持气道平台压在25～30 cmH_2O。

由于ARIDS肺容积明显减少，为限制气道平台压，有时不得不将潮气量降低，允许动脉血二氧化碳分压（$PaCO_2$）高于正常，$PaCO_2$在10.7～13.3 kPa，即所谓的允许性高碳酸血症。允许性高碳酸血症是肺保护性通气策略的结果，并非ARDS的治疗目标。一般急性二氧化碳升高导致酸血症可产生一系列病理生理学改变，包括脑血管及外周血管扩张、心率加快、血压升高和心排血量增加等。但研究证实，实施肺保护性通气策略时一定程度的高碳酸血症是安全的。此外，并发代谢性酸中毒患者其酸中毒严重影响血液 pH，警惕其对心血管严重抑制作用。酸血症往往限制了允许性高碳酸血症的应用，目前尚无明确的二氧化碳分压上限值，一般主张保持 pH >7.20 接近 7.30，否则可考虑静脉输注碳酸氢钠。

3）肺复张：充分复张 ARDS 塌陷肺泡是纠正低氧血症和保证 PEEP 效应的重要手段。为限制气道平台压而被迫采取的小潮气量通气往往不利于 ARDS 塌陷肺泡的膨胀，而 PEEP 维持复张的效应依赖于吸气期肺泡的膨胀程度。而且肺复张有利于减少肺泡反复开放与萎陷所致的损害。目前临床常用的肺复张手法包括控制性肺膨胀、PEEP 递增法及压力控制法（PCV 法）。其中实施控制性肺膨胀采用恒压通气方式，推荐吸气压为 30～45 cmHg、持续时间 30～40 秒。临床研究证实肺复张手法能有效地促进塌陷肺泡复张，改善氧合，降低肺内分流。尽管一项 RCT 研究显示，与常规潮气量通气比较，采用肺复张手法合并小潮气量通气，可明显改善 ARDS 患者的预后。但一般而言复张效果较短暂，合理的 PEEP 也显得很重要，而且对预后影响仍有争议。

肺复张手法的效应受多种因素影响。实施肺复张手法的压力和时间设定对肺复张的效应有明显影响，不同肺复张手法效应也不尽相同。另外，ARDS 病因也影响肺复张手法的效果，一般认为，肺外源性的 ARDS 对肺复张手法的反应优于肺内源性的 ARDS；ARDS 病程也影响肺复张手法的效应，早期 ARDS 肺复张效果较好。值得注意的是，肺复张手法可能减少心排血量，影响患者的循环状态，还可引起气胸，实施过程中应密切监测。

4）PEEP 的选择：ARDS 广泛肺泡塌陷不但可导致顽固的低氧血症，而且部分可复张的肺泡周期性塌陷开放而产生剪切力，会导致或加重呼吸机相关肺损伤。充分复张塌陷肺泡后应用适当水平 PEEP 防止呼气末肺泡塌陷，改善低氧血症，并避免剪切力，防治呼吸机相关肺损伤。因此应采用能防止肺泡塌陷的最低 PEEP。

ARDS 最佳 PEEP 的选择目前仍存在争议。一般使用 PEEP 为 5～15 cmH_2O，合理选择目标是尽可能避免肺泡萎陷的趋势下将 PEEP 对机体不利影响降到最低。具体可以在维持吸入压不变的情况下，逐渐增加 PEEP，观察潮气量以及循环的变化。Barbas 通过 Meta 分析比较不同 PEEP 对 ARDS 患者生存率的影响，结果表明 PEEP >12 cmH_2O，尤其是 >16 cmH_2O 时明显改善生存率。其建议可参照肺静态压力—容积（P－V）曲线低位转折点压力来选择 PEEP。Amoto 及 Villar 的研究显示，在小潮气量通气的同时，以静态 P－V 曲线低位转折点压力 +2 cmH_2O 作为 PEEP，结果与常规通气相比 ARDS 患者的病死率明显降低。若有条件，应根据静态 P－V 曲线低位转折点压力 +2 cmH_2O 来确定 PEEP。

5）自主呼吸：自主呼吸过程中膈肌主动收缩可增加 ARDS 患者肺重力依赖区的通气，改善通气血流比例失调，改善氧合。尽可能保有自主呼吸是有创呼吸中比较重要的因素。一项前瞻对照研究显示，与控制通气相比，保留自主呼吸的患者镇静药使用量、机械通气时间和 ICU 住院时间均明显减少。因此，在循环功能稳定、人机协调性较好的情况下，ARDS 患者机械通气时有必要保留自主呼吸，有助于降低气道峰压，促使肺泡复张、气道廓清并尽可能减少通气支持手段对循环和消化道的影响。

6）俯卧位通气：俯卧位通气通过降低胸腔内压力梯度、促进分泌物引流和促进肺内液体移动，明显改善氧合。如无明显禁忌，可考虑采用俯卧位通气。有研究采用每天 7 小时俯卧位通气，连续 7 天，结果表明俯卧位通气明显改善 ARDS 患者氧合，但对病死率无明显影响。然而，若依据 PaO_2/FiO_2 对患者进行分层分析结果显示，PaO_2/FiO_2 <88 mmHg 的患者俯卧位通气后病死率明显降低。此外，依据简化急性生理评分（SAPSⅡ）进行分层分析显示，SAPSⅡ高于 49 分的患者采用俯卧位通气后病死率显著降低，明显优于仰卧位。最近，另外一项每天 20 小时俯卧位通气的 RCT 研究显示，俯卧位通气有降低严重低氧血症患者病死率的趋势，防止低位肺水肿、肺不张、肺部感染。可见，对于常规机械通气治疗无效的重度 ARDS 患者，可考虑采用俯卧位通气。具体实施可采用翻身床或人工垫枕于额、双肩、下腹和膝部。

严重的低血压休克、室性心律失常、颜面部创伤及未处理的不稳定性骨折为俯卧位通气的相对禁忌证。当然，体位改变过程中可能发生如气管插管及中心静脉导管以外脱落等并发症，需要予以预防，但严重并发症并不常见。

7）高频振荡通气：高频振荡通气（HFOV）是指通过往复运动的活塞泵、扬声器隔膜或旋转球的方式产生正弦波，使气管内气体产生高频往返运动，将气体主动送入和吸出气道。ARDS 患者实施 HFOV 的过程中，应用一定水平的驱动压，可保持肺泡持续处于膨胀状态，避免常规通气模式呼气时的肺泡塌陷，避免了肺泡反复塌陷复张导致的肺损伤，同时也避免了由于部分肺泡塌陷所致的肺内分流，有助于改善 ARDS 患者氧合。目前，HFOV 尚不能作为 ARDS 的常规通气模式，对于积极的肺复张手法实施后仍难以改善其低氧血症的 ARDS 患者，可考虑应用 HFOV。

（4）液体通气：部分液体通气是在常规机械通气的基础上经气管插管向肺内注入相当于功能残气量的全氟碳化合物，以降低肺泡表面张力，促进肺重力依赖区塌陷肺泡复张。目前认为可能是一种必要的补充策略。部分液体通气 72 小时后，ARDS 患者肺顺应性可以得到改善，并且改善气体交换，对循环无明显影响。但患者预后均无明显改善，病死率仍高达 50% 左右。部分液体通气能促进下垂部位或背部的肺泡复张，改善患者气体交换，增加肺顺应性，可作为严重 ARDS 患者常规机械通气无效时的一种选择。

（5）体外膜氧合技术（ECMO）：建立体外循环后在肺外进行气体交换可减轻肺负担，有利于肺功能恢复。非对照临床研究提示，严重的 ARDS 患者应用 ECMO 后存活率为 46%～66%。但 RCT 研究显示，ECMO 并不改善 ARDS 患者预后。随着 ECMO 技术的改进，需要进一步的大规模研究结果来证实 ECMO 在 ARDS 治疗中的地位。

（6）“六步法”机械通气策略：缺乏统一、规范的治疗策略是重症 ARDS 治疗时临床医师面临的重大难题，如小潮气量设定，最佳持续气道正压（PEEP）选择，肺复张频率、时机、压力都让人十分困惑。另外，高频通气，俯卧位，体外膜氧合等抢救性治疗措施的适应证、应用时机等不明确可能是重症 ARDS 患者预后差的原因之一。2010 年珍妮特（Janet）和马特海（Matthay）等从现有资料、指南推荐和临床实施经验等角度总结归纳了重症 ARDS 治疗的具体步骤和实施方法，共 6 个步骤（简称“六步法”）。

步骤 1：小潮气量肺保护性通气（6 mL/kg，如果气道平台压仍高于 30 cmH_2O，则潮气量可逐渐降低至 4 mL/kg），测量气道平台压。如果 <30 cmH_2O，进入步骤 2a。如果 >30 cmH_2O，则进入步骤 2b。

步骤 2a：实施肺复张和（或）单独使用高 PEEP。

步骤 2b：实施俯卧位通气或高频振荡通气。

步骤 3：评价氧合改善效果，静态顺应性和无效腔通气。如果改善明显则继续上述治疗。如果改善不明显，则进入步骤 4。

步骤 4：吸入一氧化氮；如果数小时内氧合及顺应性改善不明显，则进入步骤 5。

步骤 5：小剂量糖皮质激素（须权衡利弊）。

步骤 6：考虑实施体外膜氧合。入选患者高压机械通气时间 <7 天。

“六步法”使得重症科医生在及时、准确判断 ARDS 患者病情严重程度的基础上，规范、有序地实施小潮气量通气、肺复张等治疗措施。重症 ARDS“六步法”将提高 ARDS 规范化治疗的可行性和依从性，有望降低患者病死率。

4. 药物治疗

目前对于 ARDS 的绝大多数治疗均为支持性的，目的在于改善气体交换，并预防治疗过程中的并发症。而一些药物在 ARDS 治疗中的作用近年来也进行了大量的研究，并取得了一定的成果。然而，由于疗效并不确切或者是否能够改善患者预后尚不明确，这些治疗方案均尚没有列入 ARDS 的常规治疗中，需要进一步研究的证实。

（1）肺泡表面活性物质：ARDS 患者存在肺泡表面活性物质减少或功能丧失，易引起肺泡塌陷。肺泡表面活性物质能降低肺泡表面张力，减轻肺炎症反应，阻止氧自由基对细胞膜的氧化损伤。因此，补充肺泡表面活性物质可能成为 ARDS 的治疗手段。然而在早产儿 ARDS 中替代治疗相当有效的肺泡表面活性物质在成年人效果却不明显。早期的 RCT 研究显示，应用表面活性物质后，ARDS 患者的血流动力学指标、动脉氧合、机械通气时间、ICU 住院时间和 30 天生存率并无明显改善。最近一项针对心脏手术后发生 ARDS 补充肺泡表面活性物质的临床研究显示，与既往病例比较，治疗组氧合明显改善，而且病死率下降。目前肺泡表面活性物质的应用仍存在许多尚未解决的问题，如最佳用药剂量、具体给药时间、给药间隔和药物来源等。因此，尽管早期补充肺表面活性物质有助于改善氧合，但还不能将其作为ARDS的常规治疗手段。有必要进一步研究，明确其对ARDS预后的影响。

（2）抗氧化药：观察发现，在ARDS的发生和发展过程中，活性氧自由基的产生及抗氧化屏障的部分破坏起着非常大的作用，因此，理论上抗氧化治疗应该能够改善ARDS患者的预后。有研究表明，通过肠道给ARDS患者补充鱼油（EPA）、γ-亚油酸和抗氧化药，可以明显缩短机械通气时间，改善生存率。但是，更近期的研究显示，与安慰剂组相比，额外补充鱼油等抗氧化药没有发现任何临床结果的改善。因此，通过补充鱼油进行抗氧化治疗依然需要进一步研究的证实，尚未纳入ARIDS的常规治疗中。另外，其他的一些抗氧化药，如利索茶碱、*N*-乙酰半胱氨酸也被证实对患者的临床终点没有任何的改善。

（3）吸入性的血管扩张药：吸入性的血管扩张药（如一氧化氮、前列环素、前列腺素 E_1）可以选择性地舒张通气良好肺区域的血管，显著降低肺动脉压，减少肺内分流，改善通气/血流比例失调，从而改善氧合。

1）NO：临床上NO吸入可以使得约60%的ARDS患者氧合改善，同时肺动脉压、肺内分流明显下降，但是对平均动脉压和心排血量无明显改变。氧合改善效果一般仅限于开始NO吸入治疗的24～48小时。但两个随机对照研究证实NO吸入并不能改善ARDS的病死率。目前，吸入NO并不是ARDS的常规治疗手段，在一般治疗无效的严重低氧血症患者中可应用，可能会减少医源性肺损伤，为治疗赢得宝贵的时间。

2）前列腺素 E_1（PGE_1）：不仅是血管活性药物，还具有免疫调节作用，可抑制巨噬细胞和中性粒细胞的活性，发挥抗炎作用，抑制血小板聚集，降低肺和体循环阻力，提高心排血量。但是 PGE_1 没有组织特异性，静脉注射 PGE_1 会引起全身血管舒张，导致低血压。静脉注射 PGE_1 用于治疗ALI/ARDS，有研究报道吸入型 PGE_1 可以改善氧合，但这需要进一步RCT研究证实。因此，只有在ALI/ARDS患者低氧血症难以纠正时，吸入 PGE_1 作为可以考虑的治疗手段。

（4）抗感染治疗：全身和局部的炎症反应是ARDS发生和发展的重要机制，研究显示血浆和肺泡灌洗液中的炎症因子浓度升高与ARDS病死率成正相关。调控炎症反应不但是ARDS治疗的重要手段，而且也可能是控制ARDS，降低病死率的关键。

1）糖皮质激素：对机体炎症反应有强烈的抑制作用，有减轻肺泡上皮细胞和毛细血管内皮细胞损伤，降低血管通透性，减少渗出的作用。长期以来，大量的研究试图应用糖皮质激素控制炎症反应，预防和治疗ARDS。但争议极大。

早期的三项多中心RCT研究观察了大剂量糖皮质激素ARDS的预防和早期治疗作用，结果糖皮质激素既不能预防ARDS的发生，对早期ARDS也没有治疗作用。但对于过敏原因导致的ARDS患者，早期应用糖皮质激素经验性治疗可能有效。此外，感染性休克并发ARDS的患者，如并发肾上腺皮质功能不全，可考虑应用替代剂量的糖皮质激素。

持续的过度炎症反应和肺纤维化是导致ARDS晚期病情恶化和治疗困难的重要原因。糖皮质激素能抑制ARDS晚期持续存在的炎症反应，并能防止过度的胶原沉积，阻止肺纤维化的进展，从而有可能对“晚期”ARDS有保护作用。然而，最近ARDSnet的研究观察了糖皮质激素对晚期ARDS（患病7～24天）的治疗效应，结果显示糖皮质激素治疗［甲泼尼龙2 mg/（kg·d），分4次静脉滴注，14天后减量］并不降低病死率，但可明显改善低氧血症和肺顺应性，缩短患者的休克持续时间和机械通气时间。对于“晚期”ARDS患者常规应用糖皮质激素治疗也有一定争议。

2）他汀类：在动物模型中发现，他汀类药物能够降低促炎性细胞因子的浓度，减少间质的炎性浸润，从而改善生存率。然而，在随后的随机对照研究中，辛伐他汀组较对照组并没有显示出氧合和气道峰压的明显改善，对病死率也没有影响。其对于ARDS患者的治疗作用需要进一步的证据。

3）大环内酯类药物：具有抗菌与抗炎双重效果，并且动物模型显示，这些药物对ARDS可能有一定的疗效。使用LARMA随机对照研究中的数据进行的观察性研究表明，使用大环内酯类药物的患者

180 天的生存率较不使用大环内酯类药物的患者有显著的下降。但这需要随机对照研究的进一步证实。

需要注意的是，有一些曾经认为对 ARDS 患者的治疗有益的药物，已经被证实是无效甚至是有害的，其中包括 β 受体激动药、*N*-乙酰半胱氨酸、丙半胱氨酸、利索茶碱、中性粒细胞弹性酶抑制药、酮康唑以及布洛芬等。

八、预后

有文献统计 ARDS 的病死率由 20 世纪 80 年代的 50%~60% 下降到 21 世纪初的 30%~40%。既往治疗焦点集中于改善患者氧合，有趣的是经过治疗尽管很多患者低氧血症有明显的改善，但预后并未有大幅度的改善，而唯一的发现是如在治疗最初对治疗反应良好的患者（氧合在 24 小时明显改善）预后相对较好。此外，近年认识到影响病死率的首要原因是易感因素，大都主张分为直接肺损伤和间接肺损伤两大类。

1. 直接肺损伤因素

常见为肺炎、胃内容物吸入，少见为肺挫伤、脂肪栓塞、淹溺、肺栓子切除或肺移植后的再灌流性肺水肿等。

2. 间接肺损伤因素

常见为脓毒症、严重创伤伴休克及大量输血液，少见为心肺转流、急性胰腺炎、输注血液制剂等。由脓毒症所致的 ARDS 病死率高达 70%~90%，多数 ARDS 患者死于脓毒症或多器官功能衰竭，并非死于呼吸衰竭。肺外脏器功能的衰竭程度在很大程度上影响 ARDS 的预后。

（滕嘉嘉）

第三章

循环系统疾病

第一节　心律失常

正常心律起源于窦房结，成人频率 60～100 次/分钟。心律失常是指心脏激动的起源、频率、节律、传导速度和传导顺序等的异常。多数情况下，心律失常不是一种独立的疾病，而是众多心脏或非心脏疾病或生理情况下导致的心肌细胞电生理异常。少数情况下，以综合征的形式出现，如预激综合征、病态窦房结综合征、长 QT 综合征、短 QT 综合征等。

一、病因

心律失常可见于各种器质性心脏病，其中以冠状动脉粥样硬化性心脏病、心肌病、心肌炎和风湿性心脏病多见，尤其在发生心力衰竭或急性心肌梗死时。发生在健康人或自主神经功能失调患者的心律失常也不少见，还可见于非心源性疾病如慢性阻塞性肺疾病、急性胰腺炎、急性脑血管病、甲状腺功能亢进、甲状腺功能减退等，其他常见的病因有电解质紊乱、麻醉、低温、缺氧、胸腔或心脏手术、药物、电击伤、中暑等。部分患者病因不明。

二、诊断

（一）病史和体格检查

病史通常能提供足够的信息帮助建立初步的诊断。询问病史时应详细了解疾病发作时患者的感受、心率、心脏节律，每次发作的起止与持续时间，发作的诱因、频率，治疗经过（用过何种药物，药物治疗效果）等。发作时的伴随症状，如有无低血压、昏厥或近乎昏厥、抽搐、心绞痛或心力衰竭等表现。同时需了解患者的既往史，是否有冠心病、高血压、心肌病等。体格检查有助于发现相关病因的体征、心律失常的某些特征及心律失常对血流动力状态的影响。

（二）辅助检查

心电图是诊断心律失常最重要的一项非侵入性检查技术，应记录 12 导联心电图、24 小时动态心电图或其他心电监测。其他的诊断和评估方法有心电向量图、心脏电生理检查、运动试验、心室晚电位、直立倾斜试验、心率变异性、QT 间期和 QT 离散度等。对于某些特殊患者，基因检测也是诊断的重要组成部分。

三、治疗

对心律失常患者的治疗，首先要有正确的心电图诊断，进一步确定引起心律失常的可能病因。心律失常是否需要治疗取决于患者的症状、基础心脏疾病的严重程度、心律失常的严重程度、对血流动力学的影响及诱因等。治疗的目的是缓解或消除心律失常引起的症状，纠正心律失常引起的血流动力学障碍，阻止心律失常对心脏及人体的进一步损害，延长患者生命。治疗措施选择取决于对心律失常病因和机制的理解，对心律失常带来的风险和治疗风险得益比的评估。

心律失常治疗原则包括：①原发疾病和诱因的治疗；②发作时终止心律失常，维持正常或接近正常的血液循环状态，减轻或消除症状，预防复发和猝死；③治疗措施有药物治疗、非药物治疗，包括电学治疗（电复律、起搏器、消融）和外科手术治疗。

以下简要介绍常见和部分特殊类型心律失常的治疗。

（一）室上性心动过速

室上性心动过速（简称室上速）大多属阵发性，可见于无器质性心脏病及有器质性心脏病患者。室上速发生的主要电生理基础是折返，少数为自律性异常增高或触发活动异常引起，折返可以发生在心脏的任何部位，如窦房结、房室结、心房和旁路等。

1. 终止急性发作

对发作时无明显血流动力学障碍的患者，有些可通过刺激迷走神经如颈动脉窦按摩、咽喉刺激、冷水浸脸、屏气等终止心动过速。抗心律失常药物的选择取决于临床医生对药物的熟悉程度，可选用静脉抗心律失常药物，如普罗帕酮、维拉帕米、地尔硫䓬、艾司洛尔、美托洛尔、腺苷和胺碘酮等。若血流动力学不稳定，最有效的处理方法是直流电转复。

2. 预防复发

长期预防用药远不如终止发作简单，对正常心脏结构患者，若发作不频繁，发作时血流动力学影响较小者，可以不长期使用预防复发的药物；对发作频繁影响正常生活和工作、发作时产生明显血流动力学障碍、使原有心脏病症状加重或恶化者，首先考虑射频消融治疗，不接受手术者才考虑药物治疗。

（二）心房颤动（房颤）

房颤是最常见的持续性心律失常，发生率随年龄而增加，人群流行病学资料表明大于65岁的发病率可达6%，男性较女性稍高。房颤对临床的危害主要是增加血栓栓塞的危险。2006年ACC/AHA/ESC心房颤动治疗指南将房颤分为阵发性房颤（可自行转复窦性心律）、持续性房颤（持续时间常大于7天，干预后可转复窦性心律）、永久性房颤（不能转复窦性心律）。2010年ESC首次公布的心房颤动治疗指南在原3P框架上将房颤分为5类：首次诊断的房颤（第一次确诊房颤，与房颤持续时间及相关症状无关）、阵发性房颤（持续时间<7天）、持续性房颤（持续时间为7天至1年）、长程持续性房颤（持续时间超过1年，拟采用节律控制治疗策略，即导管消融治疗）、永久性房颤。该指南还提出了无症状房颤的概念，指房颤发生时不伴任何症状，仅偶尔在心电图检查或发生房颤相关并发症时才诊断的房颤。房颤患者治疗的目标是缓解症状、减少住院、减少心血管事件、提高生存率和生活质量，不再单纯追求严格控制心室率和恢复窦性心律。评价房颤患者临床症状的严重性推荐使用欧洲心律学会EHRA分级。根据患者个体风险/效益比来决定维持窦性心律或控制心室率。

1. 节律控制

节律控制包括两个内容，一是恢复窦性心律，二是减少房颤复发，维持窦性心律。维持窦性心律的优点是缓解症状、提高生活质量、减少脑卒中危险、减轻或消除心房结构重构。缺点是可选择的药物有限、抗心律失常药物（AAD）不良反应大、维持窦性心律的比例较低、总体疗效不佳。

转复新发房颤（<48小时）主要依据血流动力学是否稳定，不稳定者采用电复律立即纠正，稳定者可选胺碘酮、普罗帕酮、伊布利特等。持续时间大于48小时或发作时间不明确的房颤患者，都应在抗凝前提下进行复律和维持窦律，或在复律前先接受超声心动图检查明确是否有血栓存在，一般药物可选胺碘酮、决奈达隆、普罗帕酮、氟卡尼、伊布利特、索他洛尔、维纳卡兰等。

由于胺碘酮在长期使用中常引起较严重的心外不良反应，限制了其在房颤治疗中的长期应用。Meta分析表明，胺碘酮治疗的1~2年，因药物不良反应导致的停药率高达23%。决奈达隆是在胺碘酮分子结构上移去含碘部分，加入硫酰基构成的，其抗心律失常作用与胺碘酮相似，脂溶性低，口服后更快达到稳定的血药浓度，用药5~7天达到稳态血浆浓度，主要经粪便排出，对甲状腺功能几乎没有影响，主要的不良反应是恶心、呕吐、腹泻等胃肠道反应和血肌酐水平增高。决奈达隆通过CYP3A4代谢，影响CYP3A4代谢的药物均能影响决奈达隆的代谢，酮康唑、伊曲康唑、伏立康唑、克拉霉素、泰立霉素通常禁忌与其合用。地尔硫䓬、维拉帕米具有中效 CYP3A4 抑制作用，如需合用，应从低剂量给药，与他汀类如辛伐他汀、洛伐他汀、阿托伐汀合用时应注意他汀类的肌肉毒性，与地高辛合用时能使地高辛浓度增加 2.5 倍，应对地高辛浓度进行监测。与胺碘酮相比，决奈达隆的促心律失常作用尤其是引起尖端扭转性室速的危险更小。目前的临床研究结果显示其长期治疗维持窦性心律的有效率为 35% 左右，而胺碘酮的有效率为 60% 以上。决奈达隆治疗房颤的临床研究主要包括决奈达隆房颤电复律后治疗研究（DAFNE）、美国—澳大利亚—非洲决奈达隆治疗房颤或房扑维持窦律研究（ADONIS 研究）、欧洲决奈达隆治疗房颤或房扑维持窦律研究（EURIDIS）、决奈达隆控制心室率的有效性和安全性研究（ERATO）决奈达隆治疗中重度心力衰竭心律失常研究（ANDROMEDA）、决奈达隆预防房颤患者住院或死亡研究（ATHENA）。DAFNE 研究开始于 2003 年，是第一个有关决奈达隆前瞻性、随机、双盲、安慰剂对照的临床试验，旨在评价房颤复律后使用不同剂量决奈达隆对房颤复发的影响，入选的持续性房颤患者 270 例，多数并发高血压、缺血性心肌病和心力衰竭等器质性心脏病，给予决奈达隆（400 mg，2 次/天）或安慰剂 5~7 天治疗，对不能转复为窦律的患者予电复律治疗，然后继续分别服用决奈达隆或安慰剂 6 个月，结果表明决奈达隆（400 mg，2 次/天）和安慰剂组的第一次房颤复发的中位数时间分别是 60 天和 5.3 天，6 个月时窦性心律维持率分别是 35% 和 10%。与决奈达隆（400 mg，2 次/天）相比，决奈达隆（600 mg，2 次/天和 800 mg，2 次/天）房颤复发率未能进一步降低，但不良反应和停药的发生率明显增加，800 mg 组 QTc 明显延长，但未有尖端扭转性室速发生。ADONIS 和 EURIDIS 研究为随机、双盲、安慰剂对照的Ⅲ期临床研究，目的是评价房颤患者经电复律、药物治疗，或自行复律后用决奈达隆维持窦律的疗效，随访时间 10~12 个月，主要研究终点是首次房颤复发时间，次要终点为房颤复发时的心室率。ADONIS 研究表明决奈达隆组和安慰剂组首次房颤复发的平均时间分别是 158 天和 59 天，房颤复发率两组分别是 61.1% 和 72.8%，首次房颤复发时心室率两组分别是（104.6 ± 27.1）次/分钟和（116.6 ± 31.9）次/分钟，两组不良反应发生率相似；EURIDIS 研究表明决奈达隆组和安慰剂组首次房颤复发的平均时间分别是 96 天和 41 天，房颤复发率两组分别是 65% 和 75%，首次房颤复发时心室率两组分别是（102.3 ± 24.7）次/分钟和（117.5 ± 29.1）次/分钟，两组不良反应发生率相似，但这两项研究均排除了左心功能障碍的患者。ERATO 研究是对 ADONIS 和 EURIDIS 研究的补充，研究对象为使用 β 受体阻滞剂、钙离子拮抗剂、地高辛等传统药物心室率控制不佳的永久性房颤患者，在原药物治疗基础上加用决奈达隆 400 mg，2 次/天，结果表明治疗 14 天时，决奈达隆组比安慰剂组 24 小时平均心室率减少 11.7 次/分钟，达到最大运动量时心室率减少 24.5 次/分钟，但运动耐量未出现减少。治疗 6 个月时，决奈达隆组仍显著减少 24 小时平均心室率和最大运动心室率，并且耐受性良好，未出现明显的器官毒性和促心律失常作用。ANDROMEDA 研究评估了充血性心力衰竭和左心功能不全患者对决奈达隆的耐受性，因发现决奈达隆可显著增加患者的病死率而提前中止，原因可能是决奈达隆增加患者血清肌酐水平，另外可能与不恰当停止服用 ACEI 或 ARB 药物有关。ATHENA 研究是目前最大的评估抗心律失常药物安全性的临床研究，共入选 4 628 例阵发性或持续性房颤/房扑患者，主要终点是心血管疾病住院或任何原因导致的死亡，平均随访 21 个月。与安慰剂组相比，决奈达隆组显著降低心血管疾病住院率（39.4% ∶ 31.9%），减少心血管病病死率（3.9% ∶ 2.7%）。决奈达隆已于 2009 年 7 月通过美国 FDA 认证，用于阵发性或持续性房颤/房扑的治疗，批准用于心功能Ⅰ、Ⅱ级的心力衰竭患者，对 NYHA 心功能Ⅲ、Ⅳ级的心力衰竭和 4 周内有失代偿心力衰竭发作的患者禁用决奈达隆。但 DIONYSOS 研究及一些 Meta 分析表明：决奈达隆尽管不良反应较小，但临床疗效不如胺碘酮，而且对心功能不全的患者要慎用，故决奈达隆可能尚无法完全取代胺碘酮。

维纳卡兰是心房选择性多通道阻滞剂，属Ⅲ类抗心律失常药，有静脉和口服两种剂型，经肝细胞 P450 2D6 同工酶代谢，随尿液排出体外，半衰期约 2 小时。对心率、血压影响不大，临床研究显示对于新近发作的房颤经静脉急性中止、转复成功率较高，安全性较好。静脉用药方法：3 mg/kg，10 分钟静脉推注，如果未转复窦性心律，15 分钟后再给予 2 mg/kg，10 分钟静脉推注。根据 AVRO STUDY 试验，90 分钟内胺碘酮转复率 5.2%（6/116 例），维纳卡兰转复率 51.7%（60/116 例），且无尖端扭转性室性心动过速、心室颤动或多形性室性心动过速、持续性室性心动过速发生。口服疗效和安全性的评价正在进行中。美国 FDA 和欧洲人用药品委员会（CHMP）已批准其静脉注射剂用于房颤的治疗，目前推荐用于房颤发作时间≤7 天的非手术患者和心脏手术后发生房颤时间≤3 天的患者。主要不良反应为恶心、打喷嚏和味觉障碍。

2. 心室率控制

心房颤动节律控制随访研究（AFFIRM）共入选 4 060 例年龄大于 65 岁的房颤患者，平均随访 3.5 年，结果显示与应用抗心律失常药物进行节律控制相比，一级终点事件死亡率两组间无统计学差异（$P=0.06$），但心室率控制组可以轻微降低死亡率，而节律控制组死亡率有增加趋势，卒中的发生率两者没有区别，节律控制组为 7.3%，心室率控制组为 5.7%。Meta 分析（包括 AFFIRM、HOT、CAFe、STAF、PIAF 和 RACE 对比心室率控制和节律控制策略的研究）结果显示，心室率控制和节律控制两组全因性病死率分别是 13.0% 和 14.6%（$P=0.09$），两组间差异无统计学意义，但心室率控制可能更好。另一项国际多中心观察性研究（Record - AF 注册研究）再次验证了房颤节律和室率控制疗效相当。5 604 例心房颤患者入选，入选标准为年龄≥18 岁、房颤病史 <1 年、适合药物治疗，除外手术后房颤和由可逆性病因所诱发的房颤患者，随访 1 年。主要复合终点为治疗成功率和主要不良心脏事件［心血管死亡、心肌梗死、卒中、因短暂脑缺血（TIA）发作住院治疗等］发生率。治疗成功指满意维持窦性心律或控制心率、未发生主要不良心脏事件且无需更改治疗方案。结果显示节律控制组治疗成功的比值（*OR*）为 1.67，临床因素（冠心病、心力衰竭、年龄 >75 岁，卒中或 TIA 病史）是治疗失败的预测因素；主要不良心脏事件发生率与临床因素相关，而与治疗策略无关；房颤患者节律控制或心室率控制主要不良事件发生率相似。故最新的观点认为窦性心律强化控制并不能改善病死率；而心室率的良好控制或许有益。控制心室率的优点是：①控制心室率能显著减轻症状，部分患者可消除症状；②与心律转复相比，控制心室率较易达到；③很少或不会引致室性心律失常作用。缺点是：①心室率不规则，部分患者仍有症状；②快速心室率被控制后血流动力学状态虽会得到改善，但不规则心室率与规则（窦性）心室率相比，后者的血流动力学状态更好些；③少数患者为维持适当心室率所需用的药物可能引起很慢的心室率，需要置入永久性起搏器；④房颤持续存在、有脑卒中高危因素的患者需华法林抗凝治疗。心室率控制的目标是静息时为 60～80 次/分钟，中等程度活动时为 90～115 次/分钟。另一项宽松控制心室率与严格控制心室率的前瞻性、多中心、随机开放试验 RACE Ⅱ 研究表明：宽松控制心室率与严格控制心室率疗效相当，且未增加死亡及严重并发症的风险。宽松控制心室率，即静息时心室率控制在 110 次/分钟以下，严格控制心室率，即静息时心率控制在 80 次/分钟以下，中等运动时心率控制在 110 次/分钟以下。对永久性房颤患者如无症状或症状能耐受，把心室率控制在 110 次/分钟以下即可；但如有症状或心脏扩大，则采取严格控制心室率。严格控制心室率者应采用动态心电图评估它的安全性，以避免产生严重窦性心动过缓。β 受体阻滞剂、非二氢吡啶类药物（地尔硫䓬、维拉帕米）和地高辛仍然是控制心室率的首选药物，地高辛是心力衰竭伴房颤的首选药物。对慢性阻塞性肺疾病患者多选用地尔硫䓬或维拉帕米。

3. 药物预防血栓栓塞

房颤是卒中和血栓形成的主要原因，但房颤患者卒中的风险并不一致，因此对房颤患者应进行卒中风险的评估，以进一步采用相应的抗血栓治疗。2006 年 AHA/ACC/ESC 房颤治疗指南血栓栓塞危险采用 CHADS2 评分，心力衰竭 1 分，高血压 1 分，年龄≥75 岁 1 分，糖尿病 1 分，卒中或 TIA 2 分，积分≥2 分为中高危患者。低危因素是女性、年龄 65～74 岁、冠心病；中等危险因素是年龄≥75 岁、心力衰竭（LVEF≤35%）、高血压、糖尿病；高危因素是既往卒中、TIA 血栓栓塞史、二尖瓣狭窄、人工心脏瓣膜。

对非瓣膜性房颤患者，卒中和血栓栓塞形成的危险因素分为主要危险因素和临床相关的非主要危险因素。主要危险因素是既往卒中、TIA、血栓栓塞史；临床相关非主要危险因素是心力衰竭或中、重度左心室收缩功能减退（LVEF≤40%）、高血压、糖尿病、年龄 65～74 岁、女性、血管疾病。

由于房颤患者发生血栓栓塞的风险明显增高，故抗栓治疗是房颤治疗中的重要环节，只要没有抗凝治疗禁忌证，都应接受抗凝治疗。现阶段抗凝治疗主要是抗凝剂华法林和抗血小板药阿司匹林、氯吡格雷等。对使用华法林者，将 INR 控制在 2～3。由于应用华法林较阿司匹林使严重脑出血事件增加 1.7 倍左右，为保证华法林用药的安全性和有效性，需定期监测 INR 来调整华法林的剂量。高龄是房颤的高危因素，老年患者又是房颤的主要人群，作为高出血风险的老年人尤其是大于 75 岁者，是否可以采用更低的 INR 治疗窗？针对这一问题，日本一项比较实际临床情况下老年房颤患者采用低强度华法林的研究表明，INR 1.5～2.5 对老年房颤患者安全有效。目前发表的研究支持有中到高危卒中风险的房颤患者口服华法林抗凝治疗，但不适合有极高出血风险的患者。

电复律或药物复律均可导致栓塞，提前抗凝治疗有可能减少栓塞的风险，目前的建议是对房颤持续时间不明或持续时间大于 48 小时的患者，在复律前 3 周及复律后 4 周使用华法林，推荐 INR 达到 2.0～3.0后复律，对高危患者复律后应长期进行抗凝治疗。另一种方法是复律前行食管超声心动图检查，若未发现左心房血栓，静脉应用肝素后可进行复律。对房颤持续时间小于 48 小时者，复律前给予肝素治疗，若无危险因素，复律后不需长期进行口服抗凝治疗。

由于华法林治疗窗口窄，需定期测定 INR，出血发生率高，患者依从性差，研究者一直致力于开发新的抗凝药以期能取代华法林，目前两种新药达比加群和利伐沙班有较大应用前景。

达比加群是凝血酶的直接抑制物，临床应用时无须常规检测。由 44 个国家超过 900 家单位参加，共入选 18 113 例房颤并发 1 个脑卒中危险因素患者进行了为期两年的非劣效性随机临床研究（RELY），患者平均年龄 71 岁，男性占 63.6%。将患者随机分为 3 组，分别接受控制良好的华法林治疗（INR 2.0～3.0），达比加群 110 mg，每日 2 次，达比加群 150 mg，每日 2 次治疗，华法林是开放标签，两个剂量的达比加群按照双盲设计，完成随访的患者比率达 99.9%，仅 20 例失访。结果表明，达比加群每次 110 mg，每日 2 次，与对照组华法林的预防卒中和全身性栓塞效果相当，而大出血发生率减少 20%（$P = 0.003$）；达比加群每次 150 mg，每日 2 次，能显著降低房颤患者脑卒中和栓塞性疾病发生的风险（$P < 0.001$），预防效果优于华法林，而其大出血发生率与华法林相当。达比加群是成为继阿司匹林、氯吡格雷、华法林等之后治疗房颤的最有前景的抗栓新药，2010 年 10 月美国 FDA 批准达比加群用于房颤卒中的预防。

利伐沙班是口服 Xa 因子抑制剂，对血小板聚集及Ⅱ因子没有直接作用，无须作常规临床抗凝监测，2009 年 6 月在中国与全球同步上市，商品名为拜瑞妥。利伐沙班房颤卒中预防的Ⅲ期临床研究（ROCKET AF）结果在 2010 年 11 月 AHA 年会上公布。该研究共纳入来自 45 个国家 110 个中心的 14 264例非瓣膜性心脏病导致的房颤患者，随机分为利伐沙班组（20 mg，每日 1 次）和华法林组（INR 2.0～3.0），结果表明利伐沙班疗效显著优于华法林，使卒中和非中枢神经系统栓塞事件的发生率下降 21%，出血事件和不良反应发生率和华法林相当，利伐沙班较华法林显著降低颅内出血和致死性出血的发生率。这一研究结论提示利伐沙班可替代华法林用于具有中、重度卒中风险的房颤患者。

房颤患者在开始抗凝治疗前应进行出血风险评估，对出血风险高者无论给予阿司匹林或华法林治疗均应谨慎。2010 年 ESC 新指南除对卒中危险性进行评估外，也对出血的风险进行了考虑，为评估出血风险，推荐使用 HAS－BLED 出血风险评分，HAS－BLED 评分≥3 者为出血高风险，抗凝治疗需谨慎，需低剂量和勤随访。

4. 左心耳封堵术

对非瓣膜性房颤患者，其左心房血栓 90% 以上在左心耳。左心耳封堵术于 2001 年首先始于动物实验，后在人体身上进行研究。已在临床使用的有 PLAATO 和 WATCHMAN 左心耳封堵器装置，初步证实左心耳封堵术是安全可行的，但由于价格昂贵等因素，厂家已于 2006 年停止生产 PLAATO 装置。2005 年进行的 PROTECT－AF 研究评价了使用 WATCHMAN 左心耳封堵器和华法林对非瓣膜性房颤患者的临床疗效，共入组 707 例患者，以 2 ∶ 1 比例随机分配到封堵器组和华法林组，2009 年公布的初步研究结果表明左心耳封堵术在有中度危险的脑卒中患者中有与华法林相当的预防卒中的效果，但有较高的手术并发症，需要治疗的心包积液达 5%。目前安全性是阻碍该技术在临床推广使用的主要问题，美国 FDA 只批准 WATCHMAN 封堵器用于临床研究。作为一项新技术随着器械的改良和置入经验的积累相信会得到更广泛的接受和认同。该技术对于有高危卒中和出血风险、不适宜服用华法林的房颤患者有更好的获益/风险比，可能是一项有效的治疗方法。这一技术今后需解决的问题：更大的样本证实其可靠性及安全性；观察左心耳封堵后能否长期预防房颤患者栓塞并发症的出现，因为左心耳并非房颤患者血栓的唯一来源；对心脏功能以及内分泌的长期影响尚不明确。

5. 外科手术

外科手术治疗房颤已经有20年历史。目前Cox迷宫术已经发展到Ⅲ型。经典外科迷宫术的主要缺陷是技术难度较大、手术时间和体外循环时间较长、创伤性较大，广泛开展这一技术有一定困难。现在的发展趋势是手术消融，在心脏外科手术时应用各种能量在心房内消融，消融的径线根据Ⅲ型迷宫术的切口径线和经导管消融的径线来设计，在保证房颤治疗有效的同时可缩短手术时间、减少手术创伤、降低并发症的发生率。房颤外科治疗的主要适应证包括需行其他心脏手术的房颤、导管消融失败的症状性房颤。

6. 射频消融

目前房颤射频消融病例逐年增多，对已接受合理药物治疗后仍有明显症状的患者，可考虑导管消融治疗。但对具体患者而言，在消融之前需考虑患者的状态、房颤类型、病史、心房大小，合并心血管疾病的严重程度、左心房是否存在血栓、能否接受抗心律失常药物及患者的个人意愿等，同时需考虑消融个体的实际获益和可能的并发症。ThermCool AF研究表明，在随访的5年中，63%接受射频消融治疗的患者和17%接受抗心律失常药物治疗的患者未复发房性心律失常，射频消融显著降低房颤复发。Cappato的第二次房颤导管消融全球调查（调查包括北美、欧洲、亚洲和澳大利亚16 309例房颤患者）结果是阵发性房颤成功率为83.2%，持续性房颤成功率为75.0%，永久性房颤成功率为72.3%，总的并发症发生率为4.54%。证实导管消融安全有效，能提高窦性心律的维持率。导管消融目前存在的问题是远期预后不一致。

目前房颤消融治疗主要适应证如下。

（1）房扑通常推荐消融治疗，若在消融前记录到房颤，或在消融时发生房颤，则房颤也列入消融范围，为Ⅰ类适应证、B级证据水平。

（2）阵发性房颤有症状，既往抗心律失常药物治疗无效，应考虑消融治疗，为Ⅱa类适应证、A级证据水平。

（3）有症状的持续性房颤，药物治疗无效，应选择消融治疗，为Ⅱa类适应证、B级证据水平。

（4）持续性房颤有症状，药物治疗无效，但持续时间已久，消融治疗为Ⅱb类适应证、C级证据水平。

（5）心力衰竭的房颤患者，已接受包括胺碘酮在内的药物治疗，但不能缓解症状，消融治疗为Ⅱb类适应证、B级证据水平。

（6）无器质性心脏病、有症状的阵发性房颤，在没有应用抗心律失常药物治疗之前就接受导管消融，仅作Ⅱb类适应证、B级证据水平。

当前射频消融治疗房颤的主流术式是环肺静脉大环电隔离术，又称解剖指导下的左心房线性消融或左心房基质改良术，由仿迷宫术发展而来。在CARTO或者ENSITE 3000标测系统指导下重建肺静脉和心房的模拟三维图像，然后行环形线性消融；辅助心房关键部位（如三尖瓣峡部、左心房顶部、冠状静脉窦口等）的线性消融、咖啡电位消融以及心房迷走神经节点消融。环肺静脉电隔离术是利用射频电流、消融肺静脉与心房之间存在的电连接突破点，形成肺静脉与心房之间的完全电隔离，即肺静脉内的自发性电活动不能传导至心房。消融终点是肺静脉电位（PVP）完全消失，处于电静止状态；或者肺静脉内虽有电活动，但其节律和频率与心房的电活动无关。现有的临床资料显示：该术式对阵发性房颤的效果较好，单次消融的成功率为50%~70%，对复发患者行2~3次消融后根治率为70%~80%。存在的问题是：①肺静脉在解剖上变异较大，消融导管始终位于肺静脉开口处有一定难度；②避免因手术造成连续、透壁的损伤仍有难度；③术后复发率较高，大于30%。因心房结构复杂，对术者的操作技术要求较高，许多部位导管仍难以到达，最终难以形成连续的消融径线。为此，近期发展了一些新技术以提高房颤的消融成功率，包括房颤的冷冻消融（利用冷冻球囊充盈液氮完成肺静脉口隔离）、超声球囊消融术（利用超声波在肺静脉口形成永久性损伤）、心脏电机械标测系统（NOGA）指导下的机械手消融（利用NOGA系统、依靠计算机从体外引导特殊导管、在左心房内完成线性消融）等方法，尽管这些方法还不成熟，但展示了临床应用的广阔前景。

7. 其他

ACEI、ARB、他汀类、醛固酮拮抗剂、多不饱和脂肪酸等在维持窦性心律、控制房颤复发中可能具有作用，故对一些特定的人群，如高血压、冠心病、心力衰竭患者，这些药物可能可以作为房颤的一级预防以及维持窦性心律、防止复发的用药。

（三）室性期前收缩

室性期前收缩，简称室性早搏，可见于器质性心脏病和健康人，其预后意义因不同的心脏情况有很大差异，应对患者进行危险分层。近年的临床观察研究发现一小部分频发室性早搏的患者可诱发心肌病，但频发室性早搏引起心肌病的确切机制尚不清楚，推测的原因是长期频发室性早搏可能导致心肌能量储备耗竭，心内膜下至心外膜下血流比异常，从而使冠状动脉血流引起心肌缺血，细胞外基质重构，β肾上腺素反应性降低，自由基氧化应激损伤，最终引起心功能不全。24小时室性早搏数占总心搏数比例达多少时可引起心肌病的临界值尚需进一步研究，单次24小时心电图检查不能真实反映心律失常负荷。有学者认为24小时室性早搏总数超过5 000次有引起心肌病的可能；另有学者认为当24小时室性早搏总数/总心搏比例超过20%时才会诱发心肌病；但也有研究者发现24小时室性早搏总数/总心搏为4%时（其中42%为二联律，无连续5个以上室性早搏）也可诱发心肌病。故应根据危险分层，制订个体化的治疗方案以改善室性早搏患者的生存状况和生活质量。

（1）经详细检查确诊不伴有器质性心脏病的室性早搏，即使24小时动态心电图监测属于频发或少数多形、成对、成串的早搏，其预后一般也良好，不一定给予常规抗心律失常药物治疗。首先应去除患者的诱因，对精神紧张和焦虑者可给予镇静剂或小剂量β受体阻滞剂，以缓解患者的症状。对一些心理压力大、症状严重，影响正常生活者，可考虑使用抗心律失常药（如美西律、普罗帕酮、胺碘酮等）。

（2）经详细检查确诊伴有器质性心脏病的室性早搏，特别是复杂（多形、成对、成串）同时伴有心功能不全者，一般预后较差。根据病史、室性早搏的复杂程度、左心室射血分数，并参考信号平均心电图和心律变异性分析进行危险分层。越是高危的患者越要加强治疗。在治疗原发疾病、控制诱因的基础上，可选用β受体阻滞剂及合适的抗心律失常药。我国学者证实，对非心肌梗死的器质性心脏病患者，普罗帕酮、美西律和莫雷西嗪是有效且比较安全的。对心肌梗死后的患者，β受体阻滞剂是目前唯一既可以抑制室性期前收缩，又可以降低死亡率的药物。胺碘酮对治疗伴有冠心病的室性期前收缩虽然比较安全，但欧洲心肌梗死胺碘酮研究（EMIAT）和加拿大胺碘酮心肌梗死心律失常研究（CAMIAT）都未能证实胺碘酮可以降低总死亡率。

（3）对疑频发室性早搏导致心功能减退、引起心肌病的患者，可考虑射频消融进行治疗（成功率高达80%），2009年欧洲和美国心律失常学会已把室性早搏诱发的心肌病列为射频消融的适应证。医生也可以在射频手术前给予β受体阻滞剂或抗心律失常药，如果患者室性早搏明显减少，心肌功能有明显改善，可选择继续药物治疗。多数情况下，射频消融术前医生无法确定频发室性早搏是否是心力衰竭的直接原因，故消融术后应定期随访，进一步确定室性早搏和心力衰竭的关系。虽然射频消融可以改善和恢复这一人群的心功能，但能否降低其死亡率是一个有待研究的临床问题。

（四）室性心动过速

室性心动过速（简称室速），指异位激动起源于希氏束分叉以下的一组快速性心律失常，频率100～250次/分钟，自发的至少连续3个，心电程序刺激至少连续6个室性搏动。持续性室速指发作持续时间大于30秒，或未达30秒但已发生血流动力学障碍。非持续性室速指发作持续时间小于30秒。室速发作时症状可以轻微，也可以表现为严重的血流动力学障碍（晕厥、心脏停搏）。根据QRS波形特征将室速分为单形性和多形性；根据起源部位分右心室流出道室速、左心室流出道室速、分支性室速；根据对药物的敏感性分维拉帕米敏感性室速和腺苷敏感性室速；基础心脏病分致心律失常性右心室心肌病室速、缺血性室速等。在临床实践中，常把两类结合起来分为单形性持续性和非持续性室速、多形性持续性和非持续性室速。室速的分类很多，各有优缺点，这从一个侧面反映了室性心动过速的复杂性。在室速中，器质性心脏病占85%~90%，其中常见的是心肌梗死及心肌病。特发性室速是指排除了存在明显器质性心脏病的患者所发生的室速。治疗应根据患者的心脏疾病背景、室速的类型及发作时血流动力学状态选择治疗方案。

1. 急性发作时的治疗

（1）对血流动力学不稳定的室速患者，应采用电复律迅速终止发作，开始选150~200 J，有时情况紧急时可直接选300~360 J。对表现为反复或持续性室速的患者，静脉使用胺碘酮较其他抗心律失常药通常更有效。对伴发电风暴的患者β受体阻滞剂有效，必要时可静脉应用。当室速患者存在心肌缺血、电解质紊乱、低血压、缺氧、致心律失常药物等病因或诱因时，应尽早纠正。

（2）对血流动力学稳定的室速患者，可先静脉应用利多卡因、普鲁卡因胺、胺碘酮等终止发作，无效时可电复律。

2. 长期的治疗

长期治疗的目的是在原发疾病治疗基础上应用抗心律失常药物或非药物治疗的方法，达到根治或减少室速发作。

（1）药物治疗：心肌梗死后抗心律失常药物预防室速发生应首选β受体阻滞剂，如LVEF明显降低<35%者应选用胺碘酮，如胺碘酮不耐受，可考虑选用索他洛尔等其他抗心律失常药物。无器质性心脏病基础的特发性室速通常预后良好，猝死在这些患者中罕见。β受体阻滞剂或钙通道阻滞剂［和（或）Ⅰc类药物］用于右心室起源的特发性室速常有效。

（2）置入式自动复律除颤器（ICD）治疗：1980年第一台ICD试用于临床，1985年获得美国食品药品监督管理局（FDA）批准在临床正式应用。ICD应用可能的适应证及禁忌证如下。

1）Ⅰ类。①室颤或血流动力学不稳定的持续室速引起的心搏骤停存活者，经过仔细评估明确原因且完全排除可逆因素后；②并发自发持续室速的器质性心脏病患者，无论血流动力学是否稳定；③不明原因的晕厥患者，伴随电生理检查诱发的临床相关血流动力学不稳定持续室速或室颤；④心肌梗死所致LVEF<35%，且心肌梗死40天以上，NYHAⅡ或Ⅲ级；⑤NYHAⅡ或Ⅲ级，LVEF≤35%的非缺血性心肌病；⑥心肌梗死所致LVEF<30%，且心肌梗死40天以上，NYHAⅠ级；⑦心肌梗死所致非持续室速，LVEF<40%且电生理检查诱发出室颤或持续室速。

2）Ⅱa类。①原因不明的晕厥，伴显著的左心室功能障碍的非缺血性心肌病；②心室功能正常或接近正常的持续室速；③肥厚性心肌病，有一项以上心脏性猝死主要危险因素；④致心律失常性右心室发育不良心肌病，有一项以上心脏性猝死主要危险因素；⑤服用β受体阻滞剂期间有晕厥和（或）室速的长QT综合征；⑥在院外等待心脏移植；⑦有晕厥史的Brugada综合征；⑧没有引起心搏骤停，但有明确室速记录的BrUgada综合征；⑨服用β受体阻滞剂期间有晕厥和（或）记录到持续室速的儿茶酚胺敏感的多形性室速；⑩心脏肉瘤病、巨细胞心肌炎或Chagas疾病。

3）Ⅱb类。①LVEF≤35%且NYHAⅠ级的非缺血性心肌病；②有心脏性猝死危险因素的长QT综合征患者；③并发严重器质性心脏病的晕厥患者，全面的有创和无创检查不能明确病因的情况下；④有猝死史的家族性心肌病患者；⑤左心室心肌致密化不全患者。

4）Ⅲ类。①满足以上Ⅰ、Ⅱa和Ⅱb类指征，但患者不能以较好的功能状态生存1年以上；②连续不断或发作频繁的室速或室颤患者；③存在明显的精神疾病，且可能由于ICD植入而加重，或不能进行系统随访；④NYHAⅣ级，不适合心脏移植或心脏再同步化（CRT）治疗的顽固性心力衰竭；⑤不合并器质性心脏病的不明原因晕厥患者，且无诱发的室性心律失常；⑥手术或导管消融（如预激综合征并发快房颤所致的室颤、特发性室速，或无器质性心脏病的分支相关性室速）可治愈的室颤或室速患者；⑦无器质性心脏病患者，由完全可逆因素（如电解质紊乱、药物或创伤）引起的室性快速性心律失常。

ICD局限性主要有以下几个方面：①清醒时电击，患者极度痛苦，轻者发生恐惧，重者精神失常；

②价格贵，蓄电量和电击次数有限，不适合儿童和心律失常频繁发作者；③由室上性心律失常、误感知T波和肌电干扰等触发不适当电击；④发生导线断裂、移位、穿孔和感染等并发症；⑤因机械故障、不适当电击诱发室颤，电风暴时电击程序结束等因素，约5%的患者ICD未能防治心脏性猝死。

在我国的临床实践中，虽可根据ACC/AHA/HRS指南选择ICD治疗，但也不是唯一的选择，可结合患者的临床和经济情况，权衡药物、消融、外科手术和ICD治疗的风险和受益，选择一种最适合该患者的治疗方案。

（3）外科手术：室速的外科治疗主要是经手术切除室壁瘤或室速起源病灶组织，或切断折返环以消除室速。应用最广泛的是室速起源部位的心内膜做1~2 cm深的切口以切断折返环，手术后通常也需应用抗心律失常药物。限制手术治疗广泛应用的主要问题是手术死亡率可高达14%，因此，只作为二线治疗手段。此外，有报道对肥厚型心肌病的肥厚室间隔切除可能有效。

（4）导管消融：主要用于室速反复发作、药物难以控制、无明显器质性心脏病的特发性室速患者。最适合消融治疗的室速类型是，起源于右心室流出道的室速、起源于左心室近室间隔部位的室速。这两种室速的成功率可达90%以上。对冠心病特别是陈旧性心肌梗死所致的室速患者，一般认为适用于药物不能控制频繁发作和已置入ICD，但室速反复发作致ICD频繁放电。对这类患者即使在有经验的治疗中心报道的成功率也只有60%~70%。

总之，在确定治疗方案前，应首先明确室速的类型，其次应考虑有无基础心脏疾病、心功能状态、发作时临床症状的严重程度及是否存在可逆性病因。对临床预后意义不明确者，可行电生理检查，如能诱发出持续性室速或室颤者，是ICD治疗的适应证。

（五）尖端扭转性室性心动过速

是一种特殊类型的多形性室速，于1966年由法国学者Dessertenne提出，典型的心电图特征是QRS波群的波幅和波形围绕等电线位扭转。可由多种原因导致，有较高的潜在致命性。多见于QT延长者，可以是先天性，也可以是后天获得性，少数尖端扭转性室速患者QT间期正常。多数学者认为不伴QT间期延长者应称为多形性室速。

QTc异常延长目前尚无统一的国人标准，目前采用ACC/AHA推荐的QTc异常延长的标准，即不论男性或女性，QTc >500 ms都属于明显异常。

先天性长QT综合征（LQTS）是控制离子通道的基因异常所致，其缺陷的离子通道主要为钠通道、钾通道和钙通道，常染色体显性遗传是最常见的遗传形式，称为Romano - Ward综合征（RWS），后代患病的概率为50%。

获得性长QT综合征可由低钾、低镁、各种原因引起的严重的心动过缓、心肌缺血、心力衰竭、脑血管意外、脑炎、蛛网膜下腔出血、脑炎、创伤性脑损伤、低体温等引起，也可由药物引起（如Ⅰa、Ⅰc类抗心律失常药物，抗组胺药阿司咪唑，三环抗抑郁药，胃肠动力学药西沙比利，抗真菌药酮康唑和氟康唑等），部分患者找不到原因。

治疗方法如下：

1. 先天性长QT综合征

避免使用延长QT间期的药物，包括非心血管药物，避免基因特异性情景和环境刺激。不论是否有症状或猝死家族史，均应使用β受体阻滞剂，尽可能达到患者最大耐受剂量，LQT1对β受体阻滞剂反应性最好，依从性是有效治疗的关键。对于口服β受体阻滞剂后心动过缓诱发尖端扭转型室速或者因为心动过缓不能耐受治疗的患者，建议植入心脏起搏器。对发生过心搏骤停的幸存者建议安装ICD。对已使用足量β受体阻滞剂仍有晕厥发作者，或已植入ICD但仍有反复发作晕厥或心搏骤停且β受体阻滞剂无效或不能耐受者，可考虑左侧第4~5交感神经节切除术。

2. 发作期紧急治疗措施

寻找并处理QT延长的原因，如纠正低血钾、低血镁，停用一切可能引起或加重QT延长的药物，并进行连续的QTc间期监测。对血流动力学稳定者可采用药物终止心动过速，如硫酸镁1~2 g加入5%葡萄糖注射液稀释至10 mL，5~20分钟注入，如发作仍持续，必要时可再重复一次，然后硫酸镁持续静脉滴注（2 g 硫酸镁加入 100～250 mL 液体中，以 2～20 mg/min 速度静滴），也可试用利多卡因或苯妥英钠稀释后静注；对血流动力学不稳定者，应电复律转复，对频率较快、QRS 形态严重畸形的尖端扭转性室速患者，同步电复律常难以奏效，可采用室颤的复律方法。对心动过缓和明显长间隙依赖者可通过心脏起搏、异丙肾上腺素、阿托品等提高心率以缩短 QT 间期，预防心律失常进一步加重。

（六）缓慢性心律失常

缓慢性心律失常是临床常见的心律失常，大致分为窦房结功能失调和房室传导阻滞两大类。窦房结功能失调包括窦性心动过缓、窦性停搏、窦房传导阻滞、心动过缓—心动过速综合征。房室传导阻滞包括一度、二度、三度房室传导阻滞。缓慢性心律失常可见于各种器质性心脏病，也可由传导系统的退行性变、迷走神经兴奋、药物作用、心脏外科手术损伤、射频手术并发症、甲状腺功能减退、电解质紊乱、尿毒症等原因引起。

1. 病因治疗

首先应尽可能明确病因，如急性心肌梗死引起者应尽早进行冠状动脉血运重建；外科手术或射频损伤所致，可试用激素以减轻充血和水肿。

2. 药物治疗

无症状者暂时无须治疗，注意随访。出现心动过缓症状者可以试用阿托品、麻黄碱或异丙肾上腺素暂时提高心率，避免使用任何可能加重传导阻滞和减慢心率的药物，如地高辛、β 受体阻滞剂、维拉帕米等。临床上一度或二度Ⅰ型房室传导阻滞一般不需起搏器治疗。

3. 植入永久心脏起搏器

药物治疗可作为临时的应急治疗措施，起搏治疗是有症状患者的主要治疗措施。对永久起搏治疗的关键点是看患者是否有症状，对无症状的患者是否进行永久起搏治疗的原则是清醒状态下有超过 3 秒的长间隙或低于 40 次的室性逸搏心律。对伴有二度Ⅱ型房室传导阻滞的患者，推荐行电生理检查确定传导阻滞是否位于结下，如位于结下考虑起搏器治疗，但大多数二度Ⅱ型房室传导阻滞尤其是 QRS 波增宽者，多为结下阻滞，起搏器治疗是必须的。

4. 生物起搏

人工心脏起搏器应用于临床已有半个多世纪，挽救了无数患者的生命，但也存在诸多缺陷，因此寻求更加符合人体需求的生物起搏器是当前研究的热点之一，但尚处于动物实验阶段。心脏生物起搏指用细胞分子生物学及相关技术对受损自律性节律点或特殊传导系统细胞进行修复或替代，从而恢复心脏起搏和传导功能。目前研究较多的是干细胞移植生物起搏，主要采用胚胎干细胞和成人间叶干细胞移植。干细胞移植应用于临床的过程中，有许多问题需要解决：干细胞移植的促心律失常不良反应；伦理问题；如何精确地控制干细胞分化为起搏细胞？移植细胞的寿命和存活数量如何？移植细胞发挥起搏作用长期稳定性如何？移植后是否发生免疫反应？是否会导致肿瘤如畸胎瘤？若为异体细胞移植则存在排异反应；成熟的心脏起搏细胞对移植部位的适应性差等，虽然干细胞移植起搏心脏存在很多问题未解决，但前景令人神往，一旦生物起搏器有突破性进展，能成功应用于临床，将造福于需要心脏起搏治疗的广大患者。

（毕喜壮）

第二节　扩张型心肌病

扩张型心肌病以心室进行性扩大伴心肌收缩功能减退为主要特征，病变常为弥漫性，可累及双侧心室，早期表现为舒张功能不全，继之出现收缩功能障碍，左心室射血分数（LVEF）降低，心室舒张末期压力升高，发生充血性心力衰竭，常伴有心律失常和血栓栓塞。扩张型心肌病是原发性混合性心肌病中常见的类型，发病呈增长趋势，在我国的发病率为（13～18）/10 万人，男性多于女性（2.5 ∶ 1），是心力衰竭的第 3 位病因。本文重点阐述近年来扩张型心肌病的诊治进展。

一、病因

扩张型心肌病的病因迄今未明，从流行病学与临床特征推测，可能与多种因素有关。近年来，将组织形态学、病毒学和免疫学检查相结合对扩张型心肌病进行了较为深入的研究，从而提出感染—免疫机制可能起着最为重要的作用。

（一）病毒感染

实验研究表明，柯萨奇 B 组病毒感染引起的心肌炎可发展为扩张型心肌病，病毒持续感染和分子模拟是诱发感染后自身免疫应答的关键机制，通过氨基酸序列分析已证实病毒蛋白与心肌特异性蛋白具有相同的抗原决定簇。临床前瞻性随访提示急性病毒性心肌炎 10%～15% 患者可演变为扩张型心肌病。近年来，分子生物学技术应用于心肌活检标本中肠道病毒 RNA 的检测，为病毒性心肌炎和扩张型心肌病的关系提供了更有力的佐证。目前认为，病毒性心肌炎演变为扩张型心肌病的病理生理进程可分为 3 个阶段：急性病毒感染、免疫细胞浸润和心肌重塑。在疾病演变的进程中，细胞内蛋白降解系统发挥重要作用，主要包括泛素—蛋白酶体通路和溶酶体通路，前者降解异常蛋白质和短寿命调节蛋白，后者通过自噬作用降解长寿命蛋白质和受损细胞器。

（二）免疫反应

病毒感染触发的免疫反应在持久性心肌损害的病理生理进程起着关键作用。扩张型心肌病患者血清中能检测到多种抗心肌特异性蛋白抗体，包括抗心肌线粒体 ADP/ATP 载体抗体、抗肌球蛋白抗体、抗 β_1 受体抗体、抗 M 胆碱能受体抗体，可作为扩张型心肌病的辅助诊断方法。研究发现，抗 ADP/ATP 载体抗体和抗 β_1 受体抗体均可延长心肌细胞动作电位时程、激活心肌细胞膜 L 型钙通道，增加钙内流和胞质游离钙浓度，导致心肌细胞内钙超载和细胞毒性损害，该效应可以分别被钙离子拮抗剂和 β 受体阻滞剂抑制。T 淋巴细胞在感染后免疫应答中发挥着重要作用，自然杀伤细胞活性减低削弱了机体的防御能力，抑制性 T 淋巴细胞数量及功能也减低，由此发生细胞介导的免疫反应，引起心肌细胞损伤。

（三）遗传因素

遗传因素在扩张型心肌病的发生、发展过程中起着至关重要的作用，特别是分子生物学技术的应用，明确了心肌病研究领域的新方向。美国心脏病学会（AHA）2006 年公布的心肌病定义和分类的专家共识中从基因组和分子定位的高度阐述了心肌病的发病机制，体现了对心肌病的最新认识。传统上认为扩张型心肌病多为散发流行，但近年来发现有群聚现象，通过家系调查及超声心动图对患者亲属筛查证实，有 25%～30% 的患者为家族性扩张型心肌病，可表现为不同基因多种突变产生的遗传异质性、遗传方式多样性以及临床表现型的多样性。目前遗传因素致病性主要表现为心肌细胞结构元件的异常，心肌肌原纤维蛋白的基因突变，突变影响能量的供应和调节，核膜组成元件缺乏可能影响了胞质和胞核之间的信号转导，心脏离子通道突变。

（四）其他

营养不良、酒精中毒、内分泌异常、化学或毒素作用、心肌代谢紊乱及冠脉微血管痉挛也可能致病。

二、病理生理

扩张型心肌病的主要病理生理特点是心肌收缩力减弱，导致心脏泵血功能障碍。早期神经内分泌激活，通过加快心率维持心排血量；后期左心室排空受限，心室舒张和收缩末期容积增加，左心室射血分数减少，心室进行性增大，进展为充血性心力衰竭；终末期由于相对性三尖瓣关闭不全和肺小动脉病变导致肺动脉高压，使右心功能不全症状更为显著。心肌细胞肥大、间质纤维化以及心室重构影响心肌细胞离子通道功能，可引起各种类型的心律失常。

三、临床诊断

扩张型心肌病的早期临床表现隐匿或不典型，以致临床上早期诊断非常困难。超声心动图对扩张型心肌病具有形态学诊断和血流动力学评判意义，在诊断和鉴别诊断上具有重要价值，它不难排除心包疾病、心脏瓣膜病、先天性心脏病和肺源性心脏病。心脏超声检查可见心脏扩大以左心室、左心房最为常见，并伴室壁弥漫性运动减弱，收缩期和舒张末期心室容量增加，室壁厚度可正常或变薄；二尖瓣和三尖瓣可因心室扩大和瓣环扩张而发生相对性关闭不全。缺血性心肌病也可见心脏扩大，室壁多节段运动减弱，临床上对此鉴别困难者需做选择性冠状动脉造影。近年来研究认为，检测患者血清中抗心肌特异性蛋白抗体可以作为扩张型心肌病的辅助诊断方法。心内膜心肌活检对扩张型心肌病的临床诊断价值有限，但仍具有组织形态学诊断价值，有助于与特异性心肌病和急性心肌炎的鉴别诊断。

自 1995 年世界卫生组织和国际心脏病学会联合会（WHO/ISFC）心肌病分类出台以来，心肌病的相关研究取得了显著进展，特别是心肌病分子遗传学领域取得了突破性进展。2006 年 AHA 发布了现代心肌病的定义和分类，2008 年欧洲心脏病学会（ESC）公布的心肌病分类与 AHA 的分类有很大不同。我国分别在 1987 年、1999 年举行的全国心肌炎、心肌病专题研讨会上对心肌病的定义、分类和诊断标准进行了修订。

在采纳 WHO/ISFC 报告的基础上，中国心肌病诊断与治疗建议工作组于 2007 年重新修订的扩张型心肌病诊断标准具有临床指导意义。其诊断参考标准如下：①左心室舒张期末内径（LVEDd）>5.0 cm（女性）和 >5.5 cm（男性）；②LVEF $<45\%$ 和（或）左心室缩短速率（FS）$<25\%$；③更为科学的是 LVEDd >2.7 cm/m^2，体表面积（m^2）$=0.0061\times$身高（cm）$+0.0128\times$体重（kg）-0.1529，更为保守的评价 LVEDd 大于年龄和体表面积预测值的 117%，即预测值的 2 倍 SD +5%。临床上主要以超声心动图作为诊断依据，X 线胸片、心脏核素、心脏计算机断层扫描和磁共振成像有助于诊断。在进行诊断时需要排除引起心肌损害的其他疾病，如高血压、冠心病、心脏瓣膜病、先天性心脏病、心动过速性心肌病、心包疾病、系统性疾病、肺源性心脏病和神经肌肉性疾病。

四、治疗

目前扩张型心肌病尚缺乏有效的治疗手段，临床上往往采取综合治疗措施。尽管长期规范化的药物治疗在一定程度上能够改善远期预后，延长患者的生命，但无法从根本上逆转心功能进行性恶化的病理生理进程。本病的病死率较高，年病死率为 25%~45%，猝死的发生率高达 30%。临床治疗的主要目标在于改善心力衰竭症状、控制心律失常、预防猝死和血栓栓塞、延缓病情进展、提高患者的生活质量和生存率。

（一）病因治疗

对于不明原因的扩张型心肌病要积极寻找病因，排除任何引起心肌疾病的可能病因并给予积极治疗，控制呼吸道感染，禁酒、戒烟，改变不良的生活方式。患者应摄取易消化、富含维生素和蛋白质的食物，严格限制钠盐的摄入。

（二）药物治疗

2005 年美国成人慢性心力衰竭诊断与治疗指南将心力衰竭分为 4 个阶段：有发展为心力衰竭高度危险的患者（阶段 A）；有心脏结构异常或重塑但尚无心力衰竭症状的患者（阶段 B）；目前或曾经有心力衰竭症状的患者（阶段 C）；难治性终末期心力衰竭患者（阶段 D）。扩张型心肌病初次诊断时患者的心功能状态各异，因此有必要针对心力衰竭的各个阶段进行规范化药物治疗，临床上通常将扩张型心肌病分为 3 期。

在早期阶段，仅仅是心脏结构的改变，超声心动图显示心脏扩大、收缩功能受损，尚无心力衰竭的临床表现。此阶段针对病因的治疗最为关键，应积极进行早期药物干预治疗，包括 β 受体阻滞剂、血管紧张素转换酶抑制剂（ACEI），可减少心肌损伤并延缓病变发展。

在中期阶段，超声心动图显示心脏扩大、LVEF 降低并有心力衰竭的临床表现，应按慢性收缩性心力衰竭治疗指南进行规范化治疗。存在液体潴留的患者应严格限制钠盐摄入，合理使用利尿剂；所有无禁忌证者应使用 ACEI，不能耐受者改用血管紧张素受体拮抗剂（ARB）；所有病情稳定且 LVEF <40%

的患者应使用β受体阻滞剂，应在ACEI和利尿剂应用的基础上加用β受体阻滞剂，需从小剂量开始，若患者能耐受则每2周将剂量加倍，以达到静息心率不小于55次/分钟为目标剂量；在有中重度心力衰竭表现又无肾功能严重受损的患者，可使用醛固酮受体拮抗剂和洋地黄类药物；有心律失常导致心源性猝死发生风险的患者，可针对性选择抗心律失常药物治疗。

在晚期阶段，超声心动图显示心脏扩大、LVEF明显降低并有顽固性终末期心力衰竭的临床表现。此阶段在应用利尿剂、ACEI/ARB、洋地黄类药物治疗基础上，可考虑短期应用磷酸二酯酶抑制剂，药物不能改善症状者建议考虑非药物治疗方案。晚期阶段患者扩大心腔内形成附壁血栓很常见，栓塞是本病的常见并发症。尽管有报道阿司匹林片有可能抑制ACEI类药物的作用，但对于有发生栓塞性疾病风险且无禁忌证的患者常规应用阿司匹林，预防附壁血栓形成；对已有附壁血栓和发生血栓栓塞的患者必须长期抗凝治疗，口服华法林，调整剂量使国际化标准比值（INR）保持在2.0～3.0。

（三）猝死的预防

室性心律失常和心源性猝死是扩张型心肌病的常见症状，预防猝死主要是控制诱发室性心律失常的可逆性因素。①纠正心力衰竭，降低室壁张力；②纠正低钾、低镁血症；③抑制神经内分泌激活，合理应用ACEI和β受体阻滞剂；④避免利尿剂、洋地黄类药物的不良反应。

胺碘酮为Ⅲ类广谱抗心律失常药，通过阻滞钾通道延长动作电位时程，致心律失常作用发生率低，可以有效控制恶性室性心律失常，对预防猝死有一定作用。部分患者伴病态窦房结综合征或房室传导阻滞，安装永久性心脏起搏器有助于提高心率、增加心搏量、改善临床症状；少数患者存在严重的室性心律失常，最优化药物治疗3个月仍不能控制，LVEF＜35%伴心力衰竭症状、NYHA心功能Ⅱ～Ⅲ级，预期维持较好生活质量前提下存活1年以上的患者建议置入埋藏式心脏复律除颤器，作为一级预防措施，以预防心源性猝死的发生。

（四）心脏再同步化治疗

大约1/3 LVEF降低、NYHA心功能Ⅲ～Ⅳ级的扩张型心肌病患者，QRS波群时限大于120 ms，呈完全性左束支传导阻滞或室内传导阻滞图形，存在双侧心室收缩不同步，可考虑心脏再同步化治疗，通过左右心室同步起搏纠正不同步收缩，改善心脏泵功能和血流动力学而不增加氧耗量，并使衰竭心脏产生适应性改变，能改善药物治疗效果不佳的中重度心力衰竭患者的症状，显著提高运动耐量，改善生活质量，降低住院率和病死率。大规模多中心随机临床试验资料提示，LVEF＜35%、NYHA心功能Ⅲ～Ⅳ级、QRS间期＞120 ms伴有室内传导阻滞的严重心力衰竭患者是心脏再同步化治疗的适应证，对伴发恶性室性心律失常患者，应考虑接受心脏再同步化治疗。

（五）外科治疗

近年来，随着药物和非药物治疗的广泛开展，多数扩张型心肌病患者生活质量和生存率得到一定程度提高，但部分患者尽管采用了最佳治疗方案仍进展到心力衰竭的终末期，需要考虑应用特殊治疗策略。

机械性循环支持是采用机械方法部分替代心脏的泵功能，维持全身血液循环稳定的一种治疗措施。应用左心室辅助装置（LVAD）治疗可以提供血流动力学支持，为等待心脏移植的患者争取时间起到桥梁作用，也可以作为终末期心力衰竭治疗的一种较为有效的方法。临床建议应用人群：①等待心脏移植的终末期心力衰竭患者的短期支持治疗；②不适于心脏移植的患者或估计药物治疗1年病死率大于50%的患者，给予永久性左心室辅助装置治疗。同时，必须认识到右心功能状况对LVAD植入患者的预后非常重要，存在右心功能不全的患者植入LVAD改善了体循环血流，导致静脉回流增加，右心室容量负荷增加，可能是加重右心衰竭的潜在机制。

对于常规方法治疗无效的难治性心力衰竭，同种原位心脏移植是目前唯一确立的外科治疗方法。现阶段，我国心脏移植手术开展较少，与技术因素、传统观念、供体缺乏和手术费用昂贵有关。心脏移植的绝对适应证：①心力衰竭引起的严重血流动力学障碍，包括难治性心源性休克、明确依赖静脉应用正性肌力药物维持器官灌注、峰耗氧量低于10 mL/（kg·min）达到无氧代谢；②所有治疗无效的反复发作的致命性室性心律失常。

（六）免疫学治疗

扩张型心肌病患者免疫介导心肌细胞损伤的机制已初步阐明，临床检测抗心肌特异性蛋白抗体进行病因诊断，有助于对早期诊断的患者进行免疫学治疗。针对抗 ADP/ATP 载体抗体选用钙离子拮抗剂、抗 β_1 受体抗体选用 β 受体阻滞剂，可以阻止免疫介导的心肌损害，部分逆转扩张型心肌病的病理生理进程。研究表明应用免疫吸附方法清除抗 β_1 受体抗体能使扩张型心肌病患者的心功能显著改善。新近诊断患者静脉应用免疫球蛋白，通过调节炎症因子与抗炎因子之间的平衡，产生良好的抗炎效应并改善患者心功能。经组织学证实存在心肌免疫损伤的患者应用环磷酰胺、抗 CD4 单抗可以抑制辅助性 T 细胞介导产生抗心肌自身抗体，早期阻止扩张型心肌病的进展。

（七）干细胞移植

骨髓干细胞是具有自我复制和多向分化潜能的多能干细胞，可作为受损心肌组织修复的供体细胞。骨髓单个核细胞（BMMNCs）作为多潜能干细胞的混合体，在扩张型心肌病领域的应用研究尚处于起步阶段，可能为终末期心力衰竭患者提供新的治疗方法。临床上，BMMNCs 获取方便，自体移植不会发生免疫排斥反应，也不存在伦理问题。小样本临床试验表明，自体 BMMNCs 移植是治疗终末期扩张型心肌病安全而有效的方法。但作为一种探索性的治疗方法，将其广泛应用于临床仍有许多问题亟待解决，移植后的骨髓干细胞在不同状态心肌微环境中的分化和转归尚有待于明确。有理由相信，随着基础和临床研究的深入开展，经冠状动脉自体 BMMNCs 移植可能为终末期心力衰竭患者的细胞重建和功能恢复提供具有里程碑意义的治疗策略。

（八）基因治疗

随着分子生物学技术的发展和对扩张型心肌病认识的深入，发现基因缺陷是部分患者发病机制中的重要环节，通过基因治疗扩张型心肌病也成为目前的研究热点。肝细胞生长因子（HGF）是一种有效的促血管生成剂，在抗心肌细胞凋亡和纤维化方面有独特效果。实验研究发现，应用 HGF 基因治疗自发性心肌病仓鼠，可以抑制心肌重塑、改善心脏收缩功能、延长寿命；转染单核细胞趋化蛋白-1 基因治疗可明显减轻自身免疫性心肌炎。基因治疗方法的探索将有助于寻找治疗家族遗传性心肌病的方法。

（九）脑钠素治疗

脑钠素（BNP）是利钠利尿肽系统的肽类激素，具有利钠、利尿、降压和舒张血管平滑肌的作用。短期应用外源性 BNP 可以改善心力衰竭各项指标，包括增加心脏指数、降低肺毛细血管楔压、降低平均肺动脉压、降低心脏容量负荷和压力负荷。基因重组人 BNP 可以降低扩张型心肌病患者的住院率和病死率，该药的远期疗效和安全性尚有待于多中心大规模随机临床试验加以证实。

（毕喜壮）

第三节 肥厚型心肌病

肥厚型心肌病（HCM）是一种常见的原发于心肌的遗传性疾病，心室肥厚是其重要的病理标志，具体病理可见心肌结构紊乱，间质纤维化，肥大心肌细胞与无序的核相互卷曲，局限性或弥散性间质纤维化，胶原骨架无序和增厚。HCM 病理变化包括心肌细胞和结缔组织成分两个方面，心肌内小血管病变（心血管壁增厚）可能受到心室增厚的团块和自分泌的影响。

WHO/IAFC 提出，肥厚型心肌病是原发于心肌的疾病，形态显示心肌细胞肥大，排列紊乱，间质中结缔组织增多。左心室或右心室肥厚，室间隔肥厚，收缩期左心室流出道阶差升高。20 世纪 90 年代我国较大样本的流行病调查显示，南京地区 HCM 发病率为 1.8/10 万人。近年来，我国最大的调查以超声心动图资料为基础，发现 HCM 的发病率为 0.16%，在中国至少有 100 万左右的 HCM 患者，如将没有就诊的 HCM 患者、FHCM 家族成员无症状但心肌肥厚基因变异的患者统计在内，发病率会更高。

一、发病机制

至少50%的家族性肥厚型心肌病是常染色体显性遗传性疾病，故有学者把肥厚型心肌病定义为“先天性心脏病”。目前已发现至少13个基因400多种突变可导致肥厚型心肌病。编码下列蛋白的基因突变可致肥厚型心肌病：β肌球蛋白重链、肌球蛋白结合蛋白、肌钙蛋白T、肌钙蛋白I、α原肌球蛋白、肌球蛋白轻链必需链、肌球蛋白轻链调节链、肌动蛋白、α肌球蛋白重链、肌性LIM蛋白、肌联蛋白，其中大多数均为错义突变。目前对于各种突变导致HCM形态学，以及临床上特征的确切机制仍然处于推测的阶段，但是所有这些突变都有可能是参与随后的致肥厚反应的驱动力。肥厚型心肌病的表现可能是各种因素相互作用的结果。很罕见的情况下，家族性HCM可由一个以上基因突变引起。多数家族性的HCM是由三种主要基因突变中的一种造成。β肌球蛋白重链基因（*MYH7*）导致的HCM所占比例最高，为35%~50%；其次为心脏型肌球蛋白结合蛋白C基因（15%~25%）和肌钙蛋白T（*cTnT*）基因（15%）；其他致病基因所占比例较少。既往研究表明携带*MYH7*突变的HCM患者发病较早，临床表型较严重，猝死发生率高；*MYBPC3*突变携带者发病年龄较晚（>40岁），中老年人发病多见，心肌肥厚的程度较轻，预后好于*MYH7*。即使在成年人其外显率也不完全，并且发病与年龄有关，随年龄增长而外显率增加。对于某个基因的特异性变异来说其表现型差异巨大，相应的临床症状及心肌肥厚出现的时程和严重程度也有很大区别。例如，肌钙蛋白T基因的突变通常只引起中等程度的（甚至没有）肥厚，但是预后却很差，猝死的风险相当高（虽然其中一种突变类型的预后较好）。其他几种“恶性”的突变发生于*MYH7*分子和原肌球蛋白。致病基因型预测患者的预后目前仍存在争议，部分学者不支持基因型与临床表型的关联，理由是携带同一突变的不同家系及家系内不同患者的临床表型差异很大。Mogenson等发现，*TNNI3*基因Asp190His突变在同一个家系中既可以导致肥厚型心肌病也可以导致限制型心肌病。有研究表明，*TNNI3*基因Arg145Trp突变能够引起限制型心肌病，而同样的突变在我国患者中却表现为肥厚型心肌病。这说明肥厚型心肌病的最终临床表型是基因突变类型、修饰基因和环境因素共同作用的结果。尽管如此，建立基因型和表型联系，通过基因型解释、判断或预测临床表型变化一直是肥厚型心肌病研究的主要方向，因为这是进行肥厚型心肌病临床诊断、早期预防致病基因突变携带者进展为肥厚型心肌病，并进行合理危险分层，有效预防猝死发生的前提。

二、临床表现

1. 呼吸困难

患者最常见的症状是呼吸困难，将近90%的患者有呼吸困难症状。这主要是由于左心室舒张功能不全，左心室充盈受损，随之引起左心室舒张压（以及左心房和肺静脉）升高所致。心绞痛（出现于3/4有症状患者中）、疲倦、晕厥前期、晕厥也十分常见。心悸、夜间阵发性呼吸困难、显著的充血性心力衰竭、眩晕等相对少见。有时也可见到严重的充血性心力衰竭导致患者死亡。劳累可加重症状。

2. 心绞痛样症状

由多种机制导致，部分是由于心肌供氧和需氧之间的失衡引起的，心肌肥厚导致氧耗增加。小冠状动脉的异常也导致心肌缺血的发生，尤其是在劳累时。约有20%的HCM老年患者同时合并冠心病。透壁心肌梗死可发生于没有心外膜冠状动脉狭窄的情况。心室舒张功能受损，心室壁高张力时间延长，冠状动脉血流阻力降低较正常时慢，可导致心内膜下缺血。

3. 晕厥

劳力或心律失常导致心排血量不足可引起晕厥及先兆晕厥发作，一般发生于直立位，平卧位症状可迅速缓解。但是与主动脉瓣狭窄不同，成年HCM患者中发生晕厥或者先兆晕厥并不代表预后不良。许多患者有多年的晕厥病史，但病情并无恶化。但是若在儿童或者青少年当中发生先兆晕厥和晕厥，则提示患者猝死的风险增加。

4. 心律失常

虽然血流动力学障碍和心肌缺血等机制可能是造成HCM患者（尤其是年轻患者）死亡的原因，但是某些死亡的病例，尤其是猝死的病例可能是由于室性心动过速或者心室颤动造成的。HCM 患者中室上性心动过速比较常见，可发生于 1/4 ~ 1/2 的患者。由于该病本身存在心脏收缩和舒张功能的异常，患者对于节律的异常更加难以耐受。心房颤动是最常见的持续性心律失常，最终约 1/4 的患者可发生心房颤动。年龄增长，以及左心房增大均增加心房颤动的发病风险。大约有 3/4 的患者能够耐受心房颤动，但仍可引起血栓性脑卒中、进展性心力衰竭，以及死亡。室性心律失常在 HCM 患者中常见，连续动态心电图监测显示，超过 3/4 的患者可发生室性心律失常，1/4 的患者可出现非持续性的短阵室性心动过速，但持续性单形性室性心动过速少。对某些患者来说，这是猝死的先兆，但是其对于鉴别具较高猝死风险患者的预测价值十分有限。平板运动试验可能发现静息时未发生的心律失常，但持续的心电图动态监测对于发现反复发作的室性心动过速更加有效。目前没有发现平均信号心电图或者 QT 离散程度检查对于筛查致死性室性心律失常高危患者有帮助。虽然动态心电图监测显示心率变异性降低可以作为心肌梗死后猝死风险增加的预测指标，但用于 HCM 的危险分层效果不佳，未被广泛使用。

5. 体格检查

可能无异常体征，尤其是在没有症状、没有压力阶差的患者，轻度心肌肥厚的患者，以及心尖肥厚型的患者中。但如果是有左心室流出道压力阶差的患者，其体征常十分明显。胸前区心尖冲动位置往往向外侧移位，并且异常有力，其搏动范围也弥散。听诊可能有以下发现。

（1）S_1 一般正常，其前面一般可闻及与心尖收缩期前搏动相应的 S_4。

（2）S_2 一般正常分裂，但是某些患者分裂变窄，另一些患者尤其是存在严重压力阶差的患者可闻及反常分裂。偶尔也能听到收缩期喷射音，可能是血流迅速加快引起的。

（3）收缩期杂音：典型情况下音质比较粗糙并且音调呈递增递减型。一般开始于 S_1，在心尖到胸骨左缘之间最清晰。该杂音可广泛传递到胸骨缘下端、腋部，以及心底部，但是不传导到颈部血管。在存在较大压力阶差的患者当中，杂音往往反映左心室流出道的湍流，以及伴发的二尖瓣关闭不全。相应的，杂音在心尖部和腋部呈现为全收缩期和吹风样杂音（由于二尖瓣反流）；而在胸骨缘下端，杂音出现在收缩中期且更加粗糙（由于流过狭窄流出道的湍流）。收缩期杂音的强度，以及时程均是容易变化的，动作与体位变化可使之增强与减弱。

（4）舒张期杂音：显著的二尖瓣反流患者由于流经瓣膜的血流增加，可产生舒张期杂音；少数患者可闻及主动脉反流的杂音，常发生于手术纠正流出道压力阶差，以及感染性心内膜炎之后。

三、辅助检查

1. 心电图

HCM 患者一般均存在心电图异常，尤其在有症状的存在流出道压力阶差的患者更是如此，其异常的形式非常多样。仅有 15%~25% 患者的心电图完全正常，多数是仅有局限性的左心室肥厚的患者。最常见的心电图异常是 ST 段和 T 波的变化，其次是左心室肥厚表现——QRS 的波幅在心前区导联中间区最高。但是这些表现均是非特异性的，在完全正常的人群中也能发现，尤其在接受高强度训练的运动员身上，这些异常可反映运动的情况。心电图上反映的左心室肥厚程度与超声心动图反映的心肌肥厚程度之间只存在微弱的联系。心前区导联中间区巨大的负性 T 波往往提示心尖肥厚型的 HCM。显著的 Q 波也相对常见，发生于 20%~50% 的患者当中。异常 Q 波常出现在下壁导联或胸导联或者二者均出现。另外可以发现其他一系列的 ECG 异常，包括心电轴异常和 P 波异常。

2. 电生理检查

利用电生理检查鉴别具有高度猝死风险 HCM 患者仍然存在争议。虽然先前许多医师对此抱有相当大的热情，但是目前认为其预测价值有限。电生理检查能发现 HCM 患者的许多异常，包括发生于许多患者的多形性的室性心动过速。但是目前认为该项检查是非特异性的，而且无法甄别高危患者。

3. 胸部 X 线片检查

变化各异，心影大小可能正常，也可能明显增大。常见左心房扩大，尤其是在伴有严重二尖瓣反流的情况下。

4. 超声心动图

由于超声心动图具有高诊断价值且无风险等优点，故被广泛应用于HCM的评估。既可用于HCM疑似患者的研究，又可以对HCM患者的亲属进行筛查。超声心动图在形态学（如室间隔肥厚的分布）、功能学（左心室收缩增强），以及（当联合使用多普勒技术时）血流动力学（流出道压力阶差的程度）等方面的定性定量研究十分有价值。

（1）左心室肥厚：HCM主要的超声心动图表现是左心室肥厚。虽然典型累及的部位是室间隔和前侧游离壁，但是超声心动图也可发现左心室其他部位的累及，包括其他游离壁和心尖。肥厚的程度和类型的差异相当大。在某些患者中，左心室中不同部位的肥厚程度也不尽相同。室间隔最大的肥厚部位位于左心室心尖和心底的中部。室间隔厚度是左心室后壁的1.3~1.5倍就达到了HCM的诊断标准。室间隔不但相对于左心室后壁要肥厚，而且至少达到15 mm的标准，超声心动图检出的平均心室壁厚度是20 mm，但差异程度相当大，其范围从非常轻度肥厚（13~15 mm）到巨大肥厚（60 mm）不等。HCM第二个特征性的超声心动图表现是左心室流出道狭窄。左心室流出道的前部由室间隔构成，其后部由二尖瓣前瓣构成。二尖瓣可发生异常增大和延长，导致左心室流出道的几何构型异常，以及引起左心室流出道压力阶差。流出道几何构型的异常与压力阶差同时伴发的二尖瓣反流相关。二尖瓣反流的程度与二尖瓣前叶，以及后叶的错位程度相关。

（2）二尖瓣前瓣收缩期异常前向运动：当HCM存在压力阶差时，二尖瓣前瓣可出现收缩期异常前向运动，偶然二尖瓣后叶也可能参与其中。收缩期二尖瓣前向运动的程度，以及由此引起的二尖瓣反流程度与流出道压力阶差的程度密切相关。室间隔与二尖瓣装置接触时间延长的情况仅仅存在于静息流出道压力阶差的HCM患者。而且流出道压力阶差的出现与二尖瓣装置和室间隔接触的发生存在密切的时间联系。收缩期二尖瓣前瓣向前移动的机制有如下三种解释。①异常的乳头肌收缩，以及伸长的二尖瓣瓣叶使得收缩期二尖瓣向室间隔方向牵拉；②由于流出道位置异常，二尖瓣（可能是被左心室后壁）被推向室间隔方向；③当血流从狭窄的流出道快速射出，可在周围形成低压区，将二尖瓣向室间隔牵拉。收缩期二尖瓣前向运动和动力性压力阶差并非HCM的特征性表现，许多其他的情况下也有类似发现，包括心室收缩过强的状态、左心室肥厚、大动脉转位，以及室间隔的浸润性病变。超声心动图其他表现：①左心室腔减小；②收缩期室间隔活动减弱，以及增厚幅度减小，尤其是室间隔的上部（可能是由于肌纤维结构的排列紊乱及收缩功能异常造成）；③后壁的运动正常或者增强；④由于左心室顺应性降低，以及异常的舒张期跨瓣血流造成的舒张中期二尖瓣关闭程度减小；⑤二尖瓣脱垂；⑥收缩期主动脉瓣部分关闭，但主动脉瓣的粗大扑动则更为常见。可能与流出道的血液湍流相关。伴随流出道压力阶差出现的超声心动图表现（收缩期二尖瓣前向运动，主动脉瓣部分关闭）是易变而不定的，故有时需要使用如Valsava动作、亚硝酸异戊酯等扩张血管药物、异丙肾上腺素等刺激收缩的药物，以及其他诱发心室期前收缩等方法来促发上述现象。

（3）收缩期流出道压力阶差：80%左右的HCM患者，无论是否存在收缩期流出道压力阶差，均可在超声心动图，以及多普勒检查中发现心室舒张功能异常。由于室间隔活动普遍减弱，故心室充盈的速度主要取决于游离壁变薄的速度。心室肥厚程度与舒张功能异常的程度并不存在联系。

5. 磁共振成像

当超声心动图操作技术有限，或者需要与其他心肌增厚原因鉴别（如鉴别是肥厚还是浸润病变时）时，使用该技术评估HCM患者十分有效。使用钆作为造影剂时，多数HCM患者的MRI表现为心肌影像增强，可能提示心肌的纤维化或心肌细胞排列紊乱或者两者兼具。具有早年死亡风险高的患者，其心肌影像增强的程度更高。故该技术有望运用于HCM患者的危险分层。

6. 血管造影

可显示心室肥厚。当存在流出道压力阶差时，可见收缩期二尖瓣前叶前向运动，阻塞左心室流出道。左右心室造影时，采用头位加左前斜位的投照可以更好地对室间隔的大小、形态，以及构型进行显像。对年龄>45岁的患者，有阻塞性冠状动脉疾病患者，其胸痛症状无法与冠状动脉造影正常的HCM相鉴别，可行血管造影。

四、鉴别诊断

要鉴别 HCM 与固定的流出道梗阻，最主要的是主动脉瓣狭窄，必须十分重视体格检查。其中颈动脉搏动，以及心脏杂音的特征最具有意义。因为在固定的瓣膜狭窄当中，左心室的排空从心室收缩的开始阶段就存在，故颈动脉搏动波升段缓慢且波幅降低。而对于 HCM，左心室收缩的最初阶段其射血数量实际较正常情况下增加，故其颈动脉搏动波上升迅速。HCM 的杂音与主动脉狭窄不同，在患者做 Valsalva 运动，以及从直立位转变为蹲位时增强；从蹲位转变为直立位，下肢被动抬高，以及握拳时减弱，并借此能将两者可靠地鉴别开。其他有助于鉴别，但无重大意义的特征，包括杂音的位置（主动脉瓣膜狭窄的杂音可传导到颈动脉而 HCM 则不能），以及收缩期震颤的出现，以及位置（在主动脉瓣狭窄患者中收缩期震颤并不少见，且在胸骨右缘第二肋间最明显；而 HCM 患者少见而在胸骨左缘第四肋间最明显）。

五、药物治疗

1. β 肾上腺素能受体阻断药

一般用药后，心绞痛、呼吸困难及先兆晕厥等症状均见改善。对于具有静息或者可诱发的流出道压力阶差的患者，β 肾上腺素能受体阻断药可预防劳力性的流出道梗阻加重，但静息流出道压力阶差大多无改变。这类药物可减少心肌氧耗，从而可减少心绞痛发作，以及可能还具有抗心律失常作用。一般 β 肾上腺素能受体阻断药治疗心绞痛的反应要较呼吸困难为好。有研究认为，β 受体阻断药可能具有预防猝死发生、减少 HCM 死亡率的作用。故有学者给予无症状 HCM 患者预防性使用 β 受体阻断药。β 肾上腺素能受体阻断药也可减弱心脏的变时性反应，从而限制心肌对氧传递需求的增加。以往认为，β 受体阻断药可改善舒张期心室充盈，但目前认为此类效益纯系心律减慢所致。然而，对 β 肾上腺素能受体阻断药的总体临床疗效差异巨大，仅有 1/3～2/3 的患者可呈现明显的症状改善。如欲中断 β 肾上腺素能受体阻断药治疗，应缓慢撤药，以防出现反跳性肾上腺素能高敏反应。

2. 钙拮抗药

可作为 β 受体阻断药的一种替代性选择，维拉帕米的使用经验较为丰富，而硝苯地平、地尔硫䓬及氨氯地平的使用经验有限。HCM 的起始治疗应该首先使用 β 肾上腺素能阻断药还是钙拮抗药，目前尚未达成明确的共识，然而在应用 β 受体阻断药治疗无效的患者中，换用维拉帕米往往仍能有效改善症状。当 β 受体阻断药更换为维拉帕米时，患者的运动能力尤见改善。收缩功能过度增强和舒张期充盈异常，两者均与钙动力学异常有关，而阻断跨心肌细胞膜钙离子内流的药物则可矫治上述两种异常。事实上，在家族性 HCM 的动物模型中，地尔硫䓬可防止 HCM 的形态学改变进展。维拉帕米已成为治疗肥厚型心肌病时应用最广泛的钙拮抗药。维拉帕米临床应用的提出至少部分是基于下列试验基础：维拉帕米对于遗传性心肌病产生有益的保护作用；维拉帕米的血管扩张作用对 HCM 虽无益处，但无论是静脉或口服给予维拉帕米，均可能通过抑制心肌收缩力而降低左心室流出道压力阶差。也许更重要的是从改善症状的角度来说，维拉帕米能够改善 HCM 的舒张期充盈，这一效益至少一部分是通过减轻区域性舒张性能不协调产生。维拉帕米还可改善某些患者的区域性心肌血流灌注，此效益可归功于舒张期功能的好转。研究表明，2/3 以上应用维拉帕米的 HCM 患者运动能力提高，症状改善。在长期服用维拉帕米的非卧床患者中可以观察到症状的持久改善。但是在小部分接受治疗的患者中可发生包括猝死在内的严重不良反应。维拉帕米的并发症包括窦房结自律性受抑制、房室传导阻滞、血管扩张作用，以及负性肌力作用等，这些不良反应可最终导致低血压、肺水肿和死亡；抗心律失常药物，尤其是奎尼丁可加剧维拉帕米对血流动力学的不良作用。鉴于此类不良反应的存在，故对于左心室充盈压增高或有夜间阵发性呼吸困难或端坐呼吸等症状的患者，不主张使用维拉帕米，如要使用必须极为谨慎。

对于单药治疗效果不佳的患者，β 肾上腺受体阻断药和钙离子拮抗药的合并治疗可能有效。但是合并治疗优于单药治疗的结论仅仅来自一些无对照的研究。

3. 其他药物

（1）丙吡胺：可改变钙离子活动，故能改善 HCM 患者的症状，减轻甚至消除其压力阶差。这些效果可能是左心室收缩性能受抑和射血速度减缓所致。当与 β 受体阻断药合用时，丙吡胺减轻流出道压力阶差的效果十分明显。丙吡胺长期用药的经验有限，尤其是对无症状患者，以及无流出道压力阶差患者更是如此，而且其最初的效果随时间而减弱。β 肾上腺素能受体阻断药、钙拮抗药和常规的抗心律失常药似乎都不能抑制严重的室性心律失常或者减少室上性心律失常的发作频率。然而，胺碘酮治疗 HCM 患者的室上性及室性快速性心律常有效。虽然有人相信胺碘酮可改善 HCM 的预后，但现有资料有限且非结论性。

（2）胺碘酮：心房颤动时，血流动力学上心房对心室充盈的促进作用丧失，故通常应该及时行药物复律或电复律术。胺碘酮可减少成功转律以后心房颤动再发。慢性心房颤动者若无禁忌证，应给予抗凝药治疗。约 5% 的 HCM 患者可发生感染性心内膜炎，但似乎仅限于存在流出道压力阶差的患者。故该类患者具有恰当地预防性应用抗生素治疗的指征。感染往往好发于主动脉瓣或二尖瓣装置，心内膜或室间隔上接触性损伤部位；由此可见，慢性心内膜损伤可成为随后发生感染的 1 个病灶源。

六、预防

重点是防止猝死。肥厚型心肌病的死亡大多很突然，可发生于以往无症状、对自己的病情并不知情或其他方面的病程都很稳定的患者。要想识别那些猝死极高危的患者极为困难。不过一些可靠的特征可以识别出 10%~20% 的高危患者，其中包括：先前发生过心搏骤停或持续性室性心动过速，反复发作的非持续性室性心动过速；首次确诊时年龄较轻（<30 岁），尤其是那些左心室严重肥厚的患者，室壁厚度≥30 mm 者；有 HCM 猝死家族史（所谓的恶性家族史）；运动后血压反应异常（尤其在小于 50 岁的患者中）（可能与心内膜下缺血造成短暂左心室收缩功能障碍有关）；存在与猝死发生增加有关的遗传异常。肥厚程度与预后相关，严重肥厚的患者（>30 mm）其 20 年猝死发生的风险近 40%。流出道压力阶差的存在（及其严重程度）对于死亡的风险有中等的预测价值。多普勒超声提示存在静息压力阶差的患者，其死亡风险增加 1.6 倍。功能限制的程度，以及一般症状与死亡的危险性无关。但晕厥病史（尤其在年轻患者当中）提示猝死的风险增加，据推测多数患者的猝死是由室性心律失常引起，但房性心律失常可使心脏变得更敏感，随即出现室性心律失常。缓慢型心律失常，以及房室传导系统的病变也可导致猝死。

尽管辨别猝死高危患者比较困难，但是如果患者不存在下列特征（包括无严重症状、恶性家族史，非持续性心动过速、严重肥厚、严重左心室扩张，以及运动后异常血压反应），则认为属于低危人群，约占 HCM 患者总数的 1/2。在一项大型研究中心肌轻度肥厚的患者（如窄壁厚度<19 mm）在 20 年内几乎不出现猝死。虽然此低危人群中最好避免参与激烈的体育运动，但是娱乐性的体育活动并不认为是禁忌。

儿童的致死机制可能有所不同，因为自发性室性心律失常和经电生理检测所能诱发出的室性心律失常均较成年人少见。血流动力学机制也可能参与其中，因为年轻患者对运动反应常出现外周血管阻力异常改变。

目前制定了参与竞技性运动的相关指南，凡是肥厚型心肌病患者，无论病症是否明显，均应禁止剧烈运动，尤其是有高危临床特征者。在猝死的年轻竞技运动员的尸体解剖中，最常见的异常是未曾疑及的肥厚型心肌病。在参与竞技性体育以前对运动员进行心血管筛查可以发现处于静止期的无症状 HCM，可以减少不可预测的猝死发生的概率。至于为何某些患 HCM 的运动员会猝死而有些却能不受限制，继续从事竞技活动，原因至今不明。曾推测心肌排列紊乱涉及的范围及其严重程度在决定预后方面可能起着重要作用，但这些资料一般无法在患者生前轻易得到。心肌显著肥厚者均属高危人群。一般患者能够耐受妊娠但母亲死亡的相对风险略有增加，尤其是那些已知高危的妇女。

七、生活指导

1. 运动

1/3 年轻运动员猝死是由于心肌病。诊断为心肌病的青年人，建议不参加竞争性运动，特别是能使心率突然增加的运动，如举重、鞍马、单杠或双杠等爆发力运动和加减速很快的运动；环境气候不好，如冷、热、潮湿等建议不运动；建议不参加为“上新台阶”的目标而进行的训练；不参加时间长、运动量大的运动。

2. 禁酒

特别是有流出道梗阻（包括运动后梗阻）的患者，即使饮酒量很少，也会引起周围血管扩张，加重梗阻。

3. 避免服用增强性功能的药物

如伟哥（通用名：柠檬酸西地那非）、瓦地那非、他达那非，这些药物扩张动静脉，加重左心室流出道梗阻。

4. 急性出血、体液丢失

腹泻呕吐，利尿，在热环境站立太久，洗浴水太热、洗桑拿，气候环境太冷太热，使血容量减少，加重左心室流出道梗阻。

5. 怀孕

理论上父母的肥厚型心肌病有 50% 概率会遗传给子女，但具体到一个家庭，概率难以预测。即使子女遗传到该病，父母与受累子女的病情可以差异很大。父母症状轻或无症状，受累子女可能很重，或相反。若这一家系的基因突变已找到，生殖中心可与分子遗传科配合，通过试管婴儿方法，确定胚胎是否携带突变基因而决定取舍。

6. 分娩

多数肥厚型心肌病妇女可以耐受怀孕，且安全，阴道生产不增加危险。但症状重，有严重心律失常者除外。分娩时最好要有心脏科医师在场，出现症状及时处理，必要时行剖宫产。分娩时尽量不用硬膜外麻醉，特别是有流出道梗阻者，麻醉引起明显血压下降，加重梗阻。β 受体阻滞药、钙拮抗药维拉帕米可透过胎盘，理论上可影响胎儿，但尚很少有直接证据真正影响胎儿。在怀孕第 1~3 个月，应尽量不用药物，鼓励怀孕的患者及早与心脏科及产科医师讨论。

7. 驾车

有晕厥症状及严重心律失常，应在症状完全控制后才可以驾驶。但可申请残疾停车证（医师签字）。ICD 装后头 6 个月不要开车。若超声确诊肥厚型心肌病，不论有无症状，医师应建议不能从事商业驾驶。

8. 口腔科治疗

肥厚型心肌病伴流出道梗阻患者，任何口腔科操作前（包括洗牙），均应给予抗生素预防感染。

9. 随访

即使患者病情稳定，无新并发症，也要每年看 1 次门诊。家庭中如一人诊断为“肥厚型心肌病”，鼓励家庭成员去做心电图及超声（2D 加多普勒）检查。家族成员筛查随访。

（1）年龄 <12 岁，有下列情形应予筛查。①肥厚型心肌病早发猝死家族史，以及合并其他恶性并发症；②欲参与竞争性、强体力的运动项目或欲成为运动员；③有症状；④有左心室肥厚的征象。

（2）12~21 岁，每 12~18 个月 1 次，直到超声出现异常。

（3）年龄 >21 岁，需每年随访 1 次，因为有的患者有晚发肥厚型心肌病家族史，中年以后才发病。

（毕喜壮）

第四节　限制型心肌病

一、概述

限制型心肌病（RCM）以单侧或双侧心室充盈受限和舒张期容量减少为特征，收缩功能和室壁厚度正常或接近正常，可见间质纤维增生。我国发病年龄多在 15~40 岁，男女发病比为 3 ∶ 1。

在心肌病的三个（扩张型、肥厚型、限制型）功能性分类中，RCM 是西方国家里最少见的一种类型。但是，一些非特发性的 RCM 如心内膜疾病可多发于某些特定的地理区域。RCM 的主要特点是心脏舒张功能异常，心室壁异常僵硬，心室充盈受阻。反之，心脏收缩功能一般无损伤。因此 RCM 与缩窄性心包炎在心脏功能上有部分类似，均表现为正常或接近正常的收缩功能，但心室充盈存在异常。临床上必须将此两者鉴别开，因为手术方法可以成功地治疗缩窄性心包炎。

（一）发病机制

RCM 可以出现一系列特异性的病理过程，但病因常不明。心肌纤维化、浸润或者心内膜瘢痕形成均与舒张功能异常有关。在特发性的类型中常可以发现心肌肥厚的证据。淀粉样变性累及心肌（好发于多发性骨髓瘤患者）是 RCM 常见的病因，但也可由许多其他病因引起。某些浆细胞恶性增生的患者可出现 RCM 的表现，但是其病因不是淀粉样纤维而是免疫球蛋白的轻链对于心肌的浸润。某些患者不但有 RCM 的临床表现，而且同时存在左心室肥厚，以及纤维化的证据。当然，心室肥厚尤其是 HCM 可以造成心室顺应性降低，但本质上不是 RCM。某些 RCM 是遗传性的，目前已经发现与编码肌钙蛋白Ⅰ的基因突变相关。某些病例还有可能与骨骼肌疾病相关。

1. 病理及病理生理学改变

心脏外观轻度或中度增大，心内膜显著纤维化与增厚，以心室流入道与心尖为主要部位，房室瓣也可被波及，纤维化可深入心肌内。附壁血栓易形成。心室腔缩小。心肌心内膜也可有钙化。心内膜与心肌纤维化使心室舒张发生障碍，还可伴有不同程度的收缩功能障碍。心室腔减少，使心室的充盈受限制；心室的顺应性降低，血液回流障碍，随之心排血量减小，形成类似缩窄性心包炎的病理生理变化。房室瓣受累时可出现二尖瓣或三尖瓣关闭不全。

2. 血流动力学改变

（1）限制型心脏病：血流动力学表现与慢性缩窄性心包炎类似，心内膜活检、CT 以及放射性核素血管造影均有助于二者的鉴别诊断。前者表现为心肌的瘢痕形成或者浸润（活检中），后者表现为心包的增厚（CT 和 MRI 表现）。利用上述诊断技术一般无须开胸探查；但是如果在缩窄和 RCM 之间仍然无法明确鉴别诊断，可以进行手术探查。此两者血流动力学检查均表现为心室舒张开始时，心室压力出现陡峭而深的下降，然后在舒张早期又迅速回升到平台期（某些 RCM 无此表现）。这种骤降而迅速回升到平台的表现称为“平方根征”。在心房压力描记上表现为显著的 Y 下降以后出现快速的上升，以及平台，此后出现的下降也相当迅速。这些波形的组合可形成类似 M 或者 W 形的压力描记图形。α 波相当明显，其振幅与 V 波常相同。体循环和肺循环静脉压力均升高，但是限制型心肌病患者的左心室充盈压常超过右心室充盈压约 5 mmHg，运动、容量补充，以及 Valsalva 运动可以增加这种差别。

（2）缩窄性心包炎：左右心室充盈压相似，压差至多不超过 5 mmHg。RCM 患者肺动脉收缩压常常超过 50 mmHg，而缩窄性心包炎则较低。此外，右心室舒张期平台压力至少是右心室收缩期压力峰值的 1/3，但 RCM 则常较低。

（二）临床表现

运动量下降是常见的表现。RCM 患者在不能进行有效充盈的前提下，通过加快心率来增加心排血量。乏力和呼吸困难一般较为显著。某些患者可有明显的劳力性呼吸困难，但多数患者无此症状。患者中心静脉压可升高，并伴随肝脏增大、腹水，以及全身水肿，晚期患者尤为多见。体格检查可发现颈静脉怒张，并闻及 S_3 和（或）S_4。也可发现吸气相静脉压升高（Kussmaul 征）。但与缩窄性心包炎不同，RCI 患者的心尖冲动可以触及。

（三）辅助检查

心电图常提示心房颤动。除心内膜活检以外，各种辅助的实验室检查如 CT、IRI 等均有助于鉴别。

虽然胸部 X 线片上可见的心包钙化对于诊断缩窄性心包炎既非绝对敏感也不特异，但如果该表现出现在需要鉴别缩窄性心包炎和限制型心肌病的患者身上，则强烈支持前者的诊断。由浸润性疾病导致的 RCM 患者，其超声心动图表现为左心室壁肥厚和左心室质块的增加，心房几乎总是扩大。经胸，以及经食管多普勒超声心动图外加组织多普勒测量技术可以发现上述两种疾病的左心室充盈方式有所区别。RCM 患者左心室性期前收缩期充盈速度加快，心房充盈速度减慢，等容舒张时间缩短。

二、Gaucher 病

Gaucher 病，为糖酰基鞘氨醇代谢异常的罕见遗传病。此病系 β 葡萄糖苷酶缺乏引起葡糖苷脂类在脾、肝、骨髓、淋巴结、脑及心肌内堆积。富含脑苷脂的细胞在左心室内呈弥漫性间质浸润，导致左心室顺应性降低及心排血量减少。心脏受累的临床证据不多，一旦出现则以左心室功能不全、血性心包积液、左心室壁质块增加及左心瓣膜增厚钙化等为特征。酶替换疗法和肝移植可减少葡糖苷脂类对组织的浸润，改善临床症状。

三、血色病

血色病以铁在各种实质性组织（心、肝、性腺和胰腺）过度沉积为特征。本病特征：①家族性（常染色体隐性遗传）或特发性病例；②与血红蛋白合成缺陷，导致无功能性红细胞生成相关；③慢性肝脏病变；④多年来经口或经非肠胃道途径过量摄取铁（或反复输血）。

心肌内有铁沉积的患者在其他器官（如肝、脾、胰腺、骨髓等）几乎都有铁沉积，心肌受累的严重程度差异极大，且只是大致上与其他器官的受累程度相平行。心脏受累的结果可导致同时呈现收缩和舒张功能不全的扩张型/限制型心肌病混合型表现，往往还伴有心律失常。有报道认为心肌损伤系游离铁部分对组织产生直接的毒性作用所致，而非单纯由于铁对组织的浸润而引起。肝硬化和肝细胞癌虽然是最常见的死亡原因，但心源性死亡仍为另一重要原因（年轻男性病例尤其如此），可占总病死数的1/3。

（一）病理

可见心脏扩张伴心室壁增厚。在心肌肌浆网内有铁沉积物，后者最多见于心外膜下区，其次为心内膜下区，而心肌层内最为少见。心室心肌内的铁沉积比心房心肌内广泛。心脏传导系统受累常见，心肌退行性变和纤维变性也可发生。心功能不全的严重程度与心肌内铁的沉积量成比例。心肌内铁的大量沉积（尤其是在尸检时凭肉眼可见者）必定导致心脏功能不全。

（二）临床表现

差别很大，主要取决于心肌受累的程度。有些患者在超声心动图上有心肌受累的表现，初期表现为左心室壁增厚，后期出现心腔增大和收缩功能不全，但始终保持无症状。各种非介入性技术（如 CT 尤其是 MRI）能够发现早期亚临床的心肌改变，而此时进行治疗是最有效的。有症状的心脏受累者常伴心电图异常，包括 ST 段及 T 波异常和室上性心律失常。这些心电图改变与心脏内铁沉积的程度有关。临床和超声心动图表现可以作为心脏受累的证据。心内膜心肌活检术则有助于证实诊断。有助于做出诊断的指标还有血浆铁水平增高、总铁结合力正常或降低、血清铁蛋白显著增高，以及尿铁、肝铁，特别是转铁蛋白饱和度明显增加等。

四、糖原贮积症

Ⅱ、Ⅲ、Ⅳ、Ⅴ型糖原贮积症均有可能出现心脏受累情况，除Ⅲ型糖原贮积症外。罕见有存活至成年者。心脏受累最常见的是心电图和超声心动图上呈现明显的左心室肥厚征象，而无临床表现。但某些患者可发展为显著的心功能不全、心律失常，以及类似 DCM 的表现。

五、心内膜心肌疾病

心内膜心肌疾病（EMD）是一种常见的限制型心肌病，患者多分布在靠近赤道地区。非洲多发，而南美洲、亚洲及非热带国家，包括美国较为少见。本病以心尖部和一侧或两侧心室的瓣下区域的心内膜发生密集的纤维性增厚为特征，从而出现限制型心肌病的病理学改变。多年来认为本病存在两种变异型，其一主要见于热带国家；另一种则见于温带国家。尽管两者在病理表现上类似，但在临床表现上仍有重要差别，故两者同属一种疾病过程的概念受到质疑。除了患者分布在地理上的差异外，本病的温带型病情进展更迅速，主要侵犯男性，伴有嗜酸性粒细胞增多，血栓栓塞现象，以及全身性动脉炎。相反，心内膜心肌纤维化（EMF）好发于年轻患者，并不总伴有嗜酸性粒细胞增多。

六、Loffler 心内膜炎

Loffler 心内膜炎是嗜酸性粒细胞增多综合征在心内膜的一种病变。任何原因引起的嗜酸性粒细胞增多均可引起心内膜心肌病。

典型的 Loffler 心内膜炎患者是居住在温带，40 岁左右的男性嗜酸性粒细胞增多综合征患者（即嗜酸性粒细胞持续升高 $>1.5\times10^9$/L 至少 6 个月或直至死亡为止，并伴有器官受累的征象）。嗜酸性粒细胞增多综合征时心脏受累几乎成为定律。多数 Loffler 心内膜炎患者嗜酸性粒细胞增多的原因不明，有些患者可能是白血病所致，某些则是反应性的（即继发于各种寄生虫性、变态性反应、肉芽肿性、过敏性疾病之后）。

（一）病理

发生嗜酸性粒细胞增多综合征时，除心脏外各种器官均可有累及，其中包括肺、骨髓及脑。心脏常为双侧心室累及，心室流入道部分和心尖部的心内膜壁层增厚。组织学上可见不同程度的病变。①累及心肌和心内膜的急性炎症性嗜酸性粒细胞性心肌炎；②累及壁内小冠状血管的血栓形成，纤维蛋白样变性和炎性反应；③附壁血栓形成，其内常含有嗜酸性粒细胞；④厚达数毫米的心内膜纤维性增厚。

（二）临床表现

本病的主要临床表现包括体重减轻、发热、咳嗽、皮疹及充血性心力衰竭。心脏受累早期虽可无症状，但约半数以上患者可呈现明显的右侧和（或）左侧心脏功能不全。可见心脏扩大，常可闻及二尖瓣反流性杂音，但往往无明显的充血性心力衰竭症状。体循环栓塞常见，可导致肾功能障碍。患者常死于充血性心力衰竭，且往往伴有肾脏、肝脏或呼吸功能不全。

（三）辅助检查

胸部 X 线片可显示心脏增大和肺瘀血，但肺部浸润相对少见。心电图则以非特异性的 ST 段和 T 波异常最为多见。心房颤动，以及传导障碍是最常见的心律失常。超声心动图通常可呈现左心室壁后基底部有局限性增厚，二尖瓣后叶活动缺如或显著受限。多普勒超声心动图可显示有房室瓣反流。收缩功能常保存良好，这与限制型心肌病的表现一致。在 Loffler 心内膜炎，心内膜瘢痕造成心室僵硬度增加，血栓机化造成心室腔缩小，因此可表现为心室舒张期充盈受限的限制型心肌病的血流动力学改变。因二尖瓣或三尖瓣支持装置受累可发生房室瓣反流。心导管检查显示心室充盈压明显提高，且有三尖瓣或二尖瓣反流的表现。心室造影的特征性表现为心脏收缩功能大部分保留，而心室心尖部闭塞。本病确诊依据经皮穿刺心内膜心肌活检术结果，但活检结果并非总是阳性。

（四）治疗

Loffler 心膜炎病程早期的内科疗法和晚期纤维化时的外科疗法对改善症状和生存率均有效。皮质类固醇对急性心肌炎可能有效，如与细胞毒性药物（尤其是羟基脲）联合应用，则可有效改善生存率。少数对标准疗法无反应的患者用干扰素治疗有效。如有指征则应联合使用洋地黄类、利尿药、减轻心脏后负荷药物，以及抗凝药等常规治疗。一旦已达纤维变性阶段，外科手术可明显减轻症状。

（丰　雪）

第五节　致心律失常性右心室心肌病

一、发病机制

致心律失常性右心室心肌病（ARVC）常表现为家族性，家族性发病占 30%~50%。家系研究已经证实 9 种不同的染色体显性遗传与本病相关，已确定五种基因突变与 ARVC 发病相关。心肌雷诺丁受体基因是首先被发现的致突变基因，该基因突变使细胞内钙调控蛋白功能失衡而导致心律失常的发生。在希腊的 Naxos 岛发现另一变异类型，此性状为隐性遗传，但却有相当高的外显率。ARVD 与 UhI 畸形不同，后者的心室壁极为纤薄。所有基因中除了 $TGF\beta_3$ 外都涉及细胞桥粒板的形成，推测 ARVC 可能是由细胞桥粒病变所致。炎症反应在 ARVC 的发病中起相当大的作用，显示约 2/3 的 ARVC 患者的心肌细胞内存在散发或弥漫性炎性细胞浸润，纤维脂质浸润可能是慢性心肌炎症的修复现象。动物实验证实柯萨奇 B3 病毒的感染可出现选择性右心室心肌细胞死亡，以及右心室室壁瘤形成等 ARVC 特征性表现。但在临床研究中，对心肌细胞病毒基因片段的检测结果尚存在差异，家族性病例中检测到病毒基因片段的阳性率低于散发病例。病毒的类型多为肠道病毒、腺病毒、巨细胞病毒、丙型肝炎病毒，以及细小病毒 B19 等。仅根据目前已知的 ARVC 基因突变尚不能完全解释本病的发病机制。不同的致病基因可以导致不同类型的 ARVC，但有相似的组织和电生理变化。有多种理论解释发病机制，包括基因发育不良假说、转分化假说，以及凋亡假说。ARVC 发生室性心律失常可能涉及多种机制，通常认为常见的持续单形性室性心动过速是由于纤维脂肪组织替代了心肌细胞，产生了折返所致。

二、病理

病变特征是右心室心肌局灶性或大片被脂肪和纤维脂肪组织所取代。正常心肌被分隔成岛状或块状，散在分布于纤维脂肪组织间，心室壁变薄，心腔扩张，形成室壁瘤和发生节段性功能减退。病变好发于漏斗部、心尖和基底部即发育不良三危区，心内膜下心肌和室间隔很少受累。ARVC 不仅局限于右心室，尸检发现 ARVC 中的 76% 累及左心室。Basso 等认为，ARVC/D 的组织学改变为伴有心肌纤维化的心肌非缺血性的丧失，伴有或不伴有脂肪浸润。2/3 的患者具有“心肌病样”改变和炎症改变。并指出 ARVC/D 可以以左心室受累为主或单纯左心室受累。右心室心内膜活检诊断 ARVC/D 的标准为心肌组织 <59%，脂肪组织 >31%，以及纤维组织 >22%，以排除因肥胖和老年人造成的误诊。

三、临床表现

ARVC 所致心律失常主要表现为源自右心室的室性期前收缩及室性心律失常，虽然也有自律性和触发机制。ARVC 室性心动过速主要是折返性机制所致，ARVC 患者右心室上的纤维、脂肪组织可作为致心律失常的基质，引起心脏自律性和传导性的改变，从而引起折返激动，导致快速性心律失常。右心室内可有多个致心律失常病灶。交感神经兴奋或输注儿茶酚胺类物质可以是发生快速性室性心律失常的诱因。根据 ARVC 病变程度的不同，室性心律失常的严重程度可有很大差异，轻者仅见联律间期极短的室性期前收缩。2009 年欧洲心律失常学会把 Holter 显示室性期前收缩 >1 000 个/24 小时作为一条次要诊断标准。重者出现持续性室性心律失常或心室颤动，导致猝死。因右心室可以有多个病变部位，室性心律失常形态可以为单形性，也可以呈多形性。2009 年欧洲心律失常学会把持续性或非持续性左束支传导阻滞型室性心动过速，伴电轴向上（Ⅱ、Ⅲ、aVF 导联 QRS 波负向或不确定。aVL 导联上正向）作为诊断的主要标准之一。室性心动过速 QRS 波群平均电轴有助于判断激动起源部位，呈左束支传导阻滞型、QRS 波群电轴向下，提示起源于右心室流出道；呈左束支传导阻滞型、QRS 波群电轴向上，提示起源于右心室下壁。

四、辅助检查

1. 心电图

（1）Eplison 波（E 波）：在多数导联表现为持续几十毫秒的不规则、向上的小棘波，偶呈凹缺状、向下的棘波。这是 ARVC 特异性较强的心电图指标，但是不敏感，用普通的心电图记录，在 ARVD/C 患者中检出率是 25%。E 波在 $V_1 \sim V_3$ 导联最清楚，有时 V_4 导联发现 E 波。有些病例可只见于Ⅰ、Ⅱ和 aVF 导联。有些病例所有的 12 导联上均有 E 波。还有的病例在 $V_1 \sim V_3$ 见到 E 波，同时在左侧胸导联表现为 R 波降支上明显的错折，并过渡为粗钝直至完全正常的 QRS 波群。E 波的存在使 V_1 导联 QRS 波呈 rSR′，此并非右束支本身病变，而是右心室部分心肌内传导阻滞。

（2）局限性 QRS 波增宽：ARVC 时右心室心肌组织部分被脂肪浸润。脂肪组织包绕的岛状心肌细胞延迟除极，导致 QRS 波增宽。右侧胸导联的平均 QRS 间期长于左侧胸导联的平均 QRS 间期。

2006 年修正的 ARVD/C 诊断指南的心电图主要指标说明（$V_1+V_2+V_3$）/（$V_4+V_5+V_6$）=1.2，以及右胸前导联（$V_1\sim V_3$）S 波升支时限≥55 ms。而 2009 年欧洲心律失常学会的诊断标准中没有以上内容，但是包括以下情况作为一条次要标准：测量 V_1 或 V_2 或 V_3，导联 QRS 波末端包括 R 波初始，QRS 波终末激动时间≥55 ms，无完全性左束支传导阻滞。

（3）心室晚电位：是出现在 QRS 波群终末部、ST 段内，以高频、低振幅为特征，有一定方向性的碎裂电活动。这种电信号一般在几十微伏以下，频率在 20～120 Hz，常规心电图无法捕捉，需要通过信号平均心电图检测。在 2009 年欧洲心律失常学会的诊断标准中，以下情况作为一条次要标准：标准心电图无 QRS 波增宽，QRS 波时限＜110 ms 的情况下，信号平均心电图至少 1/3 参数显示出晚电位，QRS 波滤过时程≥114 ms。QRS 波终末时程（LAS）＞38 ms，终末 40 ms 均方根电压＜20μV。对于 ARVD 患者，右胸导联有 ST 段改变，$V_1\sim V_6$ 导联的 T 波可以倒置。Peters 等认为，T 波倒置超过 $V_1\sim V_3$ 导联则说明有左心室受累的可能性。在 2006 年修正的 ARVD/C 诊断指南中 $V_1\sim V_3$ 导联 ST 段自发性抬高，不同于 Brugada 综合征穹隆样改变，是一条次要诊断标准。

2. 影像学检查

99% 的患者超声心动图结果异常，主要表现为右心室的扩大，少数累及左心室。以心律失常为突出表现者，M 型超声心动图可见舒张期右心室下壁膨出和收缩运动普遍减弱或节段性运动障碍；以心力衰竭为主要表现的 ARVC 晚期，超声心动图与扩张型心肌病难鉴别。MRI 可发现轻微和局灶性的病变。右心室造影检查能够了解心室腔结构，发现室腔增大、局部膨出、室壁运动不良、流出道部位收缩异常等。2009 年的诊断标准把右心室造影见右心室局部无运动、运动减低或室壁瘤作为一条诊断的主要标准。放射性核素造影可发现右心室增大，运动功能减低。心肌活检由室间隔部位取材的检查结果假阴性比例高，而取自游离壁则室壁破裂的危险性很大，所以有一定局限性。

五、诊断

1. 拟诊依据

当出现下列情况之一者临床拟诊 AVRC。

（1）中青年患者出现心悸、晕厥症状，排除其他心脏疾病。

（2）无心脏病史而发生心室颤动的幸存者。

（3）患者出现单纯性右心衰竭，排除引起肺动脉高压的其他疾病。

（4）家族成员中有已临床或尸检证实的患者。

（5）家族成员中有心源性猝死，尸检不能排除 AVRC。

（6）无症状患者（特别是运动员）心脏检查存在 AVRC 相应表现者，通过超声心动图、磁共振等临床确诊，心电图作为重要辅助证据。

2. 确诊依据

依据一系列临床表现、心电图、组织学及超声心动图检查结果可以诊断 ARVC。其典型特征包括临床症状发生于青少年或成年早期，男性为主。体格检查结果正常。心电图右侧心前区导联 T 波倒置。主要症状为心悸和晕厥，并存在猝死的风险。一些不明原因的室性心律失常可能是由临床上较隐匿的右心室发育不良引起。各种无创和有创的检查均提示右心室扩大，收缩功能减弱。左心室一般正常，但有时也能发现左心室不同程度受累。若同时出现左心室受累，则猝死的风险相应增加。磁共振成像（MRI）可能对于鉴别此类患者有特别高的价值。

六、治疗

1. 限制运动

因 ARVC 患者有猝死的风险，不能参加竞技性运动。

2. 抗心律失常治疗

有学者认为，室性心律失常通常出现于快速心室率之后，提示交感神经兴奋是一个重要的参与因素。临床常常使用β肾上腺素能受体阻断药，可能是抑制了交感神经。也可以应用或加用胺碘酮、索他洛尔。应用β肾上腺素能受体阻断药可减少猝死的危险已经被证实。如果患者对于抗心律失常药物无效或者无法耐受，导管射频消融治疗可以成功地对致心律失常病灶进行消融。如患者有明确适应证，也可置入埋藏式心脏转律除颤器（ICD）或进行心脏移植。

3. 抗心力衰竭治疗

ARVC 患者合并心力衰竭多以右侧心力衰竭为主，治疗上与其他病因所致心力衰竭治疗相似。

（丰　雪）

第六节　心肌淀粉样变性

一、发病机制

淀粉样变性是一大类疾病，由多种蛋白质形成独特的铰链状β片层纤维蛋白沉着所致。淀粉样蛋白几乎可见于任何器官，其主要蛋白成分为免疫性轻链蛋白（AC）、非免疫性淀粉蛋白（AA）、类降钙素蛋白（AEI），以及老年性淀粉样变的血浆前蛋白（SA）四种。淀粉样物质主要是多糖蛋白复合体，沉积于毛细血管和小动脉壁，以后逐渐扩展至细胞间，不断累积而引起器官功能障碍及组织损害、萎缩等病变。心脏是淀粉样变性常累及的器官，能被苏木素—伊红均匀染色的不可溶性淀粉样蛋白质沉积在心肌组织内，导致心肌功能紊乱。

二、病理

心肌淀粉样变性包括心房轻度扩大，心室一般无明显扩张。典型病例的双侧心室室壁变僵硬，呈橡皮样，心肌纤维间有淀粉样蛋白存在，常于乳头肌内大量沉积。心房和心室的心内膜常累及，病变仅限于心房的病例也有发现。淀粉样变性常使心瓣膜局部增厚或沉积在心瓣膜表面。但这些异常改变除可产生杂音外，一般不会影响瓣膜功能，壁内冠状动静脉的中层和外膜常含有淀粉样蛋白沉积物。偶尔血管腔面积减小，冠状动脉的血流储备减少。

三、临床表现及体格检查

1. 淀粉样变性累及心血管系统的表现

（1）心脏淀粉样变性：最常见表现是限制性心肌病。限制性心肌病的病理生理特点不仅源自于淀粉样蛋白对心肌的浸润，而且源于循环免疫球蛋白轻链对心室舒张功能的直接抑制。其临床表现以右心的功能异常为主。四肢水肿明显，而夜间阵发性呼吸困难及端坐呼吸罕见。

（2）收缩功能不全引起充血性心力衰竭：通常出现在病程晚期。这类患者心室充盈受限的血流动力学征象可以不很显著。有些患者尽管在心电活动上保持着“窦性”节律，但心房内的淀粉样蛋白沉积物使得心房射血功能丧失，并可促发充血性心力衰竭。本型心脏淀粉样变性的病程常呈恶性进展，对治疗反应往往很差。偶尔患者可发生心绞痛，冠状动脉造影却正常。

（3）直立性低血压：约可见于10%的病例。其原因最有可能是淀粉样蛋白对自主神经系统或血管的浸润。但心脏和肾上腺内的淀粉样蛋白沉积物也可能参与该类型的致病机制。继发于肾淀粉样变性的肾病综合征所造成的低血容量可以加重直立性低血压。明确的晕厥病史常见，病因多样，多与精神或者体力上的应激相关。劳力性晕厥是预后不良的征象，一般多在3个月内死亡。

（4）心脏激动形成和传导异常：最少见，可引起心律失常和传导障碍。猝死比较多见，推测是心律失常所致，晕厥为猝死的先兆。

2. 体格检查

常常提示充血性心力衰竭，尤其是右心衰竭。可闻及由房室瓣反流产生的收缩杂音。限制性心肌病表现的患者可出现颈静脉怒张、舒张早期奔马律、肝肿大、周围性水肿，以及脉压狭小等体征。第四心音不常见，推测系心房被淀粉样蛋白浸润失去收缩功能所致。患者血压正常或呈现低血压，即使以往有高血压，于疾病进展时血压常可下降。

四、辅助检查

1. 胸部 X 线片

心室收缩功能不全患者常可见心脏增大，但以限制性心脏病表现为主的患者其心脏大小可以正常。充血性心力衰竭者可有明显的肺瘀血。

2. 心电图

最具特征性的表现是电压普遍减低，束支传导阻滞和异常电轴偏离也较常见。某些患者尽管存在严重的传导系统病变，但心电图上 QRS 波无异常。由于右侧心前区导联 R 波偏小甚至缺如，或偶尔于下壁导联出现 Q 波，可出现类似心肌梗死图形。心律失常尤其是心房颤动常见，可能与心房内淀粉样蛋白浸润有关。心脏淀粉样变性患者常可出现复杂的室性心律失常，有时可成为猝死的先兆。各种类型的房室传导阻滞也很常见，与死亡率升高相关。但是严重的希氏束以下的传导阻滞仅可在行电生理检查时发现。房室传导异常在家族性淀粉样变性伴有多发性神经病变患者中尤其多见。窦房结常累及，并可出现病态窦房结综合征的临床和心电图特征。

3. 超声心动图

严重的病例常见表现为室壁增厚、心室腔缩小、心房扩大、房间隔增厚。可存在左心室功能不全，在重症病例中尤为多见，但收缩功能却出乎意料地表现正常。早在临床症状出现前、尚未怀疑心脏受累时，超声心动图或多普勒超声心动图即可检出本病。但某些病例的超声心动图可表现为假阴性。心瓣膜虽可增厚，但瓣膜活动往往正常。心包积液常见，不过引起心包心脏压塞者罕见。在二维超声心动图上，增厚心壁的图像颇具特点，可呈现闪烁的颗粒状结构，据推测可能是淀粉样蛋白沉积物所致。有些病例室壁增厚的形状不均匀，可与肥厚型心肌病表现类似。超声心动图证实有室壁增厚，而同时在心电图上呈现低电压可将心脏淀粉样变性与心包疾病或左心室肥厚加以区分。多普勒超声心动图和放射性核素心室造影结果一般均提示心脏舒张功能异常，并为评估心脏受淀粉浸润的程度提供预后信息。

五、诊断

随着对本病的重视及活检技术的应用，大多数病例都可在生前做出诊断。腹部脂肪抽吸术已成为最有用的单一诊断技术，兼有易于操作、敏感及安全等特性。直肠、齿龈、骨髓、肝、肾及其他各种组织的活检也可使用。如果腹部脂肪抽吸术检查结果呈阴性，左心室或者右心室心内膜活检有助于确诊心脏淀粉样变性。对标本进行免疫组织化学染色有助于全身性、老年性、家族性、原发性淀粉样变性之间的鉴别诊断。因为虽然它们的临床表现类似，但是预后与处理方法却大相径庭。先前怀疑为原发性淀粉样变性的患者约有 10% 为未发现的遗传性淀粉样变性。

六、治疗

1. 一般治疗

调整生活习惯，如改良膳食结构，限制盐分及液体的摄入。同时，因该病属高致死性疾病，还应做好患者及其家属对该病性质、预后的充分宣教，提高心理承受能力，努力配合，树立积极抗病信心，改善生活质量。

2. 药物治疗

（1）改善心力衰竭：利尿药控制体重，血管扩张药减轻心脏前负荷，改善症状，但应注意防止低血压。强心药如地高辛，因淀粉样蛋白能选择性地与洋地黄类药物结合，即使小剂量应用，也会引起严重心律失常，故需谨慎选用，除非患者心房颤动伴快速心室率。降低心肌氧耗，同时具有抗心律失常作用的负性肌力药物，如钙离子拮抗药、β 受体阻滞药可用于心房颤动患者，但必须在严密监测下使用，因其负性肌力作用而使充血性心力衰竭症状加重。淀粉样心肌变性的患者可能对任何药物的不良反应都极为敏感。

（2）化疗：对于少数浆细胞恶性增生伴免疫球蛋白轻链沉积引起 RCM 的患者，化疗可能有效，如烃化剂，目的是抑制过度免疫，减少淀粉样蛋白的生成，初步认为可以延长患者寿命；秋水仙碱可以抑制浆细胞微管系统，阻滞淀粉样蛋白的合成；肾上腺皮质激素，多与烃化剂联合应用，目的在于减轻不良反应和促进淀粉样蛋白的分解。

3. 特殊治疗

（1）对于因严重心脏传导功能障碍或恶性心律失常而导致血流动力学变化，有猝死高危的患者应当及时采用起搏器或埋藏式自动复律除颤器（ICD）。

（2）自体骨髓干细胞移植越来越多地被用于原发性淀粉样变性（AL）患者的治疗，但是晚期心脏淀粉样变性，以及多器官累及的患者似乎受益不多。对于经过选择的病例（尤其是那些早期轻度心脏累及的患者），干细胞移植的效果较好。少数经过心脏移植的患者，由于其他器官进展性的淀粉样变性或者移植后心脏淀粉样变性复发，其长期预后并不佳（一项研究的 4 年生存率为 39%，而另一项研究的 5 年生存率为 30%）。少数经过精心选择的病例可以获得长期生存以及功能改善。

（3）肝脏移植手术能防止疾病进展，并可能逆转淀粉样物质在某些组织中的沉积。但当心肌严重受侵时，肝、心联合移植是唯一可能有效的方法。

（丰　雪）

第七节　特殊心肌病

一、乙醇性心肌病

慢性过量摄入乙醇可导致充血性心力衰竭、高血压、脑血管意外、心律失常及猝死。在西方国家，过度饮酒是继发性、非缺血性扩张型心肌病的主要病因，约占扩张型心肌病病例总数的 1/3 以上。若在病程早期停止饮酒，便可能阻止病情进一步进展甚至逆转左心室收缩功能不全。这与一般非乙醇性心肌病不同，后者常表现为临床症状的进展性恶化。

（一）发病机制

摄入乙醇损伤心肌机制如下。①乙醇或其他代谢产物对心肌可能有直接毒性作用；②营养缺乏，造成维生素 B_1 的缺乏而致脚气性心脏病；③少数含乙醇饮料的添加剂产生毒性作用（如钴）。有学者推测乙醇仅仅通过造成营养素缺乏而对心肌造成损害。目前已经明确在没有营养素缺乏的情况下也能够导致乙醇性心肌病。典型的东方脚气病可并发乙醇性心肌病，但此病现在罕有发现。两病相鉴别的特点在于前者以外周血管扩张、高心排血量及以右心衰竭多见，后者以典型的收缩功能不全，低心排血量的左心衰竭为特点。乙醇对心脏抑制作用的确切机制仍不明了，但是乙醇可能对横纹肌有直接的毒性作用（尤其是因为酗酒者常同时伴发骨骼肌病和心肌病）。在一些急性期的研究中，乙醇及其代谢物乙醛能干预一系列膜和细胞作用，包括细胞钙的结合与转运、线粒体呼吸、心肌脂肪代谢、心肌蛋白合成及信号转导。其他与之相关的电解质失衡（如低钾血症、低磷血症、低镁血症）是否与乙醇介导的损伤相关目前尚未有定论。由于并非所有的酗酒者均发展为心肌病，故心功能不全的发生与乙醇的摄入量关系是十分复杂并有可能是多因素参与的。似乎心肌病的发生存在遗传易感性。若酗酒者的血管紧张素转化酶基因型为 DD 型，则其发展为心功能不全的风险是其他酗酒者的 16 倍。乙醇摄入的累积剂量与最终是否发展为心肌病相关。另一些数据则显示适度饮酒实际上具有减少心功能不全的发生和死亡等心脏保护作用。

（二）病理

大体及镜下标本的发现与特发性扩张型心肌病类似，主要有间质纤维化、心肌溶解、小冠状动脉异常，以及心肌肥大等表现。电镜下可发现不规则增大的线粒体，内有含糖原的大型空泡。

（三）临床表现

（1）多为30~55岁的男性，通常大量饮用威士忌、红酒或者啤酒超过10年以上。虽然发生乙醇性心肌病的男性酗酒者多为无家可归、营养不良、生活在贫民窟者，但是，有不少患者属于中产阶级，甚至上流社会，他们营养状况较好，没有肝脏疾病以及外周神经病变。除非患者有高度酗酒嫌疑，否则其滥用乙醇的病史很容易被忽视。

（2）女性酗酒者发展为乙醇性心肌病所需的乙醇累计摄入量可能较男性少。

（3）对于不明原因的心脏扩大或者心肌病患者，要获得其酗酒史往往需要对患者尤其是他们的家属进行详细询问。

（4）在心功能不全的临床症状出现之前，常有可能在慢性酗酒者身上发现轻度心功能受损的证据。

（5）各种介入性和非介入性检查均能在长期大量饮酒的患者中发现不同程度的心脏收缩功能（射血分数降低），以及舒张功能（心室壁的僵硬程度增加）异常，但这些患者并无心脏病的临床症状。

（6）虽然明显的乙醇性肝病及心脏受累同时出现并不常见，但在无心脏病症状、体征的肝硬化患者常常能发现无症状心肌病的证据，且多数患者病情进展隐匿。

（7）阵发性心房颤动可能是相对常见的早期表现；一些更严重的病例则表现为以左心为主、双心室累及的心功能不全。

（8）呼吸困难、端坐呼吸、夜间阵发性呼吸困难是特征性症状，也有可能出现心悸，通常是室上性心动过速引起的。有时也会发生晕厥，可以由室上性心动过速引起，但由室性心动过速引起的更常见。

（9）不典型的胸痛会发生，但是心绞痛少见，除非伴发冠心病或者主动脉狭窄。

（10）心脏专科检查的结果与特发性扩张型心肌病类似，常可以发现脉压减小，以及由外周血管过度收缩引起的舒张压升高，心脏扩大，舒张早期（S_3）及收缩期前（S_4）奔马律。由于二尖瓣关闭不全引起的心尖部收缩期杂音常见。即使右心衰竭的严重程度不同，颈静脉怒张和外周水肿的表现并不罕见。累及肩部和骨盆带周围肌肉的骨骼肌肌病常与心肌病伴发，而且常见肌力减弱，以及组织学的病变程度与心肌受累的程度相平行。

（四）辅助检查

1. X线检查

重症患者可见心脏显著扩大，常见胸腔积液。

2. 心电图

异常较常见，也可能是临床早期乙醇性心肌病患者的唯一表现。没有其他心脏病证据的乙醇性心肌病患者常常在出现心悸、胸部不适、晕厥以后被发现，典型的是出现在周末的狂饮之后（特别是在年终的假日期间），有学者称为“假日心脏综合征”。最常见的心律失常是心房颤动，其次分别是心房扑动，以及室性期前收缩。即使在非酗酒者当中，饮酒也可能是心房颤动，以及心房扑动的诱因。低钾血症可能对心律失常的形成起一定作用。显著乙醇性心肌病患者常发生室上性心动过速。年轻的成年酗酒者猝死并不少见，可能由心室颤动引起。最常见的心电图表现包括房室传导障碍（一度房室传导阻滞最多）、束支传导阻滞、左心室肥大、心前区导联R波振幅异常，以及复极异常。QT间期延长也较为常见。停止饮酒后数天之内，ST段，以及T波变化就可以恢复正常。

3. 心导管检查

用于评估血流动力学。

4. 其他非介入性检查

如超声心动图和放射性核素血管造影评价左心功能，其结果与特发性扩张型心肌病类似。

（五）治疗

长期治疗乙醇性心肌病的关键是尽可能在病程的早期减少乙醇摄入（最好是完全戒除）。这对于改善充血性心力衰竭的症状与体征相当有效。那些持续大量饮酒的患者，尤其是那些症状出现时间较长的患者预后不佳。对于充血性心力衰竭急性发作的处理类似于特发性扩张型心肌病。对于心力衰竭症状极重的患者，应给予维生素 B_1，因为脚气病可能加重心力衰竭。是否采用长期抗凝治疗是十分棘手的问题，如果没有相当明确、紧迫的指征，一般不给患者使用华法林，因为华法林可因依从性不良、外伤及肝功能异常相关的过度抗凝等引起出血风险增加。

二、围生期心肌病

围生期心肌病（PPCM）发病率在世界各地差异很大。PPCM 总体发病率较低，美国平均 1/4 000 妊娠，发展中国家较高，尤其是非洲国家为高发地区，海地甚至高达 1/300 妊娠。高龄产妇、多胎妊娠、先兆子痫，以及妊娠期高血压为其高危人群。

（一）发病机制

1. 心肌炎

既往研究采用电子显微镜及分子生物学技术与心肌内膜发现病毒颗粒，提示妊娠期柯萨奇病毒及艾柯病毒所致病毒性心肌炎敏感性增加。Melvin 等曾提出自身免疫、炎症等导致 PPCM 的假说，对 PPCM 患者心肌活检发现，病变心肌中有大量淋巴细胞浸润，心肌细胞有水肿、坏死、纤维化等表现，给予泼尼松、硫唑嘌呤治疗后患者临床症状改善，复查心肌活检显示淋巴细胞浸润等炎症表现消失，据此推测病毒感染可能是触发心肌病变的始动机制。

2. 妊娠期免疫应答异常

Warraich 等发现肿瘤免疫可能与 PPCM 发病相关，抗心肌免疫球蛋白家族 IgG 的亚族，IgG_1、IgG_2、IgG_3 升高，并且呈现非选择性。较多的报道确认妊娠期胎儿体内的细胞可逸入母体循环，并停滞而不被排斥，系父亲嵌合细胞减弱或抑制母体免疫应答所致。研究发现，于妊娠免疫受抑期间，此类嵌入细胞仍滞留于母体心脏组织，且继发分娩后免疫活性的重新恢复，即可触发病理性免疫反应，届时随细胞因子及类似信号分子的释出，每可于临床显示非特异性心肌细胞毒性及心肌炎症反应。但至今，PPCM 的确切发病机制尚不明确。几种假说可能与 PPCM 发病相关，如心肌炎、病毒感染、自身免疫反应、炎症因子、妊娠时对生理变化产生的异常血流动力学反应等。其中，心肌炎、病毒感染假说证据最多。

（二）临床表现

主要表现类似左心室收缩性心力衰竭，常伴有栓塞并发症。

1. 呼吸困难

如活动后气短、夜间阵发性呼吸困难、端坐呼吸等，与其他原因所致的左心衰竭类似。

2. 动脉栓塞

常发生于左心室射血分数 <35% 的患者，文献指出 30%～50% PPCM 患者死亡原因为严重动脉栓塞并发症，全身性动脉栓塞可有短暂性脑缺血发作、偏瘫、肺栓塞、急性心肌梗死、肠系膜动脉栓塞、肾梗死、脾梗死等表现。周围动脉栓塞中四肢缺血、坏疽已有报道。

3. 心律失常

各种心律失常如窦性心动过速、房性心动过速、室性心动过速、心房扑动、心房颤动、室性期前收缩等均可见于 PPCM 患者，室性心动过速导致心搏骤停者也曾有报道。

4. 器官衰竭

PPCM 患者并发急性肝衰竭、肝细胞癌曾有报道，报道有致命性菌血症，多器官衰竭如心、肾、肝衰竭等少见病例。

5. 围生期胎儿或婴儿并发症

PPCM 可致早产发生率高达 11%～50%，还可致低体重儿、胎儿宫内发育迟缓、宫内死胎等。

6. 体征

血压可正常，颈静脉怒张、心动过速、奔马律、肝肿大、下肢水肿较常见，还可闻及二尖瓣、三尖瓣反流杂音，部分患者可有肺动脉高压体征。

（三）诊断

确诊须符合 Denoakis 等所设定的四项标准。①临床于妊娠最后 1 个月或分娩后 5 个月内出现心力衰竭；②上述心力衰竭患者无确切病因；③妊娠妇女延至分娩前 1 个月仍未能显示其存在基础心脏病变；④超声心动图显示射血分数或平均短缩率降低，并符合左心室收缩功能不全。

（四）鉴别诊断

须排除导致心力衰竭的其他常见病因，包括缺血性心肌病、高血压性心脏病、瓣膜病、感染、中毒、代谢性心肌病、肺栓塞、甲状腺功能亢进症等。1999 年，PPCM 工作委员会推荐超声心动图诊断标准，包括左心室射血分数 <45%，缩短分数 <30% 和（或）左心室舒张容积 >2.7 cm/m^2。辅助检查：实验室常规血液检查及心电图、胸部 X 线片、超声心动图、心内膜心肌活检、心导管检查、肌钙蛋白 T、心脏磁共振等有助于诊断。心电图可见各种心律失常，部分可发生类似急性心肌梗死的病理性 Q 波，胸部 X 线提示心影扩大、肺瘀血，超声心动图表现见前述。经常规治疗 2 周后无明显好转的病例可试行心内膜心肌活检、聚合酶链反应（PCR）寻找心肌病毒感染证据，活检可见炎性细胞因子增加、大量淋巴细胞浸润等。但常规进行心内膜心肌活检是有争议的，据报道其诊断敏感性仅为 50%，特异性可达 99%。其他检查包括血培养寻找病原微生物、心导管检查（包括心内膜心肌活检）寻找心肌病毒感染证据等。然而，已行心脏移植者发生 PPCM 建议行心内膜心肌活检以除外移植排斥反应。心导管检查用于评价左心室功能，同时行冠状动脉造影术、心内膜心肌活检，其检查指征为重度心力衰竭、病情突然恶化、急性冠状动脉综合征表现或合并糖尿病需排除缺血型心肌病。发病两周后血清肌钙蛋白 T 可呈阳性，它是简单、快速、敏感性高、非介入性的检查方法，临床上广泛应用，敏感性为 54.9%，特异性为 90.9%，发病后连续 6 个月随访发现肌钙蛋白 T 水平与左心室功能受损程度呈负相关。

（五）治疗

同“扩张型心肌病”。但首先应注意药物对妊娠、哺乳的影响。

1. 药物治疗

包括血管紧张素转化酶抑制药、β 受体阻滞药、血管扩张药、洋地黄类药、抗凝药等。

（1）血管紧张素转化酶抑制药。除了血流动力学效应外，可能抑制过度激活的免疫系统功能，而后者是 PPCM 可能的发病机制之一。血管紧张素转化酶抑制药禁用于妊娠期，因可能致胎儿畸形。

（2）β 受体阻滞药。可改善远期预后，适用于心功能Ⅱ～Ⅲ级（纽约心脏病协会 NYHA 分级），无明显脏器瘀血体征者。但有加重心力衰竭的危险，注意及时利尿治疗，密切观察病情变化。

（3）血管扩张药。如硝酸酯类、硝普钠等，可改善症状，但不改善远期预后。

（4）洋地黄类药。女性，尤其是孕产妇，对洋地黄类药物较敏感，易发生中毒，PPCM 应慎用，如必须使用者应密切观察毒性反应。

（5）抗凝药。由于 PPCM 有较高的栓塞发生率，对左心室射血分数 <35% 者建议肝素、华法林抗凝治疗。

（6）免疫抑制药。心内膜心肌活检发现 PPCM 存在心肌炎证据者建议使用免疫抑制药治疗。

（7）部分患者长期左心室功能极差，可能需要左心室辅助装置以维持生命。

（8）己酮可可碱是一种免疫调节药，据报道可降低肿瘤坏死因子、C 反应蛋白等炎症反应因子水平，可能改善左心室功能，但需大宗试验进一步证实。

（9）及时正规的治疗可缓解症状，促进左心室功能恢复，降低死亡率。

（10）限制入液量，维持出入量负平衡。限钠摄入 2～4 g/d；严重病例发病早期要求卧床休息 6～12 个月，可能减轻心脏扩大的程度，但长期卧床致栓塞发生率明显增加，而适当有氧运动可促进心功能改善。

2. 心脏移植术

上述治疗无效病例，各方面条件具备者可考虑心脏移植。

（林吉雪）

第八节　感染性心内膜炎

感染性心内膜炎 IE 是由微生物在心内膜或心瓣膜上引起的炎症，常发生在先天性或后天获得性心血管疾病，除细菌外，真菌也可以引起本病。尽管全球感染性心内膜炎总发生率未发生变化，但在以往的数年中其流行病学发生显著的改变。在西方国家，随着卫生条件的改善、人口老龄化和医学技术的发展，典型的感染性心内膜炎多见于老年退行性心脏瓣膜或人工瓣膜，以及接受心内装置（器械）治疗的患者（例如，起搏器或除颤器的电极）。尤其是人工瓣膜感染性心内膜炎占总感染性心内膜炎的比例可高达 30%，而其临床表现和诊治均与自体瓣膜感染性心内膜炎有所不同。人工瓣膜感染后极易发生瓣周组织的破坏导致人工瓣膜的脱落或发生严重心力衰竭，与自体瓣膜感染性心内膜炎相比，疾病进展凶险、死亡率更高。而且由于人工瓣膜组织缺乏血液供应，全身抗感染治疗无法有效控制瓣膜局部的感染，治疗上更强调早期手术的重要性。急性感染性心内膜炎多由毒力较强的细菌引起（例如，金黄色葡萄球菌），常作为全身细菌感染的一部分，发病急骤，病情重，病程短。疾病治疗相关的血源性感染或肠球菌性 IE 占 30%，而且，耐 Methicillin 金黄色葡萄球菌或肠球菌性 IE 发生率增高，这些患者的预后较差。

尽管内科抗感染和支持治疗依旧是重要的治疗措施，但其目的并非针对感染的瓣膜，主要是为了纠正全身炎症反应和改善全身营养状况，以保障手术的安全和术后的恢复。ESC 2009 年感染性心内膜炎指南对早期手术治疗进行了重点推荐和详细介绍。早期手术适应证主要为心力衰竭；难以控制的感染；预防栓塞。手术时期分为 24 小时内完成的紧急手术；数日内进行的急诊手术；抗感染治疗 1~2 周之后进行的择期手术。早期手术治疗对患者的预后将会产生重要影响。

一、病因和发病机制

（一）基础疾病

本病易发生于青壮年，近年来老年感染性心内膜炎的发生率有所增高。男性 > 女性，患者常有基础心血管疾病，风湿性心脏病占发病总数的 60%~80%，其中二尖瓣反流、主动脉瓣关闭不全最常见，三尖瓣或肺动脉瓣受累较少。先天性心脏病中以室间隔缺损及动脉导管未闭为最常见，其次为法洛四联症和主动脉窦瘤破裂等。其他疾病例如二尖瓣脱垂、马凡综合征、梅毒性心脏病、艾滋病、吸毒和肥厚型心脏病等也可引起。

有病变的心脏容易患感染性内膜炎，其机制可能是血流从压力高的心腔或血管，经狭窄孔道流向压力低的心腔或管腔产生血液虹吸压力效应，以及形成涡流或通过射流的损伤，造成心内膜或心瓣膜损害，使内膜下胶原暴露，有利于血小板、纤维蛋白原在瓣膜上聚集。在此基础上微生物易种植在无菌性赘生物上，造成感染性心内膜炎。某些医源性因素，例如心血管疾病介入治疗、手术操作（如心脏或妇产科手术）、心内压力监测插管、房室分流、高能营养、组织活检、起搏器、动静脉插管（血液透析）、导尿（特别是患者抵抗力减低时）易致本病。恶性肿瘤接受化疗，骨髓或器官移植后行免疫抑制治疗，以及吸毒和艾滋病患者，也易患本病。

（二）病原体

急性感染性心内膜炎常为全身化脓性细菌感染的组成部分。病原菌从身体的局部感染灶入侵，引起败血症，心内膜也受到侵袭。致病菌多为金黄色葡萄球菌、肺炎双球菌等毒力较强的细菌，布氏杆菌也可引起本病。多数亚急性感染性内膜炎为毒力稍低的草绿色链球菌引起，其次为肠球菌、白色葡萄球菌、溶血性链球菌和革兰阴性细菌，真菌如白念珠菌、放线菌、隐球菌等也可引起本病。病原菌多通过口腔、泌尿道、肺部和肠道感染灶等途径进入血液。在正常情况下，这些病原菌能被机体随时消灭，而在心脏瓣膜有病变时，细菌容易滞留，引起感染性内膜炎。微生物所侵犯的部位，常在血流经过狭窄孔道前方，例如二尖瓣关闭不全时在瓣叶的心房侧，室间隔缺损时在右心室内膜面，动脉导管未闭时在肺动脉内膜等。吸烟和艾滋病患者常有三尖瓣内膜炎伴反复肺梗死，或二尖瓣和主动脉瓣真菌性感染伴肢体动脉栓塞。

金黄色葡萄球菌是吸毒和人工瓣膜患者感染性心内膜炎的主要病菌。脓肿形成是瓣膜感染的严重并发症之一，其原因可与感染直接侵犯纤维性心脏骨架有关（即瓣膜周围结缔组织），同时累及邻近心肌。偶然，血源性播散导致心外脓肿形成，尤以急性感染性心内膜炎更为常见。

（三）免疫学因素

感染性心内膜炎发生前大部分患者循环中有针对特异性细菌的抗体，入侵细菌被这些有调理作用的抗体凝集而容易在心内膜上附着。本病在持续菌血症后可产生更多的抗体，多为 IgG、IgM、IgA 类免疫球蛋白。此外，尚有非特异性高 γ 球蛋白血症和自身抗体，包括由于心肌损害后产生的抗心肌抗体、抗人球蛋白抗体，以及冷球蛋白等，尚有补体激活和利用。这些体液免疫变化提示在感染性心内膜炎中 B 细胞功能增强和 T 细胞活性减低。

二、诊断

（一）临床表现

通常感染性心内膜炎最为重要和常见的临床表现是发热。本病起病缓慢，初期临床表现可不典型。老年患者的临床特点为起病隐匿，可以无发热或间断低热，疾病初始多表现为乏力、食欲下降等非特异症状，易被患者或医生忽视，导致病情迁延。疾病后期由于长期感染，使全身消耗症状十分突出，并伴随多脏器、多系统的功能异常，如严重贫血、低蛋白血症、血尿、蛋白尿及全身免疫激活反应等。凡心脏病患者有不明原因发热 1 周以上，应考虑本病可能。发热常为不规则低热或中等度发热，但也可有高热、寒战，以及关节痛和腰痛者。2009 年 ESC 新指南明确指出：除典型的发热症状外，感染伴随的消耗症状如乏力、食欲下降、体重减轻等也是十分重要的临床表现，尤其在老年或者免疫力低下的患者中，表现更为突出。有正血红蛋白性贫血，杵状指及脾肿大。心脏除原有心脏病变杂音外，其强度可发生变化或出现新的杂音，且杂音易变。也可出现心力衰竭，主要是由于感染性心内膜炎过程中，发生瓣膜穿孔、腱束断裂和功能性狭窄、主动脉窦破裂，由于冠状动脉栓塞引起心肌梗死等所致。患者尚有迁移性感染和动脉瘤形成。栓塞可引起偏瘫、失语、昏迷及蛛网膜下腔出血。皮肤黏膜有出血点或条纹状出血，指端出现 Osler 结节，视网膜出血等。

（二）血液学检查

血培养是确诊本病的主要依据，抗生素应用之前应做好血培养（表 3-1）。取静脉血 10～20 mL，最好在高热、寒战时采血，且多次采用培养以提高阳性率，同时应做厌氧菌培养，至少保留观察 2 周。15%～20% 感染性心内膜炎血培养阴性，尤其是念珠菌、隐球菌或长期应用抗生素者。若静脉血培养阴性，必要时可采动脉血或骨髓进行培养。

表 3-1 对怀疑感染性心内膜炎患者作适当的血培养

1. 24 小时从 3 处不同的静脉部位抽血（每次间隔至少 1 小时）
2. 如可能的话，抗生素应用前或停用后三日进行血培养（根据应用抗生素的时间）
3. 每次培养抽血 5～10 mL，包括需氧菌和厌氧菌
4. 抽血后迅速处理或储存于适当温度

血白细胞数增高或正常，分类中有单核细胞增多。有进行性贫血，红细胞沉降率增快。血清 γ 球蛋白增高，IgG 和 IgM 增高，补体降低。类风湿因子阳性。

（三）尿液分析

尿液分析正常，虽然血尿和（或）蛋白尿常见，但脓尿和管型尿也偶然发生。当肾功能损害时，血尿素氮和肌酐常常轻度增高，但也可发生严重或进行性肾功能衰竭。

（四）心电图

对无并发症的感染性心内膜炎无诊断价值，但出现不完全或完全性房室传导阻滞或室性早搏时，提示高位或低位室间隔脓肿或心肌炎。心电图示心肌梗死或心脏阻滞者预后较差。新近出现心脏传导阻滞提示脓肿或动脉瘤形成，常需手术。

（五）超声心动图

对诊断感染性心内膜炎及其某些心内并发症具有重要价值。用二维超声心动图和彩色多普勒检查可以直接观察到赘生物、受累瓣膜的功能和脓肿形成。尤其是经食管超声心动图可进一步提高检出赘生物的敏感性，同时也增加脓肿和瓣膜穿孔的检出。但是，超声心动图对检出右心瓣膜赘生物的敏感性较低，有时还影响人工瓣膜赘生物的诊断。通常需做超声心动图随访以决定手术。

（六）老年感染性心内膜炎

临床症状不典型，可以无发热或间断低热，疾病初始多表现为乏力、食欲下降等非特异症状，易被患者或医生忽视，导致病情迁延。疾病后期由于长期感染，使全身消耗症状十分突出，并伴随多脏器、多系统的功能异常，如严重贫血、低蛋白血症、血尿、蛋白尿及全身免疫激活反应等。2009 年 ESC 新指南指出，除典型的发热症状外，感染伴随消耗症状如乏力、食欲下降、体重减轻等是老年或者免疫力低下患者十分重要的临床表现。仔细进行体格检查，结合实验室检查结果（包括血培养和超声心动图检查），可明确感染性心内膜炎的诊断。

（七）人工瓣膜置换术后感染性心内膜炎

占总感染性心内膜炎的 30%，其临床表现和诊治均与自体瓣膜感染性心内膜炎有所不同。人工瓣膜感染后极易发生瓣周组织的破坏导致人工瓣膜的脱落或发生严重心力衰竭；疾病进展凶险，死亡率高。

三、治疗

应在抽血进行细菌培养或诊断后立即做静脉抗生素治疗。

抗生素治疗的时间根据疾病的过程来决定，通常至少需要静脉用药 4 周。治疗期间根据临床情况，特别是发热、C 反应蛋白等监测对治疗的反应。如治疗有效，则患者通常发热下降，C 反应蛋白和白细胞计数减低。超声心动图随访可对赘生物进行比较，也可发现并发症。

对一些危重的感染性心内膜炎患者（如因瓣膜穿孔并发心力衰竭、人工瓣膜置换术后第一年或瓣膜功能异常、活动性大于 10 mm 赘生物存在高危栓塞时、脓肿且药物治疗无效时）需外科治疗（表 3-2）。

表 3-2　感染性心内膜炎的外科手术指征

瓣膜反流引起充血性心力衰竭
不能治疗的败血症，抗生素治疗无效（例如，真菌感染）
活动性巨大（直径 >10 mm）的赘生物或反复栓塞
心内膜脓肿或其他局部组织侵入的表现（例如，瘘道形成）
人工瓣膜感染性心内膜炎（特别是置换术后最初 12 个月内，或瓣膜功能异常）或其他异物引起感染性心内膜炎

四、预后

即使用抗生素治疗和行外科手术，感染性心内膜炎仍不易治愈，病死率高达 15%~20%。葡萄球菌和真菌引起的感染性心内膜炎和人工瓣膜感染性心内膜炎（特别是手术早期）的病死率最高。该病同时也存在许多神经系统的并发症，30%~50% 感染性心内膜炎患者接受早期心脏手术，许多仍有永久性神经损害。

五、预防

（1）仅对高危患者推荐预防感染性心内膜炎。重要的是，这些高危患者的识别主要基于增加感染性心内膜炎的风险，而非基于特殊严重疾病预后的危险性。这些患者包括心脏人工瓣膜置换或用人工合成材料做瓣膜修补术后；以往有感染性心内膜炎病史；复杂的先天性心脏病，包括未修补的紫绀型心脏病（包括姑息性分流或人工导管）、介入或手术时用人工材料和器材修补复杂的心脏缺损（尤其是术后最初6个月内）、先天性心脏病修补后残余缺损（特别是发生于人工补片或瓣膜等器材邻近处，抑制内皮化）；心脏移植患者发生瓣膜病。

（2）牙科手术前感染性心内膜炎预防仅限于牙龈或齿尖周围区或口腔黏膜穿孔时，口腔卫生是预防感染性心内膜炎的关键。呼吸道介入操作伴切开或活检时（如扁桃体切除或增殖体切除），进行感染性心内膜炎预防是合理的。

（3）胃肠道或生殖泌尿道操作时，不推荐感染性心内膜炎预防。

（4）由日常活动（如刷牙）引起的菌血症所致的感染性心内膜炎较单纯拔牙、胃肠道或生殖泌尿道操作更为常见。

（5）预防仅防止一小部分拔牙、胃肠道或生殖泌尿道操作患者发生感染性心内膜炎。

（6）抗生素预防感染性心内膜炎相关的不良作用风险超越其益处。

（7）对接受牙科治疗的患者，维持最佳的口腔健康和卫生可减低日常活动引起的菌血症发生率，其降低感染性心内膜炎的风险比抗生素预防更加重要。

（林吉雪）

第九节 慢性心功能不全

慢性原发性心肌病变和心室长期压力或容量负荷过重，可分别引起原发性或继发性心肌舒缩功能受损。在早期，通过代偿调节，尚能使心室每搏输出量（每搏量）和每分输出量（心输出量）满足休息和活动时组织代谢的需要；在后期，即使通过充分代偿调节也不能维持足够的每搏量和心输出量。前者称为慢性心功能不全的代偿期，也称潜在性、代偿性或无症状性心功能不全；后者称为慢性心功能不全的失代偿期，也称失代偿性心功能不全。由于慢性心功能不全的失代偿期大多有各器官及组织充血（或瘀血）的表现，因而通常称为充血性心力衰竭，又称有症状性心力衰竭。

一、病因

先天性或获得性心肌、心瓣膜、心包或大血管、冠脉结构异常，导致血流动力功能不全是慢性心功能不全的基础病因。

成人充血性心力衰竭最常见的病因为冠状动脉粥样硬化性心脏病（冠心病）、高血压性心脏病（高心病）、瓣膜病、心肌病和肺源性心脏病（肺心病）。其他较常见的病因有心肌炎、肾炎和先天性心脏病。较少见的易被忽视的病因有心包疾病、甲状腺功能亢进与减退、贫血、脚气病、动静脉瘘、心房黏液瘤和其他心脏肿瘤、结缔组织疾病、高原病及少见的内分泌病等。上述心力衰竭的基本原因，可通过下列机制影响心功能，引起心力衰竭。

（一）原发性心肌收缩力受损

包括心肌梗死，心肌炎症、变性或坏死（如风湿性或病毒性心肌炎、白喉性心肌坏死），心肌缺氧或纤维化（如冠心病、肺心病、心肌病等），心肌的代谢、中毒性改变等，都使心肌收缩力减弱而导致心力衰竭。

（二）心室的压力负荷（后负荷）过重

肺及体循环高压，左、右心室流出道狭窄，主动脉或肺动脉瓣狭窄等，均能使心室收缩时阻力增高、后负荷加重，引起继发性心肌舒缩功能减弱而导致心力衰竭。

（三）心室的容量负荷（前负荷）过重

瓣膜关闭不全、心内或大血管间左至右分流等，使心室舒张期容量增加，前负荷加重，也可引起继发性心肌收缩力减弱和心力衰竭。

（四）高动力性循环状态

主要发生于贫血、体循环动静脉瘘、甲状腺功能亢进、脚气性心脏病等，由于外周血管阻力降低，心输出量增多，也能引起心室容量负荷加重，导致心力衰竭。

（五）心室前负荷不足

二尖瓣狭窄、心脏压塞和限制型心肌病等，引起心室充盈受限，体循环和肺循环充血。

心力衰竭常见的诱因如下。

（1）感染。呼吸道感染最多见，其次为风湿热。女性患者中泌尿道感染常见。亚急性感染性心膜炎也常因损害心瓣膜和心肌而诱发心力衰竭。

（2）过度体力活动和情绪激动。

（3）钠盐摄入过多。

（4）心律失常特别是快速性心律失常，如伴有快速心室率的心房颤动（房颤）、心房扑动（房扑）。

（5）妊娠和分娩。

（6）输液（特别是含钠盐的液体）、输血过快和（或）过多。

（7）洋地黄过量或不足。

（8）药物作用。①使用抑制心肌收缩力的药物，如β受体阻滞剂，体内儿茶酚胺的消耗药物（如利血平类），交感神经节阻滞剂（如胍乙啶）和某些抗心律失常药物（如奎尼丁、普鲁卡因胺、维拉帕米等）；②水钠潴留，激素和药物的应用，如肾上腺皮质激素等造成水钠潴留。

二、病理生理

（一）正常心脏泵血的生理

心脏的泵血功能虽然主要取决于心肌的收缩和舒张特性，但也受心脏前、后负荷和心率的影响。

1. 心肌的收缩与舒张特性

肌节是心肌收缩和舒张的基本单位，由粗细两种肌丝交错排列构成。粗肌丝为肌凝蛋白，位于肌节中央；细肌丝为肌纤蛋白，位于肌节的两旁，并与肌凝蛋白部分重叠。在心肌舒张时，由于肌纤蛋白上的两种调节蛋白——向凝蛋白与向肌凝蛋白的复合体阻碍了其与肌凝蛋白结合，使两者保持分离状态，肌节弛展。当心肌细胞除极时，膜外的钙离子随同钠离子内流，经肌膜进入肌管系统（包括肌浆网和横管系统），微量Ca^{2+}内流刺激肌浆网络池中贮存的钙离子通过Ca^{2+}释放通道RYR受体大量释放，Ca^{2+}作用于肌纤蛋白上的调节蛋白复合体，使肌纤蛋白上的受点暴露，肌凝蛋白的球形头端得以与肌纤蛋白结合，形成横桥，肌纤蛋白由两旁向肌节中央滑行，致肌节缩短，心肌收缩。心肌细胞除极导致心肌机械收缩的过程称为兴奋—收缩耦联。心肌收缩所需能量，由肌纤肌凝蛋白ATP酶作用于线粒体制造的ATP提供。心肌收缩的强度与速度取决于肌节的长度（正常为2.0~2.2 μm），更取决于钙离子转运与能量供应状况。刺激位于肌纤维膜外层的β_1受体，可兴奋与其相结合的鸟苷酸调节蛋白Gs。后者可激活腺苷酸环化酶，从而使ATP转化为cAMP，激活蛋白激酶，促使钙通道磷酸化，从而增加钙离子的内流，并由肌浆网迅速摄取，参与心肌兴奋—收缩的耦联，而增强心肌收缩力。抑制磷酸二酯酶可阻抑cAMP的降解，也可增加细胞内钙离子浓度而增强心肌收缩力。

兴奋—收缩耦联后，肌浆网再摄取Ca^{2+}，肌膜钠—钙交换以及肌膜Ca^{2+}泵转运Ca^{2+}至肌膜外，肌质内Ca^{2+}浓度下降，调节蛋白复合体与钙离子分离，调节蛋白作用于肌纤蛋白的受点上，使收缩蛋白间横桥分离，肌纤蛋白向两旁滑行回复原位，肌节弛展，心肌舒张。心肌舒张时所耗的能量较收缩时更多。当能量供应不足时，如心肌缺血或室壁肥厚，心肌的舒张功能较收缩功能更早受损。

2. 心脏前负荷

指心室在收缩前所承受的容量负荷，即心室舒张末期容量。它受循环血量、静脉张力、心室顺应性及心房收缩的影响。根据 Frank – Starling 定律，前负荷的增加，由于使肌纤维牵张，在一定限度内使心肌收缩力增强，每搏量增加。但当前负荷的增加超过一定限度后，由于肌纤维过度牵张（ >2. 2 μm），心肌收缩力反而下降，每搏量减少。虽然近来的电镜研究显示活体衰竭心脏的肌节长度平均在 2. 2 μm，并不是在 Frank – Starling 曲线的下降支工作，提示心肌收缩力的减退主要在于其内在的缺陷。临床上常用心室舒张末期压（即充盈压）来表示心室前负荷，用心室功能曲线来表示前负荷与每搏量的关系。对左心室而言，舒张末期压为 15 ~ 18 mmHg，每搏量达峰值。前负荷不足或过度，均可导致每搏量减少。心功能不全时，心功能曲线向右下移位，每搏量随前负荷增加的幅度明显减小。

3. 心脏后负荷

指心室射血时所承受的压力负荷，包括室壁张力和血管阻力。根据 Laplace 定律，室壁张力与心室内压力和心腔半径成正比，而与室壁厚度成反比。血管阻力主要取决于外周动脉阻力，也受主动脉压、主动脉壁顺应性、动脉内血容量及血液黏度的影响。后负荷增高时，心室肌收缩的速率和程度降低，每搏量减少。心功能不全时后负荷降低，每搏量的作用更为明显。

4. 心率直接影响心输出量

心率增快在一定限度内可使心肌收缩力相应增强；但心率过快时，心室由于舒张期显著缩短而充盈减少，每搏量和心输出量反而下降。

在正常情况下，机体能通过神经激素系统和心血管系统本身的调节，调整心肌的收缩与舒张，以及心脏的前、后负荷及心率，使每搏量适应机体代谢需求的变化。例如正常心脏在机体静息状态下的心输出量约 4 L/min，而剧烈运动时通过交感神经兴奋，增强心肌收缩并加速心率，以及选择性血管收缩与血流再分配，心输出量可增高达 38 L/min，其中 70% ~ 80% 流向运动的骨骼肌。表明心脏功能正常时，体内完善的调节系统可随时协调心脏做功与机体代谢需求间的关系，即正常心脏有相当大的储备适应机体代谢需要。

（二）心功能不全时的变化

当各种原因导致心肌负荷过度或心肌丧失时，循环功能的立即短暂调节有赖于神经激素系统的血流动力效应；而长期调节则依靠心肌机械负荷诱发与神经激素系统介导的心肌重构与心室重塑。若机体通过上述调节尚能维持静息和运动时心输出量正常，或静息时正常而运动时略不足，为适应良好，心泵功能代偿，但心脏储备已减少。若经上述调节仍出现左心室舒缩功能障碍，为适应不良。如仅有左心室舒缩功能障碍的客观证据而自觉症状不明显，即称为无症状左心室功能障碍或无症状心力衰竭。左心室功能障碍发展到心输出量不足以维持全身代谢需要，且出现由于心输出量低下和左心室充盈压增高，肺循环和体循环瘀血以及水钠潴留等心力衰竭表现时，称为有症状心力衰竭。有症状心力衰竭阶段，神经激素系统激活使外周血管阻力增高，后负荷增加，收缩期室壁应力（单位截面积室壁承受的张力）增高；也使容量血管收缩，水钠潴留，前负荷与舒张期室壁应力因而增高，而心输出量进一步下降。这样形成的恶性循环使心力衰竭持续进行性恶化。收缩性心功能不全以心室射血分数降低为特征；舒张性心功能不全时心室射血分数正常但心室充盈障碍。后者同样引起肺瘀血和心输出量下降，临床上同样表现有呼吸困难和疲倦、乏力，与前者颇难区别。部分患者两者可同时存在。

1. 心肌重构

由心室壁应力增高的机械信号，肾上腺素能 α_1 或 β 受体刺激和血管紧张素Ⅱ AT1 受体刺激等化学信号以及各种肽类生长因子所触发。这些信号经过肌膜通道和微管系统环磷酸腺苷（cAMP）等的传递，抵达细胞核的 DNA 后，引起基因表达的改变。于是心肌细胞的蛋白合成加速，胶原蛋白合成超过分解，心肌细胞肥大，成纤维细胞增殖，心肌内微血管平滑肌增生，中层增厚。其结果是心肌肥厚、蛋白结构改变，心肌兴奋—收缩耦联过程改变，生化反应和功能发生相应变化。这些变化既具有有益的方面，也存在不利的方面。

此外，心肌重构时非心肌细胞成分的重构可影响心肌硬度。冠脉微血管周围纤维变化还使心肌血供受损，冠脉储备降低。

2. 心室重塑

心室重塑除包括心肌肥厚和重构的变化外，还包括心室壁厚度、成分，心腔容积、形状，心肌硬度以及心肌内冠脉结构的变化。

透壁急性心肌梗死后，左心室经历复杂的几何形状与室壁结构改变，包括梗死区膨展、非梗死区心肌肥厚、心肌细胞沿侧边纵向改变、心肌纤维拉长。心肌细胞呈环形排列，使心腔半径增大，并由正常的椭圆形变为球形，心腔顺应性改变。这个重塑过程可历时数年。持续心室重塑可致心腔进行性增大与心力衰竭。

压力超负荷时，肥大心肌的肌节横向增多，细胞直径增大，室壁增厚而心腔容积不变或缩小，形成向心性肥厚。非心肌细胞成分增长与心肌细胞生长不成比例，胶原不成比例地增多（胶原与心肌的容积比值增高），心腔顺应性降低。间质或心肌内微血管周围纤维变化，冠状动脉的中层增厚。

容量超负荷时，肥大心肌的肌节纵向增多，细胞变长，心室壁相对变薄，胶原与心肌细胞成比例地生长或胶原降解增多，心室腔顺应性增高、容积增大，形成离心性肥厚。

室壁肥厚开始时有助于纠正增高的收缩期和舒张期室壁应力，使之恢复正常，但一定程度的室壁应力增高将持续存在。心腔扩大开始时有助于调整降低的心输出量，使之有所增高，但室壁舒张期应力增高。持续心室重塑则肥厚心肌重构所致的生化反应与功能异常，以及心肌硬度的增高、心腔顺应性的改变，使心室舒缩功能进行性减退。此外，冠脉储备降低还使心肌重构所致能量供需失衡的矛盾加剧，心肌细胞数量减少，使残存的心肌所承受的负荷更重，如此形成的恶性循环，促使心力衰竭的发生和发展。

3. 神经激素系统的变化

在心力衰竭的发生和发展过程中，始终有神经激素系统激活的因素参与。其特征为交感神经和肾素—血管紧张素系统激活，心钠素激活，细胞激素与免疫网激活以及一系列旁分泌——自分泌反应激活。神经激素系统激活可能短期维持循环与重要器官灌注，长期活性增高则助长心肌重构和心室重塑持续进行，心室前、后负荷增高，最终导致心力衰竭发生。

（1）交感神经—肾上腺系统激活：每搏量下降或低血压通过动脉压力感受器引起的减压反射激活交感神经—肾上腺系统，交感神经输出冲动增强，肾上腺儿茶酚胺分泌增多，产生下列改变。①心率增快；②心肌 β 受体兴奋，激活 cAMP 酶，使细胞内 cAMP 水平增高，心肌收缩性增强；③全身血管收缩，静脉收缩使回心血量增多，通过 Frank－Starling 机制增加每搏量，选择性小动脉收缩则起维持血压并保证重要脏器血供的作用；④肾交感神经活性增高导致肾灌注压下降，刺激肾素释放，激活肾素—血管紧张素系统；⑤兴奋 α_1 和 β 受体，促心肌生长。血浆去甲肾上腺素（NE）水平增高程度反映交感神经—肾上腺素系统激活程度。无症状左心室收缩功能障碍阶段血浆 NE 水平已明显增高，随心力衰竭的发展渐增，至有症状心力衰竭阶段 NE 水平更显著增高。血浆 NE 增高显著的患者预后大多较差。有效的治疗可使明显增高的血浆 NE 水平降低。

（2）肾素—血管紧张素—醛固酮系统（RAS）激活：每搏量下降或低血压使肾小球入球小动脉压力下降，交感神经活性增高，可刺激球旁细胞合成的肾素释放、水解，肝合成的血管紧张素原产生血管紧张素Ⅰ，后者经主要存在于肺微血管内皮细胞表面的血管紧张素转换酶（ACE）转化为血管紧张素Ⅱ（AngⅡ）。AngⅡ与其受体（AT1）结合产生下列生理效应。①强有力地收缩血管；②对心肌产生正性肌力作用；③促心肌细胞与心肌成纤维细胞以及血管平滑肌细胞生长；④促交感神经末梢释放去甲肾上腺素；⑤促醛固酮和血管升压素分泌；⑥促肾上腺产生去氧皮质酮；⑦促缓激肽降解；⑧抑制肾素分泌。醛固酮调控肾远曲小管钾—氢和钾—钠离子交换，潴钠排钾，同时使水潴留。这些效应的结果是心肌肥厚伴心肌细胞凋亡，血管收缩，循环血量增加。此外，还促使心肌胶原纤维增生。血浆肾素活性、血浆 AngⅡ和醛固酮水平可反映肾素—血管紧张素—醛固酮系统的激活程度。无症状左心室收缩功能障碍患者血浆肾素活性可不增高或轻度增高，随心力衰竭的发展而逐步增高，至有症状心力衰竭阶段则显著增高。有效治疗可使明显增高的血浆肾素活性降低。

(3) 血管升压素增加：每搏量下降或低血压严重影响组织灌注时，血管升压素分泌增多。血管升压素的抗利尿和外周血管收缩作用导致水钠潴留和心室后负荷增加。无症状左心室收缩功能障碍患者血浆血管升压素水平可不增高或轻度增高。有症状心力衰竭患者血浆血管升压素水平的增高与否有较明显的个体差异。

(4) 心钠素增加：心钠素又称心房利钠因子（ANF），主要由心房肌合成和分泌，心房压力增高或心房肌牵拉是诱发心钠素释放的主要机制。近来又发现了心室利钠因子（又称脑利钠肽，BNP）。心钠素强有力的扩血管和利尿排钠作用可调整机体对收缩血管和水钠潴留激素的反应。无症状左心室功能障碍阶段，心钠素起主导作用以对抗交感—肾上腺系统激活所致血管收缩和血管内容量增多。但心室功能持续恶化时，血浆心钠素水平虽进一步增高，其代偿作用最终被其他神经激素的收缩血管、水钠潴留作用所抵消。

(5) 局部组织内激素系统的变化：近年研究证实心脏、血管、肾等组织能独立于全身内分泌系统，在局部产生和分泌作用于自身或邻近细胞的激素，即所谓组织自分泌和旁分泌系统。心肌（包括心肌细胞、间质细胞和微血管细胞）内能产生作用于局部心肌微血管和心肌的收缩血管、正性肌力和促生长的激素（如 AngⅡ、内皮素），同时也产生与之具有对抗作用的扩张微血管、负性肌力和抑制生长的激素，它们相互保持调控的平衡。心肌超负荷或心肌丧失时，心肌内自分泌和旁分泌系统激活，收缩血管、正性肌力和促生长的激素占优势。循环的神经内分泌系统激活渐恢复或减弱时。心肌内自分泌和旁分泌系统持续激活，介导心肌重构和心室重塑持续进行，并维持较长时间。

人心肌内有心肌促胰酶，衰竭心肌内该酶较正常增多。心肌内 AngⅠ向 AngⅡ转化大部分通过该酶，小部分通过 ACE。血管紧张素转换酶抑制剂（ACEI）不能抑制该酶的作用。

(6) 炎性细胞激素如白介素也促心肌细胞肥厚与凋亡。

4. 外周血管的变化

上述神经激素的调节，导致外周动静脉收缩。外周小动脉收缩使外周阻力增加。压力感受器调节反应性减弱，因而使用扩血管剂常不伴有明显的心率增快反应。为保持脑和心脏重要脏器在有限的心输出量时仍有足够的血供，皮肤、骨骼肌和肾脏的血循环常明显减少。这一区域性血流的改变也形成了心力衰竭的部分症状与体征。

在心力衰竭病理生理变化过程中，代偿机制的过度除助长心肌肥厚、心肌细胞凋亡反应胜过凋亡抑制反应外，还可导致以下变化。①心率过快，甚至发生快速性心律失常，这不仅增加心肌氧耗量，而且影响舒张期心室充盈及冠脉灌流；②肾素、血管紧张素及血管升压素无选择性地加强外周血管收缩，既增加心室后负荷还影响重要脏器的血供，缩血管反应远超过心房利钠素和前列腺素 E_2 和 I_2 的扩血管反应；③水钠潴留，血容量增多，加之静脉收缩，使心脏前负荷显著增高；④可出现明显的循环瘀血和周围水肿，最终导致低心输出量，高外周阻力和循环瘀血的心力衰竭。

三、临床表现和辅助检查

充血性心力衰竭的主要临床表现是“充血”，其次是周围组织灌注不足。临床上习惯按心力衰竭开始发生于哪一侧和充血主要表现的部位，将心力衰竭分为左侧心力衰竭、右侧心力衰竭和全心衰竭。心力衰竭开始发生在左侧心脏和以肺充血为主的称为左侧心力衰竭；开始发生在右侧心脏并以肝、肾等器官和周围静脉瘀血为主的，称为右侧心力衰竭。两者同时存在的称全心衰竭。以左侧心力衰竭开始的情况较多见。

（一）症状

1. 呼吸困难

是左侧心力衰竭最主要的症状。肺充血时肺组织水肿，气道阻力增加，肺泡弹性降低，吸入少量气体就使肺泡壁张力增高到引起反射性呼气开始的水平。这就造成呼吸困难，且呼吸浅而快。不同情况下肺充血的程度有差异，呼吸困难的表现有下列不同形式。

(1) 劳力性呼吸困难：开始仅在剧烈活动或体力劳动后出现呼吸急促，如在登楼、上坡或平地快走等活动时出现气急。随肺充血程度的加重，可逐渐发展到更轻的活动或体力劳动后，甚至休息时，也发生呼吸困难。

（2）端坐呼吸：一种由于平卧时极度呼吸困难而必须采取的高枕、半卧或坐位以解除或减轻呼吸困难的状态。程度较轻的，高枕或半卧位时即无呼吸困难；严重的必须端坐；最严重的即使端坐床边，两腿下垂，上身向前，双手紧握床边，仍不能缓解严重的呼吸困难。

（3）阵发性夜间呼吸困难：又称心源性哮喘，是左心室衰竭早期的典型表现。呼吸困难可连续数夜，每夜发作或间断发作。典型发作多发生在夜间熟睡1~2小时之后，患者因气闷、气急而突然惊醒，被迫立即坐起，可伴阵咳、哮鸣性呼吸音或泡沫样痰。发作较轻的采取坐位后十余分钟至1小时左右呼吸困难自动消退，患者又能平卧入睡，次日白天可无异常感觉。严重的可持续发作，阵阵咳嗽，咳粉红色泡沫样痰，甚至发展成为急性肺水肿。由于早期呼吸困难多在夜间发作，开始常能自动消退，白天症状可不明显，因而并不引起患者注意。即使就医，也常因缺少心力衰竭的阳性体征而被忽视。发作时伴阵咳或哮鸣的可被误诊为支气管炎或哮喘。

阵发性夜间呼吸困难的发生机制与端坐呼吸相似，可能与卧位时较多肺组织位于心脏水平以下，肺充血较重有关。同时，卧位时外周水肿液重新分布使血容量增加。心脏负荷更为加重。

（4）急性肺水肿：急性肺水肿的表现与急性左心功能不全相同。

2. 倦怠、乏力、运动耐量下降

可能为心输出量低下、骨骼肌血供不足的表现。

3. 陈—施呼吸

见于严重心力衰竭，预后不良。呼吸有节律地由暂停逐渐增快、加深，再逐渐减慢、变浅，直到再停，约半分钟至1分钟后呼吸再起，如此周而复始。发生机制是心力衰竭时脑部缺血和缺氧，呼吸中枢敏感性降低，呼吸减弱，二氧化碳潴留到一定量时方能兴奋呼吸中枢，使呼吸增快、加深。随着二氧化碳的排出，呼吸中枢又逐渐转入抑制状态，呼吸又减弱直至暂停。脑缺氧严重的患者还可伴有嗜睡、烦躁、神志错乱等精神症状。

（二）体征

（1）原有心脏病的体征。

（2）左心室增大。心尖搏动向左下移位，心率增快，心尖区有舒张期奔马律，肺动脉瓣区第二心音亢进，其中舒张期奔马律最有诊断价值，在患者心率增快或左侧卧位并作深呼气时更容易听到。左心室扩大还可形成相对性二尖瓣关闭不全，产生心尖区收缩期杂音。

（3）交替脉。脉搏强弱交替。轻度交替脉仅能在测血压时发现。

（4）肺部啰音。虽然部分左侧心力衰竭患者肺间质水肿阶段可无肺部啰音，肺充血只能通过X线检查发现，但两侧肺底细湿啰音至今仍被认为是左侧心力衰竭的重要体征之一。阵发性呼吸困难或急性肺水肿时可有粗大湿啰音，满布两肺，并可伴有哮鸣音。

（5）胸腔积液。左侧心力衰竭患者中的25%有胸腔积液。胸腔积液可局限于肺叶间，也可呈单侧或双侧胸腔积液，胸腔积液蛋白含量高，心力衰竭好转后消退。

（三）早期X线检查

肺静脉充盈期左侧心力衰竭在X线检查时仅见肺上叶静脉扩张、下叶静脉较细，肺门血管阴影清晰。在肺间质水肿期可见肺门血管影增粗、模糊不清，肺血管分支扩张增粗，或肺叶间淋巴管扩张。在肺泡水肿阶段，开始可见密度增高的粟粒状阴影，继而发展为云雾状阴影。急性肺水肿时可见自肺门伸向肺野中部及周围的扇形云雾状阴影。此外，左侧心力衰竭有时还可见到局限性肺叶间、单侧或双侧胸腔积液；慢性左侧心力衰竭患者还可有叶间胸膜增厚，心影可增大（左心室增大）。

四、诊断

典型的心力衰竭诊断并不困难。左侧心力衰竭的诊断依据为原有心脏病的体征和肺循环充血的表现。右侧心力衰竭的诊断依据为原有心脏病的体征和体循环瘀血的表现，且患者大多有左侧心力衰竭的病史。

心力衰竭的早期诊断：早期心力衰竭患者症状可不明显，常能自由活动，坚持工作，劳力性气促和阵发性夜间呼吸困难是左侧心力衰竭的早期症状，但常不引起注意，并常因白天就诊时缺少阳性体征而被忽视，如不详细询问病史、不仔细检查、未发现舒张期奔马律及 X 线典型表现，易被漏诊。颈静脉充盈和肝肿大是右侧心力衰竭的早期症状，易被忽视，如一般体检不注意颈静脉，心力衰竭时肝肿大多在剑突下，肋缘下不能触及，即使发现肝肿大也常因不伴气促、水肿而不考虑心力衰竭，不注意检查肝颈静脉返流等。心力衰竭的某些症状和体征也见于其他疾病，因此心脏病患者的气促、水肿和肝肿大等也不一定都是心力衰竭所致。如劳力性气促可由阻塞性肺气肿、肺功能不全、肥胖或身体虚弱引起。夜间呼吸困难也可由支气管哮喘发作引起。肺底湿啰音可由慢性支气管炎、支气管扩张或肺炎引起。心力衰竭引起的湿啰音大多为两侧对称性，偶见于单侧或仅有哮鸣音。下肢水肿可由静脉曲张、静脉炎、肾脏或肝脏疾病、淋巴水肿等所致，还可在久坐或月经前后、妊娠后期发生；妇女原因不明性下肢水肿也不少见。另外，心力衰竭时可因长期卧床液体积聚在腰骶部而不发生下肢水肿。肝肿大可由血吸虫病、肝炎、脂肪肝引起。颈静脉充盈可由肺气肿或纵隔肿瘤压迫上腔静脉引起。胸腔积液可由胸膜结核、肿瘤和肺梗死引起；腹腔积液也可由肝硬化、低蛋白血症、腹膜结核、肿瘤引起。

心力衰竭时常伴心脏扩大，但正常大小的心脏也可发生心力衰竭，如急性心肌梗死。肺气肿时心脏扩大可被掩盖，心脏移位或心包积液又可被误诊为心脏扩大。

X 线是确诊左心衰竭肺间质水肿的主要依据，还有助于心力衰竭和肺部疾病的鉴别。超声心动图不能确诊心力衰竭，但是区分收缩或舒张功能不全的主要手段，还能准确测定心腔大小，评估心瓣膜结构和功能，帮助确立心力衰竭病因。静脉压测定有助于确诊早期右心衰竭。血流动力学监测不适用于慢性心力衰竭的诊断。心电图和血生化指标则对心力衰竭诊断无帮助。

五、并发症

血流迟缓和长期卧床可导致下肢静脉血栓形成，继而发生肺栓塞和肺梗死，此时可有胸痛、咯血、黄疸、心力衰竭加重甚至休克等表现。左、右心腔内附壁血栓可分别引起体动脉和肺动脉栓塞；体动脉栓塞可致脑、肾、脾、肠系膜梗死及上、下肢坏死。有卵圆孔未闭者，体循环静脉血栓脱落形成的栓子，有可能在到达右心房后穿过未闭的卵圆孔到达左心房，再经左心室进入体循环，形成所谓反常栓塞。长期卧床患者，特别是有肺水肿者，极易并发呼吸道感染，特别是支气管肺炎。

六、治疗

（一）收缩性心力衰竭的治疗

1. 减轻心脏负荷

包括减少体力活动和精神应激。严重者宜绝对卧床休息，在心功能逐步改善过程中应适当下床活动，以免卧床休息过久并发静脉血栓形成或肺炎。此外，应注意解除精神负担，必要时给予小量镇静剂。

2. 限制钠盐摄入

适当限制日常饮食中的钠盐摄入量，食盐量每日 2～5 g，忌盐腌制食物。应用利尿剂引起大量利尿时，钠盐限制不宜过严，以免发生低钠血症。

3. 应用利尿剂

利尿剂通过抑制肾小管不同部位 Na^+ 重吸收，或增加肾小球 Na^+ 滤过，增进水、Na^+ 排出，从而降低心室充盈压，减轻肺循环和（或）体循环瘀血所致临床症状，其疗效肯定，但对心力衰竭整体过程的影响（如生存率等）不明，长期应用利尿剂理论上可能产生下列不良作用。①降低心输出量，从而激活 RAS，血浆肾素和醛固酮增高；②导致低钾血症；③降低糖耐量；④导致高尿酸血症；⑤导致高脂血症；⑥导致室性心律失常。目前利尿剂属治疗心力衰竭伴水、钠潴留患者的一线药物，大多与其他心力衰竭治疗药物（如地高辛、ACEI）联合应用，单纯舒张性心力衰竭患者利尿剂宜慎用。

（1）常用的利尿剂包括以下几种。

1）噻嗪类和氯噻酮利尿剂：作用于肾远曲小管近端和袢升支远端，抑制该处 Na^+ 重吸收。利尿作用强度中等。肾小球滤过率低于 30 mL/min 时，利尿作用明显受限，因而不适合治疗严重心力衰竭（肾血流量明显减少）或伴慢性肾功能不全的患者。其中美托拉宗与氢氯噻嗪等制剂不同，利尿作用在肾功能减退时也不减弱，作用部位除远曲小管和袢升支远端外，可能还作用于近曲小管，利尿期长，一次剂量可维持利尿作用 12～24 小时，与呋塞米联用，利尿效果极佳，对伴肾功能不全的患者，非常有效。

2）袢利尿剂：作用于髓袢升支粗段，抑制该处 Cl^- 和 Na^+ 的重吸收，使到达远端小管的尿液含 Na^+ 量高，大量 Na^+ 与水排出体外，利尿作用强，其中以呋塞米最常用，其次为布美他尼。袢利尿剂的利尿效应与单剂剂量密切相关，在未达到其最高极限前，剂量愈增大，利尿作用愈强。肾小球滤过率很低时，给予大剂量（如呋塞米 500～1 000 mg）仍有促进利尿的效果。静脉注射的效果优于口服。

3）保钾利尿剂：作用于远曲小管远端 Na^+-K^+ 交换段，对抗醛固酮促进 Na^+-K^+ 交换的作用，或直接抑制 Na^+-K^+ 交换，增加 Na^+ 排出而减少 K^+、H^+ 分泌与排出。利尿作用弱，大多与上述两类利尿剂联合应用，以加强利尿效果并预防低钾血症。不宜与氯化钾联用，肾功能不全者慎用。保钾利尿剂一般不与 ACEI 合用，以免引起高钾血症。然而由于螺内酯在受体水平拮抗醛固酮，能有效地抑制醛固酮对心肾的不良效应，减轻心肌间质增生，降低心脏负荷，近来有报道对袢利尿剂与 ACEI 联用疗效欠佳的心力衰竭患者，尤其是 ACEI 的治疗剂量受患者低血压或肾功能因素等限制，且醛固酮水平持续增高者，在密切随访血钾和肾功能的条件下，加用小剂量螺内酯，可能减轻心力衰竭症状。

（2）合理应用利尿剂。

1）利尿剂适用于有左或右心室充盈压增高表现的患者，如颈静脉充盈伴静脉压增高，肝肿大伴肝颈返流阳性，劳力性或夜间阵发气促，肺瘀血，肺水肿以及心源性水肿等。

2）急性心力衰竭伴肺水肿时，静脉推注袢利尿剂（呋塞米）是首选治疗。其静脉扩张作用可在利尿作用出现前迅速减轻前负荷与症状。

3）轻度钠潴留患者应用噻嗪类利尿剂常可获得满意疗效，中度以上钠潴留患者多需应用袢利尿剂。

起始先试以小剂量间断治疗，如每周 2～3 次，利尿效果不满意时，再增加剂量和（或）连续服用，病情减轻后再间断给药。定期测体重可及时发现隐性水肿，以调节利尿剂用量。连续利尿应注意预防低钾血症，可联用保钾利尿剂。

4）重度心力衰竭或伴肾功能不全的患者，宜选用袢利尿剂，也可联用袢利尿剂和美托拉宗。注意大量利尿所致并发症。

5）顽固性水肿大多联合应用利尿剂，如大剂量袢利尿剂和噻嗪类、保钾利尿剂联用，间断辅以静脉推注袢利尿剂。噻嗪类或袢利尿剂与 ACEI 联用，可减少利尿剂引起低钾血症和 RAS 系统激活等不良反应，降低耐药性发生率。联用时应密切观察血压、血容量、肾功能与血电解质改变。

（3）利尿剂治疗引起的并发症。

1）低钾血症：多见于噻嗪类或袢利尿剂连续应用或大量利尿后。肾小管 Na^+ 重吸收受抑制使到达远曲小管，Na^+-K^+ 交换段尿液的含 Na^+ 量明显增高，K^+-Na^+ 交换相应增加，K^+ 排出也增多。与保钾利尿剂或 ACEI 联用，进食含 K^+ 丰富的饮食如果汁、香蕉、柑、橘、干枣、蔬菜等或适当补充钾盐，可预防低钾血症的发生。出现低钾血症时，可改用保钾利尿剂，每日观察血钾变化，血钾恢复正常后停用。

2）低钠血症：多见于大量利尿并严格限制 Na^+ 摄入的患者，可并发失水和酸中毒。患者水肿消退，但出现软弱、少尿、体位性低血压、肌肉痉挛以及氮质潴留等，尿比重高，即所谓缺钠性低钠血症，可由过度利尿、呕吐或发热等诱发。轻者增加钠盐摄入即可使症状缓解，重者可能需要静脉补充高渗盐水。低钠血症还可能为稀释性，患者水肿明显，体内总 Na^+ 量实际上不仅不低，大多反而增高，但由于肾稀释功能受限，体内水潴留，而形成“稀释性低钠血症”，可伴低钾和代谢性碱中毒，尿比重低。治疗可限制摄入水量，使低于每日量与不显性失水量的总和（约1 000 mL或以下），同时纠正低血钾和代谢性碱中毒，禁忌补充钠盐。

3）代谢性碱中毒：利尿剂治疗时大量Cl^-排出，且K^+、H^+排出增多，加以利尿使细胞外液容量减少后，血HCO_3浓度相对增高，可引起代谢性低Cl^-、低K^+性碱中毒。联用保钾利尿剂可防止其发生。

4）低血容量：大量利尿可引起血容量过度降低，心输出量下降，血尿素氮增高。患者皮肤弹性减低，出现体位性低血压和少尿。间断利尿或大量利尿后补充适量液体，可预防其发生。

5）长期服用噻嗪类利尿剂还可能并发高尿酸血症、高脂血症和糖耐量降低。

6）大剂量袢利尿剂可能引起耳聋，大多可逆，少数不能恢复。

7）螺内酯长期服用可致男子女性化乳房、阳痿、性欲减退以及致女子月经失调。

4. 应用正性肌力药物

由于慢性心力衰竭患者心肌收缩力减弱，改善心肌收缩功能曾被认为是心力衰竭的首要治疗方法。正性肌力药物能使心室功能曲线左上移，增加每搏做功，降低心室充盈压，从而使扩大的心脏缩小。虽然在增加心肌收缩的同时也增加心肌能量消耗，但扩大的心脏缩小后，其心肌氧耗和冠脉血供分别较心脏扩大时降低和改善，心肌能量供需的不平衡因而并不加重，甚至有所减轻。正性肌力药减轻症状、改善运动耐量和心功能分级的效果明显，但多中心随机对照慢性心力衰竭患者长期临床治疗试验结果表明，除洋地黄外，正性肌力药大多具有增高病死率与室性心律失常发生率的倾向。ACEI则不仅减轻症状，改善运动耐量和心功能分级的效果更显著，且能降低病死率和病残率，因而大多数临床医师治疗窦性心律的慢性心力衰竭患者时，选用ACEI与利尿剂联用。正性肌力药物有以下几种。

（1）洋地黄糖苷类：洋地黄糖苷治疗伴室上性快速心律失常心力衰竭患者的疗效肯定，但对窦性心律、心脏扩大不明显的轻度心力衰竭（心功能Ⅱ级）患者的疗效有争议。20世纪80年代后期，众多前瞻性随机对照的大系列临床治疗试验结果支持地高辛和利尿剂联用，或地高辛、利尿剂和扩血管药物联用有利于改善大多数中重度和部分轻度慢性心力衰竭患者（包括窦性心律的患者）的症状，地高辛改善运动耐量的效应至少与磷酸二酯酶抑制剂相似，略逊于ACEI。20世纪90年代两项前瞻性随机对照的地高辛临床治疗试验结果进一步证实地高辛治疗心功能Ⅱ～Ⅲ级、窦性心律的收缩性心力衰竭患者有效，且不增高病死率。所用地高辛的治疗剂量为平均0. 370～0. 375 mg/d，停药前地高辛血清浓度（服地高辛后24小时测定）为0. 9～2. 0 ng/mL。

1）作用机制：洋地黄类药物直接作用于心肌Na^+-K^+-ATP酶，使酶失活，Na^+外流和K^+内流因而减少。细胞内Na^+增高，促使肌浆网释放Ca^{2+}与Na^+交换，从而增强心肌收缩力。洋地黄的正性肌力作用可使正常心肌耗氧量增加，而心室肌应力和心率的改变不明显。对心力衰竭患者，洋地黄的正性肌力作用一方面使心肌氧耗增高，另一方面又使每搏量增加，心室容积缩小，室壁应力降低，同时心率明显减慢，心肌氧耗因而明显减少。其综合结果是心肌总耗氧量降低，心肌工作效率提高。洋地黄类药物还影响心肌细胞的其他电生理特性。治疗量洋地黄略降低窦房结自律性，减慢房室传导，降低心房肌的应激性，缩短心房肌不应期而延长房室结不应期。中毒量则使窦房结自律性明显降低，房室交界处和希—浦肯野系统舒张期除极加强，后除极振荡形成或振幅增大，自律性增强；还使窦房结—心房与房室间以及心房内传导减慢，心房肌、房室结和心室肌不应期延长。中毒量所引起的电生理改变是冲动形成异常、冲动传导异常或两者联合所致心律失常的基础。

洋地黄还通过自主神经系统作用于心肌，其拟迷走神经作用使窦性心律减慢、房室传导减慢、心房异位起搏点自律性降低、心房肌不应期缩短，阿托品可解除上述拟迷走神经作用。近年来重视洋地黄恢复心力衰竭患者心脏压力感受器对交感中枢传出冲动的抑制作用，从而减轻交感神经系统和RAS激活程度，降低血浆去甲肾上腺素与肾素活性，增加心率变异性。

2）合理应用：洋地黄作为首选药物的适应证是呈室上性快速心律失常的中重度收缩性心力衰竭，包括扩张型心肌病、二尖瓣病变、主动脉瓣病变、陈旧性心肌梗死以及高血压性心脏病所致慢性心力衰竭。在利尿剂与 AIEI 联合治疗的基础上加用地高辛可进一步降低心力衰竭恶化率。

下列情况下慎用洋地黄：①急性心肌梗死早期出现心力衰竭，除非伴室上性快速心律失常，否则大多不用洋地黄；②肺心病伴急性呼吸功能衰竭，除非伴室上性快速心律失常，否则不用洋地黄治疗；洋地黄易致心律失常，对紊乱房性心动过速的疗效不佳；③严重二尖瓣狭窄伴窦性心律并发肺水肿者，洋地黄不仅不能缓解症状，还可通过增强右心室排血，加重肺瘀血。

洋地黄使用禁忌证如下。①洋地黄过量或中毒，洋地黄过量或中毒的表现之一是心力衰竭症状加重，常被误诊为剂量不足而盲目增加洋地黄量，甚至因而致死；②肥厚梗阻型心肌病并发心力衰竭的病理生理机制为心室舒张不全与收缩过度，因而属单纯舒张性心力衰竭。洋地黄不能改善心室舒张功能，其可使流出道梗阻加重，因而除并发心房颤动或其他房性快速心律失常外，不宜用洋地黄治疗；③房室传导阻滞。部分性或完全性房室传导阻滞都属于洋地黄应用的禁忌证。但如并发急性肺水肿，来不及安置人工心脏起搏器治疗，可在严密观察下试用快速作用的洋地黄制剂，并在病情许可时安置起搏器。起搏器安置后仍有心力衰竭表现的患者，可以加用洋地黄治疗；④室早和室速曾被列为洋地黄应用的禁忌证，但由心力衰竭引起的室早或室速以及因室早或室速而加重的心力衰竭，如能排除洋地黄过量，则洋地黄治疗可中断上述恶性循环。

预防性用药：已证明对尚能维持代偿功能但已增大或肥厚的心脏，使用洋地黄能提高心肌工作效率，因而有主张在特殊条件下用洋地黄预防心力衰竭。①准备进行心内手术的患者，术前洋地黄预防治疗。为避免手术完毕直流电复律时并发严重室性快速心律失常，一般于术前 2 天停用；②缩窄性心包炎、心包剥离术前用洋地黄可预防术后严重心力衰竭和心源性休克。

3）制剂分类：洋地黄制剂可分为作用缓慢和作用快速两大类。前者临床应用逐渐减少，其中洋地黄叶已基本不用。作用快速类制剂的作用起效快，持续时间短，在体内代谢和排泄均快，血清半衰期短，适用于急性或慢性心力衰竭。常用口服制剂为地高辛，静脉注射制剂有毛花苷 C、毒毛花苷和地高辛。其中毒毛花苷作用最快，静脉注射后 7 小时内血药浓度可自 12 mg/mL 迅速下降至 0.3 mg/mL 以下。7 小时以后的半衰期约为 22 小时。作用开始和到达高峰的时间均较毛花苷 C 和地高辛快。毛花苷 C 的半衰期与地高辛相似，约 1.5 天。口服地高辛的体内半衰期约 1.5 天，口服后 80%～85% 在肠道内吸收。与血清蛋白结合较少，主要经肾脏排泄，每日清除率与体存量成一定比例，肾功能障碍时排泄减少。

4）给药方法：以往强调首先在短期内给“洋地黄化”或“饱和”量，即短期内给予最大剂量，洋地黄中毒的发生率可达 20%。现已证实洋地黄的疗效与剂量成线性相关，每日给予小剂量，经过 5 个半衰期（毒毛花苷 4～5 天，地高辛与毛花苷 C 6～8 天），血浆浓度也可达到稳定的治疗量水平。可见除急性情况需要在 5 个半衰期以前获得疗效外，一般每日给予维持量即可。为使洋地黄制剂较早出现疗效，可选用毛花苷 C 或地高辛，先给负荷量继以维持量，负荷量可分次给予。3 天内用过地高辛的，一般不用负荷量，但如病情需要，可小剂量分次给药，并密切观察疗效及不良反应。对急性左心衰竭和心室率快速的房性快速心律失常（伴或不伴心力衰竭）患者，宜将负荷量一次给予。急性心肌梗死、急性心肌炎、肺心病、黏液性水肿或贫血等引起的心力衰竭，负荷量不宜过大，并应分次给予。肾功能不全者禁用负荷量。

负荷量后是否需要继续应用维持量，维持多久，随病情而异。如洋地黄治疗后心力衰竭缓解，而心力衰竭的病因或诱因（如败血症、妊娠或分娩、大量输液或输血等）已消除，不必继续给予维持量。慢性心力衰竭患者基本病因难以根除，或伴心房颤动或心房扑动且心室率随运动显著增快的，应长期甚至终身服用洋地黄维持量。维持量应能在负荷量后或不用负荷量时维持血浆洋地黄治疗浓度，其剂量个体差异很大，不同患者间可有较明显差别，即使同一患者在不同条件下也可有所不同。常需仔细记录每日用药量，结合心功能改善表现和有无洋地黄中毒反应来衡量，并根据不同情况，随时调整。常规应用的各种洋地黄制剂的维持量仅供用药时参考。

心电图有助于判断洋地黄过量或不足。心房颤动或心房扑动伴心室率超过 100 次/分的，大多表示洋地黄量不足；而心室律规则且增快如房室交接处心动过速，或心室律规则但减慢如房室交接处心律，或有多形室性过早搏动呈二联律的，则表示洋地黄中毒；静息时心室率60～70次/分，运动后不超过90次/分的，常表示维持量适当。窦性心率不能很好地反映洋地黄用量，如肺心病、急性心肌炎和甲状腺功能亢进等病变本身可引起窦性心动过速，不能作为洋地黄不足的依据。

对病情危重而一时难以判断是用量不足还是过量的患者，可在严密观察下试用毛花苷C 0.2 mg静脉注射，仔细观察用药后反应，1~2小时之后用量不足的患者可见疗效，而足量或过量的患者则可能出现中毒反应。

许多因素影响洋地黄的疗效，有些可影响患者对洋地黄的耐受量，有些则改变洋地黄在体内的吸收、代谢和排泄过程。

早产儿、新生儿和老年人对洋地黄的耐受性差。重度或弥漫性心肌病患者、黏液性水肿患者的耐受量也低，给药时剂量宜偏小，并应警惕发生毒性反应。低血钾、低血镁、高血钙易致洋地黄中毒，因而大量利尿时不宜给洋地黄负荷量，洋地黄治疗的同时不给予钙盐。肾功能受损可影响地高辛、毛花苷C和毒毛花苷K清除，直流电复律可诱发洋地黄毒性反应而引起严重室性心律失常，治疗时均应注意。

考来烯胺可阻断洋地黄毒苷的体内肠—肝循环，苯巴比妥、保泰松和苯妥英可促进洋地黄毒苷的肝脏代谢，均使洋地黄毒苷的半衰期缩短，利血平和高血钾可减少洋地黄和心肌的结合，轻泻药和抗生素可影响洋地黄的吸收，甲状腺功能亢进时洋地黄的代谢和清除均加速。奎尼丁、胺碘酮、钙通道阻滞剂等可增高血清洋地黄浓度，用药时均应加以考虑。

5）毒性反应：自不采用洋地黄化或饱和量的给药方法以来，洋地黄的致命性毒性反应及其致死率已明显降低。地高辛等作用迅速类洋地黄制剂的中毒反应主要为心律失常，胃肠道反应较少见。重视并警惕易致中毒的情况后，毒性反应发生率可显著降低。

常见的洋地黄中毒表现如下。①胃肠道反应，如食欲缺乏、恶心、呕吐，应与心力衰竭本身或药物（如氯化钾、氨茶碱、氨苯蝶啶等）引起的胃肠道反应鉴别。心力衰竭好转时或增加洋地黄剂量过程中出现的胃肠道反应，排除其他药物影响后，应考虑为洋地黄毒性反应；②心律失常。洋地黄中毒可引起各种心律失常，心脏病和心力衰竭本身也能引起多种心律失常，必须仔细鉴别。服用洋地黄过程中心律突然转变，是诊断洋地黄中毒的重要依据。如心率突然显著减慢或加速，由不规律转为规律，由规则转为特殊的不规则等。对洋地黄中毒具有诊断价值的特征性心律失常为多形室性过早搏动呈二联律，尤其是发生在心房颤动基础上；心房颤动伴完全性房室传导阻滞与房室交接处心律；心房颤动伴加速的房室交接处自主心律呈干扰性房室分离；心房颤动频发房室交接处逸搏或短阵交接处心律；房性心动过速伴房室传导阻滞；双向性房室交接处或室性心动过速和双重心动过速。洋地黄引起不同程度的窦房和房室传导阻滞也颇常见，心房颤动和心房扑动则较少见，而束支传导阻滞则尚未见报道。目前认为并行收缩心律非洋地黄中毒所致。室性过早搏动呈二联律虽然常见于洋地黄中毒，但也常见于其他情况，因而不能据此诊断洋地黄中毒。同样，应用洋地黄过程中由窦性心律转为房性心动过速伴房室传导阻滞是洋地黄中毒的特征性表现，但以洋地黄制剂治疗房性心动过速引起的房室传导阻滞，则是预期的洋地黄治疗作用，并非中毒表现，应区别对待；③神经系统表现，可有头痛、失眠、忧郁、眩晕，甚至神志错乱；④视觉改变。可出现黄视或绿视。

用放射免疫法测定血清地高辛含量，作为判断其用量和毒性反应的参考，其临床价值因地高辛中毒组与非中毒组间血清地高辛浓度有重叠而受限制。地高辛有微弱的抗原性，与蛋白质结合可形成抗原复合物，从而产生抗体。通过测定地高辛抗体，可以了解血清地高辛含量。地高辛中毒组的血清地高辛浓度较非中毒组明显增高，但组间有重叠现象。一般认为血清地高辛浓度<0.5 mg/mL或>2.5 mg/mL，可分别反映地高辛量不足和中毒，血清浓度在两者之间难以定论。其次，血清地高辛浓度测定应在给药后至少6小时进行，也有在给药后24小时进行的，测定时间无统一标准，可能影响结果的判断。总之，单凭血清测定判断地高辛量不足或中毒，并不十分可靠，应结合临床及心电图判断。

毒性反应的处理：一旦作出毒性反应的诊断，应立即停药。轻度毒性反应如胃肠道、神经系统和视觉症状，一度房室传导阻滞、窦性心动过缓和偶发室性过早搏动等心律失常表现，停药后均可自行缓解。地高辛中毒症状大多在24小时内消失。应仔细寻找并去除中毒的诱因，如低血钾诱发的心律失常，除补充钾盐外，应立即停用排钾利尿药。

洋地黄中毒所致心律失常的特殊药物治疗如下。①苯妥英钠是治疗洋地黄中毒所致各种过早搏动和快速心律失常的最安全有效的药物。作用快速且不良反应较少，因而已取代钾盐作为治疗洋地黄中毒的主要药物。室性心动过速时苯妥英钠较钾盐更适用。洋地黄治疗患者必需紧急直流电复律时，也常在复律前给苯妥英钠，预防复律可能引起的室性快速心律失常。首剂 125~250 mg（以注射用水 20 mL 稀释），静脉注射，2~3 分钟注完。无效时可每 5~10 分钟静脉注射 100 mg，共 2~3 次。大多数患者静脉给药后 5 分钟内心律失常缓解，疗效可持续 5 分钟~6 小时。静脉给药使心律失常转复后，可每 6 小时口服 50~100 mg，维持 2~3 天。苯妥英钠有抑制呼吸，引起短暂低血压和嗜睡等不良反应，应注意观察，同时心电图监测心律失常；②钾盐。治疗洋地黄毒性反应引起的各种房性快速心律失常和室性过早搏动有效，肾功能衰竭和高血钾患者禁用钾盐治疗。窦性心律伴房室传导阻滞、心房颤动伴房室交接处逸搏或完全性房室传导阻滞等洋地黄毒性反应所致缓慢心律失常，也不宜用钾盐治疗。口服氯化钾多用于治疗偶发室性过早搏动，常用剂量为 3~4 g/d，分次服用。静脉滴注氯化钾常用于治疗频发室性过早搏动（尤其是多形室性过早搏动呈二联律）和各种房性心动过速，一般以 1 g 氯化钾加入 5% 葡萄糖注射液 300 mL 内，2~3 小时滴完。前半滴速可稍快，后半则宜减速，同时心电图监测心律失常与高血钾。心律失常纠正或出现高血钾心电图表现时立即停药。多数患者在滴完 1 g 左右时心律失常消失，转复为窦性心律，此时可改为口服氯化钾维持；③其他。维拉帕米、普萘洛尔对洋地黄中毒引起的室性和室上性心动过速有效，但可使心肌收缩减弱，血压下降，因而不宜常规应用。利多卡因治疗洋地黄中毒所致室性快速心律失常有一定疗效。阿托品静脉注射常用于治疗洋地黄中毒引起的二度或二度以上的窦房或房室传导阻滞，如心室率慢则宜给予临时心室起搏。异丙肾上腺素在洋地黄中毒时易诱发室性心律失常，因而不适宜于治疗洋地黄中毒所致缓慢心律失常；④洋地黄特异性抗体。地高辛 Fab 抗体片段对洋地黄中毒所致各种心律失常有特效，作用迅速可靠，已经国内外动物实验和临床应用证实，偶有加重心力衰竭的不良反应。

（2）cAMP 依赖性正性肌力药：衰竭心肌细胞内 cAMP 水平低，提高细胞内 cAMP 浓度从而促进 Ca^{2+} 内流，增强心肌收缩曾被认为是恢复衰竭心肌收缩功能，治疗心力衰竭安全有效的方法。

1）β 受体激动剂：与心肌细胞膜上的 β 受体结合，通过受体-G 蛋白-腺苷环化酶复合体激活腺苷环化酶，催化 ATP 产生 cAMP，后者促使心肌蛋白和磷酸化，从而使 Ca^{2+} 通道开放，Ca^{2+} 内流增多，增强心肌收缩性。除正性肌力作用外，β 受体激动剂还作用于外周血管和冠状循环，并有益于心室舒张。静脉用 β 受体激动剂多巴胺和多巴酚丁胺，前者小剂量激动多巴胺受体，中等剂量激动 β_1 和 β_2 受体，分别扩张肾血管使尿量增多与增强心肌收缩，扩张外周血管，能显著改善心力衰竭患者的血流动力学异常。多巴胺的潜在 α_1 受体激动作用仅在大剂量时出现，在大多数患者可以避免。多巴酚丁胺的致心动过速效应较轻，且无或仅有轻微血管收缩作用。二者均需静脉给药，常规剂量 2~10 μg/（kg·min），对低心输出量、高充盈压和低血压的急、慢性心力衰竭患者均有显著效果。连续滴注超过 72 小时，可能出现耐药，因而大多间歇静滴。院外间歇静滴较大剂量多巴酚丁胺长期治疗重度心力衰竭患者的随机对照临床试验结果显示，患者症状与运动耐量显著改善，但室性心律失常发生率与病死率明显增高。少量文献报道晚期心力衰竭患者院外长期小剂量间歇静滴多巴酚丁胺，有益于改善症状。口服 β 受体激动剂，不论 β_1 受体或 β_2 受体激动剂或多巴胺合并 β 受体激动剂，如普瑞特罗、吡布特罗、沙丁胺醇、特布他林、异波帕胺均可产生短期血流动力效应，但长期治疗慢性心力衰竭患者的结果显示其血流动力效应难以持久，可能由于衰竭心肌的 β 受体密度降低、β_2 受体与 G 蛋白失偶联，抑制性 G 蛋白增高等特性与 β 受体激动剂治疗后，心肌 β 受体进一步降低所致。加大剂量以改善临床效果可致震颤、心动过速、胃肠道不适、心肌缺血加重和心律失常等不良反应。

部分 β_1 受体激动剂扎莫特罗在体内交感张力低（如静息）时有轻度 β_1 受体激动作用，而当体内交感兴奋（如运动）时有 β 受体阻滞作用，使心率减慢。长期治疗不使心脏 β 受体下调，血流动力与运动耐力改善作用持久，且不增高心肌氧耗，还有降低轻度心力衰竭患者病死率的报道，然而治疗重度心力衰竭的大系列随机对照临床试验结果显示其明显增高病死率。

2）磷酸二酯酶抑制剂：通过抑制使 cAMP 裂解的磷酸二酯酶 F－Ⅲ，抑制 cAMP 的裂解，而增高细胞内 cAMP 浓度，增高 Ca^{2+} 内流，产生正性肌力作用。除正性肌力作用外，磷酸二酯酶抑制剂还通过增高血管平滑肌细胞内 cAMP 含量而具有扩血管作用。各种制剂如氨力农、米力农、依诺昔酮和伊马唑咀等短期的血流动力效应对增加心输出量、降低左心室充盈压效果明显，但长期口服氨力农、米力农、依诺昔酮、伊马唑咀改善心脏运动耐量的效果令人失望。米力农和大剂量依诺昔酮还增高病死率和室性心律失常发生率。氨力农、米力农目前主要用于其他抗心力衰竭药物无效或等待心脏移植的终末期心力衰竭。每日最大量不超过 10 mg/kg。米利农 12.5～75 μg/（min·kg），每天最大量不超过 1.33 mg/kg。

以上结果充分表明 cAMP 依赖性正性肌力药物未能改善心力衰竭的自然病程，相反还有致室性心律失常，诱发心肌缺血，加速基础心脏病变进展和增加病死率作用。cAMP 依赖性正性肌力药物使心肌内 cAMP 与 Ca^{2+} 长期增高，增高的 cAMP 不仅对心肌细胞有直接毒性作用，还可能单独或与 Ca^{2+} 增高共同导致触发性室性心律失常。这类正性肌力药物适合于治疗急性心力衰竭，尤其是心脏手术后心肌抑制所致的收缩性心力衰竭；也可考虑作为慢性心力衰竭患者心功能急性恶化时的短期辅助治疗。

3）具有多种作用机制的正性肌力药物：这类药物通过两种或多种生化途径增强心肌收缩力。氟司喹南、匹莫苯丹和维司力农是临床研究较集中的具代表性的药物，氟司喹南具有平衡扩张动脉阻力血管与静脉容量血管的作用。大剂量还有非反射性和非 cAMP 依赖的正性肌力和正性变时作用，可能通过促进 $Na^{+}-Ca^{2+}$ 交换而发挥正性肌力作用。小剂量对心脏无直接作用，大剂量则加强心肌收缩并增快心率。大剂量（150 mg/d）治疗心力衰竭的血流动力作用较小剂量（75～100 mg/d）显著，但改善运动耐量的效果反不如小剂量，且病死率高，其原因不明。

匹莫苯丹和维司力农均有轻度磷酸二酯酶抑制作用，因而又有不完全或部分磷酸二酯酶抑制剂之称，应与上述具有显著磷酸二酯酶抑制作用的制剂相区别。

匹莫苯丹能延长动作电位，还增加收缩蛋白尤其是肌钙蛋白 C 对 Ca^{2+} 的敏感性。这种 Ca^{2+} 促敏作用与细胞内 cAMP 含量无关。由于心力衰竭晚期患者 cAMP 磷酸二酯酶活性下降，但收缩蛋白对 Ca^{2+} 的敏感性还可能保存；而且部分磷酸二酯酶抑制剂无明显扩血管作用，由血管扩张所致神经激素系统激活的可能性降低，因而其血流动力效应可能较持久。纯 Ca^{2+} 促敏剂增高肌钙蛋白与 Ca^{2+} 的亲和力，可能减慢心肌舒张，但具部分磷酸二酯酶抑制作用的 Ca^{2+} 促敏剂则极少发生类似情况。临床研究结果表明匹莫苯丹可迅速改善缺血性心肌病伴心力衰竭患者的心肌收缩性，而对心肌舒张并无负性作用，小剂量（5 mg/d）对心功能Ⅱ～Ⅲ级、应用地高辛和利尿剂治疗患者的运动耐量、氧耗峰值以及生活质量改善较大剂量更明显，治疗 6 个月无耐药性，尚无增高或降低病死率或致室性心律失常发生率的报道。

维司力农除具轻度磷酸二酯酶抑制作用使 Ca^{2+} 内流增加外，还减少滞后的外向和内向调整 K^{+} 离子流，并延长钠通道开放，增加细胞内 Na^{+}。在实验模型中增强心肌收缩力而不影响心率或心肌氧耗。与强磷酸二酯酶抑制剂不同，它减慢心率，延长动作电位，抑制滞后的外向 K^{+} 离子流。多中心随机对照长期临床治疗试验结果表明，小剂量（60 mg/d）维司力农使心功能Ⅲ级的有症状心力衰竭患者的病死率和致残率降低，生活质量改善，而大剂量（120 mg/d）却明显增高病死率。其他不良反应为可逆性颗粒性白细胞减少（发生率为 2.5%）。

5. 应用血管扩张药

血管扩张药用于心力衰竭已 20 余年，近年来完成的多中心随机对照大系列长期临床试验结果对扩血管药治疗慢性心力衰竭的效果有更深理解。扩血管药作为一类药物虽然具有降低阻力或容量血管张力，减轻心室前和（或）后负荷，改善血流动力异常和运动耐力的短期效应，但长期治疗对慢性心力衰竭患者病死率与心力衰竭恶化率的影响有显著差别。少数血管扩张药如第一代 Ca^{2+} 通道阻滞剂可能增加心肌梗死后有症状心力衰竭患者的病死率，并使慢性收缩性心力衰竭患者的血流动力与临床恶化。少数扩血管药降低慢性心力衰竭患者病死率的效应已经证实，如肼屈嗪和硝酸异山梨醇联用（H－N）治疗Ⅱ～Ⅲ级有症状心力衰竭患者，ACEI 单独治疗急性心肌梗死后无症状的左心室收缩功能障碍患者以及 ACEI 与常规强心、利尿和其他扩血管药联用长期治疗轻、中、重度慢性心力衰竭患者。H－N 与哌唑嗪比较，后者扩血管作用更明显，但不降低病死率。H－N 与 ACEI 比较，前者血流动力、运动耐力和左心室射血分数改善的效应明显，但降低病死率的作用反不如 ACEI。上述结果表明 ACEI 的临床应用是心力衰竭治疗的重要发展。从预防和治疗双重角度出发，NYHA 各级心功能的左心室收缩性心力衰竭，不论有无症状，均应选用 ACEI 长期治疗，除非有禁忌（如低血压、肾功能不全）。无症状左心室收缩功能障碍可尽早开始单独 ACEI 长期治疗，而有症状慢性心力衰竭则以 ACEI 联合利尿剂和地高辛长期治疗。以上资料还提示：①ACEI 的显著长期疗效除扩血管作用外，其神经激素与抗心肌和血管壁重构的效应可能对降低病死率起更重要作用；②急性血流动力学参数、运动耐力或左心室射血分数及症状减轻等疗效评价指标，必须与病死率和心力衰竭恶化率等指标结合，才能可靠地全面评价治疗效果。

血管扩张药可按其作用机制分类。①直接作用于血管平滑肌，如硝酸酯、肼屈嗪；②肾上腺素能 α_1 受体阻滞剂，如哌唑嗪；③ACEI，如卡托普利、依那普利；④血管紧张素Ⅱ受体 AT1 阻滞剂，如氯沙坦、缬沙坦等。AT1 受体是 AngⅡ的主要作用部位，存在于血管壁、心、肾、脑、肺和肾上腺皮质，其效应包括血管收缩、调节循环血量和促进心肌细胞增殖；⑤钙通道阻滞剂，如硝苯地平、维拉帕米。

血管扩张药也可按其作用部位分类。①作用于容量血管，如硝酸酯；②作用于阻力血管，如肼屈嗪、钙通道阻滞剂；③均衡作用于容量和阻力血管，如硝普钠、卡托普利、依那普利、哌唑嗪。

（1）作用机制：血管扩张剂降低心室前和（或）后负荷，在保证脑和心脏灌注压的条件下，使心室充盈压和室壁应力降低和（或）每搏量增多，从而改善症状。但长期治疗时大多可激活神经激素系统，除非还具有抑制神经激素激活的效应。Stevenson 认为扩血管药物除上述直接血流动力影响外，更重要的是通过减轻二尖瓣和三尖瓣反流量，使心室容积缩小，有效提高每搏量。

扩血管药的长期有益效应可能与其抗心肌和血管壁重构（抑制生长）作用有关。硝酸酯通过产生一氧化氮（NO）起血管平滑肌松弛作用，即所谓内皮源性松弛因子，在维持小动脉低张力中起重要作用。除扩血管外，NO 还抑制血管平滑肌和心肌生长，抑制血小板聚集。ACEI 的作用机制不完全明了，推测可能除对血流动力的作用外还可能与抑制循环与局部组织（心肌、血管平滑肌 RAS 和交感神经系统）激活，抑制缓激肽降解，从而预防或减轻心肌和血管壁重构，预防或减轻心室重塑，使心力衰竭的易患因素和进行性恶化基础如心肌肥厚与舒缩功能障碍、心室扩大并进行性发展等得到控制。ACEI 降低无症状或有症状心力衰竭患者的心肌梗死和不稳定型心绞痛发生率，以及减慢动脉粥样硬化病变进行性发展的效益，有待正在进行的多中心临床试验研究加以证实。

（2）适应证：①急性左心衰竭，如平均动脉压在 75 mmHg 以上，硝酸酯（包括硝酸甘油舌下含服继以硝酸甘油或硝普钠静滴）为首选治疗；②二尖瓣狭窄伴咯血的患者，硝酸甘油或硝普钠静滴可迅速中止咯血；③慢性心力衰竭患者，不论无症状左心室收缩功能障碍还是有症状心力衰竭均宜常规长期应用 ACEI，除非有禁忌；④伴二尖瓣、三尖瓣或主动脉瓣关闭不全的患者，阻力血管扩张药可能减少瓣口反流量，增加有效每搏量。

（3）注意事项：①伴低血压的心力衰竭患者慎用血管扩张剂，必要时与多巴胺联用；②伴中度到重度双侧肾动脉狭窄或孤立肾动脉狭窄的心力衰竭患者禁用 ACEI，因 ACEI 治疗易致肾功能持续恶化；③持续低血压或低血容量心力衰竭患者 ACEI 治疗后容易发生肾功能障碍，治疗前应予纠正；④注意 ACEI 的首剂低血压反应。宜给小剂量首剂后，动态监测血压反应，血压过低者不宜继续治疗。

ACEI 治疗已使心力衰竭治疗有实质性的进展，但有部分患者不能耐受治疗。血管紧张素Ⅱ受体 AT1 拮抗剂的长期治疗效果尚待评估。经证实能降低病死率的 ACEI 有卡托普利、依那普利和雷米普利，所用剂量分别为卡托普利每日 3 次，每次 50 mg；依那普利每日 2 次，每次 10 mg；雷米普利每日 2 次，每次 5 mg；贝那普利每日 2 次，每次 5 mg。急性心肌梗死后开始 ACEI 治疗的最佳时刻，以及选择治疗对象的最佳方法有待继续研究。

6. 应用 β 受体阻滞剂

β 受体阻滞剂的负性肌力作用历来被认为能使心力衰竭患者症状恶化。

虽然自 1975 年至今间断有小系列临床报道，在常规强心、利尿治疗后心率仍偏快时，加用小剂量

β受体阻滞剂，可使部分扩张型心肌病伴慢性心力衰竭患者的临床症状改善。长期治疗还能改善运动耐力、左心室射血分数，减慢心力衰竭恶化进程。但也有部分患者不能耐受治疗。然而由于患者数量较少，随后不少临床研究有不同结果，对β受体阻滞剂治疗慢性心力衰竭患者的评价颇不一致。美托洛尔治疗扩张型心肌病的前瞻性多中心随机对照长期随访临床试验结果表明，在常规强心、利尿、扩血管治疗基础上，自极小剂量美托洛尔开始，逐周增加剂量，至第7周达150 mg/d或仅达能耐受的最大剂量（2~3次分服）后，继续治疗，平均连续治疗18个月。治疗组的心力衰竭恶化住院率、心力衰竭恶化需进行心脏移植的发生率均较安慰剂组明显降低。美托洛尔缓释剂治疗充血性心力衰竭临床试验进一步确立其降低病死率的作用。欧洲比索洛尔治疗心功能Ⅲ~Ⅳ级慢性心力衰竭患者的多中心随机对照长期临床试验结果显示经利尿和扩血管治疗的慢性心力衰竭患者，加用比索洛尔治疗2年可使下列患者的生存率提高：既往无心肌梗死史，病因为扩张型心肌病，心功能Ⅳ级，以及心室率超过80次/分。第三代β受体阻滞剂卡维地洛治疗非缺血性和缺血性扩张型心肌病伴严重心力衰竭患者的前瞻性随机对照长期随访临床试验结果证实。在强心、利尿、ACEI治疗基础上，自小剂量（6.25 mg/d）开始，逐渐缓慢增加剂量，经4~6周之后达到25 mg，每日2次后继续治疗，不仅可减轻症状，还能明显降低病死率。急性心肌梗死后左心室收缩功能障碍患者行溶纤治疗，首次冠脉扩张术和ACEI治疗的基础上，加用卡维地洛也使病死率明显减低。布新洛尔治疗慢性心力衰竭可减轻症状，但降低病死率的作用不显著。

必须强调以上临床试验中所选择的治疗对象可能包括严重心力衰竭患者，但均经强心、利尿、ACEI治疗后病情稳定2周以上。需在继续原有治疗的基础上加用小剂量β受体阻滞剂，缓慢增量，经数周后达到治疗量或最大耐受量。密切观察患者的反应，如心力衰竭加重则减量或停止治疗。上述试验中因心力衰竭加重而终止治疗的有6%~15%。临床选用时宜严格遵守，仔细观察。

目前大多数学者认为非缺血性或缺血性扩张型心肌病并发慢性心力衰竭的患者，在常规强心、利尿、扩血管治疗基础上可试用小剂量β受体阻滞剂。如患者耐受良好可缓慢增加剂量，根据患者的血压和心率反应调整剂量长期服用。疗效可能在治疗后2~3月才观察到。

7. 应用醛固酮受体阻滞剂

前瞻性随机安慰剂对照临床试验证实在强心、利尿和ACEI治疗的基础上加用安体舒通25 mg/d可明显降低严重心力衰竭患者的致残和病死率。虽然系列血钾监测结果显示严重高血钾少见，但临床应用时仍需严密随访血钾水平。

（二）慢性收缩性心力衰竭并发室性心律失常的治疗

心力衰竭患者室性心律失常的发生率颇高，心力衰竭严重者中室性心律失常更多见。此外，心力衰竭患者的猝死危险性高，大多由恶性或严重室性快速心律失常所致。然而严重心力衰竭患者应用抗心律失常药物治疗时，不仅药物效果差，而且可产生负性肌力作用与药物本身或与其他药物相互作用的致心律失常不良反应（缓慢或快速心律失常均多见）。而且单纯室性早搏，短阵室性心动过速等不引起血流动力改变的无症状室性心律失常，诱发恶性室性快速心律失常以致猝死的影响难以预测。许多可逆或短暂致心律失常的诱因如短暂神经内分泌活性加强，短暂血电解质和（或）酸碱失衡以及所用强心、利尿等治疗均可促发。CAST（多中心心律失常抑制试验）结果证实恩卡尼、氟卡尼和乙吗噻嗪治疗伴无症状室性快速心律失常和轻中度心力衰竭的心肌梗死患者虽能明显降低室性心律失常的发生频率，却使病死率增高。ACEI治疗心力衰竭可降低室性心律失常发生率，但除个别临床试验外不降低心力衰竭患者的猝死率。

消除无症状室性心律失常能否降低心力衰竭患者的猝死率，至今未能明确。这类患者是否需要用抗心律失常药物治疗，颇有争议。多数学者认为宜先积极治疗心力衰竭，检出并预防或消除促使心律失常发生的诱因，不主张预防性抗心律失常治疗。

用于检出高危室性心律失常的方法，如心室晚电位、程序电刺激等的临床意义对冠心病患者比较肯定，但对扩张型心肌病患者却不明确。

对有记录证实为持续室速或心室颤动或猝死复苏的患者，以及伴明显血流动力障碍的短阵室性心动过速患者，应积极治疗并可试用胺碘酮预防发作。

（三）舒张性心力衰竭的治疗

治疗目标包括逆转异常的舒张功能和减轻静脉瘀血。

病因治疗：如冠心病的介入治疗，高血压的满意控制，主动脉瓣狭窄的手术治疗等。

1. 改善心室弛张

减轻收缩期负荷，包括控制高血压、解除流出道梗阻、治疗心肌缺血。ACEI 和醛固酮受体阻滞剂可能减缓甚至逆转心肌纤维变，维拉帕米可能加速肥厚型心肌病患者的心室舒张。

2. 降低静脉压

谨慎利尿，适当应用硝酸酯减轻前负荷，但避免过度降低充盈压至心输出量明显减少。

3. 减慢心率

β 受体阻滞剂、维拉帕米或地尔硫䓬可减慢心率。地高辛仅适用于房颤时，否则可能有害。

4. 保持心房收缩

转复和预防房颤。

（林吉雪）

第四章

消化系统疾病

第一节　消化性溃疡

消化性溃疡（PU）主要指发生在胃和十二指肠的慢性溃疡，即胃溃疡和十二指肠溃疡，因溃疡的形成与胃酸—胃蛋白酶的消化作用有关而得名，故也包括食管下端、胃肠吻合术后的吻合口及其附近的肠袢以及含有胃分泌腺的Meckel憩室等发生的溃疡。消化性溃疡发病目前认为与幽门螺杆菌（Hp）感染、非甾体抗炎药、胃酸胃蛋白酶等损害因素和胃的黏液黏膜屏障、前列腺素等保护因素失去平衡有关。典型消化性溃疡的临床表现特点：慢性、周期性、节律性的上腹疼痛。在临床上，十二指肠溃疡远比胃溃疡多见，前者可见于任何年龄，但以青壮年居多。本病发病男性多于女性。确诊需要胃镜检查或上消化道钡餐。

消化性溃疡的治疗主要是药物治疗，消化性溃疡药物治疗经历了认识上的“三次飞跃”：第一次，无酸，无溃疡；第二次，无Hp，无溃疡；第三次，黏膜屏障健康，无溃疡。故而消化性溃疡的治疗是多种药物的综合治疗，既要减少胃酸分泌，又要提高胃十二指肠黏膜的抵御能力，还要通过根除Hp的治疗来促进溃疡愈合和减少溃疡复发。总之，消化性溃疡治疗目的就是消除病因、解除症状、愈合溃疡、防止复发和避免并发症。

一、一般治疗

1. 饮食

（1）注意饮食规律，宜少食多餐。养成良好的饮食习惯，因为食物入胃会起缓冲胃酸的作用，但同时食物又是良好的胃酸分泌刺激剂。必须定时定量，宜少食多餐，合理安排饮食，每餐进食不宜过饱，以利于胃酸有规律地分泌，食量太大，会使胃窦部扩张从而刺激胃泌素分泌，引起胃酸增高。一般说来餐后1.5小时，食物从胃已基本排空，因此，对于有严重症状患者一般可每2小时一次少量进餐。

（2）注意饮食种类与形式。

1）引起患者疼痛的食物应避免食用。某些患者因进食某食物而引起疼痛，如对红薯等不易排空的食物容易引起疼痛，则不宜食用。

2）避免使用潜在的刺激胃酸分泌的饮食，如咖啡、浓茶、可乐等碳酸饮料。

3）油炸食物宜少吃。

4）某些刺激性调味品应避免，如芥末、胡椒和过辣酱料等。

5）采用低脂、高蛋白、易消化的食谱，可以米面食为主，因其较软，呈弱碱性且容易消化，低脂饮食可避免刺激缩胆囊素的分泌和由此而引起的胃排空减慢、胃窦部扩张，从而减少胃酸的分泌。

6）避免食用过冷、过热、粗糙的食物，以避免物理或机械性因素加重胃的损伤。

7）戒烟、戒酒。酒是胃酸的刺激物，溃疡活动期禁饮。吸烟影响溃疡愈合、促进溃疡复发和增加溃疡并发症发生率，可能与吸烟增加胃酸、胃蛋白酶分泌，抑制胰腺分泌碳酸氢盐，降低幽门括约肌张力，影响胃黏膜前列腺素合成等有关。

2. 减少药物对胃黏膜损伤

特别是非甾体抗炎药、糖皮质激素及某些抗生素等，非用不可时，建议用小剂量并使用肠衣片或胶囊，并预防应用抑酸剂或与食物同时服用。

3. 注意休息

避免精神紧张，保持生活规律，劳逸结合。失眠者可使用镇静药。

二、抗酸剂

无酸无溃疡，酸对溃疡的形成是不可少的，特别是在胃黏膜防御机能下降时，即使胃溃疡患者多数胃酸并不高，抗酸治疗仍是消化性溃疡的治疗措施，尤其在快速缓解症状时，作用明显。

抗酸药：又称制酸药，即碱性药物。作用机制为中和胃酸，抑制胃蛋白酶活性。目前可分为可溶性和不溶性两类，可溶性抗酸剂的主要代表为碳酸氢钠，止痛效果快，但长期或大量使用吸收后引起代谢性碱中毒，甚至引起肾损害；不溶性抗酸剂目前常用者有铝碳酸镁、氢氧化镁乳合剂、氧化镁、三硅酸镁、碳酸钙、尿囊素铝、甘氨酸铝、磷酸铝凝胶、氢氧化铝凝胶等。

理想的抗酸剂应该是：①中和胃酸的能力强而且快，使胃液 pH 能达 3. 5 以上；②有较持久的胃酸中和能力；③不引起继发或反跳性胃酸增加；④不被吸收，不影响人体酸碱平衡；⑤不引起腹泻、便秘或产生二氧化碳气体等不良反应。

1. 抗酸剂的选择

由于该类药有便秘或腹泻的不良反应，故通常根据患者排便情况选药，或将有便秘不良反应的药与有腹泻不良反应的药混合使用或使用混合剂型。症状严重者，选用凝胶或乳剂，可以更快均匀分布以更好中和胃酸。

2. 服药方法

一般在餐后 1 小时或两餐间服用，并在睡前加服一次，因为餐后 1 小时左右食物大部分已进入十二指肠，失去缓冲胃酸的作用，但尚未完全排空，此时服用抗酸剂，可使胃酸中和作用延长达 2 小时之久。反之，空腹服用，30 分钟左右抗酸剂即被排空，失去中和胃酸能力。因此，症状严重者或因出血而禁食者，可增加服药次数。

3. 抗酸剂的不良反应

长期使用抗酸剂，应注意如下的不良反应。

（1）反跳性胃酸分泌：这是由于碳酸氢钠与碳酸钙迅速中和胃酸以及钙盐直接刺激胃窦部引起胃泌素分泌增加。

（2）高钙血症与乳—碱综合征：主要表现为高血钙、碱中毒及肾功能不全。

（3）肠胃功能紊乱：主要为铝盐、钙盐引起便秘，镁盐引起腹泻。

（4）影响体内酸碱及电解质平衡：碳酸氢钠的吸收会引起碱中毒，钙、镁制剂长期使用也会引起高钙血症和高镁血症。钙、镁、铝制剂均可影响磷的吸收，而引起低磷血症。

（5）影响某些药物吸收：含钙、镁、铝制剂可影响抗胆碱药物及氯丙嗪的吸收，由于改变胃液 pH，可以影响水杨酸类、巴比妥类等溶解度，从而影响这些药物吸收。

4. 临床评价

尽管相当一部分抗酸剂作用时间短、疗效差，可产生代谢性碱中毒、反跳性泌酸、便秘或腹泻等不良反应，临床已很少使用，但在基层医院由于其价格低廉，止痛疗效肯定，仍在使用；另一方面随着铝碳酸镁、尿囊素铝、磷酸铝凝胶等新的抗酸药剂型改进，已具备较好的胃黏膜保护作用，有些专家已将其列为胃黏膜保护药，目前临床上与抑酸药联合广泛用于消化性溃疡。

三、胆碱能受体拮抗剂

迷走神经功能亢进是伴有高胃酸分泌的十二指肠溃疡发生的可能机制之一，因此，理论上使用抗胆碱能药物可抑制迷走神经促进壁细胞分泌胃酸。同时此类药能减低胃的动力，减轻痉挛性疼痛与延长抗酸剂的作用时间。但是，该类药延长胃排空又反过来造成胃窦扩张而使胃泌素分泌增加，促使胃酸分泌。另外该类药均伴有不同程度的神经节阻滞所引起的不良反应，如口干、视物模糊、便秘、尿潴留及排尿困难、头痛等，故抗胆碱药主要用于高胃酸及胃动力强的患者，且与抗酸剂联合使用。一些新的具有选择性的抗胆碱能药物（哌仑西平），对胃壁细胞的毒蕈碱受体有高度亲和力，而对平滑肌、心肌和涎腺等的毒蕈碱受体亲和力低，故应用一般治疗剂量时，仅抑制胃酸分泌，而很少有其他抗胆碱药物对瞳孔、胃肠平滑肌、心脏、涎腺和下尿道等的不良反应。

临床评价：由于该类药抑制胃酸作用弱且不良反应大，随着 H_2 受体拮抗剂及质子泵的出现，临床已很少使用，但在基层社区医院由于其价格低廉，对痉挛性疼痛止痛疗效肯定，仍在部分使用，对青光眼、前列腺肥大者禁用。

四、胃泌素受体拮抗剂

胃泌素受体拮抗剂的化学结构与胃泌素及缩胆囊素（CCK）这两种肠激肽的终末端化学结构相似。其功能基团酰胺基能特异性和胃泌素竞争壁细胞上的胃泌素受体，因而明显抑制胃泌素引起的胃酸和胃蛋白酶分泌，对组胺和迷走神经刺激引起的胃酸分泌作用不明显。能增加胃黏膜氨基己糖的含量，促进糖蛋白合成，对胃黏膜有保护和促进愈合作用，能改善消化性溃疡的症状和促使溃疡愈合。此外，该类药具有利胆作用。使用后偶有口干、便秘、瘙痒、失眠、腹胀、下肢酸胀等不良反应，一般不需要特殊处理。个别报道有暂时性白细胞减少和轻度转氨酶升高。

临床评价：由于该类药抑制胃酸分泌的作用较 H_2 受体拮抗剂弱，临床已不再单独用于治疗溃疡病，但其利胆作用较受重视，目前主要用于治疗胆石症、胆囊炎。仅在基层社区医院使用。

五、组胺 H_2 受体拮抗剂

H_2 受体拮抗剂可以特异性地拮抗组胺 H_2 受体，有效地抑制基础和刺激后的胃酸分泌。作用机制：与壁细胞 H_2 受体结合，抑制胃酸分泌。另外，西咪替丁、雷尼替丁、法莫替丁具有较强的抑制胃蛋白酶分泌作用及增加胃黏膜血流量的作用。

1. 用法及注意事项

服药时间为餐前 + 睡前或一日量睡前服用，尤其用于十二指肠溃疡（DU）。参考疗程：GU 8～12 周，DU 6～8 周。

2. 不良反应

不良反应一般很少。轻度不良反应有乏力、头痛、嗜睡、腹泻、过敏、白细胞减少。潜在严重不良反应有中毒性肝炎，转氨酶升高、黄疸；抗雄酮效应，男性乳房发育、阳痿。

3. 临床评价

由于 H_2 受体拮抗剂抑酸作用较强，大部分患者使用后可以较好地缓解症状并治愈溃疡。目前该类药物价廉物美，是治疗溃疡病最常用的药物。

六、H^+-K^+-ATP 酶抑制剂（又称质子泵抑制剂，PPI）

PPI 口服后可特异地分布于胃黏膜壁细胞的分泌小管中，并在此高酸环境下转化为亚磺酰胺的活性形式，然后通过二硫键与壁细胞分泌膜中的 H^+-K^+-ATP 酶（又称质子泵）的巯基呈不可逆性地结合，生成亚磺酰胺与质子泵的复合物，从而抑制该酶活性，阻断胃酸分泌的最后环节，因此对各种原因引起的胃酸分泌具有强而持久的抑制作用。该抑制作用呈剂量依赖性，对基础及刺激后的胃酸分泌都有作用；另一方面 PPI 可抑制 Hp 生长。

1. 用法及注意事项

（1）十二指肠溃疡：建议用标准剂量，每天 1 次，通常溃疡可在 2 周内治愈，如果初始疗程疗效不肯定，应再治疗 2 周，对用其他药物治疗无效的十二指肠溃疡，双倍标准剂量，每天 1 次或分 2 次，通常 4 周内可治愈，对复发患者，可重复予以治疗。

（2）胃溃疡：推荐剂量为标准剂量，每天1次，通常4周内可治愈，若初始疗程未完全治愈，应再治疗4周，其他治疗无效的胃溃疡患者，可给予双倍标准剂量，每天1次或分2次，通常8周内可治愈，复发的病例，可反复治疗。

（3）非甾体抗炎药相关的胃溃疡或胃糜烂：推荐剂量为标准剂量，每天1次，通常4周内可治愈，若初始疗程疗效不肯定，应再治疗4周。

（4）预防非甾体抗炎药相关的胃溃疡、胃糜烂或消化不良症状：推荐剂量为标准剂量，每天1次。

（5）胃溃疡的维持治疗：标准剂量，每天1次，若治疗失败，剂量可增至双倍标准剂量，每天1次。

（6）肝功能损害：严重肝功能损害者每日用量不超过标准剂量。

（7）服药时间：早晚均可（以晨起服用为佳）。

2. 不良反应

治疗剂量未见明显不良反应，最常见的是头痛和胃肠道症状如腹泻、恶心、便秘，发生率为1%～3%。中枢神经系统异常、肝脏功能试验异常和全血细胞减少罕见。

3. 临床评价

质子泵抑制剂的出现是消化性溃疡治疗史上的里程碑，其选择性作用于泌酸最后环节（质子泵），是目前最强的抑酸药物，而且作用时间长，标准剂量一次用药可保持胃内pH 4以上达18小时。质子泵抑制剂价格均较贵，近年来国产品种价格相对便宜，但疗效稍逊于合资品牌。

七、胃黏膜保护剂

胃黏膜保护剂的主要作用是增强胃黏膜屏障功能，增强胃黏膜抵抗损害因素的能力，促进溃疡黏膜重建和高质量愈合。近年来逐渐认识到胃黏膜保护剂的重要性，称为消化性溃疡治疗史上的第三次飞跃。

1. 铋剂

作用机制包括：①溃疡隔离作用，形成胶体与溃疡面渗出的蛋白质结合形成保护膜；②保护黏液－HCO^{3-}屏障，促进上皮细胞分泌黏液和HCO^{3-}盐，加强黏液－HCO^{3-}屏障；③促进内源性前列腺素分泌；④促进上皮重建，刺激表皮生长因子等分泌；⑤抗Hp作用，既可杀Hp，又可抑制Hp产生尿素酶、蛋白酶和磷脂酶等。

用法及注意事项：枸橼酸铋钾110 mg，每日4次，前3次自三餐前半小时，第4次于晚餐后2小时服用；或每日2次，早晚各服220 mg。果胶铋150～200 mg，每日4次。服药期间口内可能带有氨味，并可使舌苔及大便呈灰黑色，停药后即自行消失，偶见恶心、便秘。连续使用不得超过8周，长期服用有铋的积蓄作用（铋性脑病）。

临床评价：价格适中，作用肯定，临床常用。

2. 前列腺素

作用机制：E型前列腺素对胃肠道平滑肌有轻度刺激作用，大剂量时抑制胃酸分泌。

用法及注意事项：米索前列醇200 μg，每日4次，恩前列素35 μg，每日2次，空腹服用。

临床评价：因此类药物价格昂贵，不良反应较多，如腹痛、腹泻、子宫收缩等，目前不作常规治疗溃疡药物，妇科用于终止早孕。

3. 铝制剂

作用机制：形成不溶性胶体与溃疡面上带阳电的渗出蛋白质结合，形成覆盖溃疡的保护膜，作用机制与CBS相似，但无杀Hp作用。

用法及注意事项：硫糖铝1.0 g，每日3次餐前服用。疗程建议<8周。

临床评价：价格适中，作用肯定，临床常用，不良反应很少，主要表现为便秘，文献报道长期应用可能导致慢性铝中毒，与老年痴呆有关。

八、根除 Hp 治疗

无 Hp 无溃疡，Hp 在消化性溃疡的形成与复发中起重要作用，抗 Hp 的治疗是消化性溃疡治疗史上的又一里程碑。文献资料表明 PU 在初治患者中 Hp 感染率高：DU 达 95%，胃溃疡（GU）达 80%，同时根除 Hp 可促进溃疡愈合和显著降低复发率，目前报道根除 Hp 使 PU 的年复发率由过去的 50%～70% 降到 5% 以下，故而根除 Hp 治疗是有 Hp 感染的消化性溃疡的首选治疗。2005 年发现 Hp 的两位科学家获得了诺贝尔奖，奠定了 Hp 在溃疡病等疾病中的重大意义。

1. 根除 Hp 治疗理想方案标准

根除为停药 1 个月以上复查 Hp 仍为阴性。①疗程 7～14 天：疗程长短取决于选用的方案；②依从性好：无严重不良反应，强调个体化，患者易接受，价格适宜；③耐药发生率低：Hp 是细菌，应遵循抗生素用药原则；④常用的抗生素有克拉霉素、阿莫西林、甲硝唑、呋喃唑酮、四环素，左氧氟沙星。

2. 根除 Hp 治疗联合用药主要组合方式

（1）质子泵抑制剂（PPI）+两种抗生素：目前最常用、最有效的方案。

（2）构橼酸铋钾（CBS）+两种抗生素：目前已少用。

（3）H_2 受体阻断药（H_2 RA）+CBS+抗生素：少用。

（4）PPI+CBS+两种抗生素：四联用于初次治疗失败者。

（5）单一药物无效。

3. Hp 阳性感染，需要根除 Hp 治疗的指征

必须根除：①消化性溃疡；②早期胃癌局部切除患者；③胃恶性黏膜相关淋巴组织（MALT）淋巴瘤。支持根除：①有胃癌家族史；②长期使用 NSAIDs；③胃炎（伴糜烂/萎缩/肠化/不典型增生）。

4. 根除 Hp 常用的联合治疗方案及评价

（1）三联疗法 1：一种 PPI（埃索美拉唑 20 mg，每日 2 次，奥美拉唑 20 mg，每日 2 次，兰索拉唑 30 mg，每日 2 次，泮托拉唑 40 mg，每日 2 次，雷贝拉唑 10 mg，每日 2 次）+两种抗生素（阿莫西林 1 g，每日 2 次，克拉霉素 0.5 g，每日 2 次），疗程 7 天，为国际通用疗法，患者服药依从性好。

（2）三联疗法 2：一种 CBS（得乐胶囊 220 mg，每日 2 次或德诺片 240 mg，每日 2 次）+两种抗生素（阿莫西林 1 g，每日 2 次，甲硝唑 0.4 g，每日 2 次），疗程 7 天，但其不良反应较大，患者服药依从性差。

（3）四联疗法 1：一种 H_2RA（雷尼替丁 150 mg，每日 2 次或法莫替丁 20 mg，每日 2 次）+一种 CBS（得乐胶囊 220 mg，每日 2 次或德诺片 240 mg，每日 2 次）+两种抗生素（阿莫西林 1 g，每日 2 次，克拉霉素 0.5 g，每日 2 次或甲硝唑 0.4 g，每日 2 次），疗程 7 天。

（4）四联疗法 2：一种 PPI（奥美拉唑 20 mg，每日 2 次，兰索拉唑 30 mg，每日 2 次，泮托拉唑 40 mg，每日 2 次，雷贝拉唑 10 mg，每日 2 次）+一种 CBS（得乐胶囊 220 mg，每日 2 次或德诺片 240 mg，每日 2 次）+两种抗生素（阿莫西林 1 g，每日 2 次，克拉霉素 0.5 g，每日 2 次或甲硝唑 0.4 g，每日 2 次）疗程 7 天。

三联疗法主要用于初治，而四联疗法主要用于初次治疗失败者或对甲硝唑耐药，对 Hp 的根除率可达 90%。

目前值得推荐的方案为：三联疗法。随着抗生素的广泛使用及治疗方案均不规范，Hp 的耐药菌株增多，目前甲硝唑耐药率高达 40%，克拉霉素耐药率也在 5%～10%。一些由呋喃唑酮、四环素，左氧氟沙星替代甲硝唑和克拉霉素的方案也有较高的根除率。

5. 根除 Hp 后是否继续抗溃疡治疗

尚未完全统一，一般认为根除 Hp 后继续常规抗酸治疗 2～4 周最好，对根除方案疗效稍低、溃疡较大、症状未缓解或有并发症者需继续抗溃疡治疗。

6. 抗 Hp 治疗后复查

治疗完成、停药 4 周后进行复查，否则易出现假阴性。主要用于难治性溃疡，反复发作或有并发症

者，胃溃疡有顽固性消化不良症状者。

（王　禹）

第二节　胃炎

胃炎是指任何病因引起的胃黏膜炎症。胃炎是最常见的消化道疾病之一，诊断主要依靠胃镜检查和病理组织学检查。根据悉尼分类标准将胃炎分为急性胃炎、慢性胃炎和特殊型胃炎三大类。

急性胃炎又可分为急性单纯性胃炎、急性出血性（糜烂性）胃炎、急性感染性胃炎、急性腐蚀性胃炎。

慢性胃炎又可分为慢性浅表性胃炎和慢性萎缩性胃炎。

一、急性胃炎

急性胃炎是指各种原因引起的胃黏膜急性炎症，临床表现为急性上消化道症状，主要有厌食、恶心、呕吐、上腹各种性质的疼痛（钝痛和烧灼痛多见），可以伴有呕血和（或）黑便，严重者有畏寒、发热、脱水、酸中毒甚至穿孔及休克。部分患者可同时伴有腹泻等急性肠炎表现。内镜下胃黏膜有充血、水肿、糜烂、出血等改变，甚至一过性浅表溃疡形成。

（一）急性单纯性胃炎治疗

急性单纯性胃炎是由化学物理因素（热、机械性刺激、酗酒、进食过饱过多）、微生物感染或细菌毒素（可通过食物直接作用于胃黏膜，或通过血液到达胃壁）和某些药物（水杨酸类药物、洋地黄及一些抗生素）等引起的急性胃黏膜炎性变化。胃黏膜的病变主要为充血、水肿、黏液分泌增多，表面有白色、黄色渗出物，可伴点状出血和轻度糜烂。

治疗要点如下。

（1）去除致病原因，常可于数天内自愈。

（2）饮食以清淡流食为宜，禁食刺激性及粗糙食物。严重疼痛或呕吐不能进食者可暂禁食 1~2 天，予以静脉补充营养、水分及电解质。

（3）呕吐剧烈者，可予甲氧氯普胺（胃复安）10 mg 肌内注射，每 6~8 小时一次，稍缓解后可改口服甲氧氯普胺或多潘立酮（吗丁啉）10 mg，每日 3 次。

（4）疼痛剧烈者，可予解痉剂，山莨菪碱 10 mg 口服或肌内注射；溴丙胺太林（普鲁本辛）15~30 mg 口服。

（5）常规抑酸剂治疗，疼痛或呕吐严重者可予质子泵（奥美拉唑 20 mg 或泮托拉唑 40 mg）静脉用药，每日 1~2 次，或 H_2 受体拮抗剂（雷尼替丁 150 mg 或法莫替丁 20 mg）静脉滴注，每日 1~2 次。症状较轻者可以口服质子泵或 H_2 受体拮抗剂。

（6）由细菌感染引起者可适当选用抗生素，不能口服者，则可以肌内注射或静脉给药。

（7）如伴发消化道大出血者，则应补充血容量，常规用静脉抑酸剂，按冰盐水 100 mL 加去甲肾上腺素 8~16 mg 稀释间断洗胃，口服凝血酶及肌内注射或静脉使用止血药。

（二）急性腐蚀性胃炎治疗

急性腐蚀性胃炎多是由于自杀或误服腐蚀剂如强酸或强碱引起。损害轻重视腐蚀剂的种类、浓度和量的不同而异。患者服入腐蚀剂后，会引起口腔、食管、胃等的灼伤，轻者出现胃黏膜充血、水肿、糜烂，重者发生溃疡、胃坏死及穿孔，有的可伴随呼吸困难、发热、休克等现象，处理不当，则很快死亡。即使抢救及时，后期常可出现瘢痕和狭窄而引起上消化道梗阻。作为急诊诊断时需要注意：要有口服腐蚀剂病史；服后口腔、胸骨后、上腹有剧痛，吞咽时疼痛，频频呕吐并呕出血样坏死性腐败物；严重者引起胃穿孔，表现为弥漫性腹膜炎及休克；口腔黏膜可见烧灼的不同颜色的痂片，如硫酸为黑痂，醋酸为白痂等。

治疗要点如下。

（1）如非当即发现，一般不宜洗胃，不宜催吐。

（2）强酸中毒者，可予口服弱碱氢氧化铝凝胶或氢氧化镁乳胶 50～100 mL 中和强酸。强碱中毒者可用食醋或2%～5%醋酸 50～100 mL 或柠檬汁口服中和强碱。禁止强酸中和强碱，强碱中和强酸。蛋清和牛奶系两性物质（100～200 mL 口服），可以用于强酸或强碱中毒。然后可服用食用植物油 100～200 mL 作为润滑剂，保护胃及食管黏膜。

（3）可给止痛剂及镇静剂，如哌替啶（度冷丁）50～100 mg 肌内注射，地西泮（安定）5～10 mg 肌内注射。

（4）有休克者，抗休克治疗，并注意补充足够的能量、维生素和维持水电解质平衡。

（5）预防性肌内注射或静脉应用广谱抗生素。

（6）有严重腐蚀导致喉头水肿、呼吸困难者，应予气管切开并吸氧。

（7）后期瘢痕和狭窄引起的上消化道梗阻，根据狭窄程度选用食管扩张或胃造瘘术。

（三）急性出血性（糜烂性）胃炎治疗

急性出血性（糜烂性）胃炎是以胃黏膜多发性糜烂、出血为病变特征的急性胃炎。胃黏膜常有点片状出血糜烂，甚至浅小溃疡形成，因而发病时常会伴有上消化道出血，因此，称为急性出血性胃炎或急性糜烂性胃炎。此病常有诱发因素，例如：①近期服药史，服用非甾体抗炎药、肾上腺皮质激素类药物、铁剂、氯化钾口服液、抗肿瘤药物及某些抗生素；②严重创伤、大手术、大面积烧伤、休克或颅内病变、多器官功能衰竭，甚至精神心身因素疾病等严重疾病状态；③大量饮酒。据统计，急性出血性胃炎占上消化道出血病因的 20%。

治疗要点如下。

（1）去除病因：尽可能去除导致急性出血性胃炎的各种病因，如停用伤胃的药、戒酒等，积极治疗引起应激状态的原发病。

（2）活动性出血时，暂时禁食。出血停止，逐渐由流食向半流食、软食过渡。

（3）积极补充血容量及平衡液，生理盐水或5%葡萄糖盐水静脉输入，使血压维持在 90/60 mmHg 以上，出现失血性休克或血红蛋白低于 70 g/L，立即予以输血。

（4）予以止血治疗。

1）药物止血：①冰盐水 100 mL（4 ℃）和去甲肾上腺素 8～16 mg 经胃管注入或口服，视出血情况每 1～2 小时灌注一次；②口服凝血酶，每次可 2 000～4 000 U，视出血情况可反复给药；③口服云南白药；④严重者静脉应用止血药。

2）内镜下止血：①广泛的黏膜出血可喷洒冰盐水 100 mL（4 ℃）和去甲肾上腺素 8～16 mg 混合液，凝血酶或 5%～10% 孟氏液；②对孤立的出血灶，可局部注射高渗盐水，1/10 000 肾上腺素或硬化剂；③也可用低热探头、高频电灼、激光、微波，甚至钛夹。

（5）抑制胃酸分泌，使胃内 pH 维持在 6 以上。

1）较轻者用 H_2 受体拮抗剂：雷尼替丁 50～100 mg 静脉给药，每 6～8 小时一次，法莫替丁 20 mg，每 12 小时一次。

2）质子泵抑制剂：奥美拉唑 40 mg 静脉给药，每 12 小时一次。

（6）可加用胃黏膜保护剂：硫糖铝 1.0 g，每日 3～4 次；磷酸铝凝胶 20 g，每日 2～3 次；替普瑞酮 50 mg，每日 3 次。

（四）急性化脓性胃炎治疗

急性化脓性胃炎是由链球菌、葡萄球菌及大肠埃希菌等细菌经口或血液感染胃壁而引起的化脓性疾病，又称蜂窝织炎性胃炎，常发生于各种感染、胃手术，或全身性疾病后。本病病情凶险，死亡率高。但近年来由于抗生素的不断升级及广泛使用，急性化脓性胃炎已较少见到。胃的局部治疗类似急性单纯性胃炎，但首先应针对原发的全身感染进行治疗。

二、慢性胃炎

慢性胃炎是指由多种原因引起的胃黏膜慢性炎症。胃黏膜层以淋巴细胞和浆细胞浸润为主，后期以胃黏膜固有腺体萎缩和肠腺化生为主要病理特征。慢性胃炎为常见病、多发病，发病率为50%~80%，且随年龄而增加，其组织学变异程度较大，症状与内镜下和病理学改变的严重程度不一致。病因方面与Hp感染、自身免疫、遗传因素、十二指肠液反流及刺激食物、酗酒、服用NASIDs药物等有关。目前慢性胃炎分类按新悉尼系统较为复杂，根据内镜下表现和病理组织学改变，我国大多数医院临床上仍将其分为慢性浅表性胃炎（非萎缩性胃炎）和慢性萎缩性胃炎。慢性浅表性胃炎（非萎缩性胃炎，包括糜烂性胃炎）内镜下表现为胃黏膜充血、水肿，呈花斑状红白相间的改变，以红为主，常附有灰白色或黄白色黏液斑，不易脱落，用水冲洗后可见黏膜表面发红或糜烂，可有局限性糜烂和出血点。部分表现为黏膜出现多个疣状、丘疹样隆起，直径5~10 mm，顶端可见黏膜缺损或脐样凹陷，病变多位于胃窦胃体，以大弯侧多见。慢性萎缩性胃炎内镜下胃黏膜失去正常的橘红色，可呈淡红色、灰色等，以白为主，重度萎缩呈灰白色，黏膜变薄，皱襞变细、平坦，黏膜下血管透见，如树枝状或网状。伴有异型增生性改变，黏膜可呈颗粒状、结节状。慢性萎缩性胃炎又可再分为：①多灶性萎缩性胃炎，萎缩性改变在胃内呈多灶性分布，以胃窦为主，多由Hp感染引起的慢性浅表性胃炎发展而来，相当于以前的B型胃炎；②自身免疫性胃炎，萎缩性改变主要位于胃体部，由自身免疫引起，相当于以前的A型胃炎。慢性胃炎一般预后良好，绝大多数是Hp相关性胃炎，而Hp自发清除少，因此，慢性胃炎可持续存在，但多数无症状。少部分慢性浅表性胃炎可发展为慢性多灶性萎缩性胃炎，而慢性多灶性萎缩性胃炎常合并肠化生，少数可合并异型增生。极少数中重度萎缩性胃炎经长期演变可发展成胃癌。Hp相关性胃炎15%~20%会发展为消化性溃疡，胃窦炎症为主者易发生十二指肠溃疡，而多灶性萎缩性胃炎易发生胃溃疡，且发展为胃癌的危险性增加。慢性胃炎伴异型增生者发生胃癌危险性增加，轻度异型增生的癌变率为2.53%、中度4%~8%、重度10%~83%。Hp感染者胃癌的危险性增加6倍，胃体黏膜重度萎缩者发生胃癌的危险性比无或轻度萎缩者高5.8倍。Hp相关性胃炎还可发生胃黏膜相关淋巴组织淋巴瘤。

（一）精神及安慰治疗

人们对于慢性胃炎的恐惧更多地偏向于担心胃炎会癌变。一些临床观察发现神经内分泌功能紊乱，胃肠激素释放失衡在慢性胃炎发病机制中起一定作用。在治疗中对患者的紧张、焦虑、激动、暴躁、忧伤等自主神经功能紊乱的表现予以足够重视。目前仅萎缩性胃炎与胃癌有一定关系，故应对患者进行正确的健康教育，使其保持乐观的生活态度，避免加重患者精神负担。

（二）药物治疗

1. 胃黏膜保护药

胃黏膜保护药其主要作用是增强胃黏膜屏障功能，增强胃黏膜抵抗损害因素的能力。对于有反酸、胃灼热、胃痛症状及胃镜提示有黏膜糜烂出血者，可给予胃黏膜保护药。

（1）硫糖铝：含有8个硫酸根的蔗糖硫酸酯铝盐在酸性环境下，可解离出硫酸蔗糖复合离子，复合离子聚合成不溶性的带负电荷的胶体，能与溃疡或炎症处带正电荷的蛋白质渗出物相结合，形成一层保护膜，覆盖于病灶表面，阻止胃酸、胃蛋白酶等损害因素进一步侵袭，促进破损黏膜的愈合。硫糖铝还具有吸附胃蛋白酶，中和胃酸、胆汁酸的作用，并能促进内源性前列腺素E的合成以及吸附表皮生长因子，使之在溃疡或炎症处浓集，有利于黏膜再生。

硫糖铝1 g，每日3~4次，饭前1小时及睡前空腹嚼碎服用。不良反应常见的是便秘，个别患者可出现口干、恶心、皮疹、胃痉挛等。连续应用不宜超过8周，长期大剂量服用，可能会造成体液中磷的缺乏，因此甲状腺功能亢进、佝偻病等低磷血症患者不宜长期服用。与多酶片、胰酶中的胃蛋白酶络合，降低其疗效，因此不宜合用。

（2）铋剂：在胃酸环境中形成弥散性的保护层，覆盖在黏膜表面，使糜烂面和溃疡灶与胃酸及胃蛋白酶隔离，对受损黏膜起到保护作用，促进受损黏膜组织的修复和愈合；降低胃蛋白酶活性，增加黏蛋白分泌；可刺激内源性前列腺素和表皮生长因子的产生，加速创面的愈合和炎症的消失，同时具有一定的止血作用。对 Hp 具有杀灭作用。

用法及注意事项：枸橼酸铋钾 110 mg，每日 4 次，前 3 次于三餐前半小时，第 4 次于晚餐后 2 小时服用；或每日 2 次，早晚各服 220 mg。果胶铋 150 ~ 200 mg，每日 4 次。服药期间口内可能带有氨味，并可使舌苔及大便呈灰黑色，停药后即自行消失。偶见恶心、便秘。连续使用不得超过 8 周。

（3）替普瑞酮：动物试验证明替普瑞酮有较强的抗溃疡作用和改善胃黏膜病变作用；可促进黏液合成和分泌的作用；通过提高前列腺素生物合成酶活性以增加胃黏膜前列腺素作用，进而增加和改善胃黏膜血流作用；还具有维持胃黏膜增生区细胞的体内平衡及抑制脂质过氧化作用。

2. 促胃动力药

对于饱胀不适、嗳气者可给予胃肠动力药。

（1）吗丁啉：是一种外周多巴胺受体阻滞药，直接作用于胃肠壁，可增加食管下部括约肌张力，防止胃—食管反流，增强胃蠕动，促进胃排空，协调胃与十二指肠运动，抑制恶心、呕吐，并能有效地防止胆汁反流，不影响胃液分泌。

用法及注意事项：由于吗丁啉不易通过血脑屏障，对脑内多巴胺受体无抑制作用，因此，无锥体外系等神经、精神不良反应，但儿童由于其血脑屏障发育不完善，慎用。有时血清泌乳素水平会升高。

（2）莫沙必利：是一种选择性 5-羟色胺第 4（$5-HT_4$）受体激动剂，通过兴奋胃肠道胆碱能中间神经元及肌间神经丛的 $5-HT_4$ 受体，促进乙酰胆碱的释放，从而增加胃肠道运动，改善功能性消化不良患者的胃肠道症状，不影响胃酸的分泌。

用法及注意事项：莫沙必利与大脑突触膜上的多巴胺 D_2、$5-HT_4$、5-羟色胺第 2（$5-HT_2$）受体无亲和力，因而没有这些受体阻滞所引起的锥体外系的不良反应。不良反应主要表现为腹泻、腹痛、口干、皮疹及倦怠、头晕等。偶见嗜酸性粒细胞增多、甘油三酯升高及门冬氨酸氨基转移酶、谷氨酸氨基转移酶、碱性磷酸酶、1-谷氨酰转肽酶升高。

3. 抑酸药

慢性胃炎患者胃酸可高可低，应用抑酸药可提高胃内 pH，减轻 H^+ 对胃黏膜的损害即 H^+ 的反弥散程度，为胃黏膜的炎症修复创造有力的局部环境。

（1）H_2 受体拮抗剂：包括西咪替丁、雷尼替丁、法莫替丁、尼扎替丁等。均能通过竞争性拮抗组胺与 H_2 受体结合的作用，抑制壁细胞分泌胃酸。西咪替丁、雷尼替丁、法莫替丁具有较强的抑制胃蛋白酶分泌作用及增加胃黏膜血流量作用。

（2）PPI：PPI 通过二硫键与壁细胞分泌膜中的 H^+-K^+-ATP 酶（又称质子泵）的巯基呈不可逆性的结合，生成亚磺酰胺与质子泵的复合物，从而抑制该酶活性，阻断胃酸分泌的最后环节，因此对各种原因引起的胃酸分泌具有强而持久的抑制作用。该抑制作用呈剂量依赖性，对基础及刺激后的胃酸分泌都有作用；另外，PPI 可抑制 Hp 生长。因此，对胃酸严重者或伴糜烂出血的胃炎患者，可考虑使用质子泵抑制剂。常用代表药物有奥美拉唑、兰索拉唑、泮托拉唑、雷贝拉唑、埃索美拉唑。一般使用标准剂量，每日 1 次多可达到较好的治疗效果。

4. Hp 根除疗法

Hp 阳性的活动性胃炎，应根除 Hp。

5. 其他治疗

（1）老年性萎缩和肠化：给予胃黏膜营养性药物，如胡萝卜素、叶酸、锌、维生素 E 等。

（2）对胃黏膜肠化和低级别上皮内瘤变，给予维生素 C、维生素 E 和叶酸，定期内镜随访。慢性萎缩性胃炎伴高级别上皮内瘤变目前多认为是癌前病变，甚至包括原位癌、黏膜内癌，目前主张内镜下微创治疗，包括内镜下黏膜切除术和内镜下黏膜剥离术。

（3）自身免疫性胃炎的治疗：无特殊，恶性贫血时可注射维生素 B_{12}。

（4）对消化功能较差的患者可予稀盐酸、消化酶。

（王　禹）

第三节 胃轻瘫

胃轻瘫综合征简称胃轻瘫，是以胃排空延迟为主要特征的一组临床综合征。患者常表现为早饱、餐后上腹饱胀、恶心、体重减轻等，但无上消化道、肝、胆及胰腺等器质性病变依据存在。根据起病缓急和病程长短可分为急性和慢性两种。

一、一般治疗

（1）原发病及诱因治疗：停用对胃肠动力有不良影响的药物，糖尿病患者应积极控制血糖，寻找并去除其他诱因如控制感染等。

（2）饮食宜少食多餐，选择易消化、低脂肪、少渣食物，补充维生素和矿物质、微量元素等，便秘患者可选择高纤维素饮食，避免长期使用缓泻药。对症状严重或有严重营养不良患者可行胃肠外营养支持治疗。

（3）维持水、电解质、酸碱平衡，注意有无低钾。

二、药物治疗

1. 药物治疗原则

（1）有症状患者或虽无症状但有胃排空延迟患者均须治疗。

（2）间歇发作患者可给予4~8周促动力药物短期治疗至症状缓解。

（3）糖尿病、进行性系统性硬化症引起的胃轻瘫及其他症状严重者应持续治疗。

2. 基本药物治疗

（1）多巴胺受体拮抗药：按化学结构分成苯甲酰胺类和苯并咪唑衍生物。前者以甲氧氯普胺最常见，其主要药理作用是拮抗中枢及外周的多巴胺第2（D_2）受体，也有轻度5－HT_4受体激动药和第3（5－HT_3）受体拮抗药作用。该药能促进食管和胃窦收缩，降低幽门和十二指肠张力，加速小肠运动，从而促进胃排空。常用剂量5~10 mg（儿童1~5 mg），每日3次，餐前半小时口服，4~8周为1个疗程。其不良反应较多，主要有锥体外系症状、嗜睡、焦虑、高泌乳素血症等。多潘立酮通过阻断多巴胺D_2受体，促进胃肠动力，增强下食管括约肌张力及胃肠道蠕动，协调胃窦和幽门括约肌运动，促进食管和胃的排空。因其极少通过血脑屏障，故不产生中枢性抗多巴胺作用，无锥体外系不良反应。主要不良反应有口干、头痛和高泌乳素血症等。常用剂量为10 mg（儿童0.3 mg/kg），每日3次，药效欠佳者剂量可逐渐增加到30 mg，每日3次。

（2）5-羟色胺受体激动药：西沙必利是苯甲酰胺的衍生物，通过选择性作用于肌间神经丛末梢的5－HT_4受体，促进神经节后纤维释放乙酰胆碱而改善胃肠运动。该药为全胃肠道促动力药，能增加胃窦收缩力，改善胃窦—十二指肠协调性，并使MMC恢复正常，其作用较甲氧氯普胺和多潘立酮强，不易通过血脑屏障，目前是治疗胃轻瘫的首选药物。此外，西沙必利还有5－HT_3受体拮抗作用，大剂量使用能抑制呕吐反应。常规剂量5~10 mg（婴幼儿可用混悬液0.2~0.3 mg/kg），每日3次。不良反应有头晕、头痛、稀便等，1周左右可自行缓解，无须特殊处理；近来发现该药可引起QT间期延长、室性心律失常、低血压、晕厥、猝死等心血管不良反应，但很少见。可能与同时阻断5－HT_2受体有关，所以如有下列情况不宜使用或慎用：①心脏病、心律失常、QT间期延长；②肝肾功能不全；③水电解质平衡紊乱，特别是低钾或低镁血症；④老年人及儿童慎用，禁用于婴幼儿；⑤妊娠及哺乳期妇女慎用或不用；⑥因该药经肝脏P450代谢，同时使用其他经此酶代谢的药物能提高其血药浓度，故禁止与三环类抗抑郁药、大环内酯类抗生素以及酮康唑等抗真菌药联用。

莫沙必利与西沙必利相比，莫沙必利选择性作用于上消化道，作用靶点有更高的选择性，不良反应少，特别是无与阻断5－HT_2受体有关的心血管系统不良反应及锥体外系症状。已有的临床研究显示该药能减轻反流性食管炎患者的症状，且有利于糖尿病胃轻瘫患者的血糖控制。常用剂量为5 mg，3次/

天。经研究观察其疗效及不良反应发生率与平行研究的西沙必利相比无显著差异，且尚未见心脏不良反应的报道。该药可通过乳汁排泄，故哺乳妇女禁用。

新的5－HT受体激动药如伊托必利既能通过阻断多巴胺D_2受体刺激乙酰胆碱释放，又能抑制乙酰胆碱酯酶对乙酰胆碱的水解，从而发挥促胃肠动力作用。在中枢神经系统分布很少，且对中枢神经系统的多巴胺受体阻断作用弱，因此高泌乳素分泌、锥体外系症状等不良反应的发生率低，而且尚未发现有QT间期延长或室性心律失常等心血管并发症。临床研究表明，伊托必利50 mg，每日3次用于治疗功能性消化不良（FD），患者耐受性好，症状改善率高。但该药尚须进一步临床研究。不可与抗胆碱药合用，高龄患者由于生理功能低下应慎用。

（3）吲哚烷基胺类：马来酸替加色罗是高选择性和特异性的5－HT_4受体的部分激动剂。通过激动胃肠道5－HT_4受体刺激胃肠蠕动反射和肠道分泌，并抑制内脏的敏感性。马来酸替加色罗与人体5－HT_4受体有高亲和力，但与5－HT_3受体或多巴胺受体没有明显亲和力。马来酸替加色罗作为神经元5－HT_4受体的部分激动剂，通过触发肠道黏膜生理反射，刺激嗜铬细胞释放钙基因相关蛋白、VIP和P物质，调节环形肌的松弛收缩，增加肠内容物的传递。体内实验显示马来酸替加色罗可以增强胃肠道基础运动，纠正整个胃肠道的异常动力，减轻结肠、直肠膨胀时内脏的敏感性。代表药有替加色罗（泽马可），对心脏、脑的5－HT_4无作用，故不会引起心脏不良反应，但国外因发现可导致心血管缺血，已暂停销售。与西沙比利相比，促胃肠动力作用更强，主要用于C－IBS和功能性便秘，也可用于胃食管反流病（GRED）、FD。用法，推荐剂量是每次6 mg，每日2次，饭前口服。

（4）胃动素受体激动药：红霉素为胃动素受体激动药，对胃、十二指肠有促动力作用。研究显示，短期使用红霉素对各种病因引起的胃轻瘫均有效，但长期疗效不明确，且长期应用会导致耐药菌的产生，目前多用于经上述药物治疗无效的患者。常用小剂量250 mg静脉滴注，或250 mg，每日3次，餐前半小时口服，疗程为3～7天。不良反应主要是呕吐、腹痛、腹泻等胃肠道反应，偶见转氨酶轻度升高。

近来开发的红霉素衍生物如GM611、ABT229等，其促胃动力作用明显超过红霉素，且无抗生素活性，有些已经证实有较好的临床疗效。但Talley等认为，ABT229对改善症状与安慰剂无明显区别，这种新的特异性胃动素激动药对糖尿病消化不良无明显疗效。目前此类药物尚处于临床研究中。

（5）马来酸曲美布汀：通过作用于胃肠道平滑肌上的离子通道和阿片受体，可双向调节异常的胃肠运动，改善胃肠功能，改善恶心、呕吐、腹痛、腹泻、便秘等消化道症状。一方面可以非竞争抑制由于乙酰胆碱引起的收缩作用，对有消化系统疾病患者的胃幽门部运动，可调节胃部运动功能亢进肌群的运动，使胃的不规则运动趋于规律化，可诱发成人消化系统生理性消化道推进运动；另一方面可通过激活外周μ、κ阿片受体，释放胃肠肽如胃动素、肠血管活性肽及胃泌素等，从而抑制内脏的神经反射，阻断胃肠道传入神经，减少周围有害刺激对中枢的作用，提高病理生理条件下的内脏痛觉阈值，减轻腹痛症状。

3. 其他药物

纳洛酮是一种不经肠道吸收的阿片类拮抗药。研究发现，2 mg纳洛酮静脉注射可抑制胃排空，但5 mg静脉注射却能促进胃排空，说明较大剂量的纳洛酮有促胃动力作用。

外周阿片类激动药非多托秦通过作用于肠管的Kappa受体，能调节动物的内脏敏感性和促进其胃肠动力。临床试验还发现非多托秦能改善功能性消化不良患者的胃轻瘫症状，但其疗效尚须进一步研究证实。

新型5－HT_3受体拮抗药昂丹司琼、格雷司琼、ICS205－930、CR38032F等可增强胃肠收缩活动及调控胃感觉阈值，还可拮抗外周和中枢神经元5－HT_3受体，从而阻断因化疗和放疗等因素引起小肠的5-HT释放，通过5-HT_3受体引起迷走传入神经兴奋而导致的呕吐反射。但因价格昂贵，目前很少应用于胃轻瘫的治疗，而多用于放疗或化疗所致的剧烈呕吐。

（王洪财）

第四节 胃石

某些有机物、食物或化学物质在胃内凝集成团块，称为胃石。常见的有：①植物胃石，由食入的任何植物的纤维、叶、根、皮等所组成，较少而致密，对胃损害较大，最常见者为柿石；②毛胃石，多见于30岁以下女性，由于有些女性有含嚼毛发的怪癖，以及一些精神病患者嚼食毛发所致；腐败的食物残渣纠缠大量毛发，外层包以蛋白样黏液外衣所致；③结石，由于食入或误服的化学或无机物质沉淀或凝结而成，如碳酸钙等。

由于多数胃石是逐渐形成及长大的，因而可以在胃石形成后相当长的一段时间无症状，直到长大到相当体积，造成一定程度的幽门梗阻症状时才被发现。临床特点主要是无特征性的上腹饱胀与沉重感，呼吸有臭味、恶心、呕吐、无力与体重减轻。严重时可有上腹阵发性剧痛以及周期性的幽门梗阻的症状与体征。有些胃石通过幽门后阻塞在小肠内，引起肠梗阻的症状。但是进食大量柿子而形成的柿石，起病可以很急。这是由于进食大量柿子后，在其未成熟的果实中及已成熟的果皮下的果实中含有收敛性质的红鞣质，遇稀酸后即可凝固成团。因此，进食柿子，特别伴有大量饮水者，在食后几小时或几日内即可表现为急性肠胃炎的症状，症状缓解后不久（几日至几周）又反复发作。进食后上腹不适、上腹痛、恶心、呕吐等及由于可活动的柿石所引起的间歇性幽门梗阻症状。在体征上，半数以上患者在上腹部可以扪及一可移动的块质，有时可以伴发有溃疡及出血，5%~7%患者可有穿孔。胃石确诊应依赖X线钡餐及胃镜。由胃镜下取出活检组织，进行显微镜下检查有助于胃石种类的鉴别。

过去认为胃石一旦发现并有症状，应该进行胃切开术取出胃石。近年来有试用下列方法（特别对于胃切除术后发生胃石者）进行非手术治疗，取得一定的成功。

1. 胃冲洗法

有少数松脆胃石，可以经插入胃管或在胃镜下进行冲洗将其冲碎。

2. 用酶消化法消化胃石

先插胃管洗胃后，注入或服用番木瓜酶或番木瓜酶加碳酸氢钠可以溶解胃石；或用乙酰半胱氨酸，也可使用纤维素酶以溶解纤维物质。Schelang报道用15 mL乙酰半胱氨酸加入50 mL生理盐水从胃管中注入胃内，8小时后又重复1次，共2日，第4日钡餐证实胃石消失。近年来，对含鞣酸、果胶成分的胃石，采用果胶酶治疗效果较好。一般果胶酶2 g加入40 mL盐水溶解后口服，并不断变换体位。

3. 内镜下治疗

在胃镜下用活检钳或圈套器逐步夹碎胃石，使其从胃排至小肠而排出。也可以用碎石网篮咬碎胃石或对可通过贲门的胃石用网篮网住取出。还可以用激光或氩气刀切割胃石。

第五节 胃癌

胃癌是指发生在胃上皮组织的恶性肿瘤，是人类常见的恶性肿瘤，居全球肿瘤发病和癌症死亡率的第二位，在胃恶性肿瘤中约占95%以上。临床上早期胃癌70%以上毫无症状，中晚期出现上腹部疼痛、消化道出血、穿孔、幽门梗阻、消瘦、乏力、代谢障碍以及癌肿扩散转移而引起的相应症状。任何年龄均可发生，以50~60岁居多，男女发病比为（3.2~3.6）：1。胃癌临床起病隐匿，早期可无任何症状，有时与胃良性病变引起的消化不良相似，故早期诊断困难，常常因此而延误诊断。胃癌的诊断主要依据内镜检查加活检和X线钡餐。临床将胃癌分为早期胃癌和进展期胃癌，病变仅限于黏膜层或黏膜下层，称早期胃癌；癌组织超过黏膜下层深达肌层以上者则为进展期胃癌。内镜及活检的普及，早期胃癌发现日益增加。早期诊断是根治胃癌的前提条件，对于下列情况应及早和定期检查胃镜：①40岁以上特别是男性，近期出现消化不良、呕吐或黑便；②慢性萎缩性胃炎伴胃酸缺乏，有不典型增生或肠化生；③良性溃疡但胃酸缺乏；④胃溃疡经正规治疗2个月无效，X线钡餐提示溃疡增大；⑤X线发现大于2 cm的胃息肉，应进一步检查；⑥胃切除术后10年以上。

胃癌高发区的人群有较高的 Hp 感染率，感染的年龄也较早。而且随着年龄的增长，Hp 感染率及胃癌的发病率均同步增长，Hp 感染者发生胃癌的危险性较非感染者高 4～6 倍。因此，Hp 是胃癌发生的重要危险因子和启动因子。

一、内镜下治疗

内镜下行黏膜切除术（EMR），适合于黏膜隆起型、直径小于 2 cm、边界清楚的早期胃癌患者；对平坦型和凹陷型早期胃癌、直径大于 2 cm 的早期胃癌，可以内镜下行黏膜剥离术（ESD）。

1. EMR

包括透明帽内镜前端内镜下黏膜切除术、内镜下吸引黏膜切除术和内镜下结扎法黏膜切除术等，这些技术适用于分化型黏膜层癌中 <2 cm 的隆起型病变和 <1 cm 非溃疡性凹陷型病变。缺点：易引起穿孔等并发症，故可在黏膜切除前，超声内镜（超声探头）明确黏膜下层局部注射是否充分隆起。

2. ESD

技术原理及操作过程：常规内镜检查了解部位、大小、形态，结合染色和 EUS，确定病变范围、性质和浸润深度；沿病变边缘 3～5 mm 电凝标记；病变黏膜下注射生理盐水或甘油果糖或透明质酸钠（250 mL 加肾上腺素 1 支 1 mg 和亚甲蓝 1 支 20 mg），一般于标记点外多点注射，达到与肌层分离目的，减少穿孔和出血等；沿标记或标记点外侧缘切开黏膜，再环周切开黏膜下层（见到蓝色层）。一般先切开远侧端，注意电凝止血；利用透明帽，一般从近端黏膜下层将黏膜层与固有肌层逐步分离（利用重力方向），注意补充注射，换用不同的切开刀，常用 IT 刀，注意血管预处理；创面处理：剥离创面所有可见血管，利用电凝、止血钳进行处理预防出血，对剥离较深处或肌层断裂多或裂隙者，予钛夹夹闭。

ESD 对大病变一次切除，同时能够对切除断端、深部断端和脉管侵袭等进行组织病理学评估，对早期胃癌内镜下微创技术与剖腹手术比较，在癌残留、再发率方面两者相差不大。缺点：术前需要超声内镜、放大加染色进行诊断，操作技术上比较复杂，操作时间长，原则上在麻醉状态下进行治疗。

二、化疗

1. 化疗原则

胃癌化疗应根据患者的病情，选用不同的化疗方案。由于单药有效率低，大多仅 10%～20%，而联合用药具有协同作用，疗效高于单一用药，并且可以减少癌细胞的耐药性而不加重不良反应，因此目前化疗多采用联合用药。化疗可以用于胃癌的术前、术中及术后以及中晚期胃癌或其他原因不能手术和术后复发者。术前主要用于肿瘤较大者，减少手术风险。早期胃癌如病灶范围不大、恶性程度低、无淋巴结转移、手术切除较彻底者，可以不用化疗。中晚期胃癌化疗以第一年为主，第二年减少疗程，第三年如无复发多不再化疗。

2. 常用化疗药物

（1）氟尿嘧啶类。

1）5-氟尿嘧啶（5-FU）：为细胞周期特异性的嘧啶类抗代谢药，主要抑制 S 期瘤细胞。在体内经酶先转变为 5-氟-2-脱氧尿嘧啶核苷，后者抑制胸腺嘧啶核苷合成酶，阻断脱氧尿嘧啶核苷酸转变为脱氧胸腺嘧啶核苷酸，从而抑制 DNA 的生物合成。此外，还能掺入 RNA，通过阻止尿嘧啶和乳清酸掺入 RNA 而达到抑制 RNA 合成的作用。5-FU 应用已有 40 余年历史，至今仍是胃癌的首选和基本化疗药物，近 10 年胃癌化疗方案中约 90% 含有 5-FU。5-FU 常用剂量为 400～600 mg/m^2 体表面积，由于 5-FU 是细胞周期特异性药物，持续静脉滴注可使血液维持一定的药物浓度，肿瘤细胞暴露于 5-FU 的时间充分延长，能杀灭不断增殖的 S 期细胞，发挥更大疗效。实践证明 24 小时持续静脉滴注可将 5-FU 的剂量增至 1 000 mg/m^2，连用 5 天，目前基本倾向 24 小时持续静脉滴注。毒性反应有恶心、呕吐、腹泻、脱发、皮肤色素沉着和骨髓抑制，个别病例尚有因小脑损伤所致共济失调。

2）去氧氟尿苷：为氟尿嘧啶类抗癌药，系氟尿嘧啶的前体药物。在肿瘤组织中具有高度活力的嘧啶核苷磷酸化酶作用下转化为5-FU，经代谢后抑制DNA的合成，同时也抑制RNA的功能，从而发挥抗肿瘤作用。与以前的氟尿嘧啶衍生物的不同点是它在瘤组织内能有效地转化成5-FU，故能选择地获得比正常组织内浓度高的5-FU，因而在肿瘤组尿嘧啶类药物显示出更强的抗肿瘤活性和更少的不良反应。一般只有轻度肠胃反应，偶有骨髓轻度抑制现象。给药方法如下：口服每次200~300 mg，每日3~4次。

3）喃氟尿嘧啶：为氟尿嘧啶的衍生物，在体内经肝脏活化逐渐转变为氟尿嘧啶而起抗肿瘤作用。能干扰和阻断DNA、RNA及蛋白质合成，主要作用于S期，是抗嘧啶类的细胞周期特异性药物，其作用机制、疗效及抗瘤谱与氟尿嘧啶相似，但作用持久，吸收良好，毒性较低。化疗指数为氟尿嘧啶的2倍，毒性仅为氟尿嘧啶的1/7~1/4。给药方法如下：成人一日剂量800~1 000 mg或按体重每次15~20 mg/kg，以40~50滴/分的速度静脉滴注，每日1次，总量20~40 kg为一疗程。成人口服，每日800~1 200 mg，分3~4次服用，总量30~50 g为一疗程。

4）卡培他滨：为去氧氟尿苷前体，化学成分为氟嘧啶氨甲酸酯，本身无细胞毒性，但可转化为具有细胞毒性的5-FU。卡培他滨主要在肝脏和肿瘤组织内首先通过羧酸脂酶转化为5'-脱氧-5-氟胞苷，然后通过胞苷脱氨酶转化为5'-脱氧-5-氟尿苷，在肿瘤细胞内的肿瘤相关性血管因子胸苷磷酸化酶的作用下转化为5-氟尿嘧啶，从而最大限度地降低了5-FU对正常组织的损害。单药治疗胃癌有效率达19%。主要不良反应为可逆性胃肠道反应、手足综合征、黏膜炎，骨髓抑制较轻。给药方法：每日2.5 g/m^2，总剂量分早晚2次于饭后半小时用水吞服。连用2周，休息1周。如病情继续恶化或产生不能耐受的毒性时应停止治疗。

（2）铂类化合物。

1）顺铂（CDDP）：作用似烷化剂，主要作用靶点为DNA，作用于DNA链间及链内交链，形成DDP-DNA复合物，干扰DNA复制，或与核蛋白及胞质蛋白结合。属细胞周期非特异性抗癌药。CDDP与很多药物有协同作用且骨髓毒性较少，在50%的胃癌常用联合方案中含有CDDP。大剂量CDDP可直接破坏DNA，与5-FU起互补抑制作用；小剂量则起生化调节作用。CDDP有严重的耳毒性、肾毒性及神经毒性。大剂量时须充分水化，以减轻其肾毒性作用。给药方法：每次50~100 mg/m^2 加入1 000 mL生理盐水中静滴，每3~4周一次，最大剂量不应超过120 mg/m^2。或每次（15~20）mg/m^2，每日1次，连用5天，或每次30 mg/m^2，连用3天，每3~4周重复用药。

2）卡铂：为周期非特异性抗癌药，直接作用于DNA，主要与细胞DNA的链间及链内交联，破坏DNA而抑制肿瘤生长。与顺铂比较，耳毒性、肾毒性及神经毒性较低，但骨髓抑制明显。给药方法：300~400 mg/m^2，加入250~500 mL葡萄糖注射液一次静脉滴注，或分5次，5天给药，每4周重复给药。

3）奥沙利铂（L-OHP，草酸铂）：为第三代铂类抗癌药，通过产生烷化结合物作用于DNA，形成链内和链间交联，从而抑制DNA的合成及复制。与DNA结合迅速，最多需要15分钟，而顺铂与DNA的结合分为两个时相，其中包括一个48小时后的延迟相。复制过程中的DNA合成、其后DNA的分离、RNA及细胞蛋白质的合成均被奥沙利铂抑制，与顺铂无交叉耐药性，某些对顺铂耐药的细胞系，奥沙利铂治疗有效。基本无肾毒性，但可出现可逆性、剂量累积性周围神经毒性。给药方法：130 mg/m^2 的剂量加入250~500 mL连续滴注2~6小时，每3周重复给药一次。

（3）丝裂霉素（MMC）：能与肿瘤细胞的DNA结合，形成双链DNA交联，以抑制DNA复制、癌细胞分裂，从而显示抗肿瘤效果。另外，已确认在DNA合成前期的后半期至DNA合成期的前半期细胞对丝裂霉素显示很高的敏感性。MMC抗癌作用迅速，为首选药物之一。

丝裂霉素在20%~40%患者有消化系统反应，如恶心、呕吐、腹泻等。有10%~20%患者有骨髓抑制的毒性反应，表现为白细胞与血小板减少。本药有累积毒性作用，如每天小量长期给药，有时可造成不可挽回的恶果，因此有些学者认为采用中等剂量的方案为好。此外曾有报道有肾毒性反应，但主要是由于一次大剂量给药所致。注射时如漏出血管外，则可引起严重组织坏死，应注意。

给药方法：间歇给药法，以丝裂霉素计，成人通常每日4~6 mg（效价），每周静脉注射1~2次；

大量间歇给药法，以丝裂霉素计，成人通常每日 10～30 mg（效价），间隔 1～3 周以上静脉注射；与其他抗恶性肿瘤药物合用，以丝裂霉素计，成人通常每日 2～4 mg（效价），每周与其他抗恶性肿瘤药物合用 1～2 次。另外，必要时成人通常每日 2～10 mg（效价），注入动脉内、髓腔内或胸腔及腹腔内。应随年龄及症状适宜增减。注射液的配制方法，每 2 mg（效价）丝裂霉素以 5 mL 注射用水溶解。

（4）蒽环类抗生素。

1）多柔比星（阿霉素）：药物可穿透进入细胞，与染色体结合，严重干扰 DNA 合成、DNA 依赖性 RNA 合成和蛋白质合成。还可引发拓扑异构酶Ⅱ裂解 DNA，从而破坏 DNA 三级结构。这一作用在临床治疗的药物浓度即可见。多柔比星还与氧化/还原作用有关，一系列 NADPH 依赖性的细胞还原酶可还原多柔比星为半醌自由基，再与分子氧反应产生高反应活性的细胞毒化合物如过氧化物、活性的氢氧基和过氧化氢，自由基形成与多柔比星的细胞毒作用有关。多柔比星的更进一步作用部位可能在细胞膜，与细胞膜上的脂质结合影响各种不同的功能。多柔比星的细胞毒作用和（或）抗增生作用可以是上述任何一种机制的结果，也可能还有其他作用机制存在。研究显示多柔比星在整个细胞周期均有活性作用，包括在细胞间期。不良反应为骨髓抑制、口腔溃疡和心脏毒性。

给药方法：以 30～60 mg/m^2 静脉给药，每 3 周一次。总剂量不超过 550 mg/m^2。

2）表柔比星：是多柔比星的立体异构体，疗效与多柔比星相等或略高，而毒性尤其是心脏毒性低于多柔比星。成人剂量为每次 60～90 mg/m^2，联合化疗时，每次 50～60 mg/m^2 静脉注射。每 3 周重复使用。总剂量不超过 800 mg/m^2。

（5）醛氢叶酸（LV）：为四氢叶酸的甲酰衍生物，主要用于高剂量甲氨蝶呤等叶酸拮抗剂的解救。甲氨蝶呤的主要作用是与二氢叶酸还原酶结合，阻断二氢叶酸转变为四氢叶酸从而抑制 DNA 的合成。LV 进入体内后，通过四氢叶酸还原酶转变为四氢叶酸，能有效地对抗甲氨蝶呤引起的毒性反应，但对已存在的甲氨蝶呤神经毒性则无明显作用。与尿嘧啶合用，可提高氟尿嘧啶的疗效，其机制是预先摄入的外源性 LV 转变为甲烯四氢叶酸，进而在细胞内生成聚谷氨酰胺衍生物，该衍生物与 5－FU 的体内活化成分单磷酸脱氧氟尿嘧啶核苷胸腺嘧啶脱氧核苷合成酶有极大的亲和力，相互结成不易解离的复合体，从而加强 5－FU 的疗效。给药方法：用于 5－FU 合用增效，每次 200 mg/m^2 静滴，每日 1 次，一小时内滴完，继而持续静滴 5－FU，连用 5 天。可用生理盐水或葡萄糖注射液稀释配成输注液，配制后的输注液 pH 不得小于 6.5。

（6）依托泊苷（足叶乙苷，VP－16）：为细胞周期特异性抗肿瘤药物，作用于 DNA 拓扑异构酶Ⅱ，形成药物—酶—DNA 稳定的可逆性复合物，阻碍 DNA 修复。实验发现此复合物可随药物的清除而逆转，使损伤的 DNA 得到修复，降低了细胞毒作用。因此，延长药物的给药时间，可能提高抗肿瘤活性。不良反应：可逆性的骨髓抑制，消化道反应，脱发也常见。若静脉滴注过速（＜30 分钟），可有低血压，喉痉挛等过敏反应。给药方法：成人 60～100 mg/m^2，连续 3～5 天，每隔 3～4 周重复用药。

（7）喜树碱类。

1）羟喜树碱：是由喜树中提出的生物碱，是细胞毒类抗肿瘤药。该药为细胞周期特异性药物，主要作用于 S 期，对 DNA 拓扑异构酶Ⅰ（TOPOⅠ）有选择性抑制作用。TOPOⅠ催化超螺旋 DNA 解旋而进行复制及转录，干扰肿瘤细胞增殖周期。近期研究文献提示，羟喜树碱可能还有诱导肿瘤细胞分化和凋亡的作用。给药方法：每日 10～20 mg，静脉注射连用 10 日，以后同样剂量隔日给药，达总量 300～500 mg 为止。其主要不良反应有恶心、呕吐、腹泻、脱发及白细胞降低，出于此药由肾脏排泄，故可有尿路刺激症状，如尿频、血尿等，大量饮水，可减少尿路反应。

2）伊立替康：是半合成喜树碱的衍生物，是能特异性抑制 DNA 拓扑异构酶Ⅰ的抗肿瘤药。它在大多数组织中被羧酸酯酶代谢为 SN－38，而后者作用于提纯的拓扑异构酶Ⅰ的活性比伊立替康更强，且对几种鼠和人肿瘤细胞系的细胞毒性也强于伊立替康。SN－38 或伊立替康可诱导单链 DNA 损伤，从而阻断 DNA 复制，由此产生细胞毒性。这种细胞毒性是时间依赖性的，并特异性作用于 S 期。给药方法：单药治疗 350 mg/m^2，静脉滴注 30～90 分钟，每 3 周用 1 次。在联合治疗中推荐剂量是 180 mg/m^2，每 2 周给药 1 次，持续静脉滴注 30～90 分钟，随后滴注亚叶酸和 5-FU。

（8）亚硝脲烷化剂。

1）卡莫司汀：其代谢物可通过烷化作用与核酸交链，也有可能因改变蛋白而产生抗癌作用。在体内能与 DNA 聚合酶作用，对增殖期细胞各期都有作用。给药方法：100 mg/m^2，静脉注射，每日 1 次，连用 2～3 日；或 200 mg/m^2，用一次，每 6～8 周重复。溶入 5% 葡萄糖注射液或生理盐水 150 mL 中快速静脉滴注。

2）司莫司汀：为细胞周期非特异性药物，对处于 G_1－S 边界，或 S 早期的细胞最敏感，对 G_2 期也有抑制作用。司莫司汀进入体内后其分子从氨甲酰胺键处断裂为两部分，一部分为氯乙胺，将氯解离形成乙烯碳正离子，发挥烃化作用，使 DNA 链断裂，RNA 及蛋白质受到烃化，这与抗肿瘤作用有关；另一部分为氨甲酰基部分变为异氰酸酯，或再转化为氨甲酸，以发挥氨甲酰化作用，主要与蛋白质特别是其中的赖氨酸末端的氨基等反应，这主要与骨髓毒性作用有关，氨甲酰化还破坏一些酶蛋白使 DNA 被破坏后难以修复，这有助于抗癌作用。司莫司汀与其他烷化剂无交叉耐药性。给药方法：口服 100～200 mg/m^2，顿服，每 6～8 周一次，睡前与止吐剂、安眠药同服。

（9）紫杉醇（泰素帝）：是新型抗微管药物，通过促进微管蛋白聚合抑制解聚，保持微管蛋白稳定，抑制细胞有丝分裂。体外实验证明紫杉醇具有显著的放射增敏作用，可能是使细胞终止于对放疗敏感的 G_2 和 M 期。不良反应有过敏反应、骨髓抑制、神经毒性、心血管毒性及胃肠道反应。给药方法：预防发生过敏反应，在紫杉醇治疗前 12 小时口服地塞米松 10 mg，治疗前 6 小时再口服地塞米松 10 mg，治疗前 30～60 分钟给予苯海拉明肌内注射 20 mg，静注西咪替丁 300 mg 或雷尼替丁 50 mg。单药剂量为 135～200 mg/m^2。将紫杉醇用生理盐水或 5% 葡萄糖盐水稀释，静滴 3 小时。联合用药剂量为 135～175 mg/m^2，3～4 周重复。

（10）曲妥珠单抗：是抗 HER2 单克隆抗体，属于分子靶向治疗药物，对 HER2 过表达的晚期胃癌，采用曲妥珠单抗的联合化疗显著优于单纯化疗。缺点是目前检测 HER2 和该药均费用较高。

3. 联合化疗

一般采用 2～3 种联合，以免增加药物不良反应。目前联合治疗胃癌的化疗方案很多，但多以 5－FU 或其衍生物为基础组成，常加一种铂类，新的奥沙利铂对胃癌有良好的疗效，但价格偏贵。如无循环系统疾病，可加用蒽环类药物。紫杉醇类近年来在胃癌化疗中疗效显著，但价格昂贵。如分子靶向治疗近年受到重视，如 HER2 阳性，可采用曲妥珠单抗的联合化疗，效果显著，但价格同样昂贵。

常用化疗方案。

（1）FL 方案：5－FU 750 mg＋5% 葡萄糖注射液 500 mL 静脉滴注第 1～5 天，24 小时维持；亚叶酸钙 200 mg/d，静脉滴注第 1～5 天，另开一路静脉通道维持，于前 2 小时输注完。3 周后重复 1 次，持续 6 次。

（2）ELF 方案：5－FU 500 mg/m^2＋5% 葡萄糖注射液 500 mL 静脉滴注第 1～3 天，24 小时维持；亚叶酸钙 300 mg/m^2，静脉滴注第 1～3 天，1 小时输注完。依托泊苷 120 mg/m^2＋10% 葡萄糖注射液 500 mL 静脉滴注，1 小时输注完。3 周后重复 1 次，持续 6 次。

（3）FIP 方案：对于化疗失败的晚期胃癌患者，可采用奥沙利铂 150 mg＋生理盐水 100 mL 静脉滴注，2 小时输注完，第 1 天，5－FU750 mg＋5% 葡萄糖注射液 500 mL 静脉滴注，第 1～5 天，24 小时维持；亚叶酸钙 200 mg/d，静脉滴注，第 1～5 天，另一路静脉通道输液，于前 2 小时输注完，3 周为 1 周期，持续 6 次。

（4）FAM 方案：氟尿嘧啶 600 mg/m^2，静脉滴注，第 1、第 8、第 29、第 36 天；阿霉素 30 mg/m^2，静脉滴注，第 1、第 29 天。

（5）EDF 方案：对于晚期或转移性胃癌可以采用，表阿霉素 50 mg/m^2，静脉滴注，第 1 天；顺铂 60 mg/m^2，静脉滴注，第 1 天；氟尿嘧啶 500 mg/m^2，静脉滴注，24 小时维持，共 3 天，21 天重复，持续 8 周期。

（6）MFC 方案：丝裂霉素 0.04～0.08 mg/kg、5－FU 5～10 mg/kg、阿糖胞苷 0.4～0.8 mg/kg 每周静脉滴注或注射 2 次，2 周后改为每周或隔周 1 次，9～10 次为 1 疗程，有效率为 50%～60%，缓解期

一般都超过 2 个月。

（7）MFCa 方案：丝裂霉素 4 mg、5 - FU 500 mg、喜树碱 10 mg，丝裂霉素在开放的静脉输液过程中于输液橡皮管内 1 次注入。5 - FU 和喜树碱则加入 500 mL 生理盐水内静脉滴注，每周 2 次，共 2 周，以后每周 1 次，8 ~ 10 次为一疗程，疗程间隔一般为 2 个月。

（8）EFCa 方案：环磷酰胺 400 ~ 600 mg、5 - FU 500 mg、喜树碱 10 mg，共置于 500 mL 生理盐水内静脉滴注，每周 2 次，共 2 周，以后改为每周 1 次，8 ~ 10 次为 1 疗程，疗程间隔一般为 2 个月。

（9）MFV 方案：丝裂霉素 4 mg、5 - FU 500 mg、长春新碱 1 mg，长春新碱由静脉滴入，其余加入 500 mL 生理盐水中静脉滴注，每周 2 次，共 2 周，以后改为每周 1 次，8 ~ 10 次为 1 疗程，疗程间隔一般为 2 个月。

其他可采用 EFP 方案、FAMTX 方案、ELF 方案、EAP 方案、PAV 方案、DF 小剂量持续给药方案、LVUFT 方案、DLF 方案、PELF 方案、EELF 方案（门诊两周方案）、PELF 方案、DLG 方案及 PEC 方案等。

对于不能耐受或不愿接受输液的患者可予以口服抗癌药物治疗，如优福定（UFT），可用作单独给药或联合亚叶酸在疗程为 28 天的时间里给药。UFT 100 mg/m^2，口服，每日 3 次，第 1~28 天，亚叶酸 150 mg，口服，每 6 周重复。近年来其他口服药如去氧氟尿苷、卡培他滨等均有较高疗效。

对于晚期胃癌腹膜转移，有大量癌性腹水的患者，全身化疗难以奏效时，采用 5 - FU 1 000 mg、丝裂霉毒 C（MMC）10 mg、顺铂（CDDP）50 mg 腹腔内注入，每周 1 次，连续 2 ~ 3 次，常能较好控制腹水。

一些新药，如紫杉醇类、拓扑异构酶 I 抑制剂伊立替康以及第三代铂类衍生物草酸铂的出现，为进展期胃癌的治疗提供了更有效且更安全的方案。一些含这些新药的联合方案的临床试验已经发现，有效率可提高到 65%，但目前没有标准的联合化疗方案出台。

三、放疗

由于大多数胃癌为腺癌，对放疗不敏感，以及邻近的各种脏器如小肠、胰、肾、肝等对放射线敏感度与分化良好的胃腺癌的敏感度相差不大，加上胃癌转移途径广泛，转移部位难以估计，腹腔内脏器活动度大，如有转移，具体表面位置难以确定，因此胃癌的放疗效果不满意。近年来，由于高能射线的使用和发展，胃癌的放疗有一定的进展，但单纯放疗在临床上很少应用，仅限于已有广泛转移而又不能手术的少数晚期患者，其效果往往也很差。目前放疗主要用于配合手术，根据情况用于术前、术中或术后。

放疗也可与化疗联合使用，以减少化疗剂量，增加疗效而减少毒性。有用放疗加单一药物治疗者，也有加联合化疗者。Donald 等曾报道对手术中不能切除的晚期患者，用单纯放疗或化疗加 5 - FU 联合使用进行比较，发现放疗与化疗联合使用者平均生存时间为 11.6 个月，而单纯放疗者仅 5.7 个月，两者有显著差别。最常用的放疗与化疗联合方案为放疗加 5 - FU，放疗可用 ^{60}Co 或 6.3MeV 直线加速器 γ 射线，每周 5 次，每次 200 rad，共 2 ~ 4 周，总量 2 000 ~ 4 000 rad。5 - FU 为每日 10 ~ 15 mg/kg，静脉推注，自放疗第一日同时开始使用，连用 4 日，以后可酌情每两周给予维持量 500 mg。其主要毒性仍为骨髓抑制所引起的白细胞和血小板减少。应密切观察。放疗与化疗也可以术前和（或）术后配合手术进行，术后使用时间一般需在手术后 4 周左右开始。

四、生物和免疫治疗

目前胃癌的免疫治疗越来越受到关注，是一种通过调动机体的免疫功能来达到杀灭和抑制肿瘤细胞目的的治疗方法，可以有效延长肿瘤患者的生存期，提高生活质量。免疫治疗目前尚不完全成熟，但在理论上讲，是消除手术、放化疗残留肿瘤细胞和防止复发转移最有希望的方法。

（1）可以直接输入激活的免疫细胞如树突状细胞、LAK 细胞等。

（2）生物反应调节因子。体内有多种细胞分泌多种物质，可调节机体免疫状态，并对恶性肿瘤产生杀伤作用，这些物质称为生物反应调节因子。常见的制剂有卡介苗、干扰素、白细胞介素－2（IL－2）、集落刺激因子（CSF）、肿瘤坏死因子（TNF）及其诱导的淋巴因子活化杀伤细胞（LAK）。

（3）某些免疫增强剂如灵芝多糖、OK432 等，甚至有研究表明 COX－2 抑制剂如塞来昔布能抑制胃癌的生长。

（王洪财）

第六节　胰腺癌

胰腺癌是胰腺恶性肿瘤中最常见的一种，占全身各种癌肿的 1%～4%，占消化道恶性肿瘤的 8%～10%，近年来，其发病率有逐渐增高趋势。患者多为老年或成年男性，男女发病比为 1.7 ：1。胰腺癌可以发生于胰腺的任何部位，但以胰头最多见，约占 2/3。胰腺癌由于早期症状隐匿，缺乏特异性，故早期诊断困难，当出现典型症状时多已属晚期。据统计，胰腺癌确诊后仅有 10%～15% 的病例能行根治手术，且手术后 5 年存活率仅为 1% 左右，而且 91% 以上的患者在确诊后 1 年内死亡，平均存活期少于 6 个月。因此，胰腺癌是一种恶性程度高、进展迅速的肿瘤，预后极差。

一、化疗

1. 全身化疗

全身化疗用于辅助性化疗和控制局部晚期不可切除以及有远处转移的胰腺癌。在化疗前，医生需要向患者解释全身化疗的目的。对正在化疗的患者进行密切随访。

（1）术后辅助治疗：与单纯手术相比术后辅助化疗具有明确的疗效，可以防止或延缓肿瘤复发，提高术后长期生存率，因此，积极推荐术后实施辅助化疗。术后辅助化疗方案推荐氟尿嘧啶类药物（包括替吉奥胶囊及 5－FU/LV）或吉西他滨（GEM）单药治疗；对于体能状态良好的患者，可以考虑联合化疗。

推荐：①替吉奥胶囊（S－1）单药，每周期第 1～28 日，口服 80～120 mg/d，每 6 周重复，给药至 6 个月；②吉西他滨单药，每周期的第 1、第 8、第 15 日，静脉输注 1 000 mg/m^2，每 4 周重复，给药至 6 个月；③5－FU/LV，每周期第 1 日至第 5 日，每日静脉输注亚叶酸 20 mg/m^2，5－FU 425 mg/m^2，每 4 周重复，给药至 6 个月；④部分体能状况较好的患者，可采用含吉西他滨和（或）替吉奥胶囊的联合化疗方案。

（2）新辅助治疗：对于可能切除的胰腺癌患者，如体能状况良好，可以采用联合化疗方案或单药进行术前治疗，降期后行手术切除。通过新辅助治疗不能手术切除者，即采用晚期胰腺癌的一线化疗方案。体能状况较好（ECOC 评分 0～1 分）的患者，可采用联合化疗方案。

（3）不可切除的局部晚期或转移性胰腺癌的治疗：对于不可切除的局部晚期或转移性胰腺癌，积极的化疗有利于减轻症状、延长生存期、提高生活质量。对体能状况良好者，推荐一线化疗方案如下。①吉西他滨＋白蛋白结合型紫杉醇，每周期的第 1、第 8、第 15 日，给予白蛋白结合型紫杉醇 125 mg/m^2，GEM 1 000 mg/m^2，每 4 周重复 1 次；②FOLFIRINOX 方案，每周期第 1 日，静脉注射奥沙利铂 85 mg/m^2，伊立替康 180 mg/m^2，亚叶酸钙 400 mg/m^2，5－FU 400 mg/m^2，之后 46 小时持续静脉输注 5－FU 2 400 mg/m^2，每 2 周重复；③吉西他滨单药，GEM 1 000 mg/m^2，每周 1 次，连续给药 7 周，休息 1 周，之后连续 3 周，休息 1 周，每 4 周重复；④吉西他滨＋替吉奥胶囊，每周期第 1 日和第 8 日，静脉注射 GEM 1 000 mg/m^2；第 1～14 日，口服 S－1 60～100 mg/d，每日 2 次，每 3 周重复；⑤替吉奥胶囊单药，每周期第 1～28 日，口服 S－1 80～120 mg/d，每日 2 次，每 6 周重复；⑥其他方案，吉西他滨＋卡培他滨；吉西他滨＋顺铂（特别是对于可能为遗传性肿瘤的患者）；氟尿嘧啶＋奥沙利铂。

2. 姑息于术后的常规化疗

（1）术后全身化疗：晚期胰腺癌可在胆肠吻合、胃肠吻合等姑息性于术后进行化疗，但疗效非常有限；肿瘤切除后的联合化疗效果无疑好于单剂化疗，但对于晚期胰腺癌患者是选择联合化疗还是比较柔和的单剂化疗，要结合患者情况具体分析，尽管单剂化疗效果不很理想，但并非全然无效。最近有学者使用吉西他滨对43例有转移或局部大血管浸润的胰腺癌病例进行治疗，其中36例血中CA19－9下降，中位生存期比对照组明显延长。David报道的一组病例，使用联合化疗基本也达到了控制病情的目的，但其明显的不良反应使20%以上的患者中途退出治疗。近年来临床报道较理想的是区域性化疗，对没有条件做区域性化疗的地方，是否对患者进行常规的经静脉化疗，不仅要根据医生的临床经验，还应考虑患者的身体条件和医疗环境。选择适当的药物，制订比较柔和的化疗方案，可能对延迟肿瘤的发展有一定的好处。总之，对晚期病例姑息性手术后常规化疗的有效性尚缺乏大样本临床报道，有待于进一步研究。

（2）姑息性手术后的区域性化疗：由于全身化疗对胰腺癌的治疗效果不理想，且随药量增加不良反应也增加，多数患者难以耐受。因此，开始尝试经胰腺的主要供血动脉，给予大剂量、高浓度的化疗药物，进行胰腺癌的区域性化疗。区域性化疗是近年来临床研究的热点之一，方法有经胃网膜右动脉、腹腔动脉置管皮下埋供药装置或术中一次性大剂量注入化疗药物；也有经皮股动脉穿刺腹腔动脉（或其他胰腺营养动脉或插入肝动脉治疗转移灶）置管一次性注入化疗药物等方法；也有对腹腔广泛转移的患者皮下埋设腹腔化疗供药装置治疗的报道。无论是动物实验还是对人胰腺癌切除标本的研究，都显示了瘤内的药物浓度极高。然而，从目前的临床报道看，虽然单纯的区域性化疗的疗效稍好于全身系统化疗，但并未达到更理想的效果，而其最大的优点是全身不良反应不明显，故在临床上可以慎用。

（3）姑息于术后的联合化疗：联合化疗已在多种恶性肿瘤治疗中获得一定效果。广泛使用的联合化疗方案一般是以5－FU和MMC为基础的三联或四联用药，其中最常用的有5－FU（600 mg/m^2）、MMC（10 mg/m^2）联合ADM（30 mg/m^2）的FAM方案以及5－FU、MMC联合链肥霉素（1 mg/m^2）的SMF方案，有文献报道它们的反应率分别高达40%和34%。另外，5－FU、MMC、ADM联合链肥霉素（FAM－S方案）用药的反应率也可达到48%。有学者对晚期胰腺癌患者22例实施FAM联合化疗方案，结果与未接受联合化疗的21例患者相比，平均生存时间由15周延长至33周。另有文献报道，联合应用5－FU与卡铂、甲酰四氢叶酸、α干扰素等药物及放疗，也取得了一定的效果。有研究联合使用5－FU、卡铂、LV和α－2b－干扰素对16例患者进行治疗，其中获得部分缓解6例，占38%，平均生存时间为8个月。还有研究发现静脉持续灌注5－FU联合卡铂能延长患者的平均生存时间（22周）和1年生存率，而且不良反应较小。Thomas等报道，联合5－FU、卡铂和放疗能延长患者的平均生存时间至9个月。

3. 化疗联合分子靶向治疗

①吉西他滨＋厄洛替尼：第1、第8、第15、第22、第29、第36和第43日静脉给予CEM 1 000 mg/m^2，休息1周，为第1周期，第2周期开始，第1、第8和第15日给药，每4周重复。厄洛替尼每日口服100 mg/d；②尼妥珠单抗＋CEM：GEM 1 000 mg/m^2，静脉滴注30分钟，每周1次（第1、第8、第15日，每3周重复）和尼妥珠单抗（固定剂量为400 mg，每周1次，静脉滴注30分钟）。

对体能状况较差者，一线治疗推荐治疗方案：①吉西他滨单药，给药方法同上；②氟尿嘧啶类单药，替吉奥胶囊、卡培他滨或持续灌注5－FU，给药方法同上。

对体能状况良好者，二线治疗推荐治疗方案：①首选参加临床研究；②既往未接受吉西他滨化疗的患者首选吉西他滨为基础的化疗；③对于一线接受以吉西他滨为基础化疗的患者，二线治疗可选择以氟尿嘧啶类药物为基础的化疗方案，包括替吉奥胶囊单药、卡培他滨单药、5－FU/LV/奥沙利铂、替吉奥胶囊/奥沙利铂或卡培他滨/奥沙利铂；对于术后发生远处转移者，若距离辅助治疗结束时间＞6个月，除选择原方案全身化疗外，也可选择替代性化疗方案。

对体能状况较差、不能耐受及不适合化疗者，二线治疗推荐治疗方案：①欧美学者开展的随机对照研究表明，二线化疗比最佳支持治疗更有效，因此推荐进行二线化疗；②可选择吉西他滨或氟尿嘧啶类为基础的单药化疗；③最佳支持治疗。

二、内分泌治疗

目前认为在胰腺癌组织和正常组织细胞中存在雌激素受体，因而有关内分泌激素治疗胰腺癌的报道日渐增多，最常用的药物为他莫昔芬。有报道称他莫昔芬可使晚期胰腺癌平均生存期从3个月延至6个月。由于胰腺癌组织中也存在雄激素受体以及芳香酶和5-α还原酶，睾酮可促进胰腺癌细胞的生长，24位接受雄激素受体阻滞剂氟他胺治疗的患者的平均生存期为8个月，而安慰剂组仅为4个月。除性激素以外，生长抑素（善得定）也具有抗增殖功效，主要通过抑制血管生成和抑制生长激素的分泌起作用，也可直接作用于肿瘤细胞产生疗效。目前，其长效替代药RC-160及SMS-201995也已进入临床试验。

三、基因治疗

近年来，基因治疗在治疗胰腺癌的领域里有着长足的进步，目前采用的靶基因又可分为自杀基因、反义基因、抑癌基因和免疫基因。基因转入肿瘤细胞的方法包括病毒介导和物理介导的基因转移方法，病毒转移方法因有高的转导效率而被更广泛地应用。基因前体药物目前研究很多，单纯疱疹病毒胸苷激酶（HSVTk）基因系统是目前众多肿瘤基因治疗方案中技术较为成熟的一种。国外报道，将HSVTk注入裸鼠腹腔胰腺癌种植模型可使治疗组腹水明显减少，肿瘤转移范围缩小，生存期较对照组延长。胞嘧啶脱氨酶基因转染入细胞后，可产生胞嘧啶脱氨酶，后者将氟胞嘧啶转化为活性形式的5-FU，使肿瘤局部5-SFU浓度显著提高，从而增强对肿瘤细胞的杀伤作用。*Kras*基因在胰腺癌中突变率高而成为令人注目的基因疗法的导物。Aoki等用反义*Kras*基因来抑制含突变*Kras*基因的胰腺癌细胞株。Kommnna等将反义结构周期蛋白U1转染Pancl人胰腺癌细胞系后发现，细胞周期蛋白的Dlmma蛋白水平和周期蛋白D1相关激酶的活性下降，癌细胞生长受到抑制，化疗敏感性增强。

四、免疫治疗

研究表明，胰腺癌患者血清提取物分次注射可明显增强树突状细胞的免疫调节功能，对胰腺癌的预后有一定帮助。另外，胰腺癌相关抗原，如用基因工程制备能分泌干扰素的肿瘤细胞，增强肿瘤特异性反应，抑制肿瘤的生长，此类研究正在进行中。国外已进行了单克隆抗体、单克隆抗体+干扰素、单克隆抗体+化疗药物+干扰素治疗胰腺癌的临床试验，患者生存期提高，生存质量改善，其主要不良反应为自身免疫反应。

五、放疗

1. 同步放化疗

是局部晚期胰腺癌的主要治疗手段之一。以吉西他滨或5-FU类药物为基础的同步放化疗可以提高局部晚期胰腺癌的中位生存期，缓解疼痛症状，从而提高临床获益率，成为局部晚期胰腺癌的标准治疗手段。另外，对于胰腺癌术后T_3或腹膜后淋巴结转移病例、局部残存或切缘不净者，术后同步放化疗可以弥补手术的不足。术前新辅助放化疗也是目前对临界切除病例的研究热点。关于治疗适应证选择以及合理的剂量模式与局控率的关系尚无明确共识，调强放疗技术TOMO刀以及包括X刀和伽玛刀的立体定向放射治疗技术正越来越多地用于胰腺癌的治疗，局部控制率和生存率获得了改善和提高。三维适形照射通过在每一个照射方向上与肿瘤的形状相一致，使高剂量曲线集中在肿瘤区，从而使肿瘤得到高剂量的照射，同时可以避免对其周围正常组织和器官不必要的照射，IMRT比3D CRT的适形度更好，对正常组织和器官保护得更好。治疗前准备和CT模拟定位：确保肿瘤范围、淋巴引流区和感兴趣的正常组织器官（一般指全部肝脏、双侧肾脏、胃和部分小肠）包括在扫描的范围内，CT扫描层距为3~5 mm。

2. 新辅助放疗

对于可切除及可能切除的局部晚期胰腺癌的新辅助治疗尚无标准方案，缺乏高级别的循证医学依据，建议参与临床试验。目前的研究证据表明，临界切除的局部晚期胰腺癌接受术前放化疗可提高手术切除率，并可改善患者生存。治疗方案包括氟尿嘧啶类（5-FU持续输注或含卡培他滨方案），或含吉西他滨方案放疗，或诱导化疗（2~4周期）有效后采用含5-FU或含吉西他滨方案的同步放化疗。爱特森癌症中心（MDACC）推荐的放疗剂量为45~50.4 Gy，1.8~2.0 Gy/f或30 Gy，3 Gy/f。新辅助放疗的范围是肿瘤区（GTV）。

3. 不可切除的局部晚期胰腺癌的放化疗

对于全身状况良好的不能切除的局部晚期胰腺癌，采用同步放化疗或诱导化疗有效后放疗可缓解症状和改善患者生存期。对于梗阻性黄疸的患者，放疗前建议放置胆道支架引流胆汁。回顾性临床资料分析表明，采用现代放疗技术治疗局限性胰腺癌可获得长期生存。近期的研究支持，对拒绝进行手术治疗或因医学原因不能耐受手术治疗的可手术切除局部晚期胰腺癌和因肿瘤侵及或包绕大血管而病灶体积≤3 cm的局部晚期胰腺癌进行放疗。由于梗阻、压迫或疼痛的转移性胰腺癌患者可给予减症放疗。

（1）推荐采用CT模拟定位加三维适形放疗或调强放疗，有条件的单位推荐采用（图像引导放射治疗）ICRT技术，SBRT（X刀或伽马刀）也可选用。

（2）治疗体积：基于增强CT和MRI扫描结果或手术所植入的银夹（如果放置的话）来确定。

（3）治疗范围：包括原发肿瘤和转移淋巴结，以及对高危区域淋巴结进行预防照射。但也有文献认为对于不可手术切除的局部晚期胰腺癌，放疗范围倾向于只照射肿瘤区，不包括高危淋巴结引流区，计划靶区（PTV）为CTV+（1.5~2）cm（前后左右方向）和2~3 cm（头脚方向）。

（4）化疗方案：单药可采用吉西他滨或5-FU持续静脉滴注，或卡培他滨或替吉奥），多药联合可采用吉西他滨或氟尿嘧啶类为基础的方案。

（5）同步放化疗中放疗剂量为CTV 45Gy。美国和法国共同推荐针对局部晚期胰腺癌放疗总量为50~54 Gy，每次分割剂量为1.8~2.0 Gy。

（6）术中放疗（IORT）：通常在剖腹探查术中发现肿瘤无法切除或术中肿瘤切缘较近或切缘阳性时采用。剖腹探查时，术中无法彻底切除或无法手术切除者，有术中照射设备的单位建议术中电子线照射放疗15~20 Gy，术后（1个月内）补充外照射（EBRT）30 Gy/10 f或40 Gy/20 f。

（任芳兰）

第五章

神经系统疾病

第一节　多发性硬化

多发性硬化（MS）是一种以中枢神经系统（CNS）白质炎症性脱髓鞘为主要病理特点的自身免疫性疾病。其特点为病灶多发，病程中常有缓解与复发交替发生，为时间多发性和空间多发性。病变最常侵犯的部位是脑室周围白质、视神经、脊髓、脑干和小脑。

MS好发于青壮年，女性多于男性，多为急性或亚急性起病，临床表现依病灶的分布部位及大小而异。首发症状多为一个或多个肢体无力或麻木，或二者兼有；单眼或双眼视力减退或失明，复视，痉挛性或共济失调性下肢轻瘫，Lermitte征。神经系统检查发现有吐词含糊不清，球后视神经炎改变、视乳头颞侧苍白，眼球震颤，眼球运动障碍，痉挛性截瘫、四肢瘫或偏瘫，感觉障碍，共济失调等。核间性眼肌麻痹、眼球震颤、痛性痉挛在本病的诊断中有一定意义。脑脊液中可测出IgG寡克隆区带，IgG指数增高，24小时鞘内IgG合成率升高；血清中可测出髓鞘碱性蛋白抗体和髓鞘少突胶质细胞糖蛋白抗体等指标；视、听、体感诱发电位有助于发现相应传导通路的临床下病灶；MRI的影像学表现为CNS白质广泛髓鞘脱失的异常信号。根据多病灶、症状和体征及缓解复发的病程应高度怀疑本病，进一步行有关实验室及各种辅助检查明确诊断。诊断标准参照2010年McDonald MS诊断标准及多发性硬化诊断和治疗中国专家共识。诊断中应与视神经脊髓炎（NMO）及NMO谱系疾病（NMOSDs）、急性播散性脑脊髓炎、脑白质营养不良、脑动脉炎、脑炎、多发性腔隙性脑梗死、脊髓肿瘤等鉴别。

目前，尚无有效根治多发性硬化的措施，治疗的主要目的是抑制急性期炎性脱髓鞘病变进展，避免可能促进复发的因素，尽可能减少复发次数。治疗应在遵循循证医学证据的基础上，结合患者的经济条件和意愿，进行早期、合理治疗，包括：①急性发作期治疗；②缓解期治疗；③对症治疗；④康复治疗。

一、急性发作期治疗

1. 治疗目标

以减轻恶化期症状、缩短病程、改善残疾程度和防治并发症为主要目标。

2. 适应证

不是所有复发均需处理。有客观神经功能缺损证据的残疾症状方需治疗，如视力下降、运动障碍和小脑/脑干症状等。轻微感觉症状无须治疗，一般休息或对症处理后可缓解。

3. 方法

（1）皮质类固醇：是多发性硬化急性发作和复发的主要治疗药物，能缩短急性期和复发期的病程，但不能防止复发，且对进展型多发性硬化疗效不佳甚至无效。多主张大剂量短程疗法。

1）甲泼尼龙：显效较快，作用持久，不良反应较小，近来有取代其他类固醇制剂的趋势，为一线治疗。病情较轻者从1 g/d开始，静脉滴注3~4小时，共3~5天，如临床神经功能缺损明显恢复可直接停用，如疾病仍进展则转为阶梯减量方法。病情严重者从1 g/d开始，静脉滴注3~4小时，共3~5

天，此后剂量阶梯依次减半，每个剂量用2~3天，至120 mg以下，可改为口服60~80 mg，每日1次，每个剂量2~3天，继续阶梯依次减半，直至减停，原则上总疗程不超过3~4周。若在减量的过程中病情再次加重或出现新的体征和（或）出现新的MRI病灶，可再次甲泼尼龙冲击治疗或改用二线治疗。

2）泼尼松：80 mg/d口服1周；依次减量为60 mg/d，5天；40 mg/d，5天；以后每5天减5 mg，4~6周为1疗程。

3）地塞米松：30~40 mg加入生理盐水50 mL缓慢静脉推注，5分钟内注完，短时间内使血药浓度达峰，1~2次可望控制急性发作；但应注意该药不良反应较大，半衰期较长，对水、电解质代谢影响较大，为避免复发可在第1、第3、第5、第8和第15天注射5次；也可用地塞米松20 mg加甲氨蝶呤10 mg鞘内注射，对急性发作和重症者效果尤佳，可于1周后再注射一次。

糖皮质激素的常见不良反应主要有电解质紊乱，血糖、血压、血脂异常，上消化道出血，骨质疏松、股骨头坏死，增加感染机会等。注意定期检查电解质、血糖、血压和眼内压，常规补钾、补钙和使用抗酸药，避免饮酒、吸烟、服用阿司匹林等非甾体类止痛药。

（2）血浆置换：为二线治疗，作用机制可能与清除自身抗体有关。主要用于急性重症（急性进展型和暴发型）或对大剂量皮质类固醇治疗不敏感或由于不良反应不能继续治疗者，于起病2~3周应用血浆置换治疗，后继以口服泼尼松。

（3）IVIG：缺乏有效证据，仅作为一种可选择的治疗手段，用于妊娠或哺乳期妇女不能应用糖皮质激素的成人患者或对激素治疗无效的儿童患者。推荐用法为，静脉滴注0.4 g/（kg·d），连续用5天为1个疗程；5天后，如果没有疗效，则不建议患者再用，如果有疗效但疗效不是特别满意，可继续每周用1天，连用3~4周。

二、缓解期治疗

1. 治疗目标

MS为终身性疾病，其缓解期的治疗以控制疾病进展为主要目标，推荐使用疾病修正治疗（DMT）。

2. 治疗原则

早期，序贯，长期。

3. 主要药物及用法

（1）β干扰素（IFN）：为一线治疗药物，可降低MS患者的临床发作和MRI发作，可减少MRI上T_2病灶容积和延缓残疾进展。常用的药物如下。①倍泰龙，推荐剂量为250 μg，皮下注射，隔日1次。起始剂量为62.5 μg，皮下注射，隔日1次，以后每注射2次后，增加62.5 μg，直至推荐剂量；②利比，推荐剂量为44 μg，皮下注射，每周3次。起始剂量为22 μg，皮下注射，每周3次，2周后可加量至推荐剂量。上述药物常见的不良反应及处理。①注射部位反应，常见，为注射部位红斑，甚至可引起注射局部坏死。注射前30分钟将药物从冰箱取出，用药前后冰敷注射部位，注射部位皮肤避免直接日照和加强无菌注射技术等可有效改善此反应；②流感样症状，如发冷、发热、嗜睡等，常见于治疗初期。从小剂量开始，睡前给药和适当应用解热镇痛类药物（如对乙酰氨基酚、布洛芬等）可改善流感样症状。应注意避免常规使用对乙酰氨基酚，因其可能增加β干扰素相关的肝损伤。随着用药时间的延长，流感样症状可逐渐减轻直至完全消失；③无症状肝功能异常，多为一过性，减量或停药后可恢复正常。注意定期监测肝功能；④其他，部分患者还可出现白细胞减少和甲状腺功能异常，注意定期监测血常规和甲状腺功能，推荐开始用药的前6个月每月检查。

（2）米托蒽醌：为三线治疗药物，可减少患者的复发率，延缓疾病的进展。但由于其严重的心脏毒性和白血病的不良反应，建议用于快速进展、其他治疗无效的患者。8~12 mg/m^2，静脉注射，每3个月1次，疗程不宜超过2年。使用时和整个疗程结束后应注意监测左心室射血分数（LVEF），若LVEF<50或较前显著下降，应停用米托蒽醌。

（3）环磷酰胺：为三线治疗药物，可用于<40岁的早期进展型（进展时间<1年）MS患者。400 mg/2周，静脉滴注，6~12次巩固治疗，总剂量不超过10 g。主要不良反应有恶心、呕吐、感染、

脱发、性腺抑制、月经不调、停经和出血性膀胱炎等，可对症处理。若出现出血性膀胱炎，可适当延长用药间隔。

三、对症治疗

多发性硬化的有些症状是由疾病直接引起的，有些则是由于功能障碍导致的，常使患者异常痛苦，影响日常生活，故应特别重视多发性硬化的对症处理。

1. 痛性痉挛

是多发性硬化的常见症状，常用的治疗药物如下。①巴氯芬，首选，为 GABAB 受体激动剂，可抑制脊髓水平的单突触或多突触反射。使用时应从小剂量开始，一般为 5 mg，每日 3 次开始，酌情加量，除非患者处于严密监测下，一般日剂量不应超过 100 mg。使用 1 个月以上仍无效时，应逐渐减量停药，可改用丹曲林或地西泮等治疗。出现抽搐和幻觉等严重不良反应时应立即停药。痉挛严重者可安置微型泵及内置导管鞘内注射；②卡马西平，起始剂量为 100～200 mg/d，分 2～3 次口服，再缓慢加至 600～800 mg/d；③替扎尼定，为 α_2 肾上腺素能受体激动剂，主要通过同时抑制脊上和脊髓水平的多突触反射发挥作用。治疗初始剂量为每日 2 mg，3 天后每日可增加 2 mg。服药后 2～3 小时发挥最大药理作用，作用时间较短，通常分 3～4 次服用，日总剂量不超过 36 mg。不良反应有转氨酶升高；④地西泮和氯硝西泮，虽可缓解强直，但因可能产生抑郁和依赖性而使其应用受到限制，主要用于夜间镇静。地西泮应用剂量为夜间 10 mg，氯硝西泮为每日 0.5～1 mg；⑤丹曲林，在减少强直方面有效，但因其可与肌浆网组织结合并降低骨骼肌细胞内钙离子浓度，导致肌肉无力，故应严格控制适应证。治疗的初始剂量为每日 25 mg，分 3～4 次给药，可缓慢增加至 50 mg/d，最大剂量不应超过 400 mg/d；⑥手术治疗，可供选用的方法有矫形手术、肌腱切断术、周围神经切断术以及选择性神经根切断术。

2. 慢性疼痛、感觉异常等

可用阿米替林、加巴喷丁、普瑞巴林、选择性 5-羟色胺及去甲肾上腺素再摄取抑制剂及去甲肾上腺素能与特异性 5-羟色胺能抗抑郁类药物。

3. 膀胱直肠功能障碍

尿潴留可选用拟胆碱药，如氯化卡巴胆碱或氯化乌拉碱，每次 5 mg，每日 4 次，不良反应为恶心、呕吐、腹泻、心动过缓和低血压。药物治疗无效或严重尿潴留者可采用间歇性导尿，在有些患者可考虑选用括约肌切开术、骶根刺激术。尿急或尿频（痉挛性膀胱）较常见，可选用抗胆碱药，如溴丙胺太林或溴苯辛，无效时改用丙米嗪，每次 10 mg，可逐渐增加至 25 mg，每日 4 次。对便秘，可选用高纤维饮食、乳果糖、泻药与大量喝水等，也可用刺激性栓剂，甚至灌肠。对大便失禁的患者可用肠扩容剂结合规律性排便训练，养成按时排便习惯，并宜加强护理。

4. 疲乏

疲劳是 MS 患者常见的主诉，可选用金刚烷胺 100 mg，每日 2 次。莫达非尼是一种中枢兴奋药，主要用于治疗发作性睡病，该药可改善多发性硬化患者的疲劳症状且耐受好，用药剂量为 200 mg/d，疗程 3 周。

5. 震颤

静止性震颤可选用盐酸苯海索（安坦）每次 2 mg，每日 3 次，或左旋多巴 250 mg，每日 3 次。意向性震颤可选用普萘洛尔（心得安）10～20 mg，每日 3 次。

6. 性功能障碍

可应用改善性功能的药物等。

7. 认知障碍

可应用胆碱酯酶抑制剂等。

四、康复治疗

康复治疗应包括心态、言语与职业治疗。注意改善患者的生活质量。宜设立阶段性康复治疗计划，使患者积极参加集体活动、社会工作，并注意良好营养、生活环境、文娱活动，适当休息，避免过劳与情绪紧张、烦躁，防止躯体、精神衰退及各种并发症，理疗、针灸和按摩可用于促进神经功能恢复。整个病程中，对重症患者尤其需注意加强护理。

（任芳兰）

第二节 视神经脊髓炎

视神经脊髓炎（NMO）又称 Devic 病或 Devic 综合征，是一种主要累及视神经和脊髓的炎症性脱髓鞘疾病。

NMO 大多为急性或亚急性起病，呈进行性或缓解与复发病程，可以以视神经症状或脊髓症状首发，或两者同时出现。眼部症状常为双眼性，可先后或同时受累；患者主诉视物模糊，眼球胀痛，甚至几小时或几天内完全失明；眼底改变多为早期视乳头炎，后期呈继发性视神经萎缩，或早期眼底正常的球后视神经炎改变，后期呈原发性视神经萎缩。脊髓受累通常以胸髓多见，颈髓次之，腰髓罕见；临床表现为播散性、横贯性、不完全横贯性或上升性脊髓炎病征，后者可向上扩展累及脑干，除出现相应的感觉、运动与括约肌功能障碍外，还有肢体阵发性抽搐或局部痛性强直性痉挛发作，以及脑干症状和体征。每次视神经炎或长节段横断性脊髓炎均比较严重，还可累及视神经和脊髓/脑干外的中枢神经系统。神经源性呼吸功能衰竭是最常见的致死原因。腰穿压力与脑脊液外观一般正常，细胞数轻度增多，以淋巴细胞为主，通常不超过 100×10^6/L，蛋白质含量正常或轻度增高，多在 1 g/L 以下。血清和（或）脑脊液 NMO－IgG/AQP4 抗体阳性支持 NMO 诊断。脊髓 MRI T_2 加权像可见长节段病灶，超过 3 个椎体节段，累及整个横断面，T_1 加权像则常表现为低信号，并可被强化，具特征性。脑 MRI 可正常，也可发现符合 NMO 特点的病灶［常位于水通道蛋白 4（AQP4）表达丰富的部位，包括脑室管膜周围、丘脑和脑干］或显示非特异性白质病变，但少见符合 MS 空间多发性标准的病灶。视神经上的增强病灶是视神经炎发作期最常见的 MRI 表现，但在缓解期有时也可存在。

视神经脊髓炎的诊断主要依据：有视神经与脊髓受损的表现，有 MRI 特征性改变，无结节病、血管炎、系统性红斑狼疮（SLE）和干燥综合征（SS）等自身免疫性疾病的证据，血清或脑脊液的 NMO－IgG/AQP4 抗体阳性。诊断中需要与多发性硬化、急性视神经炎、急性脊髓炎、急性播散性脑脊髓炎和脊髓蛛网膜炎相鉴别。

一、急性发作期治疗

NMO 所致的功能障碍与每次发作有关，所以每次复发均需尽快采用大剂量糖皮质激素（简称激素）治疗，为一线疗法。甲泼尼龙 1 000 mg/d，连续静脉滴注，共 3～5 天，然后口服泼尼松减量。

部分患者对大剂量激素治疗无效或疗效有限，可再次给予 1 个疗程尝试；或尽早开始行血浆置换治疗（可隔日置换 1 次。每次 1.0～1.5 倍血浆容量，直至 3～5 次）作为升级疗法；或选用 IVIG 0.4 g/（kg・d）静滴，5 天为 1 疗程。

二、缓解期治疗

诊断 NMO 后应尽早给予长期治疗，因预防复发是减少永久性功能障碍的关键。免疫抑制疗法为首选。

1. 一线治疗

推荐口服硫唑嘌呤［2.5～3.0 mg/（kg・d）］和泼尼松［1 mg/（kg・d）或相等剂量隔日］联合直到硫唑嘌呤充分起效。2～3 个月之后可以开始逐渐减少泼尼松的剂量。有条件者可使用利妥昔单抗 375 mg/m^2 静滴，每周 1 次，共 4 周。

2. 二线治疗

如果一线治疗无效或患者出现了激素依赖性，就需要考虑其他免疫抑制疗法。可给予环磷酰胺（7～25 mg/kg，每月 1 次，共 6 个月）、米托蒽醌（12 mg/m^2，每 3 个月 1 次，共 9 个月）或霉酚酸酯（1～

3 g/d）。免疫球蛋白和甲氨蝶呤可能有效。间断性血浆置换作为升级治疗的方法。

三、对症治疗

对球后视神经炎可早期用妥拉苏林球后注射。截瘫患者应保持皮肤清洁，预防压疮发生，防治泌尿系感染。对有呼吸困难的患者，应及时给予氧吸入，勤吸痰，勤翻身、拍背，必要时气管切开，甚至机械通气，以维持生命。对瘫痪肢体采用针刺、按摩、理疗等，促进功能恢复。

（王　宁）

第三节　急性播散性脑脊髓炎

急性播散性脑脊髓炎（ADEM）是一种广泛累及脑和脊髓白质的急性炎症性脱髓鞘疾病。病理特征为多灶性或弥漫性小静脉周围的细胞浸润与炎性脱髓鞘，还可为急性出血性白质脑炎（AHLE）改变，显示脑白质坏死、出血明显，被认为是 ADEM 的暴发型，起病急骤，病情凶险，死亡率高。

本病儿童和青壮年多见，急性或亚急性起病，呈单相病程，多发生于感染、出疹及疫苗接种后，故又称感染后、出疹后或疫苗接种后脑脊髓炎。临床表现多样，与受累部位有关，可分为脑型、脑脊髓型和脊髓型，周围神经也可累及。表现为头痛、呕吐、脑膜刺激征、昏迷、抽搐、精神症状、不自主运动、共济失调、偏瘫或截瘫、视力障碍、脑神经麻痹等，多以弥漫性脑损害的症状和体征为主。脑脊液压力和细胞数可正常或轻度增高，以单核细胞为主，蛋白质含量轻度至中度升高，以 IgG 增高为主，可出现寡克隆区带，有时可出现髓鞘碱性蛋白增高。但约有 1/3 的患者脑脊液可完全正常。脑电图示广泛中度以上异常，弥漫性慢波为主，也可见痫性波。头部 MRI 多见皮质下白质不对称性多发片状、点状病灶。本病需与病毒性脑炎、多发性硬化、感染中毒性脑病相鉴别。

急性期应及早应用大剂量肾上腺皮质激素治疗，可参阅多发性硬化的治疗；对皮质类固醇治疗无效的患者可考虑加用血浆置换或免疫球蛋白治疗。有颅内高压者应予以甘露醇等脱水降颅压治疗，用抗癫痫药物控制抽搐，合并感染者及时使用敏感抗生素，注意水电解质、酸碱平衡，及时治疗中枢性高热，注意保持呼吸道通畅，加强营养支持和预防下肢深静脉血栓形成。

（王　宁）

第四节　帕金森病

帕金森病（PD）也称震颤麻痹，是一种常见的中老年人神经系统变性疾病，临床上以静止性震颤、运动迟缓、肌强直和姿势步态异常为主要特征。主要病变为中脑黑质多巴胺能神经元进行性退变和路易小体形成，使纹状体多巴胺递质显著减少，多巴胺能系统和胆碱能系统失去平衡而致病。

本病起病缓慢，逐渐进展。症状常自一侧上肢开始，逐渐扩展至同侧下肢、对侧上肢及下肢，即呈“N”字形进展。常表现为：①静止性震颤，可为首发症状，手部明显，可似“搓丸样动作”，安静或休息时出现或明显，紧张时加剧，随意运动时减轻或停止，入睡后消失；②运动迟缓，患者翻身、起床、步行、方向变换等动作困难及迟缓，特别是始动和精细动作困难；③肌强直，患者有“面具脸”“写字过小征”，肢体肌张力呈“铅管样强直”或“齿轮样强直”增高；④姿势步态障碍，行走时呈“慌张步态”等；⑤非运动症状，可有多汗、唾液和皮脂腺分泌增加，嗅觉减退，大小便困难，感觉障碍，直立性低血压，睡眠行为异常和抑郁等。

根据病程、发病年龄和典型症状，本病诊断不难。标准依照 2016 年中华医学会神经病学分会帕金森病及运动障碍学组制定的帕金森病诊断标准。诊断中必须排除帕金森叠加症或继发帕金森综合征。

PD 的治疗是综合性治疗，包括药物治疗和康复治疗，以药物治疗为主。所有治疗手段只能改善症状，并不能阻止病情的发展，更无法治愈。因此，一旦早期诊断，即应尽早开始治疗，争取掌握疾病的治疗时机，同时长期管理，以达到患者长期获益，生活质量提高。

一、药物治疗

PD目前的治疗仍以药物治疗为首选。在疾病早期为非药物治疗，包括认识和了解疾病、补充营养、加强锻炼、坚定战胜疾病的信心以及社会和家人对患者的理解、关心与支持；若疾病影响患者的日常生活和工作能力，则需采用药物治疗。药物治疗应坚持“细水长流、不求全效”的用药原则，坚持“剂量滴定”，以“最小剂量达到满意效果”；并尽可能延长症状控制的年限，同时尽量减少药物的不良反应和并发症。治疗既应遵循一般原则，又应强调个体化特点，不同患者的用药选择不仅要考虑病情特点，而且要考虑患者的年龄、就业状况、经济承受能力等因素。

1. 运动症状的治疗

（1）复方左旋多巴：可补充神经递质多巴胺（DA）的不足，使胆碱能（Ach）-DA系统重获平衡而改善症状。多巴胺前体左旋多巴能透过血脑屏障，在黑质细胞内脱羧后转换为多巴胺产生效应，自20世纪60年代应用于临床以来，至今仍是治疗PD的有效药物。但左旋多巴绝大部分在外周脱羧成DA，为减少其不良反应，增强疗效，目前多用左旋多巴与外周多巴脱羧酶抑制剂的合剂。复方左旋多巴，由左旋多巴和外周多巴胺脱羧酶抑制剂按4∶1组成，包括多巴丝肼（美多巴），由左旋多巴200 mg和苄丝肼50 mg组成；息宁（帕金宁），由左旋多巴200 mg和卡比多巴50 mg组成。开始小剂量服用，每次62.5 mg（1/4）片，每日2~3次，根据需要逐渐增量至125 mg，每日3~4次，最大剂量不超过250 mg，每日3~4次，空腹（餐前1小时或餐后2小时）用药疗效好。美多巴和息宁都有3种制剂，标准片剂、控释剂和水溶剂。开始治疗时多用标准片剂。水溶剂服后快速弥散便于吞咽，起效快，适用于吞咽片剂有困难者，或要缩短效期而迅速起效者。控释剂作用持续时间长，可减少服药次数，但起效慢、生物利用度低，适用于早期轻症患者或长期服药出现症状波动者。它们的不良反应有恶心、呕吐、腹部不适、心律失常、位置性低血压、尿潴留、便秘加重、不宁、失眠、幻觉等，青光眼和精神分裂症患者禁用。最严重而且棘手的不良反应是长期（3~5年）用药所产生的运动并发症和精神障碍。

（2）多巴胺能受体（DR）激动剂：可能有疾病修饰作用。有两种类型，一是麦角类，有溴隐亭、培高利特、α-二氢麦角隐亭、卡麦角林和麦角乙脲；二是非麦角类，有普拉克索、罗匹尼罗、吡贝地尔、罗替戈汀和阿扑吗啡。麦角类DR激动剂会导致心脏瓣膜病变和肺胸膜纤维化，现已不主张使用，其中培高利特国内已停用；而非麦角类DR激动剂没有该不良反应。①吡贝地尔缓释片，初始剂量50 mg，每日1次，易产生不良反应患者可改为25 mg，每日2次，每周增加50 mg，有效剂量150 mg/d，分3次口服，最大不超过250 mg/d；②普拉克索，初始剂量0.125 mg，每日3次（易产生不良反应者则为1~2次），每周增加0.125 mg，每日3次，一般有效剂量0.5~0.75 mg，每日3次，最大不超过4.5 mg/d。目前大多推崇非麦角类DR激动剂为首选药，尤其对于年轻患者或病程初期。因为这类长半衰期制剂能避免对纹状体突触后膜DR产生“脉冲”样刺激，从而预防或减少运动并发症的发生。激动剂均应从小剂量开始，渐增剂量至获得满意疗效而不出现不良反应为止。不良反应与复方左旋多巴相似，不同之处是症状波动和异动症发生率低，而直立性低血压、脚踝水肿和精神症状发生率较高。

（3）COMT抑制剂：能抑制左旋多巴在外周的代谢，使血浆左旋多巴浓度保持稳定，加速左旋多巴透过血脑屏障，增加脑内多巴胺的含量。在疾病中晚期，应用复方左旋多巴疗效减退时可以添加恩托卡朋或托卡朋治疗，从而达到进一步改善症状的作用。①托卡朋，该药容易通过血脑屏障，每次100~200 mg，每日3次口服，第一剂须与复方左旋多巴同服，以后间隔6小时服用，可以单用，每日最大剂量600 mg。不良反应有运动障碍、恶心、呕吐、腹泻、头痛、多汗、口干、转氨酶升高等，暴发性肝衰竭罕见，需长期监测肝功能，尤其在用药之后的前3个月；②恩托卡朋，不通过血脑屏障，仅有外周作用。每次100~200 mg，每日3~4次，与复方多巴同服，单服无效。本药安全性好，不良反应短暂而轻微，仍以运动障碍、恶心为主。

（4）单胺氧化酶B抑制剂：主要有司来吉兰（丙炔苯丙胺）和雷沙吉兰，能阻止多巴胺降解，增加脑内多巴胺含量，与复方左旋多巴合用有肯定的协同作用，能延缓“开关”现象的出现及改善运动症状波动，具有神经保护作用，可能有疾病修饰作用。司来吉兰的用法为2.5~5 mg，每日2次，应早晨、中午服用，勿在傍晚或晚上应用，以免引起失眠，或与维生素 E 2 000 IU 合用（DATATOP 方案）。雷沙吉兰的用法为 1 mg，每日 1 次，早晨服用。不良反应有疲倦、口干、恶心、失眠、多梦、幻觉等。胃溃疡、精神病患者慎用。禁与 5-羟色胺再摄取抑制剂（SSRI）合用。

（5）抗胆碱能药物：对震颤和肌强直有效，对运动迟缓疗效差，常用于震颤突出且年龄较轻的患者。常用药物有：①盐酸苯海索，每次 1~2 mg，每日 3 次口服；②丙环定，2.5 mg，每日 3 次，饭后服用。主要不良反应有口干、视物模糊、便秘和小便困难，严重者有幻觉、妄想。青光眼及前列腺肥大者禁用；长期使用可影响记忆功能，≥60 岁的患者最好不用，对 <60 岁的患者，要定期查认知功能，一旦发现认知功能下降应立即停药。

（6）金刚烷胺：可促进神经末梢多巴胺（DA）释放，减少多巴胺再摄取。对少动、强直、震颤均有轻度改善作用，对伴异动症患者可能有帮助，早期患者可单独或与苯海索合用。常规剂量每次 50 ~ 100 mg，每日 2 次，末次应在下午 4 时前服用。不良反应有不宁、下肢网状青斑、踝部水肿等，均较少见。肾功能不全、癫痫、严重胃溃疡、肝病患者慎用，哺乳期妇女禁用。

（7）首选药物原则。

1）早发型患者，且不伴智能减退，可有如下选择。①非麦角类 DR 激动剂；②MAO - B 抑制剂，或加用维生素 E；③金刚烷胺和（或）抗胆碱能药，震颤明显而其他抗 PD 药物效果不佳时，选用抗胆碱能药；④复方左旋多巴；⑤复方左旋多巴 + COMT 抑制剂，一般在①、②、③方案治疗效果不佳时加用。首选药物并非完全按照以上顺序，需根据不同患者的情况，选择不同方案。

2）晚发型或伴智能减退患者，首选复方左旋多巴，必要时可加用 DR 激动剂、MAO - B 抑制剂或 COMT 抑制剂。苯海索尽可能不用，尤其老年男性患者，因有较多不良反应，除非有严重震颤，并明显影响患者的日常生活能力。

2. 非运动症状的治疗

精神症状可选用氯氮平或喹硫平，但先应甄别患者的精神障碍是由抗帕金森病药物诱发，还是由疾病本身导致；对于抑郁和（或）焦虑的治疗，可应用选择性 SSRI，也可应用 DR 激动剂，尤其是普拉克索既可以改善运动症状，又可以改善抑郁症状；劳拉西泮和地西泮缓解易激惹状态十分有效；针对认知障碍和痴呆的治疗，可应用胆碱酯酶抑制剂，如多奈哌齐、美金刚等。

温和的导泻药能改善便秘症状，如芦荟丸、大黄片、番泻叶等。也可加用胃蠕动药，如多潘立酮、莫沙必利等。必要时停用抗胆碱能药并增加运动。尿频、尿急和急迫性尿失禁可采用外周抗胆碱能药，如奥昔布宁、溴丙胺太林、托特罗定和莨菪碱等；若出现尿潴留，应采取间歇性清洁导尿。

直立性低血压患者睡眠时抬高头位，不要平躺，不要快速地从卧位或坐位起立。首选 α-肾上腺素能激动剂米多君治疗，疗效最佳，也可使用选择性外周多巴胺受体拮抗剂多潘立酮。

对睡眠行为异常患者可睡前给予氯硝西泮 0.5 mg。如果患者在每次服药后出现嗜睡，则提示药物过量，药物减量后会有所改善。

二、康复治疗

康复治疗作为辅助手段对改善症状起到一定的作用，包括语言及语调锻炼，面部肌肉的锻炼，手部、四肢及躯干的锻炼，松弛呼吸肌的锻炼，步态平衡的锻炼及姿势恢复的锻炼等，对改善生活质量十分重要。心理疏导和营养支持也是 PD 治疗中不可忽视的重要措施。晚期卧床者应加强护理，减少并发症的发生。

（王　宁）

第五节　肝豆状核变性

肝豆状核变性（HLD）又名 Wilson 病（WD），是一种常染色体隐性遗传的铜代谢障碍性疾病。由于编码铜转运的 P 型 ATP 酶基因突变，造成该酶功能减弱或丧失，血清铜蓝蛋白合成障碍，并影响铜在胆道的排泄，反馈性铜吸收增加，过量的铜一部分由尿排出，而大部分沉积在肝、脑、肾和角膜等组织，引起进行性加重的肝硬化、锥体外系症状、精神症状、肾损害及角膜色素环（K-F环）。

本病常见于儿童和青少年。患者的神经、精神症状表现为肢体震颤、手足徐动或舞蹈样运动等锥体外系症状，也可出现腱反射亢进和病理反射，可伴癫痫发作，可有情感障碍、智力障碍及精神行为异常等。角膜边缘可见棕绿色或褐色的色素环，在裂隙灯下最清楚。晚期可有肝硬化表现。此外尚有肾脏损害、贫血、骨质疏松、关节损害等的相应症状和体征。

该病诊断标准可参考中华医学会神经病学分会帕金森病及运动障碍学组2008年8月制定的肝豆状核变性的诊断和治疗指南。对儿童或青少年发生震颤、肌强直、不自主运动、精神改变或原因不明的肝硬化时应想到本病。发现血清铜蓝蛋白降低或缺乏及角膜有K-F色素环，则可确诊。若有家族史，则诊断更加肯定。对诊断不能肯定的患者或患者的父母、子女、同胞可做血清铜、尿铜、血清铜蓝蛋白、血清铜氧化酶活性或体外培养皮肤成纤维细胞含铜量的测定。肝铜量测定是诊断本病最重要的指标，但由于肝穿刺具有危险性，故不能作为常规检查方法。基因诊断对症状前诊断及杂合子检出显示了其优越性。

WD是至今少数几种可治的神经遗传病之一，关键是早诊断、早治疗，晚期治疗基本无效。治疗的基本原则是低铜饮食、药物减少铜的吸收和增加铜的排出及对症治疗，为终身治疗，对症状前期患者也需及早治疗。

一、减少铜的摄入

避免食用含铜量高的食物，如豆类、坚果类、蕈类、贝类（蛤蜊、河蚌、鳖、蚬）、螺类、虾蟹类、软体动物（乌贼、鱿鱼、牡蛎）及动物肝和血，巧克力、蜜糖等。忌用铜质饮食器具，多食菠菜、芹菜、小白菜、土豆、橘子、苹果、桃子及含氨基酸和蛋白质丰富的饮食，以减少铜的吸收，促进尿铜排泄。

二、驱铜药物治疗

包括驱铜药物及阻止肠道对铜吸收的药物。

1. D-青霉胺（PCA）

是治疗本病的首选药物，为强效金属螯合剂，在肝中可与铜形成无毒复合物，促进其在组织沉积部位被清除，减轻游离状态铜的毒性。成人开始0.25 g/d，以后每隔3~4日增加0.25 g/d，直至2 g/d，1个月后减至1 g/d，终生维持量为0.75~1 g/d，分3~4次口服；儿童20~30 mg/（kg·d），分3次口服，维持量为0.6~0.8 g/d；应空腹服药，最好在餐前1小时、餐后2小时或睡前服，勿与锌剂或其他药物混服。一般治疗2~12个月之后铜可呈负平衡状态。症状稳定者，表示PCA用量足够，可减量或间歇用药，例如服2周停2周，或服10天停10天。药物的不良反应包括发热、皮疹、白细胞减少、肌无力、震颤等，极少数可发生骨髓抑制、狼疮样综合征、肾病综合征等严重不良反应。患者首次使用应做青霉素皮试，阴性才能使用。在治疗中可加服维生素 B_6 30 mg，每日1~2次，以免引起因维生素 B_6 缺乏而致视神经炎及发生癫痫。

2. 三乙烯—羟化四甲胺

药理作用与D-青霉胺相似，对青霉胺过敏或有毒性反应者可改用本药，每次饭前服400~800 mg，每天3次，长期服用，使尿铜排出增多，临床症状好转，不需加用维生素 B_6。本品不良反应小，但药源困难，价格贵。

3. 二巯基丁二酸钠（Na-DMS）

是含双巯基的低毒高效重金属螯合剂，每次1 g，溶于10%葡萄糖注射液40 mL中缓慢静注，每日1~2次，7日为一疗程，可间断使用数疗程。此药可与PCA交替使用，作为长期维持治疗。不良反应轻，主要是胃肠道反应和过敏等，牙龈出血和鼻出血较多见。约55%患者可于治疗早期发生短暂脑症状加重。

4. 二巯基丙磺酸（DMPS）

5 mg/kg溶于5%葡萄糖注射液500 mL中缓慢静滴，每日1次，6天为1疗程，连续注射6~10个疗程，每2个疗程之间休息1~2天。不良反应主要是食欲减退及轻度恶心、呕吐。约5%患者于治疗早期发生短暂脑症状加重。

5. 锌剂

通过竞争性抑制铜在肠道吸收，致使粪铜排泄增多。锌剂有醋酸锌、硫酸锌、葡萄糖酸锌、甘草锌等种类，其中醋酸锌最易耐受，适用于长期服用。药量以锌元素计算，每日给予锌元素50~150 mg，分3~4次服用。在餐后1小时服药以避免食物影响其吸收，尽量少食粗纤维以及含大量植物酸的食物。不良反应轻，偶有恶心、呕吐等消化道症状。该类药因疗效确切、价廉、药源充足、不良反应少，近年已成为治疗症状前患者、儿童肝型（只有持续转氨酶增高）患者、妊娠患者、不能耐受PCA治疗者以及WD各型维持治疗的首选药物之一。

6. 硫化钾

可使铜在肠道形成不溶性化合物硫化铜而排出体外，阻止铜在肠道的吸收。用量20~40 mg口服，每日3次。

7. 中药治疗

大黄、黄连、姜黄、金钱草、泽泻、三七等由于具有利尿及排铜作用而对WD有效，少数患者服药后早期出现腹泻、腹痛，其他不良反应少。但单独使用中药治疗效果常不满意，中西医结合治疗效果会更好。推荐用于症状前患者、早期或轻症患者、儿童患者以及长期维持治疗。

三、对症治疗

如有肌强直及震颤者可用苯海索（安坦）和（或）金刚烷胺，症状明显者可用复方左旋多巴；以扭转痉挛、强直或痉挛性斜颈为主者，除上述药物外，还可选用苯二氮䓬类药物，如氯硝西泮、硝西泮等；也可选用巴氯芬5 mg，每日2次开始，可逐渐加至10~20 mg，每日3次；或乙哌立松50 mg/次，每日3次，儿童酌减。经上述治疗无效的局限性肌张力障碍并造成肢体畸形者可试用局部注射A型肉毒毒素。精神症状明显者应给予抗精神病药；抑郁症状明显者可用抗抑郁药；智能减退者使用促智药。无论有无肝损害均需护肝治疗，可选用葡醛内酯（肝泰乐）、肌苷、维生素C等。

（王　宁）

第六节　小舞蹈病

小舞蹈病又称风湿性舞蹈病、感染性舞蹈病，是风湿热的神经系统表现。本病被认为是由A组β溶血型链球菌感染引起的自身免疫反应所致，使大脑皮质、基底核、黑质、丘脑底核及小脑等处脑组织充血、水肿，炎性细胞浸润和神经元变性，还可见动脉炎、点状出血及微梗死等。部分患儿咽拭子培养A组溶血型链球菌阳性，血和脑脊液中可查到抗神经元抗体，血清中的抗体滴度随症状的好转而降低，随着病情加重而升高。

本病多见于儿童和青少年，常呈亚急性起病，病前常有上呼吸道感染史。以情绪不稳、易激惹、注意力分散、学习成绩退步、肢体动作笨拙、书写字迹歪斜、手中所持物体经常失落和步态不稳等为初发症状；继之出现舞蹈样不自主运动，其特点为快速、不规则，无目的、不自主的动作，精神紧张、兴奋时加重，安静时减轻，睡眠后消失，表现为挤眉弄眼、噘嘴吐舌、扮鬼脸、步态颠簸、行走摇晃，上肢各关节交替发生伸直、屈曲、扭转等；除上述精神症状外，还可伴有焦虑不安、哭笑无常等，少数有视幻觉，甚至谵妄状态和躁狂。查体可见舞蹈样手势、肌张力低，钟摆样膝反射，无感觉障碍及锥体束征。约1/3患者有心脏病征，包括风湿性心肌炎、二尖瓣反流或主动脉关闭不全。辅助检查见血常规白细胞增加，红细胞沉降率加快，C反应蛋白增高，抗链“O”增高；脑脊液正常；脑电图慢波增加，但无特异性。头部MRI示尾状核、壳核及苍白球区异常信号，也无特异性。

诊断根据发病年龄及典型表现进行，但需与习惯性痉挛、先天性舞蹈病、抽动秽语综合征、Huntington舞蹈病等相鉴别。

本病有自限性，病程多为3个月，但因有复发倾向及症状严重而需积极治疗。针对链球菌感染用青霉素进行病因治疗，舞蹈症状则以对症治疗为主。

一、一般治疗

急性期需卧床休息，保持环境安静，降低室内亮度，避免刺激，防止外伤，适当配用镇静药物。饮食以富于营养、高热量、易于消化为主，吞咽障碍时则给予鼻饲。

二、病因治疗

风湿热确诊后应给予青霉素治疗，常用普鲁卡因青霉素肌内注射，40万~80万U，每天1~2次，10~14天为1疗程；青霉素过敏者，可予口服红霉素或四环素。为预防复发可予以长效青霉素120万U，肌内注射，每月1次，至少1年。同时服用阿司匹林0.5~1.0 g，每天4次，小儿按0.1 g/（kg·d）计算，分次服用，于症状控制后减半用药；治疗维持6~12周。泼尼松每天30~60 mg/d，疗程10~14天或以上，或地塞米松静滴7~10天，以后逐渐减量，总疗程需2~3个月。

三、对症治疗

对不自主运动，可用氟哌啶醇，每次0.5 mg开始，口服，每日2~3次，以后逐渐增加至不自主运动控制为止。也可选用氯丙嗪12.5~25 mg，苯巴比妥0.015~0.03 mg，地西泮2.5~5 mg，氯硝西泮2.5 mg或硫必利25~50 mg，每天口服2~4次。但氟哌啶醇、氯丙嗪及硫必利均有诱发肌张力障碍的可能，故在用药中应严密观察。

部分患者舞蹈样症状恢复后，1~2年还可复发，应定期随访至20岁以后，复发者需再行治疗。

（沈庆明）

第七节　肌张力障碍

肌张力障碍是一种不自主、持续性肌肉收缩引起的扭曲、重复运动或姿势异常的综合征。本病由多种病因引起，可累及躯体任何部位，如颈、胸、腰、下肢、手足等，可表现为眼睑痉挛、痉挛性构音障碍、痉挛性斜颈、颅颈肌张力障碍（Meige综合征）、书写痉挛、轴性肌张力障碍、扭转痉挛等，症状在运动和情绪激动时明显，休息或安静时减轻，睡眠中消失。

肌张力障碍根据发病年龄可分为早发型（≤26岁）和晚发型（>26岁）；根据病因可分为原发性或特发性、肌张力障碍叠加、遗传变性病、发作性肌张力障碍、继发性或症状性；根据症状分布可分为局灶型、节段型、多灶型、全身型和偏身型。

临床诊断和分类主要依赖详细的病史询问和体格检查，尤其是患者充分暴露于各种加重诱因时的临床表现。但需进一步明确是原发性还是继发性，及其病因，还需与其他类似不自主运动症状鉴别，如精神心理障碍引起的肌张力障碍和器质性假性肌张力障碍等。遗传学检测应在临床诊断后进行，不推荐常规的神经生理检测，头部CT/MRI检查用于排除钙或铁沉积等原因所致的继发性肌张力障碍。

治疗措施有支持治疗、病因治疗、口服药物、局部注射A型肉毒毒素和外科治疗。对局限性或节段性肌张力障碍首选局部注射A型肉毒毒素，对全身性肌张力障碍宜采用口服药物加选择性局部注射A型肉毒毒素。药物或A型肉毒毒素无效的严重患者可考虑外科治疗。

一、支持治疗

首先要进行心理治疗，指导患者放松，避免焦虑、紧张、情绪波动，提高自我控制能力。多种感觉训练方法对局灶性肌张力障碍患者有益。生物反馈治疗、脊髓刺激治疗也有助于减轻症状，改善功能。特殊生活技能训练，佩戴墨镜、眼镜支架或颈托，使用矫形器械等可能有助于某些患者的症状缓解，并减轻致残程度。可结合应用中医、理疗、体疗、按摩及太极拳、气功等方法辅助治疗。

二、病因治疗

根据病因，对症状性肌张力障碍采用特异性治疗。如 Wilson 病相关性肌张力障碍可用 D-青霉胺或硫酸锌促进铜盐排泄；多巴反应性肌张力障碍（DRD）可用左旋多巴替代治疗；药物诱发的患者，包括精神抑制剂引起的急性肌张力障碍，可及时进行药物减量、停药或应用拮抗剂治疗，如抗胆碱能制剂；裂孔疝—斜颈综合征在胃部手术及病因治疗后斜颈及异常运动可完全消失。

三、药物治疗

1. 口服药物

（1）抗胆碱能药物：包括苯海索、普罗吩胺、苯扎托品等。苯海索可用于全身和节段型肌张力障碍，对儿童和青少年可能更为适宜。对应用抗精神病药物所致的急性、迟发性肌张力障碍，均有较好的疗效。苯海索从小剂量开始，一般为 2～6 mg/d，缓慢增量，直至疗效满意并能耐受为止。外周性不良反应主要为视物模糊、口干、便秘等，中枢性不良反应有健忘、嗜睡、幻觉或行为异常，减少剂量后可克服，但同时也降低了疗效。不良反应不应作为增加药物剂量的绝对禁忌证，一般 18 岁以下平均耐受剂量为 30～40 mg/d，最大耐受剂量为 80 mg/d。青光眼患者禁用。

（2）抗多巴胺能药物：氟哌啶醇首服每日 1 次，0.5 mg，以后逐渐增量至 1 mg，每日 3 次；若症状控制不佳，可再增量至疗效肯定并能耐受。硫必利 50～100 mg，每日 2～3 次，逐渐增量至症状改善并能耐受。也可用匹莫齐特、氯丙嗪、丁苯那嗪等。

（3）苯二氮䓬类：氯硝西泮成人 1~2 mg，每日 3 次；或地西泮等。

（4）卡马西平：主要对发作性运动性肌张力障碍有效。成人每次 0.1~0.2 g，每日 3 次，儿童酌情减量。也可与氯硝西泮或与氟哌啶醇合用。

（5）左旋多巴：对多巴反应性肌张力障碍（DRD）有戏剧性效果。儿童期发病，全身及节段型肌张力障碍的患者，治疗首选左旋多巴。小剂量开始，50～75 mg/d，必要时逐渐加量，试用 4～12 周无效后撤药，以排除 DRD 的诊断。

（6）肌松剂：巴氯芬为 GABA 受体激动剂，对部分口、下颌等局灶型或节段型肌张力障碍可能有效。

2. 肉毒毒素治疗

A 型肉毒毒素（BOTOX）注射，可引起局部的化学性去神经支配作用，迅速消除或缓解肌肉痉挛，重建主动肌与拮抗肌之间的力量平衡，改善肌肉异常或过度收缩相关的疼痛、震颤、姿势异常、运动障碍等表现，明显提高患者的生活质量，故成为治疗肌张力障碍的有效手段。推荐作为原发性颅面或颈部肌张力障碍的一线治疗，包括眼睑痉挛、内收型痉挛性构音障碍、下颌闭合型口下颌肌张力障碍和痉挛性斜颈。注射部位选择痉挛最严重的肌肉或肌电图显示明显异常放电的肌群。若对 BOTOX/A 有抵抗则选 BOTOX/B。反复甚至多年的重复 BOTOX 治疗是安全和有效的，但过度的蓄积可能有危险，尤其对于儿童患者。与治疗相关的不良事件是吞咽困难、颈部无力、注射部位局部疼痛和口干，没有严重的药物不良事件或造成常规实验室检查的异常。

3. 鞘内注射巴氯芬

可试用于继发性严重的全身性肌张力障碍，特别是伴有严重痉挛状态的患者。本身风险不大，但需频繁更换给药泵和随访，存在药物相关的不良反应、可能的感染等。

（沈庆明）

第八节　运动神经元病

运动神经元病是一组主要累及大脑皮质、脑干和脊髓运动神经元的神经系统慢性进行性变性疾病，病因未明，部分与超氧化物歧化酶 1 基因突变有关。部分患者有家族遗传史。临床表现有上和（或）下运动神经元受损的症状和体征，表现为肌无力、肌萎缩与锥体束征不同的组合，感觉和括约肌功能一般不受影响。分为肌萎缩侧索硬化症（ALS）、进行性脊肌萎缩症、进行性延髓麻痹及原发性侧索硬化4种临床类型。其中ALS是最常见的类型，既有下运动神经元损害，又有上运动神经元损害，病理基础是运动皮质的大锥体细胞消失，脊髓前角细胞和脑干运动神经元脱失、变性，皮质脊髓束变性和脱髓鞘，生存期通常3~5年。

本病起病隐袭，中老年多见，首发症状多为肌无力与肌萎缩，一般为一侧或双侧手肌无力，大小鱼际肌及蚓状肌萎缩，严重时出现爪形手，逐渐向前臂、上臂、肩胛带肌群发展，萎缩肌群出现粗大的肌束颤动；与此同时或以后出现下肢痉挛性瘫痪、剪刀步态、肌张力增高、腱反射亢进和Babinski征阳性等。少数患者从下肢起病，渐延及双上肢。延髓麻痹通常晚期出现，但有20%~30%的遗传性ALS患者可为首发症状，表现为构音障碍，言语含糊不清，吞咽和咀嚼困难，舌肌萎缩伴震颤。可有主观感觉异常，但无客观感觉障碍。当临床考虑为ALS时，应进行神经电生理检查，以确认临床受累区域，同时排除其他疾病。

典型的患者诊断并不困难。诊断中应与颈椎病、脊髓空洞症、肿瘤、多发性硬化等鉴别。目前分子诊断主要用于遗传咨询和（或）产前诊断。

对运动神经元病早期诊断、早期治疗是为了尽可能延长患者的生存期，改善其生活质量。治疗包括病因治疗、对症治疗和各种非药物治疗。病因治疗包括抗兴奋性氨基酸毒性、神经营养因子、抗氧化和自由基清除、新一代钙离子通道阻滞剂、抗凋亡、基因治疗及神经干细胞移植等，但仍无法治愈，故对症支持治疗非常重要。保证足够的营养，改善全身状况，吞咽困难时予以胃管鼻饲或尽早行经皮胃造瘘手术；肌肉痉挛可给予地西泮、氯苯氨丁酸、氯唑沙宗、巴氯酚等治疗；防治肺部感染；呼吸不畅时，可使用双正压呼吸器（BiBAP）辅助呼吸，发生呼吸衰竭时则需行气管切开，使用人工呼吸器；也可用针灸、按摩、理疗及被动运动等改善肢体状况，防止关节固定和肢体挛缩。

力如肽（2-氨基-6-氟甲氧基苯丙噻唑），作用机制有稳定电压门控钠通道的非激活状态、抑制突触前谷氨酸释放、激活突触后谷氨酸受体以促进谷氨酸的摄取等，从而抑制中枢神经系统谷氨酸能的神经传导，减低其神经兴奋毒性作用，推迟ALS患者发生呼吸功能障碍时间及延长存活期，但不能改善运动功能和肌力，且价格较昂贵。该药适用于轻中症患者，成人剂量50 mg口服，每日2次，半数患者可出现不良反应，如无力、腹痛、恶心、厌食、嗜睡及轻度转氨酶升高等。

（沈庆明）

第九节　痴呆

痴呆是以认知功能障碍为核心表现，伴有精神行为症状，导致日常生活能力下降的一组疾病。常见的有阿尔茨海默病（AD）、血管性痴呆、额颞叶痴呆、路易体痴呆等，其中阿尔茨海默病最为常见，约占所有痴呆的60%。

目前阿尔茨海默病的诊断大多基于美国国立神经病、语言功能紊乱和卒中研究所关于阿尔茨海默病和相关疾病学会2007年修订的标准。临床表现主要有记忆损害，持续进展，超过6个月；MRI定性或定量分析显示内侧颞叶（海马、内嗅区、杏仁核）萎缩；脑脊液（CSF）可发现异常标志物，包括Aβ1-42含量降低和（或）Tau蛋白和（或）过磷酸化Tau升高；PET等分子神经影像学提示特定脑区代谢异常，包括双侧颞顶皮质糖代谢下降，标志物匹兹堡复合物（PIB）或FDDNP阳性等；部分患者21号染色体，14号（早老素1）或1号（早老素2）等基因异常。

血管性痴呆中最常见的有多梗死性痴呆，其诊断标准为：①痴呆多伴随脑血管事件突然发生，表现为认知功能障碍和抑郁等情绪改变；②病情呈阶梯式加重，神经功能缺失表现零星分布，每次卒中后症状进一步恶化；③局灶性神经功能缺损的定位体征，如失语、偏瘫、偏盲、感觉障碍及锥体束征等提示皮质及皮质下功能障碍；④CT或MRI检查证实存在多发性脑缺血病变。

痴呆的辅助检查包括血生化检查、头部CT/MRI等神经影像学检查、EEG及事件相关电位等神经电生理检查和神经心理评估（认知、精神行为、日常能力及伴随疾病）等。对拟诊AD患者推荐进行CSF

T-tau、P-tau 和 Aβ42 检测，对快速进展的痴呆患者推荐进行 CSF 14-3-3 蛋白检测。有痴呆家族史的患者应进行基因检测。

目前尚无完全逆转认知障碍病理过程的治疗，但痴呆一旦明确诊断即应开始治疗。治疗包括药物治疗、免疫治疗、基因治疗及心理社会行为治疗、康复治疗等综合措施，其中药物治疗仍是治疗的主体。药物治疗的目的主要在于改善认知功能、延缓疾病进展、提高日常生活能力、延长生存期和减少看护者照料负担等。应遵循个体化和多方位原则，同时重视对痴呆患者的全面生活质量管理，与照料者联合，保证药物和非药物治疗的实施，改善患者的一般健康状况，使患者过有质量的生活。

一、病因治疗

对于血管性痴呆来讲，病因治疗尤为重要，包括调控血压、控制糖尿病、调理血脂、改善脑循环、抗血小板聚集等，有效地控制这些血管病危险因素是重要的措施。而使用扩血管药物增加脑血流量也能改善 AD 的症状或延缓疾病进展，因为脑血流减少和糖代谢减退是 AD 重要的病理改变。

二、认知功能障碍治疗

1. 胆碱酯酶（AChE）抑制剂

该类药改善认知功能最主要的作用机制为可抑制 Ach 降解，增加突触间隙乙酰胆碱含量，并提高其活性，从而改善神经递质传递功能，有助于患者维持日常生活的能力，减少行为改变，延缓痴呆进程，减轻对照料者的负担，推迟入住养老院的时间。是目前治疗轻中度 AD 的一线药物。

（1）多奈哌齐（安理申）：是选择性乙酰胆碱酯酶抑制剂。开始剂量为每天 5 mg，在 1 个月后剂量增加到每天 10 mg。

（2）卡巴拉汀（利伐斯的明，艾斯仑）：乙酰胆碱酯酶和丁酰胆碱酯酶双向抑制剂。起始剂量为 1.5 mg，每日 2 次，逐渐加量，最大剂量为 6 mg，每日 2 次。可以每隔 1~4 周增加剂量 1 次，每次加量的间隔时间越长，发生不良反应的情况越少。

（3）加兰他敏：为乙酰胆碱酯酶抑制剂，并可使前烟碱受体发生变构。开始剂量为 5 mg，每日 2 次，可逐渐加量，最后增加到 10 mg，每日 2 次，餐后服用。

（4）石杉碱（哈伯因）：系我国从中草药千层塔中提取的 AChE 抑制剂，作用强度大于上述药物，且对 AChE 有选择性，可改善认知功能。常用剂量为 50~100 μg/d，不良反应少。

上述 AChE 抑制剂的不良反应有：恶心、呕吐和腹泻，以及体重下降、失眠、异常做梦、肌痛、心动过缓、晕厥和疲劳。进餐时服药可减少胃肠道不良反应。

2. 兴奋性氨基酸（NMDA）受体抑制剂

美金刚（易倍申），能干扰谷氨酸能兴奋性毒性反应，或可能通过影响海马神经元的功能而有改善症状的作用。可有效改善患者的认知功能、日常生活能力，对中重度 AD 有效。开始剂量为 5 mg，每日 1 次，逐渐加量，最大剂量为 10 mg，每日 2 次。不良反应为：偶有幻觉、意识混沌、头晕、头痛和疲倦，以及焦虑、肌张力增高、呕吐、膀胱炎和性欲增加。

3. 抗氧化剂

主要用维生素 E，每天 2 000 IU。研究表明，在与司来吉兰、α-生育酚联合治疗的 AD 患者中，观察到主要转归（死亡时间、住在养老院、发生严重痴呆症或日常活动功能障碍的确切严重程度）的发生时间显著延迟。

4. 雌激素补充疗法

有研究表明，雌激素可改善海马细胞的糖转运，促进胆碱吸收和转运，增加脑血流量，促进神经元及神经突触完整性。雌激素补充疗法可以降低绝经后妇女的 AD 风险，延缓疾病发生，改善患者的认知功能。但有部分前瞻性研究显示雌激素加孕激素在绝经后的妇女，随访 4 年发现有增加痴呆危险。因此，雌激素对痴呆的防治作用仍是尚待探讨的问题。

5. 脑循环促进剂及脑代谢激活剂

常用的有尼麦角林、尼莫地平、银杏叶制剂、阿米三嗪萝巴新、吡拉西坦、奥拉西坦等，但尚缺少足够的循证医学证据。

三、精神和行为异常治疗

精神和行为异常在痴呆患者中很常见，有超过90%的AD患者在病程中至少会经历其中的一项症状（包括妄想、幻觉、情感障碍等），其处理首先应积极寻找诱因，用非药物干预，无效时再用抗精神病药。

1. 非药物方法治疗

包括音乐、行走和轻松运动与放松等。躯体因素、人际关系、生活环境往往是精神行为异常的潜在诱因，消除潜在诱因有助于缓解症状。

2. 抗精神病药

对非药物干预无效、规律使用抗痴呆药物后仍有明显精神行为异常的患者，可给予抗精神病药物治疗。首选非典型抗精神病药，如喹硫平、奥氮平、利培酮等；改善抑郁症状首选选择性5-羟色胺再摄取抑制剂类（SSRIs）抗抑郁药，如西酞普兰、舍曲林等；存在焦虑症状若应用SSRIs效果不佳，可选择苯氮䓬类药物。抗精神病药宜从小剂量开始，缓慢加量。不良反应有体重增加、嗜睡等，而迟发性运动障碍相对较少，需注意心血管、猝死等不良反应。

四、并发症的防治

痴呆患者可发生可能导致死亡的各种疾病，如脓毒血症、肺炎和上呼吸道感染、营养障碍、压疮、骨折和创伤等。因此，应鼓励患者多参加运动，控制高血压和其他内科疾病，重视患者的营养和皮肤护理等，一旦出现相应的症状和体征，则应积极治疗。

（沈庆明）

第十节 重症肌无力

重症肌无力（MG）是一种神经肌肉接头传递障碍的获得性自身免疫性疾病，主要由乙酰胆碱受体抗体介导，并有细胞免疫参与。

临床表现以受累骨骼肌易出现疲劳性肌无力，晨轻暮重，持续活动后加重，休息或服用抗胆碱酯酶药物后缓解为特征。任何年龄组均可发病，女性多于男性，大多起病隐袭。本病虽然全身骨骼肌均可受累，但脑神经支配的肌肉较脊神经支配的肌肉更易受累。常从一组肌群无力开始，逐步累及其他肌群。首发症状常为一侧或双侧眼外肌麻痹，眼球运动受限，引起上睑下垂、斜视和复视，甚至眼球固定，但瞳孔括约肌不受累；面肌无力可致鼓腮漏气、眼睑闭合不全、鼻唇沟变浅、苦笑或面具样面容；累及咀嚼肌和咽喉肌则出现连续咀嚼无力、饮水呛咳、吞咽困难、构音障碍；胸锁乳突肌和斜方肌受累则颈软、抬头困难，转颈、耸肩无力；四肢肌肉受累（以近端为主），表现为抬臂、梳头、上楼梯困难，腱反射不受影响，感觉正常。呼吸肌受累出现咳嗽无力、呼吸困难，称为肌无力危象，是致死的主要原因。

根据病变主要侵犯骨骼肌、症状呈波动性及晨轻暮重的特点诊断不难，疲劳试验、血清AChR-抗体滴度测定、抗胆碱酯酶药物试验、重复神经电刺激有助于确诊。诊断中应与肌无力综合征、多发性肌炎、肌营养不良、多脑神经炎、神经症所致的乏力，以及肉毒杆菌中毒和药物阻滞神经肌肉接头传导所致的肌麻痹相鉴别。确诊为重症肌无力后，需行胸部CT或MRI，以明确有无胸腺瘤或胸腺增生。

抑制抗AChR抗体的产生，减少AChR的破坏，化解突触后膜上免疫复合物的沉积，是本病治疗的关键。

一、抗胆碱酯酶药

抗胆碱酯酶药是本病最主要而有效的药物。常用药物有：①溴化吡啶斯的明，是最常用的胆碱酯酶抑制剂，用于改善临床症状，是所有类型 MG 的一线用药；使用剂量应个体化，一般联用其他免疫抑制剂；每次 60～120 mg，每日 3～4 次，成人每日用量最多可达 960 mg；②新斯的明，片剂每次 15～30 mg，每日 2～4 次；针剂每次 0.5～1.0 mg，每天注射数次，或遵医嘱。后者作用时间快，肌内注射后 30 分钟即见作用，持续时间短，不良反应较大，主要用于肌无力危象的抢救或不能口服者。有进食困难者可在餐前半小时给药。

此类药物有毒蕈碱样不良反应，表现为恶心、呕吐、腹痛、腹泻、流涎、支气管分泌物增多、流泪、瞳孔缩小和出汗等，预先给予阿托品 0.5 mg 可缓解其毒蕈碱样症状，但阿托品过量可引起精神症状。

麻黄碱 25 mg，每日 1～3 次；氯化钾 0.5～1 g，每日 3 次；安体舒通 20～40 mg，每日 3～4 次，均可增强抗胆碱酯酶药物的效果。

二、肾上腺皮质激素

可抑制自身免疫反应，适用于各种类型的 MG，可与抗胆碱酯酶药物合用。

适应证为：①成年起病的全身型；②眼肌型，抗胆碱酯酶药物不满意；③胸腺切除的术前处理，或胸腺肿瘤/胸腺增生已做胸腺切除而临床症状不能改善；④胸腺手术无指征，做胸腺放射治疗前，机体免疫功能活跃；⑤儿童全身型，或眼肌型且经抗胆碱酯酶药物治疗无效。

常用的治疗方法有 3 种。①小剂量递增法，从小剂量开始，每晨顿服泼尼松 20 mg 或 0.5～1 mg/kg，每周递增 5～10 mg，直至每晨顿服 1～1.5 mg/kg 或症状明显改善；稳定剂量 4～16 周；然后再逐步、缓慢减量，每 2～4 周减 5～10 mg，至 20 mg 后每 4～8 周减 5 mg，直至隔日服用最低有效剂量，维持 1～2 年；病情无变化再逐渐减量至完全停药。这种用法不良反应少，治疗中加重期少见，适用于门诊治疗；②大剂量递减法，是指一开始即用大剂量泼尼松，每日 60～100 mg 口服，或地塞米松 10～20 mg 静滴，每天 1 次，至症状改善后改口服；仍需维持大剂量皮质类固醇激素 8～12 周；此后较快减量至隔天 60 mg，并逐步减量至隔天 15～30 mg 口服，维持数年，个别患者需长达 5 年以上。此种给药的缺点是反应较大，用药初期常有症状加重期，仅适用于已做气管切开，或已有人工辅助呼吸准备的严重患者；③冲击疗法，适用于住院危重患者、已用气管插管或呼吸机患者。采用甲泼尼龙 1 000 mg 静脉滴注，每日 1 次，连用 3 天；然后改为 500 mg/d 静脉滴注 2 天，或地塞米松 10～20 mg/d 静脉滴注 1 周；若病情稳定，可改用泼尼松 80～100 mg（或 1 mg/kg），每晨顿服，症状缓解后，维持 4～16 周；后逐渐减量，每 2～4 周减 5～10 mg，至 20 mg 后每 4～8 周减 5 mg，直至隔日服用最低有效剂量。1 个疗程如未能取得满意的效果，隔 2 周还可再重复 1 疗程，可进行 2～3 个疗程。

使用皮质类固醇时应注意其不良反应，如库欣综合征、高血压、糖尿病、胃溃疡、白内障、骨质疏松和戒断综合征等，用此疗法的患者应摄入高蛋白、低糖及含钾丰富的饮食，必要时使用制酸剂。用大剂量递减法或冲击疗法时要特别注意患者的病情可能会有一过性加重，因此要做好辅助呼吸的准备。

三、免疫抑制剂

适用于因有高血压、糖尿病、溃疡病而不能用糖皮质激素，或不能耐受，或对激素疗效不佳者；不愿或不能行胸腺摘除者。不良反应有骨髓抑制、胃肠道反应、脱发、出血性膀胱炎等。使用期应定期检查血象，一旦血白细胞低于 4×10^9/L 或血小板低于 100×10^9/L 时减量；当血白细胞低于 3×10^9/L 或血小板低于 60×10^9/L 时停用。还应注意肝、肾功能。

1. 硫唑嘌呤

可抑制细胞免疫反应，单独使用其作用程度不及糖皮质激素，常与后者合用，较单用糖皮质激素效果更好。剂量为每次25～100 mg口服，每日2次，或2～4 mg/（kg·d），分2～3次口服；儿童1～3 mg/（kg·d）。此药可长期使用，多于使用后3个月左右起效。

2. 环磷酰胺

体液免疫抑制剂，适用于泼尼松治疗不满意时的联合治疗或糖皮质激素与硫唑嘌呤、甲氨蝶呤联合使用不能耐受或无效的患者。成人每次100 mg，每日2次口服或每次200～400 mg，每周2次静脉滴注，连续数周，总量应控制在每疗程10～20 g。儿童3～5 mg/（kg·d），不大于100 mg，分2次口服，好转后减量，维持剂量为2 mg/（kg·d），不大于50 mg。

3. 环孢素

口服6 mg/（kg·d），12个月为1疗程，对细胞免疫和体液免疫均有抑制作用。

4. 甲氨蝶呤（MTX）

主要用于一线免疫抑制剂无效的患者，剂量为每周10～15 mg，静脉滴注，连用2～4周。

目前国内外应用的免疫抑制剂还有他克莫司、吗替麦考酚酯等。

四、血浆置换

是在短期内控制肌无力症状迅速发展的有效方法。适应证为：①发生肌无力危象；②病情严重的MG患者，胸腺摘除术前准备，以及胸腺摘除术后及应用免疫抑制剂起始阶段的辅助治疗；③某些MC患者不能耐受皮质类固醇的不良反应，但对血浆置换反应极佳，可以选择数月做2～3次血浆置换维持病情缓解。按体重的5%计算血容量，每次置换血浆1 000～2 000 mL，第1周隔日1次，共3次，其后每周1次，连续3～8次。血浆置换治疗可使多数严重患者症状缓解，缓解时间为数周至数月。血浆置换合并泼尼松及硫唑嘌呤治疗可延长缓解期，但长期重复使用并不能增加远期疗效。丙种球蛋白使用后3周内不进行血浆置换。血浆置换的不良反应主要有血流动力学改变后可能造成血压变化、心律失常，使用中心导管引发气胸和出血以及可能合并败血症等。

五、免疫球蛋白

免疫球蛋白适应证基本同血浆置换，与血浆置换疗效相同但不良反应更小。在稳定的中重度MG患者中重复使用并不能增加疗效或减少糖皮质激素的使用量。IgG 0.4 g/（kg·d）静脉滴注，5日为1疗程，绝大部分患者均可缓解症状，持续缓解数周至数月不等。主要不良反应为发热、寒战或变态反应，偶有肾衰竭。本疗法可与皮质固醇类激素及其他免疫抑制剂同时使用。

六、应避免使用的药物

箭毒、奎宁、三氯甲烷（氯仿）、奎尼丁、普鲁卡因胺、利多卡因、普萘洛尔（心得安）、吗啡、哌替啶（度冷丁）以及链霉素、庆大霉素、新霉素、卡那霉素、黏菌素、多黏菌素、巴龙霉素等均有严重加重神经肌肉接头传递障碍或抑制呼吸肌的作用，应禁用。青霉胺、地西泮、巴比妥类、苯妥英钠、氯丙嗪、异丙嗪等应慎用。

七、危象治疗

MG患者如果急骤发生延髓支配肌肉和呼吸肌严重无力，出现呼吸麻痹，不能维持换气功能，危及生命，即为重症肌无力危象。应尽快确定为何种类型的危象，并进行积极抢救。

1. 肌无力危象

为最常见的危象，往往由抗胆碱酯酶药量不足引起。如注射新斯的明后症状减轻，则应加大抗胆碱酯酶药的剂量，直到安全剂量范围内肌无力症状改善满意为止。

2. 胆碱能危象

由于抗胆碱酯酶药物过量引起，患者肌无力加重，出现肌束颤动及毒蕈碱样反应。可静脉注射新斯的明1 mg，如症状加重，则应立即停用抗胆碱酯酶药物，待药物排除后可重新调整剂量。一般5～7天之后再次使用，从小剂量开始逐渐加量，并可酌情使用阿托品。

3. 反拗危象

由于对抗胆碱酯酶药物不敏感，新斯的明试验无反应，此时应停止抗胆碱酯酶药而用输液维持。过一段时间后如抗胆碱酯酶药有效再重新调整剂量。

不管何种肌无力危象，基本的处理原则相同。①保持呼吸道通畅，当自主呼吸不能维持正常通气量时应尽早行辅助呼吸，包括正压呼吸、气管插管和气管切开；②血浆置换或静脉注射免疫球蛋白（IVIG）；③积极控制感染，选用有效而足量的抗生素，如林可霉素、青霉素类、红霉素、头孢类抗生素、氯霉素等静脉滴注，感染控制的好坏与预后直接相关；④皮质固醇类激素（地塞米松、泼尼松或甲泼尼松龙），大剂量开始（地塞米松 10～20 mg/d，或甲泼尼松龙 500～1 000 mg/d），逐步递减，可缩短危象期；⑤严格气管切开和鼻饲护理，保持呼吸道湿化，严防窒息和呼吸机故障。

八、肌无力伴发甲状腺功能亢进的治疗

伴发甲状腺功能亢进（简称甲亢）的肌无力患者以治疗甲亢为主。多数患者在甲亢控制后，肌无力症状逐步好转；伴发严重肌无力的甲亢患者可应用大剂量激素治疗。

九、新生儿肌无力

重症肌无力妇女所生婴儿，约有 1/7 可发生短暂的肌无力，为患有 MG 的母亲体内 AChR 抗体经母婴垂直传播所致，通常于新生儿出生后数小时到数天内出现肌无力症状，主要表现为吸吮困难、吞咽障碍及呼吸肌无力。可给予新斯的明 0. 03 mg/kg 肌内注射，每 2～3 小时 1 次；必要时可进行血浆置换治疗等。肌无力症状常在数日或数周后自发改善，具有自限性，以后不再复发。

十、肌无力伴发妊娠的治疗

肌无力症状随月经来潮加重者可试服孕二酮。孕二酮治疗后症状好转者可考虑妊娠。妊娠后约有 1/3 患者症状减轻，1/3 无改善，1/3 症状加重。分娩常使肌无力症状加重，个别患者还可诱发危象。

（吴雁翔）

第六章

血液系统疾病

第一节 急性白血病

急性白血病的治疗由于新的化疗药物发现及抗生素的不断更新换代，联合化疗方案的不断改进，支持疗法的加强及造血干细胞移植的普遍开展，使急性白血病的治疗有很大改观。目前儿童急性淋巴细胞白血病缓解率已达95%以上，5年以上生存期可达75%。成人急性非淋巴细胞白血病完全缓解率也可达60%~85%，5年生存期可达30%~40%。

急性白血病化疗可分为诱导缓解及巩固强化、维持两个阶段。诱导缓解阶段应用化疗药物杀灭白血病细胞，使症状与体征消失，骨髓造血功能得以恢复，达到完全缓解状态。然后，进入巩固强化、维持阶段，继续化疗，并配合给予防治中枢神经系统白血病的措施，进一步消灭残存白血病细胞，以防止复发，争取治愈。

一、急性淋巴细胞白血病治疗

（一）预治疗

如果 WBC≥50×10^9/L，或者肝脾、淋巴结肿大明显，则使用预治疗，防止肿瘤溶解综合征的发生。泼尼松60 mg/d，连用3日，环磷酰胺200 mg/（m^2·d），静脉注射连用3日。

（二）诱导缓解治疗

最基本的化疗方案是长春新碱和泼尼松的联合治疗连续应用数周。在初治儿童急性淋巴细胞白血病中约90%于4~6周可获完全缓解，而成人完全缓解率仅占50%左右，并且很易复发。目前常用以VDCLP方案为首选或VDLP、VDP等方案，以进一步提高缓解率。

对有些难治病例，若常用方案治疗无效或缓解后复发，可改用其他药物如吡柔比星（THP）、去甲氧柔红霉素（IDA）、米托蒽醌（MIT）、氟拉达宾等；或原用药增加剂量或可采用大剂量甲氨蝶呤2~3 g/m^2静脉滴注，每周1次，连用3次为1疗程。具体用法：MTX 1/3的量在30分钟内快速静脉滴注，2/3的量在24~30小时内滴完，MTX前、后用5%碳酸氢钠+地塞米松10 mg静脉滴注，在用MTX后8小时用亚叶酸钙15 mg解救，每6小时1次，用4次。T-ALL诱导治疗VDLP中可加入CTX和Ara-c。成熟B-ALL采用大剂量MTX，分次给予CTX和CD20单抗。若有移植指征者，行HLA配型，寻找供体，无供体者，患者继续下一步化疗。

（三）巩固强化治疗

完全缓解开始后，必须继续加强化疗，进一步消灭残存的白血病细胞，使获得长期的缓解或治愈。巩固强化的方案较多，疗效不一，目前还在探索研究中。现有学者主张缓解后用较强烈化疗如大剂量MTX 2~3 g/m^2和Ara-c 1~3 g/m^2联合应用。也有应用大剂量蒽环类或者鬼臼毒素类药物。

（四）维持治疗

诱导缓解和巩固强化治疗后还需进行维持治疗，主张应用甲氨蝶呤和6-巯基嘌呤联合维持，6-巯基嘌呤每日 50~100 mg 口服，每周 5 次。甲氨蝶呤 15~20 mg，每周口服 1 次或 MTX 20 mg 每周 1 次静脉注射和 6-巯基嘌呤 50~100 mg，每日 1 次维持治疗。在维持治疗基础上定期给予原诱导缓解方案或改方案进行巩固强化治疗。主张第一年每月巩固强化治疗 1 次；第二年每 2 个月 1 次；第 3 年每 3 个月 1 次，一般需坚持治疗 3~5 年才停止治疗，追踪观察。

二、急性非淋巴细胞白血病治疗

包括急性粒细胞白血病、急性单核细胞白血病等，而急性早幼粒细胞白血病除外。

（一）诱导缓解治疗

由于选用的药物特异性较低，毒性较高，故一般主张间歇联合化疗。每疗程 5 日（少数为 7~10 日），间歇 1~2 周，以利于正常造血功能和免疫功能的恢复。下一疗程开始前，应重做骨髓穿刺，骨髓象仍增生活跃，则不管周围血象是否减少，开始下一疗程的治疗。每方案至少用 2~3 个疗程。若疗程开始前，骨髓象显示增生减低，则应暂停治疗并继续观察。以后再根据骨髓象决定是否继续治疗。另外，在制订联合化疗方案时应考虑个体化治疗药物敏感性，以及患者是否耐药等，制定合理的化疗方案。

柔红霉素和阿糖胞苷是治疗急性髓细胞白血病常用的有效药物，与硫鸟嘌呤、足叶乙苷或米托蒽醌等联合应用，缓解率可明显提高。

（二）巩固强化治疗

治疗急性粒细胞白血病获得完全缓解后，可用原来诱导缓解治疗方案或改用其他方案，继续治疗 2~3 个疗程，以后巩固强化可采用原方案或改用其他联合化疗方案。现有学者主张完全缓解以后采用较强烈化疗方案如中、大剂量 Ara-c1~3 g/（m^2·d），静脉滴注 3 小时，连用 5 日，联合蒽环类药物如吡柔比星、去甲氧柔红霉素、米托蒽醌等治疗 4~6 个疗程，认为长期维持治疗与不给维持治疗缓解与生存率无差别，尽管对急非淋巴细胞性白血病缓解后维持治疗有争议，但继续在缓解后巩固强化治疗可以改善生存率这一观点是一致的。

此外，还应同时进行中枢神经系统白血病防治，方法同急性淋巴细胞白血病的治疗。

三、急性早幼粒细胞白血病治疗

（一）诱导缓解治疗

根据患者病情采用分层次治疗（主要根据患者治疗前白血病细胞计数分层）。

1. 低/中危组

诱导前外周血白细胞：低危组 WBC $\leq 10\times10^9$/L，PLT $>40\times10^9$/L；中危组 WBC $\leq 10\times10^9$/L，PLT $\leq 40\times10^9$/L。具体方案如下。

（1）全反式维 A 酸（ATRA）20 mg/（m^2·d），口服，柔红霉素（DNR）45~90 mg/（m^2·d），静脉注射×3 日。若不能够耐受，可改为 25~45 mg/（m^2·d），静脉注射×3 日，或去甲氧柔红霉素（IDA）8~12 mg/（m^2·d），静脉注射×3 日。

（2）ATRA 20 mg/（m^2·d）联合三氧化二砷（ATO）0.16 mg/（kg·d），静脉注射×28 日，或口服砷剂（复方黄黛片）60 mg/（kg·d），口服至 28 日。

2. 高危组

诱导前外周血白细胞 WBC $>10\times10^9$/L，PLT $<40\times10^9$/L。具体方案如下。

（1）ATRA +ATO 或口服砷剂 +DNR 或 IDA。

（2）ATRA +DNR 或 IDA。

（3）ATRA +DNR 或 IDA ± 阿糖胞苷（Ara-c）150 mg/（m^2·d）静脉注射×7 日。

其药物剂量同上，可根据患者病情做适当调整。

化疗起始时间：低危患者可于 ATRA 或者双诱导治疗 72 个小时开始，高危患者可以考虑与 ATRA

治疗同时进行。

如果诱导治疗失败：①ATO 或者口服砷剂 + ATRA 再诱导；②可以考虑异基因造血干细胞移植。

（二）巩固强化治疗

患者达到完全缓解（CR）后，继续采用巩固治疗，根据病情分层治疗。

1. 低/中危组

ATRA 20 mg/（m^2·d），×14 日 + DNR，或 IDA 静脉注射 ×3 日，共 2 个疗程。

2. 高危组

（1）ATRA：20 mg/（m^2·d）+ IDA，或砷剂或 DNR 静脉注射 ×3 日，Ara - c 150 mg/（m^2·d），静脉滴注 ×7 日，共 2~4 个疗程。

（2）ATRA：20 mg/（m^2·d），×14 日 + 高三尖杉酯碱（HHT）4 mg/（m^2·d），静脉滴注 ×3 日 + Ara - c 1 g/（m^2·d），每 12 小时一次，静脉滴注 ×3 日，共 1~2 个疗程。

巩固治疗结束后，应进行 PCR 检测患者骨髓融合基因，若为阴性，则患者进入维持治疗，若为阳性，则按复发处理。

（三）维持治疗

1. 低/中危组

ATRA 20 mg/（m^2·d），×14 日，间歇 14 日（第一个月），ATO 0.16 mg/（kg·d），静脉注射或口服砷剂 60 mg/（kg·d），×14 日，间歇 14 日，再服上述药物 14 日（再间歇 14 日），以后 ATRA，ATO 或者口服砷剂交替维持使用至两年。

2. 高危组

ATRA 20 mg/（m^2·d），×14 日，间歇 14 天（第一个月），ATO 0.16 mg/（kg·d），静脉注射或口服砷剂 60 mg/（kg·d），×14 日，间歇 14 日，再服上述药物 14 日（再间歇 14 日以后），甲氨蝶呤（MTX）15 mg/m^2，每周 1 次，共 4 次，或 6-巯基嘌呤（6MP）50 mg/（m^2·d），应用 2~4 周。这样 5~6 个循环周期，维持治疗直至两年。两年内每 3 个月检测一次融合基因，持续阴性，继续维持治疗。若融合基因转为阳性，则继续维持治疗；若检查确实为阳性，则按复发处理，进行再诱导治疗。

急性早幼粒细胞白血病患者中枢神经系统白血病的复发并不常见，3 年累积发生率为 1%，主要与高白细胞有关，因此对于 WBC > 10×10^9/L 的患者，应积极地采用预防中枢神经系统白血病的措施。

ATRA 是急性早幼粒细胞白血病诱导缓解治疗的首选药物，ATRA 单用或与细胞毒药物联合应用，可使 90% 以上的患者达 CR，常规剂量 25~45 mg/（m^2·d），也有采用小剂量 15~20 mg/（m^2·d）。在应用中应注意不良反应，轻度者有肝、肾功能异常，停药后可恢复。严重的毒性反应做以下处理。①皮肤、口唇干燥：发生率高达 75%~100%。一般可用甘油或用温生理盐水润湿来处理；②头痛：约有 25% 的患者在治疗过程中发生，可能与颅内压或眼压增高有关，有的患者静脉注射高渗葡萄或甘露醇可得到缓解，轻者仅用镇痛片即可；③骨痛：发生率为 12.5%，有的报道高达 30%~60%，轻重不一，常发生在白细胞增高阶段，一般 5~7 日之后消失，可用强痛定类药物；④肝功能受损：表现为转氨酶、胆红素增高，发生率为 12%~30%，减量或停药后恢复正常。已有肝炎或有肝损害者应慎用；⑤高白细胞综合征：ATRA 治疗后有 80% 以上患者出现白细胞增高，过高的白细胞 > 50×10^9/L，可发生白细胞淤滞综合征，表现为呼吸困难、发绀，低氧血症，神志改变，肺部浸润并可诱发脑出血，呼吸窘迫综合征和脏器梗死，严重者可引起死亡。处理办法：暂停 ATRA 治疗，可加用联合化疗药物及地塞米松 10~20 mg/d，静脉注射，连用 3 日，可迅速改善症状。

四、难治复发白血病治疗

化疗是白血病治疗的主要手段之一，而其中失败的主要原因就是耐药问题，尤其是多药耐药（MDR）是治疗中最大的障碍，也是国内外研究的热点，寻找克服抗药性的方法与药物，迄今已取得了一定的进展，有的药物和方法已开始在临床应用，但有的方法尚处于临床前研究阶段。

（一）改进用药方案

早期发现更换药物或加大剂量可望克服抗药性；超常剂量 Ara－E（2～3 g/m^2）对抗药的急性白血病有效率为 30%～70%，与其他药物的联合应用有效率会更提高，如 Ara－c＋VM－26、Ara－c＋MIT、Ara－c＋Vp－16 等。

（二）更换化疗药物

1. 氨苯吖啶

阻止白血病细胞增殖，通过嵌入 DNA 而阻止其合成，激活核酸酶使 DNA 断裂，改变细胞膜的结构而阻止细胞增殖。

剂量：75～90 mg/（m^2·d）×7 日，或 150 mg×5 日静脉注射。

不良反应：有发热、消化道症状、心脏损害、骨髓抑制、静脉炎等。

2. VP－16 及 VM－26

为鬼臼毒素类药物，作用于 S 期、G_2 期，用于对其他药物耐药者。

剂量：50～100 mg/（m^2·d），静脉滴注，5 日。

3. 长春地辛

是半合成的长春花碱衍生物，最大耐受量每周可用 4～5 mg，静脉注射。

不良反应：有骨髓抑制、黏膜炎、神经毒作用等。

4. 阿克拉霉素

为周期非特异性药物，结构类似阿霉素，亲脂性强，易渗入细胞，并维持较高浓度。剂量一般 10～20 mg/（m^2·d），静脉注射，5～7 日。

不良反应：有心脏毒性，较多柔比星轻，并有肝、肾毒性等。

5. 表柔比星

为多柔比星同分异构体，疗效较多柔比星略高。

剂量：一般 40～50 mg/（m^2·d），静脉滴注，连用 2 日，间隔 3 周可重复使用。

不良反应：心脏毒性与骨髓抑制较多柔比星轻。

6. 吡多柔比星

为多柔比星衍生物，抗肿瘤活性优于多柔比星，对多柔比星耐药的肿瘤细胞仍有效。

剂量：30～40 mg/（m^2·d），静脉注射，连用 2～3 日，间隔 3～4 周可重复使用。

不良反应：骨髓抑制，心脏毒性较多柔比星轻，注入本品，不用生理盐水稀释，应用 5%，葡萄糖或注射用水溶解。

7. 米托蒽醌

为细胞周期非特异性药物。

剂量：4～6 mg/（m^2·d），静脉滴注，3 日。

8. 4-去甲氧柔红霉素

为柔红霉素衍生物，作用比 DNR 强 4～8 倍，可口服或静脉注射给药。

剂量：口服 20～30 mg/（m^2·d），3 日，静脉注射 8～12 mg/（m^2·d），3～5 日，与 Ara－c 合用 100～200 mg/（m^2·d），1～7 日。

（三）抗药调节剂

包括钙拮抗剂、环孢素等，其中以钙拮抗剂应用最广，其次为环孢素。

1. 钙拮抗剂

应用于逆转肿瘤对化疗的抗药性已有 10 多年的历史，维拉帕米（异搏定）最先报道，随后有硫氮唑酮、尼卡地平。实验证明钙拮抗剂能逆转化疗药物的抗药性，应用于临床治疗难治与复发白血病有一定的疗效，但鉴于不良反应较大，限制了临床应用。近年来，国内从中草药中寻找低毒疗效高的药物现已陆续有报道，如川芎、莲心、贝母、丹皮等都具抗 MDR 的作用。

2. 环孢素

是一种从真菌属中提取的天然药物，具有选择性的免疫抑制功能，临床已广泛应用治疗器官移植后排斥反应及再生障碍性贫血等，近年已应用逆转 MDR 取得了可喜的成绩。

3. 新一代环孢素 PSC833

抑制 P－CrP 活性为环孢素的 5～20 倍，而肾毒性较环孢素低，且无环孢素的免疫抑制作用，现已进入临床研究阶段。

4. 单抗治疗

是克服 MDR 一种较为理想的手段之一。目前还处于临床研究阶段。

5. 基因治疗

（1）增敏基因转移，增加 MDR 药物疗效：其方法是将增加药物敏感性的基因转入肿瘤细胞内，使其对 MDR 药物的敏感性增加，降低其抗药性。

（2）抗药基因转移，降低抗肿瘤药物的毒性：正常骨髓细胞对抗肿瘤药物很敏感，由于它对骨髓的毒性限制了化疗药物量。因此，采用 mdr_1 基因将其转入正常细胞中可以增强骨髓抵抗化疗药物的能力。如将 mdr_1 基因转入正常骨髓造血干细胞内，然后回输患者体内，可使患者耐受大剂量化疗，而不出现骨髓抑制。

（3）反义核酸纠正 MDR：针对 mdr_1 基因设计反义核酸封闭或阻碍此基因的表达，逆转肿瘤细胞的抗药性，增加对药物的敏感性，现正在进行实验研究，已获得可喜效果。

（吴雁翔）

第二节　慢性粒细胞白血病

慢性粒细胞白血病简称慢粒，起源于多能干细胞的恶性增殖性疾病。95% 以上的病例伴有特异性的 ph 染色体和 *bcr－abl* 融合基因，其临床特点：骨髓和外周血幼稚和成熟粒细胞显著增多，脾脏显著增大，经过 2～4 年的病程，多数患者进入加速期，发展为急变而死亡。各种年龄均可发病，以中年最多见。慢粒的治疗概述如下。

一、羟基脲

为细胞周期特异性 DNA 合成抑制剂。常用剂量为每日 3 g，分 3 次口服。待白细胞下降到 20×10^9/L，剂量减半，降至 10×10^9/L 改用 0.5～1 g 每日维持治疗，用药期间需每周检查血象，用以调整药物剂量。该药对加速期应用也有效。采用羟基脲治疗后，先有症状改善，继之白细胞数下降。肝脾缩小，降白细胞速度比白消安快，不良反应轻，对骨髓抑制少，不发生肺纤维化，诱发急变率低，目前仍常用于临床。

二、甲磺酸伊马替尼

为 α-苯胺嘧啶衍生物，是一种小分子化合物，可拮抗蛋白质酪氨酸激酶活性，有效地抑制 *bcr－abl* 阳性细胞增殖，为分子靶向治疗药物。用法：慢性期每日 400 mg，加速期和急变期每日 600 mg 顿服。伊马替尼治疗开始最初 2 个月，每周测血常规 1 次，血象稳定后可每月查 1 次，每 3 个月复查骨髓，包括形态学、染色体核型及 *bcr/abl* 融合基因。根据近年临床研究仍有 15%～20% 患者治疗失效，其主要原因是伊马替尼耐药的产生，原因很复杂，由于口服生物利用度不同导致伊马替尼血药浓度个体差异大，另外 *bcr/abl* 基因突变，不规则扩增、转录和 *bcr/abl* 非依赖因素如演变、DNA 修复功能缺陷、磷酸酶活性降低等。因此，为了尽可能预防伊马替尼的耐药应在慢性期开始治疗，治疗越早清除 ph^+ 细胞的清除率越高。

常见的不良反应：水肿，胃肠道反应，皮疹等过敏反应，肌痉挛，骨痛和血细胞减少等，严重者需减量（减量不低于每日 300 mg）或停服。

关于伊马替尼治疗有效，应服用多久，目前尚无定论。

三、第二代酪氨酸蛋白激酶抑制剂

1. 尼罗替尼

是一种高选择性、强效 *bcr/abl* 抑制剂，与 abl 非活化区结合较伊马替尼强 25 倍，靶点高亲和力是其治疗伊马替尼耐药性与 *bcr/abl* 突变患者有效的原因。常见不良反应是骨髓抑制、胆红素增高、血糖增高和皮疹等。现已进入临床，用于伊马替尼治疗失败的慢性期和加速期患者，剂量 400 mg，口服，每 12 小时 1 次。

2. 达沙替尼

是一种口服的多种酪氨酸蛋白激酶抑制剂，对 *bcr/abl* 的抑制能力是伊马替尼的 325 倍，该药已进入临床，剂量为 100 mg/d。

四、干扰素

干扰素（IFN）是一类高活性糖蛋白，具有抗病毒、抗肿瘤、抑制细胞增殖及免疫调节等作用。按其生物化学结构与抗原活性不同类分为 α、β 和 γ 三种类型。慢粒白血病常用 IFN－α、IFN－α－2b，IFN 通过细胞毒性作用和免疫机制抑制 ph 细胞，使慢粒白血病患者细胞遗传学获缓解。IFN 的疗效与剂量、疗程及病期有关。剂量：一般应用 300 万～500 万 U 每日或每周 2～3 次，肌内或皮下注射，6～12 个月为 1 疗程。应用后可使部分患者 ph 染色体消失。常见的不良反应有发热、全身不适、肌肉及关节痛等。化疗与 IFN 合用可提高疗效。

五、白消安

它是一种烷化剂，一般剂量为每日 4～8 mg，根据白细胞计数调整用量，3～4 周后，白细胞数降至（15～20）$\times 10^9$/L 时，可减量至每日 2 mg，并维持量每日或隔日 2～4 mg，使白细胞维持 10^9/L 左右。白消安的主要不良反应为肺纤维化，骨髓抑制较重，尽管停药以后，骨髓抑制时间仍较长，有文献报道长期用白消安治疗有促使慢粒发生急变的可能性，目前临床已不常用该药。

六、靛玉红

是中药青黛中提取的一种有效成分，剂量为每日 180～210 mg，分 3 次口服。服药后 2 周脾脏开始缩小；1 个月左右白细胞数开始下降，2 个月左右可降至正常。此药不良反应轻，无明显骨髓抑制。

七、复方黄黛片（柏雪康）

为口服砷剂，主要由雄黄、丹参、青黛（靛玉红）等组成的复方制剂，现国内已经开始应用于临床，治疗急性早幼粒白血病及慢粒白血病。

八、其他

1. 放疗

脾脏明显肿大或化疗效果不佳的患者可应用放疗脾区照射，2～3 周之后白细胞可见下降，脾脏显著缩小，血红蛋白缓慢上升。

2. 白细胞清除术

采用血细胞分离机除去大量白细胞后，再用化疗可提高疗效。防止白细胞淤滞症，以缓解危急状况。

3. 防治高尿酸血症

在慢粒初发或复发时，应注意防止高尿酸血症引起的尿酸性肾病，可服用别嘌醇 300 mg/d，补充水分、利尿等。

九、慢粒加速期和急变期的治疗

慢粒一旦进入加速期或急变期，应按急性白血病治疗，但疗效较差。慢粒急变通常为急粒变，少数也可为急淋变、急单变或其他等。可根据急变的类型而选择用药。如急粒变常用的有 DA、HA 等方案。对急淋变患者，可按急淋白血病治疗方案。伊马替尼对部分加速期急变期有效，剂量 600 mg/d，如果慢性期应用过伊马替尼，可改用第二代酪氨酸蛋白激酶抑制剂，如尼罗替尼或达沙替尼，同时伊马替尼也可联合化疗应用。

（吴雁翔）

第三节　慢性淋巴细胞白血病

慢性淋巴细胞白血病（CLL）简称慢淋，是一种累及淋巴组织，以小淋巴细胞为主的恶性增殖性疾病。细胞形态类似成熟淋巴细胞，是一种免疫学不成熟、功能不全的细胞。95%以上是 B 淋巴细胞，T 淋巴细胞表型 $<5\%$，这些细胞在血液、骨髓、淋巴结、肝、脾和其他器官中大量聚集，最终导致正常造血功能衰竭。慢淋临床特点：起病缓慢，可有淋巴结、肝、脾不同程度肿大，外周血淋巴细胞持续增高，绝对值 $\geq 5\times10^9/L$，形态以成熟淋巴细胞为主。骨髓成熟淋巴细胞 $\geq 40\%$。并可排除病毒感染、结核、伤寒、传染性单核细胞增多症等引起淋巴细胞增殖性疾病。

目前大部分研究认为 CD38 表达与 CLL 预后呈负相关。CD38 的表达并作为 CLL 患者独立的预后因素逐渐引起人们的重视。发现 $CD38^+$ 5 年患者无进展生存期（37%）较 $CD38^-$ 者明显缩短（75%），对化疗药物反应差。病情进展迅速，完全缓解率低。CD38 还是疾病侵袭性的一个重要标志，无论患者的临床分期如何，即使处于 Rai 的 0 期，$CD38^+$ 患者也常具有明显的侵袭性。

一、化学治疗

1. 苯丁酸氮芥

为常用而有效的药物，口服剂量为每日 4～6 mg，当白细胞计数下降后可减量。维持量为每日 2 mg，使白细胞计数维持在 $15\times10^9/L$ 左右。另外还可间歇给药，有利于骨髓的恢复。但据统计苯丁酸氮芥单药或加泼尼松治疗应用已数十年，有效率为 50%～60%，而且大多数只是部分缓解。

2. 环磷酰胺

每日 100～200 mg，口服或静脉注射。对病情较重者，可单用或与氟达拉滨合用。

3. 氟达拉滨

为腺苷类似物，是治疗慢淋的新药，尤对难治慢淋有效。剂量和用法：25 mg/m^2 静脉注射或口服 40 mg/m^2，连用 5 日，每月重复 1 次，视病情而定，可用 6～8 个疗程。据报道中危患者 103 例经氟达拉滨治疗，完全缓解率为 26%，而苯丁酸氮芥完全缓解率仅 6%。不良反应有骨髓抑制、感染、轻度至中度胃肠道反应、自身免疫性贫血等。

氟达拉滨联合环磷酰胺可提高疗效。据报道慢淋 75 例，氟达拉滨口服 30 mg/（m^2·d）及环磷酰胺 200 mg/（m^2·d），连用 5 日，每 4 周为 1 疗程，共 6 个疗程，完全缓解率 53%，部分缓解率 27%。

4. 克拉屈滨

又称 2-氯脱氧腺苷，是一种新的嘌呤类药物，用于烷化剂治疗无效的患者，剂量为每日 0.1 mg/kg，静脉注射，连用 7 日。与氟达拉滨无交叉耐药。

5. 喷司他丁

为腺苷脱氨酶的抑制物，剂量为 4 mg/m^2，静脉注射，每周 1 次，连用 5 周后，改为隔周 1 次。不良反应有消化道症状、皮疹、发热、肌痛、骨髓抑制及一过性转氨酶增高等。

二、免疫治疗

1. 利妥昔单抗

用法为 375 mg/m^2，每周 1 次静脉输注，常与化疗药物联合运用，可提高疗效。不良反应主要为过敏反应。

2. 阿来组单抗

是人源化的鼠抗人 CD52 单克隆抗体。用法：静脉注射剂量开始为 3 mg/d，逐渐增量 20～30 mg/d，每周 2～3 次，4～6 周，输注前可给甲泼尼龙，并可与氟达拉滨联合应用治疗复发 CLL。不良反应有骨髓抑制、感染、贫血、过敏反应。

三、造血干细胞移植

是最好的治疗手段，但慢淋患者大都为老年人，且中位生存期可长达 10 年左右，而异基因造血干细胞移植风险大，故不适宜。但可选用自体造血干细胞移植，年龄可以放宽到 65～70 岁，且不需要找供体，并发症少，移植相关死亡率低。

（吴雁翔）

第四节　骨髓增生异常综合征

骨髓增生异常综合征（MDS）是一种起源于造血干/祖细胞的克隆性疾病，临床表现以贫血为主，可伴有感染或出血，外周血全血细胞减少，或任一、二系细胞减少，骨髓中各系造血细胞数量增多或正常，但有明显发育异常的形态改变。以往对这一类疾病曾采用过多种不同的名称如白血病前期、难治性贫血、冒烟性白血病等。经研究已证实，MDS 是一组恶性克隆性疾病，患者的自然临床过程和转归有很大差异，30%～40% 患者发生白血病转变，其余大部分患者处于顽固性血细胞减少状态。法、美、英协作组根据患者外周血、骨髓中的原始细胞比例、形态学改变及单核细胞数量，将 MDS 分为 5 型：即难治性贫血、环状铁幼粒细胞性难治性贫血、难治性贫血伴原始细胞增多、难治性贫血伴原始细胞增多转变型、慢性粒—单核细胞性白血病。

2008 年 WHO 修订后的 MDS 分型，将 MDS 分为：①难治性血细胞减少伴单系发育异常，其中包括难治性贫血、难治性中性粒细胞减少、难治性血小板减少；②难治性贫血伴环状铁幼粒细胞；③难治性血细胞减少伴多系发育异常；④难治性贫血伴原始细胞增多-1；⑤难治性贫血伴原始细胞增多-2；⑥MDS－未分类；⑦MDS 伴单纯 5q－。

1997 年英、美、法等国的学者根据患者骨髓中原始细胞比例、染色体核型、血细胞减少系列数制定出 MDS 的国际预后积分系统，2012 年 MDS 预后国际工作组将上述指标细化分组积分，提出了修订后的 IPSS。此外还有基于 WHO 分类的评分系统（WPSS），WPSS 作为一个时间连续性的评分系统，可在患者病程中的任何阶段评估预后。以上积分系统对评估患者预后及选择治疗方式有重要意义。

MDS 患者的自然病程和转归差异极大，因此治疗必须遵循个体化原则。对于大多数病程缓慢，主要表现为持续性血细胞减少，无恶性表征的患者，其治疗目的是提高血细胞数量，改善生活质量。对于有明确恶性表征的患者可采用与 AML 基本相同的治疗原则，目的是消灭恶性克隆，恢复正常造血。

一、支持治疗

1. 输血

Hb＜60 g/L 或有明显贫血症状时可予以输注浓缩红细胞，老年患者可适当放宽输血指征。PLT＜10×10^9/L 或有活动性出血时输注血小板。

2. 抗感染

患者一旦发生感染，应及时正确地选用抗生素治疗。G－CSF 或 GM－CSF 可用于中性粒细胞缺乏并反复或持续感染的患者。

3. 祛铁治疗

输血依赖的患者可发生铁过载致生存期缩短，铁过载也可导致接受异基因造血干细胞移植的患者生存率下降。累计输红细胞≥25 U或血清铁蛋白>1 000 μg/L的患者可行祛铁治疗，常用的祛铁剂为去铁胺和地拉罗司。去铁胺20~40 mg/kg，腹壁皮下注射8~24小时。如铁蛋白浓度达2 000 μg/L，去铁胺剂量不要超过25 mg/kg。地拉罗司片初期每日服用20 mg/kg，监测血清铁蛋白水平以5 mg/kg或10 mg/kg调节剂量，总剂量不超过每日30 mg/kg。

4. 细胞因子

输血依赖的相对低危组患者可采用EPO±G－CSF治疗，治疗前内源性EPO<500 U/L者或输血依赖较轻（每月输红细胞<4 U）的患者对EPO反应较好。EPO 10 000 U/d连用6周，无效者再用6周或加用G－CSF，G－CSF剂量75 μg/d→150 μg/d→300 μg/d，每周递增，使白细胞计数维持在（6~10）×10^9/L。有效者达最佳效果后，C－CSF减至3次/周，EPO每4周调整一次剂量至维持最佳疗效的最低用量。

二、刺激造血药物

1. 雄激素

刺激肾脏增加分泌促红素，增强造血干细胞对促红素反应，促进骨髓造血，少数RA与RAS采用雄激素治疗可改善贫血。司坦唑醇（康力龙）每日6~12 mg，分3次口服；十一酸睾酮（安雄）每日80~120 mg，分2~3次口服，试用3~4个月。

2. 糖皮质激素

据统计约10%的患者用糖皮质激素后血象有改善，泼尼松每日30~60 mg，应用3~4周，血象有好转后减量或停药，因不良反应较大不宜疗程太长。

3. 维生素B_6

对少数RAS患者可能有一定作用，一般采用较大剂量，每日100~300 mg方能有效，表现为网织红细胞升高，输血量减少，但不能改善血细胞形态异常。

三、免疫抑制剂

适用于≤60岁的IPSS低危或中危-1、骨髓增生减低、染色体核型正常或单纯+8、骨髓原始细胞<5%、存在PNH克隆或HLA－DR51阳性的患者。

1. 环孢素A（CsA）

CsA可阻止T细胞激活及TNF、IFN－γ、FAS等细胞因子介导的细胞凋亡。剂量3~5 mg/（kg·d），分2次口服，3~6个月。

2. 抗胸腺细胞球蛋白（ATG）

ATC直接杀伤淋巴细胞，抑制IL－2和IFN－γ生成，诱导FAS介导的T细胞凋亡。剂量40 mg/（kg·d），静脉滴注，连用4日，疗效多在用药后2~3个月出现。

四、免疫调节剂

1. 沙利度胺

沙利度胺可将Th1细胞转换为Th2细胞，抑制TNF－α和IFN－γ产生，减少骨髓细胞凋亡。部分患者使用沙利度胺后可减轻输血依赖。开始剂量100 mg/d，渐增加至200 mg/d。常见不良反应有嗜睡、困倦、头晕、便秘、皮疹、深静脉血栓、多发性神经炎等。

2. 来那度胺

是沙利度胺的类似物，化学性质比沙利度胺更稳定，调节免疫、抗肿瘤作用强于沙利度胺。常用剂量10 mg/d连用21天，28日为1疗程。对伴$5q^-$的IPSS低危或中危－1患者可改善输血依赖。最常见的不良反应为血小板或中性粒细胞减少，其他常见的不良反应包括瘙痒、皮疹、疲劳、恶心、腹泻、便秘、周围性水肿等。伴有 $5q^-$ 的 MDS 患者如出现下列情况不建议使用来那度胺：①骨髓原始细胞 > 5%；②复杂核型；③IPSS－2 中危组或高危组；④*p53* 基因突变。

五、去甲基化药物

甲基化状态的改变是 MDS 的一个重要特征，去甲基化药物通过抑制 DNA 甲基转移酶 1 使抑癌基因恢复正常去甲基化状态。常用的去甲基化药物是地西他滨和 5－阿扎胞苷。

1. 地西他滨

推荐剂量 20 mg/（m^2·d）×5 天，28 日为 1 疗程。大部分患者在接受 4 个疗程后方才获益，目前地西他滨的适应证为 IPSS 中危－1、中危－2 和高危患者。低危组患者，特别是不适合 EPO、免疫抑制剂治疗或治疗无效的患者，也可应用地西他滨。

2. 5-阿扎胞苷（AZA）

AZA 75 mg/（m^2·d）连用 7 天，皮下注射，28 日为 1 疗程，至少 4 个疗程，有效率 60% 左右。2004 年美国 FDA 批准 AZA 用于所有 MDS 患者，尤其是年龄小于 75 岁，不适合化疗或干细胞移植的中危－2 或高危患者。

六、化疗

对于原始细胞比例增高的中高危患者，化疗是治疗方法之一，但由于 MDS 患者发病年龄偏大，正常造血储备能力较差，易出现化疗后长时间骨髓造血抑制，导致治疗相关死亡，故多采用小剂量化疗，如预激方案等。

1. 预激方案

小剂量阿糖胞苷剂量 10 mg/（m^2·d），每 12 小时 1 次皮下注射，连用 14 天，在此基础上联合 C－CSF 并小剂量高三尖杉酯碱［1 mg/（m^2·d），静脉滴注，连用 14 天］或小剂量阿克拉霉素［10 mg/（m^2·d）静脉滴注，连用 10 天］。

2. 常规联合化疗

55～65 岁的患者，IPSS 中位－2 或高危患者如机体状况好，也可采用 AML 方案化疗。

七、其他

1. 维 A 酸类药物

研究证明维 A 酸能抑制人类多种急性粒细胞白血病的瘤株增生和诱导分化；①13－顺式维 A 酸（13－CRA）剂量 20～100 mg/（m^2·d），用药 6 周以上，有效率达 20% 左右；②全反式维 A 酸（ATRA）40～60 mg/d，或小剂量 10～20 mg/d 应用 3～6 周可能会提高疗效。总的说来，维 A 酸类药物治疗 MDS 的效果并不理想，而且常有黏膜炎、骨关节痛、肝功能损害等不良反应，少数患者可选择试用。

2. 骨化三醇（1，25-双羟维生素 D_3，罗盖全）

剂量 2 μg/d，疗程至少 3 个月，不良反应有厌食、恶心、多尿、高钙血症等。

3. 砷剂

研究表明三氧化二砷可诱导人 MDS－RAEB 细胞株使 MUTZ－1 凋亡。现已有报道应用于临床。剂量 0.25 mg/（kg·d），静脉滴注，每周用 5 日，治疗 2 周后间歇 2 周开始下一疗程。

（王秀明）

第五节　霍奇金淋巴瘤（HL）

淋巴瘤的治疗应根据病理类型、临床分期并结合患者情况制订出合理的治疗方案。首次治疗对预后特别重要，要争取达到完全缓解。

一、治疗基本策略

霍奇金淋巴瘤（HL）从原发部位向邻近淋巴结依次转移，少数患者淋巴结区间有跳跃，放疗区域除累及淋巴结和组织以外，还应包括可能侵及淋巴结和组织。

（1）ⅠA、ⅡA受累部分照射：对于Ⅰ、Ⅱ期病变虽比较局限，但不能肯定其他部位没受累及，因而除采用受累区域及邻近部位照射外，尚需在照射后加用化疗4~6个周期，以消除潜在病灶。

（2）ⅠB、ⅡB、ⅢA、ⅢB和Ⅳ期联合化疗+放疗。

二、放疗

1. 局部照射

照射受累的肿块区，但常由于原发病灶周围组织中的肿瘤复发而使治疗失败。因此局部照射常配合化疗，用于Ⅲ~Ⅳ期患者。对原有巨大肿块部位照射，使肿块缩小至消失，因肿块而使脊髓、胆总管、气管等受压迫，放疗可迅速达到解除压迫的目的。

2. 扩大野照射

除照射受累区域外，尚需照射邻近的淋巴结区域。过去常用的扩大野照射：斗篷野、倒“Y”野、斗篷野加动脉旁野、全身淋巴结照射等。目前认为，早期HL，累及野放疗的疗效不亚于扩大野放疗。早期HL放疗的靶区最常用者为累及野照射，肿瘤侵犯范围和具体累及野的部位进行照射，如单、双颈野，纵隔野，小斗篷野等。

（王秀明）

第六节 非霍奇金淋巴瘤（NHL）

一、治疗基本策略

1. 联合化疗

由于这类淋巴瘤多具有播散的特点，故常以联合化疗为主要治疗手段。多数抗霍奇金淋巴瘤的有效药物，对非霍奇金淋巴瘤也有效。

2. 局部治疗和全身治疗相结合

比较局限的肿瘤，特别是原发于某些脏器的结外NHL可先进行手术及（或）区域性放疗，以后根据情况加用化疗或生物治疗。已有播散的Ⅲ、Ⅳ期B细胞NHL或明显播散趋向的Ⅰ、Ⅱ期T细胞NHL，先行全身化疗，在得到一定控制后，再采取必要的手术或放疗加强局部或区域性控制。

3. 惰性非霍奇金淋巴瘤

为低度恶性B细胞NHL，约占NHL的38%。包括小细胞型淋巴瘤、滤泡型淋巴瘤、淋巴浆细胞淋巴瘤、胃黏膜相关淋巴瘤等惰性淋巴瘤发展较慢，化疗、放疗有效但不易缓解，Ⅰ期和Ⅱ期化疗或放疗存活可达10年，Ⅲ、Ⅳ期化疗后虽多次复发，但有些患者生存期也可达10年，故主张此类患者不用强烈化疗，而用温和治疗方案。

二、B细胞NHL

1. 单药化疗

多用苯丁酸氮芥、环磷酰胺、氟达拉滨、苯达莫司汀、利妥昔单抗等。

苯丁酸氮芥0.1~0.2 mg/（kg·d），分次口服，连用7~14日，28日为1疗程。

环磷酰胺50~100 mg/d，分次口服，用于老年体弱者。

氟达拉滨25 mg/m^2，静脉滴注或口服40 mg/m^2，连用5日，28日为1疗程。

利妥昔单抗375 mg/m^2，静脉滴注，每日1次，7~14日重复一次，用于老年体弱者，用前15分钟需给予苯海拉明和地塞米松抗过敏治疗，小剂量开始，无不良反应，再加快滴速。

苯达莫司汀 100 mg/（m^2·d），静脉滴注，连用 2 日，28 日为 1 疗程。

2. 联合化疗

B 细胞 NHL 侵袭性强、临床疗效差，可改用二线方案。

R + DHAP 方案：利妥昔单抗（R）375 mg/（m^2·d），静脉滴注，地塞米松（D）40 mg/d，静脉注射，第 1~4 天，阿糖胞苷（A）2.0 g/（m^2·d），静脉滴注维持 2 小时，每 12 小时 1 次，顺铂（P）100 mg/（m^2·d），静脉滴注（24 小时持续），21 日 1 疗程。

R + GDP 方案：利妥昔单抗（R）375 mg/（m^2·d），静脉滴注，吉西他滨（G）1 g/（m^2·d），第 1 天、第 8 天静脉滴注（30 分钟滴注），地塞米松（D）40 mg/d，第 1~4 天静脉注射，顺铂（P）75 mg/（m^2·d），第 1 天静脉滴注（适当水化），21 日 1 疗程。

三、T 细胞 NHL

1. 外周 T 细胞淋巴瘤

一、二线治疗方案同不含利妥昔单抗的 B 细胞侵袭性淋巴瘤。

2. 皮肤 T 细胞淋巴瘤（蕈样肉芽肿/赛塞里综合征）

需根据分期选择局部治疗（倍氯米松软膏外用，每日 2 次；10% 盐酸氮芥用 95% 乙醇稀释 200 倍外用，每日 1 次；0.05% 维 A 酸软膏外用，每日 1~3 次；UVA 波长 311~312 紫外照射患处，每周 3 次，2 周评估，达疗效后再照 4~8 周，照射剂量、频率渐减；以上无效，局部放疗）；全身治疗［单药：贝沙罗汀（是一种新型的合成维 A 酸类似物，它可以选择性地与维 A 酸类 X 受体亚单位结合，因而可以选择性地发挥其抑制造血系统以及恶性肿瘤细胞系生长作用）300 mg/（m^2·d），每日 1 次，至少 2 个月；干扰素 α_2b 300 MU/d，一般 2 个月 1 疗程；MTX 每周 25mg 口服；脂质体多柔比星 25~30 mg/m^2，每日 1 次，21 日 1 疗程，共 4~6 个疗程；吉西他滨 1.2 g/m^2 第 1、第 8 日，28 日 1 疗程，共 6 个疗程；苯丁酸氮芥 8 mg/d，口服第 1~14 日，28 日 1 个疗程，共 6 个疗程］；局部治疗 + 全身治疗［UVA + 干扰素 α_2b 300 MU/d 至少治疗 2 个月；UVA + 贝沙罗汀 300 mg/（m^2·d），每日 1 次］；联合化疗［贝沙罗汀 300 mg/（m^2·d），每日 1 次，2 个月 + 干扰素 α_2b 300 万单位，每周 2 次，一般 2 个月为 1 疗程］。

3. 淋巴母细胞性淋巴瘤

本病为高度恶性淋巴瘤，治疗以化疗为主，放疗仅限于姑息性治疗；采用类似治疗急性淋巴细胞性白血病的方案；达完全缓解或部分缓解者，可行异基因或自体干细胞移植；复发患者再次联合化疗诱导，每疗程应注意预防中枢神经系统浸润。

四、其他

1. 干扰素治疗

对淋巴瘤治疗有一定疗效，尤其对低度恶性淋巴瘤，应用干扰素后可使缓解期及生存期延长。用法：α 干扰素 300 万 ~500 万 U，肌内或皮下注射，每周 3 次，持续治疗至少 12 个月，有部分患者停用后复发再次治疗仍有效。

2. 胃黏膜相关淋巴瘤

Hp 可能是该类淋巴瘤的病因，可使用抗 Hp 的药物杀灭 Hp，如克拉霉素 0.5 g，口服，每日 2 次，阿莫西林 1 g，口服，每日 2 次，奥美拉唑 20 mg 口服，每日 2 次，或甲硝唑 0.4 g，每日 2 次，疗程 1 周。抗 Hp 治疗完成后停药，4 周后再进行复查，否则易出现假阴性。

3. 自体造血干细胞移植

对于高危及复发的霍奇金淋巴瘤应积极进行自体造血干细胞移植。非霍奇金淋巴瘤经常规治疗只获得部分缓解或复发的淋巴瘤患者应及时用大剂量化/放疗加自体造血干细胞移植。凡有预后不良因素的高危非霍奇金淋巴瘤也应及早进行自体或异基因造血干细胞移植。

4. 单克隆抗体治疗

NHL大部分为B细胞，90%表达CD20阳性，HL淋巴细胞为主型也可表达CD20，凡CD20阳性的B细胞淋巴瘤均可单用CD20单抗（利妥昔单抗）或与其他化疗药联合应用治疗。抗CD52单抗（阿伦单抗）可用于难治复发T-NHL。初始剂量10 mg/d，逐渐加量至30 mg/d，每周3次维持，直到获得最大效应。一般6周1疗程。

（王秀明）

第七节　多发性骨髓瘤

多发性骨髓瘤（MM）是单克隆浆细胞异常增生的恶性肿瘤，以分泌大量单克隆免疫球蛋白为主要特征。其特点是：瘤细胞的增生致使骨髓、骨骼和其他组织受浸润，患者常见临床表现为骨痛、贫血、肾功能不全、感染、高黏滞血症等。但也有患者无明显自觉症状，骨髓检查或病理活体组织检查异常浆细胞（骨髓瘤细胞）常超过10%。X线检查有溶骨性病变。血清及尿液中有大量单克隆免疫球蛋白（M蛋白）。

本病应与其他疾病相鉴别。①骨髓中浆细胞增多应与再生障碍性贫血、肝硬化、类风湿关节炎、红斑狼疮、某些慢性炎症（如结核、骨髓炎等）、恶性肿瘤、病毒感染、药物过敏等所引起的反应性浆细胞增多相鉴别；②骨质疏松和溶骨性病变应与其他肿瘤的骨骼转移、甲状旁腺功能亢进，老年性骨质疏松等所引起的骨骼改变相鉴别；③高球蛋白（M蛋白）血症及本—周蛋白（凝溶蛋白）尿应与其他浆细胞病所引起的M蛋白增高和本—周蛋白尿相鉴别。本—周蛋白尿也偶见于淋巴瘤、白血病及其他癌症患者。

一、治疗原则

（1）无症状骨髓瘤或D-S分期Ⅰ期患者可以观察，每3个月复查1次。

（2）有症状的骨髓瘤或没有症状但已出现骨髓瘤相关器官功能衰竭的骨髓瘤患者应及早治疗。

（3）年龄≤65岁，适合自体干细胞移植者，避免使用烷化剂和亚硝基脲类药物。

（4）有症状骨髓瘤或D-S分期Ⅱ期以上患者需要治疗。

二、化疗方案

1. 诱导缓解治疗

对那些年龄小于65岁，一般状态好的患者，首选自体造血干细胞移植；对年龄超过70岁或合并肾功能不全的MM患者，自体干细胞移植也不是绝对禁忌症，但预处理方案需减量。对那些已打算或将来有可能进行干细胞移植的患者，诱导缓解治疗的目的是快速降低肿瘤负荷的同时不影响干细胞动员。最常用的化疗方案为VAD及其相关方案。

VAD方案由长春新碱（VCR）、阿霉素（ADM）和地塞米松（DEX）组成。VAMP方案中VCR和ADM的剂量和给药方法均与VAD相同，将DEX改为甲泼尼龙（MP）以减轻激素的不良反应。VAD方案的有效率达60%~80%，完全缓解率小于10%。

2. 维持治疗

患者化疗后M蛋白完全消失达24个月以上者，可以不给维持治疗。对Ⅱ、Ⅲ期多发性骨髓瘤患者处于稳定期，是否进行维持治疗尚有争议，根据临床试验总结，长期应用化疗维持未显示可推迟复发，延长无进展生存期，因此不主张化疗维持治疗，可采用干扰素及小剂量沙利度胺维持。

3. 多发性骨髓瘤难治/复发的治疗

①缓解后半年以内复发，可换用以前未用过的新方案；②缓解后半年以上复发，可以试用原诱导缓解的方案；无效者，换用以前未用过的新方案；③有条件者可进行干细胞移植（自体、异基因）。

移植后复发：①异基因移植后复发，供体淋巴细胞输注，使用以前未使用、含新药的方案；②自体干细胞移植后复发，使用以前未使用、含新药的方案，可考虑异基因造血干细胞移植。

对复发者可选用以下化疗药物。

（1）氟达拉滨：为阿糖腺苷核酸衍生物，为氟化嘌呤的类似药物，用法，25 mg/m^2 静脉注射或 40 mg/m^2 口服 3～5 日，每 28 天为 1 疗程，可加用口服泼尼松或环磷酰胺提高疗效。

（2）含去甲氧柔红霉素（IDA）的化疗方案，如 IDA 剂量 8～10 mg/（m^2·d），口服 1～4 日并与长春新碱 2 mg，每周，地塞米松 20 mg/d，1～4 日联用。

（3）三氧化二砷：持续小剂量应用 0.15 mg/kg，连用 60 天，有一定疗效。体外实验表明，维生素 C 能够降低细胞内谷胱甘肽的浓度，增强骨髓瘤细胞对三氧化二砷的敏感性，对难治/复发骨髓瘤患者可采用三氧化二砷 0.25 mg/（kg·d）加用维生素 C 1 000 mg/d，用药 25 日可提高疗效。

（4）来那度胺联合应用多柔比星、地塞米松组成 RAD 方案，与硼替佐来、地塞米松组成 RPD 方案均可取得疗效。

三、靶位治疗

靶位治疗是治疗 MM 的新方法。通过药物治疗改变骨髓的微环境，使骨髓瘤细胞无法在骨髓微环境中生存而达到治疗目的。

1. 沙利度胺

是谷氨酸衍生物，近年来研究发现沙利度胺有显著的抗血管新生作用，可以抑制血管内皮生长因子诱导血管新生；并直接抑制骨髓瘤细胞的增殖并杀伤肿瘤细胞。剂量采用逐渐增加，开始量 50～100 mg/d，1～2 周逐渐增加至 200 mg/d，目前临床大多用 100 mg/d。难治或复发的 MM 患者沙利度胺与化疗药物联合应用并可加用逆转耐药剂如环孢素 A 及钙通道阻滞剂等。

沙利度胺不良反应有便秘、嗜睡、继发性停经、皮疹及外周神经病变，少见的不良反应如中性粒细胞减少、甲状腺功能低下、心动过缓及静脉血栓等。

2. 来那度胺

是沙利度胺的一个重要衍生物，是口服的免疫调节药物。来那度胺苯二酰环上 C4 的氨基使得其化学性质比沙利度胺更加稳定，具有更强的抑制血管生成和免疫调节作用，现已应用于临床。常以来那度胺（R）和地塞米松（D）联合应用，不良反应较沙利度胺少，尤其是周围神经病变。

3. 硼替佐米

硼替佐米是一种合成的高选择性硼酸盐蛋白酶抑制药，研究证实，它对多发性骨髓瘤细胞有抑制细胞生长、诱导肿瘤细胞凋亡、抑制细胞黏附、抑制肿瘤血管生成等作用，除已经用于治疗多发性骨髓瘤外，在多种人类肿瘤如前列腺癌、乳腺癌、小细胞肺癌、白血病、淋巴瘤等细胞及动物模型中均具有广谱抗瘤活性。现已应用于临床，具体应用方法为硼替佐米 1.3 mg/（m^2·d）皮下注射，联合地塞米松治疗，其不良反应主要有周围神经病变、低血压、心脏疾病、肝脏损害、血小板减少症、胃肠道反应等。

4. 三氧化二砷

近年研究发现砷剂不仅能诱导细胞凋亡、细胞分化，而且对细胞周期和肿瘤血管新生有作用。通过直接抑制骨髓微循环中骨髓肿瘤的生长和生存因子的产生来介导抗骨髓瘤细胞的作用。

四、免疫治疗

1. α 干扰素（IFN－α）

α 干扰素为多功能的细胞因子，具有抗病毒和抗肿瘤细胞增殖活性及调节免疫功能的作用。与化疗合用可提高疗效。用法：300 万～500 万 U/d，每周 3 次，肌内注射或皮下注射。

2. 白细胞介素 2（IL－2）

T 淋巴细胞是 IL－2 的主要来源。IL－2 的作用：能刺激 T 淋巴细胞增殖分化，诱导产生细胞毒性 T 淋巴细胞，促使 NK 细胞数目增加及活性增强，激活产生 LAK 细胞，刺激 B 淋巴细胞增殖分化、分泌抗体。

晚期 MM 患者采用 IL－2，300 万 U/d，皮下注射，每周 6 天，连用 4 周，加用褪黑素（MLT）20 mg/d,口服，可取得疗效。IL－2 的不良反应有低热、低血压、心动过速、皮疹、血小板减少、恶心、呕吐等，一般停药后可自行消退。

3. 抗 CD20 单克隆抗体

CD20 表面抗原仅在前 B 淋巴细胞和成熟 B 淋巴细胞表达 CD20，抗原与抗体结合不会发生修饰、脱落或中和，因此被认为 CD20 单抗是诊断和治疗的理想靶子。多发性骨髓瘤是 B 淋巴细胞来源的浆细胞恶性肿瘤。利妥昔单抗（美罗华）是采用基因重组技术研制的人鼠杂交抗白细胞分化群 CD20 单抗。利妥昔单抗联合化疗可取得较好的疗效。

用法：利妥昔单抗 375 mg/m^2，每周 1 次，连用 4 周，共用 4 次为 1 个周期，给予利妥昔单抗后第 35 日并给予美法仑 0.25 mg/kg 口服，连用 4 日，泼尼松 100 mg/d 口服，连用 4 日，每 4～6 周重复，利妥昔单抗毒性低，仅有轻度恶心、肌痛等。

五、放疗

（1）对于骨的孤立性浆细胞瘤和髓外浆细胞瘤，放疗是首选的治疗方法。放疗剂量 40～45 Gy，分 20 次给予，1 个疗程 4 周以上。

（2）对 MM 患者局部放疗可以缓解疼痛，减轻骨折和脊柱压迫症状，放疗后可发生骨质再生，骨折愈合和压迫解除，椎体受侵者的截瘫可能恢复。预防和治疗放疗所致的水肿，可给予地塞米松。

（孙雪茜）

第八节　血友病

血友病根据所缺凝血因子不同而分为血友病 A（因子Ⅷ缺乏）和血友病 B（因子Ⅸ缺乏），为最常见的遗传性出血性疾病。血友病为性连锁遗传性疾病，女性携带而男性发病。若男性患者与女性携带者结婚，其女儿可得病。有文献报道，有 30% 的血友病 B 患者的发病是由自发性基因突变所致，而不是遗传所得。基因突变类型包括缺失、插入、片断重排等。

本病的主要临床表现为出血，患者终身有自发、轻微损伤或手术后的出血倾向，重型者在出生后即发病，轻者发病稍晚。最常见的出血部位是关节（尤其是肘、膝、踝、腕关节）、骨骼肌、胃肠道、泌尿道和中枢神经系统。

首先根据实验室检查判定血友病类型，进而根据其因子水平分为：重型（＜1% IU/mL 或＜0.01 IU/mL），临床常有自发性出血；中型（1%～4% IU/mL 或 0.01～0.04 IU/mL），出血通常为外伤所致；轻型（5%～25% IU/mL 或 0.05～0.25 IU/mL），常在小手术或拔牙后出血不止；亚临床型（25%～45% IU/mL 或 0.25～0.45 IU/mL），一般无临床表现，仅在大手术中出血较多，凭实验室检查才能证实为本病。诊断血友病 A 必须与获得性因子Ⅷ缺乏症和 VWD 鉴别，血友病 B 需与维生素 K 缺乏所致的因子Ⅸ缺乏加以鉴别。

一、预防

血友病的防治目的是中止或预防出血，防止由于肌肉与关节反复出血而导致长期病态。

（一）避免创伤

不做有创性运动，选择较为安全的职业与工种。尽量杜绝肌内注射药物、针刺及各种手术。必须手术时，应充分做好术前准备。

（二）注意口腔卫生

预防牙龈疾患，避免唇舌咬破，龋齿应及时填补。

（三）忌用某些药物

忌用影响凝血机制或对胃肠道有刺激的药物，如阿司匹林、肝素、华法林等。

（四）正确认识疾病

患者及其家属应对本病有正确认识，并需要掌握对紧急出血的临时处理方法。家中备有替代治疗血浆制品。一旦发生出血，最好在出血发生2小时内得到治疗，早期治疗可使出血部位尽早停止出血，减少替代治疗的次数。

（五）输注FⅧ制剂

重型患者定期输注FⅧ制剂可以降低关节出血的发生率，减少关节畸形。剂量：25～40 IU/kg，每周3次，可预防出血发生。

（六）基因诊断

对血友病可疑携带者用基因诊断技术或用遗传表型分析法以确定是否是携带者，对携带者孕妇作产前诊断以实施优生优育。男性血友病患者应对其配偶进行相关检测，女方受孕早期取羊水或脐血对其胎儿作性别鉴定，以决定弃留。

二、治疗

（一）局部止血治疗

如小外伤、鼻出血可用纤维蛋白泡沫、凝血酶、明胶海绵、肾上腺素等局部加压止血，也可用血浆、冷沉淀、6-氨基己酸或氨甲环酸、凝血酶溶于生理盐水喷在棉花球上外用止血。关节和肌肉出血时，可在替代治疗的基础上进行局部抽血，以减轻局部疼痛及肿胀，并加压包扎。

（二）替代治疗

替代治疗是治疗血友病的有效方法，尽可能早期治疗，遵循早期、足量和维持足够疗程的原则，以减少并发症。

1. 剂型

（1）新鲜血浆和新鲜冰冻血浆：几乎含有所有的凝血因子，适用于血友病A、B的治疗。因为制剂中因子浓度不高，达到所需的因子Ⅷ浓度所需的血浆剂量容易导致血容量过大，故其应用受限。成人一次最大量为15～20 mL/kg。轻型和亚临床型可作为首选。

（2）冷沉淀：所含的FⅧ：C每袋约80～125 IU，是新鲜血浆含量的5～10倍，其中含有vWF和纤维蛋白原。优点为制备简单、价廉，但冷沉淀中含有少量红细胞及红细胞碎片，易使患者接受治疗后生成血型抗体，导致溶血。因其属于血液制品，接受治疗者有引起病毒性疾病的可能。本制品必须冷冻保存在－18 ℃，保存时间一般不超过12个月，解冻后必须立即输注。室温放置1小时，活性丧失50%。

（3）中纯度和高纯度FⅧ制剂：浓缩FⅧ制剂通过特殊工艺灭活病毒，基本避免了病毒性肝炎和艾滋病感染的危险。其FⅧ活性提高25倍，可保存在4 ℃冰箱，便于家庭和旅游时使用，对重型血友病和危及生命的出血患者尤为适用。猪的FⅧ制剂与抗人FⅧ抗体只有很弱的交叉反应，适用于获得性FⅧ抗体的血友病A患者的治疗。

（4）重组FⅧ：是从仓鼠细胞培养，用免疫亲和纯化，不受病毒污染，其疗效与血浆FⅧ相同，无明显的不良反应。但价格昂贵，一般患者难以接受。

（5）凝血酶原复合浓缩物：含有因子Ⅱ、Ⅶ、Ⅸ、Ⅹ，其FⅨ的含量为5 IU/mL，若经过层析或免疫亲和处理，可以去掉其他因子，FⅨ的浓度为50～200 IU/mL，主要用于血友病B。

（6）重组人活化因子Ⅶ（FⅦa）：商品名为诺其，使用后局部会产生更多的FⅦa－TF复合物，使凝血酶大量生成，可有效改善出血。这种制剂已在世界范围内批准用于治疗存在抑制物的先天性血友病，并且在欧洲还被批准用于治疗获得性血友病。诺其治疗的推荐剂量为90～120 μg/kg，初始时每间隔2小时给予此剂量快速输注，此后视病情而延长给药间隔。临床研究证实，存在有抑制物的患者，无论是存在有同种异体抗体的血友病 A 和血友病 B 患者，还是存在有自身抗体的获得性血友病患者，诺其 90 μg/kg 的剂量均有效（有效率 80%～90%），可安全地止血。

2. 剂量

根据 FⅧ和 FⅨ缺乏的程度和有无并发症以及外科手术大小而异，按其生物半衰期和弥散半衰期给予维持量，以达到有效的止血水平。

轻型患者，无慢性关节病变，用 FⅧ或 FⅨ10 IU/kg，可达到有效的止血目的；有关节强直等慢性关节病变的出血，剂量需增加 2～4 倍，并维持 2～3 日，才能有效地控制病情发展。

轻度肌肉、黏膜表面出血，血浆 FⅧ：C 或 FⅨ：C 水平至少应提高到 20%～30%；较重出血、小手术（如血肿、拔牙等），血浆 FⅧ：C 或 FⅨ：C 水平提高到 30%～50%。致命性出血或大手术，血浆 FⅧ：C 或 FⅨ：C 水平应提高到 80%～100%。

FⅧ半衰期为 8～12 小时，故一般血友病 A 的给药间隔为 8～12 小时。FⅨ半衰期长达 24～36 小时，但其向血管外弥散速度快，弥散半衰期为 5 小时。为达有效止血浓度，血友病 B 的替代治疗应在首剂输注 2～4 小时之后就进行第二次输注，以后每12～24小时输注 1 次。

由于替代治疗的进展和外科技术的提高，血友病患者手术的危险性已大为减少。只要做到术前准备、术中处理、术后密切观察，不少患者能安全地施行选择性外科手术。术前使因子Ⅷ、Ⅸ已达到止血水平，术后保持在足以止血的水平，直至伤口愈合为止。

3. 替代治疗的不良反应

（1）FⅧ抗体：血友病 A 在治疗过程中，患者常产生抗 FⅧ抗体（抑制物），导致 FⅧ输注无效。此时应根据抗体滴定度和出血程度给予个体化治疗。处理方式：①大剂量 FⅧ输注或给予大剂量的凝血酶原复合物；②替代治疗前先进行血浆置换或体外免疫吸附以降低抑制物水平；③用重组 FⅦa 进行替代治疗，止血效果良好，常用 90～120 μg/kg，每 3 小时 1 次，直至出血控制；④对有 FⅧ抑制物形成的血友病 A 患者，治疗的长期目标是预防免疫记忆反应和抑制抗体的进一步生成。大剂量输入 FⅧ联合免疫抑制治疗常有效。常用的免疫抑制剂有类固醇激素和环磷酰胺，泼尼松每日 1～2 mg/kg，联合口服环磷酰胺，每日 50～100 mg，通常治疗 2～3 周 FⅧ抑制物可消失。另外，联合静脉输注人免疫球蛋白可能有协同效应。血友病 B 产生抗 FⅨ抗体的概率仅有 1%～3%，远低于血友病 A。

（2）病毒感染：经常使用血浆制剂治疗的血友病患者，乙肝、丙肝病毒的感染率高达 50% 以上。人类免疫缺陷病毒（HIV）感染已受到普遍重视。只要对供血者严加管理，建立更敏感的检测方法，提高血浆制剂的质量是可以预防的。其他不良反应，如过敏反应，个别患者出现溶血反应，这与血浆制剂的纯度有关。用 FⅦa 替代治疗，少数患者可发生静脉血栓和弥散性血管内凝血（DIC）等。

（三）关节积血、肌内血肿、血尿的处理

1. 关节积血

反复发作关节出血应予以治疗，以避免关节变形、跛行和致残。急性关节积血应及时替代治疗，关节置于功能和舒适位置，局部冷敷以止血镇痛，并用弹力绷带轻轻缠扎。数日后待关节疼痛和肌肉痉挛缓解，应鼓励患者做缓慢轻度肢体活动，小心进行体疗和牵引，并逐渐增加活动度，以防止关节挛缩、畸形。短程肾上腺皮质激素治疗在某些情况下可促进积血吸收。可以服用对乙酰氨基酚类的 COX－2 特异性抑制剂来减轻关节炎症反应，疼痛剧烈可以给予镇痛剂治疗。

关节积血一般不需抽取，但大量积血或长期积血本身可损伤关节软骨，易引起骨质破坏。可在充分替代治疗的基础上，严密消毒下抽去积血以减压，减轻疼痛。抽去积血后持续替代治疗 3～4 日，以免再度出血。反复某一特定关节出血，短期内预防性输注 FⅧ制剂 4～8 周能有效终止这一恶性循环，降低慢性血友病性关节病的发生。慢性血友病性关节病或剧痛者，抗炎治疗是有益的，但忌用阿司匹林、吲哚美辛等药物止痛。表现为关节僵硬、活动受限者，可采用物理疗法如按摩、热敷，使关节和肌肉恢复功能。对较严重的下肢畸形，可在替代疗法的维护下，进行修复性矫治手术。

2. 肌内血肿及血尿

较大的新形成的肌内血肿，可予替代治疗，令肢体处于功能位置，血肿外加压包扎，待出血停止，

肿胀消退后鼓励患者适当活动。腹膜后血肿可用 B 超诊断，一旦确诊，必须尽早给予替代治疗，以免发生大血肿和反复出血。血尿应及时采取替代疗法，鼓励患者多饮水及使用利尿剂，使肾脏血尿稀释排出体外。不宜用纤溶抑制剂，以免加重血凝块而堵塞泌尿道。

（四）其他疗法

1. 肾上腺皮质激素

对减少出血，加速血肿吸收，减轻关节肌肉出血所致的局部炎症反应有一定效果。多用于关节腔、肌肉、腹腔、咽喉部出血及血尿等。剂量为泼尼松 30～40 mg/d，疗程不超过 10 天。

2. 1－去氨基－8－D－精氨酸加压素

是一种合成的抗利尿激素衍生物，有抗利尿和促使内皮细胞释放 vWF 及 FⅧ的作用。一般用于轻型（FⅧ＞5%）血友病 A，剂量为 0.3～0.5 μg/kg，以 30 mL 生理盐水稀释后在 20 分钟内静脉滴注，12 小时后重复注射一次，每一疗程注射 2～5 次。绝大多数患者在首次注射后，短时间内 FⅧ：C 可升高 2～6 倍。也可经鼻喷雾吸入，每次 3～5 μg/kg，每日 2 次，其疗效较静脉滴注为差。常见不良反应是心率加快、颜面潮红。

3. 达那唑

小于 15 岁者 300 mg/d，大于 15 岁者 600 mg/d，连服 14 日为 1 疗程。对部分轻型和中型血友病 A 患者有效，重型者无效。

4. 抗纤溶药

血友病患者纤维蛋白的形成延缓或减少，抗纤溶药物如 EACA、止血芳酸能保护少量已形成的纤维蛋白不被溶解，对治疗出血有一定疗效。但抗纤溶药不宜用于血尿患者。

5. 基因疗法

目前替代治疗是血友病的主要治疗手段，由于其价格昂贵及可传播疾病等原因，难以成为患者预防治疗的选择。因此，通过基因转导的方法，将正常的 FⅧ、FⅨ基因导入患者体内，纠正遗传性基因缺陷，以持久地产生可满足止血需要的正常 FⅧ、FⅨ，这种治疗方法为血友病的治疗带来新希望。目前已经有几项血友病 A 及血友病 B 基因治疗方法进入临床试验阶段。近期新英格兰医学杂志报道 10 例血友病 B 患者接受三种剂量的 scAAV8 载体治疗，FⅨ水平均升高，并在 4 年内保持稳定。其中，接受高剂量治疗的 6 例患者的 FⅨ水平从＜1% 上升到 5% 以上，能从事体育运动，无须 FⅨ替代治疗。其中 4 例有肝酶上升，在短期应用类固醇治疗后均恢复正常。

（孙雪茜）

第九节　慢性贫血的输血

慢性贫血的起病慢，机体常能逐步适应，一般症状为头晕，活动后心悸，有时有耳鸣、无力、食欲不振等。皮肤黏膜苍白是常见的客观体征。贫血是一种症状，而不是独立的疾病。积极寻找贫血的原因并进行病因治疗比输血更为重要。

一、慢性贫血的病因

慢性贫血的原因较为复杂，归纳起来有以下 3 点。

（一）红细胞生成减少

（1）由于造血干细胞受损或受到抑制而发生增生分化障碍或骨髓红系祖细胞受到恶性血液病或骨髓转移癌的侵袭而致红细胞生成减少。

（2）由于维生素 B_{12}、叶酸缺乏引起的代谢异常及由嘌呤、嘧啶合成异常所致的幼红细胞增殖异常，发生巨幼细胞性贫血；由于缺铁或铁代谢异常导致血红素合成障碍而引起贫血。

（二）红细胞破坏过多

由于红细胞膜异常、酶异常、血红蛋白异常以及红细胞周围环境异常（如抗红细胞抗体和血管异常等）引起红细胞破坏过多，超过骨髓代偿增生所能补偿的能力即发生贫血。

（三）慢性失血

由于慢性失血，长期丢失血红蛋白，以致造血物质缺乏，特别是铁的丢失，如消化道溃疡慢性失血、痔疮出血、月经过多等。

二、慢性贫血的临床表现和特点

由于贫血发展慢，机体可能适应，而且红细胞内2，3-二磷酸甘油酸（2，3-DPG）浓度增高，使血红蛋白与氧的亲和力减低，易于解离，增加了氧的释放，所以有时贫血较严重也可以不出现症状，但检查时可见患者脸色苍黄或苍白，眼睑结膜苍白，有的患者可出现头晕、乏力、食欲缺乏，活动后心悸、气短等，严重时可出现恶心、呕吐、晕厥等。

慢性贫血的特点。

（1）常伴有与病因相关的症状或体征：如缺铁时，可能有因上皮细胞含铁酶的障碍而出现的反甲、舌炎、食管炎症状；慢性溶血患者常伴黄疸、肝脾肿大；维生素 B_{12} 缺乏常伴有神经症状；造血干细胞增殖低下者常由于有白细胞及血小板的减少而引起感染及出血症状。

（2）慢性贫血患者除并发急性失血或急性溶血时，一般无须紧急处理，有较充足的时间进行病因诊断，而且只有针对不同病因进行治疗才有较好的效果。

（3）慢性贫血患者大多数不需要输血，必须输血时，由于不存在血容量不足的问题，故只需输浓缩红细胞。

（4）某些慢性贫血尚无特殊治疗方法，需靠定期输血维持生命活动者，常会引起体内含铁血黄素的沉着，导致血色病。

（5）贫血的评估有三方面：①血红蛋白及血细胞比容；②患者的症状；③脏器功能。第一点无疑是最客观的，但不是决定输血的最好指标。后两点虽然较不客观，而且受贫血发病的速度和机体某些异常（如发热及心肺疾病）以及患者基础疾病的影响，但这两点对判断输血与否却比前者更有价值。所以慢性贫血患者的输血指征必须进行综合评估后决定。

（6）慢性贫血患者的许多症状为非特异性，如有学者研究美国缺铁性贫血妇女血红蛋白在80～120 g/L时易激动，易发生心悸、气短、头昏、疲乏及头痛症状，用铁剂治疗及安慰剂治疗后进行对照，发现这些症状与缺铁性贫血无明显关系。所以综合评估慢性贫血患者的症状以确定输血与否时要注意准确判断。

（7）慢性贫血患者生理代偿表现。①氧解离曲线右移，红细胞携带的氧易在组织中释放；②心脏代偿；③呼吸代偿。慢性贫血时红细胞2，3-DPG增高，这是红细胞葡萄糖代谢的媒体，它的作用是降低氧合血红蛋白的亲和力。由于2，3-DPG增高，故血红蛋白在经过组织时，就释放较多的氧以代偿血红蛋白降低后组织供氧的减少；慢性贫血时心搏出量增加也是一种对缺氧的主要代偿，但心脏代偿作用要到血红蛋白降到正常人的1/2时才明显。假如血红蛋白在70 g/L以上而出现心力衰竭征象，则几乎都伴有心脏本身的疾病（多数为冠心病或高血压性心脏病）。当血红蛋白<50 g/L时，冠状动脉血流可能相对不足，因而心室功能下降，这可能引起心力衰竭。因此，严重贫血者要注意观察有无心绞痛、胸闷、气喘、水肿、心率加快、颈静脉充盈或怒张、静脉压增高、肝颈静脉反流征阳性、肺底啰音等，及时判断输血与否，且输血时速度要慢，并在输血过程中观察上述症状及体征。文献报道血细胞比容<0.20的患者进行手术时，心脏病发作（心脏猝死、心肌梗死、不稳定心绞痛、缺血性肺水肿）明显增多。因此，严重贫血患者需要进行手术时，应将贫血纠正至一定程度再进行。慢性贫血患者呼吸功能代偿与心脏代偿平行。呼吸频率及深度增加以增加每分钟肺活量。任何限制肺功能的因素（特别是那些减低最大通气和减低肺泡和毛细血管间气体弥散的疾患）均将影响贫血患者肺功能的代偿。根据患者是否静息时也感气促、胸闷及呼吸频率是否过快等，可评估肺功能的代偿，其中动脉血氧测定及呼吸量的测定更为准确。在判定有肺功能代偿不全时，要及时排除影响因素，必要时也应适当输血，同样要十分注意输血的速率。慢性贫血患者输血的目的乃是使代偿的需要减低到可以耐受的程度，而不是解除代

偿的需要，能达到此目的的最低输血量是最适当的输血量。

三、输血原则和指征

（1）血红蛋白<40 g/L，伴有明显症状。

（2）某些暂时尚无特殊治疗方法的遗传性血液病患者，在其生长发育期，应给予输血，纠正贫血到一定程度，以保证正常的生长发育。

（3）贫血严重，而又因其他疾病需要手术者或待产孕妇。

（4）一般均应输浓缩红细胞。

（5）有条件者可输年轻红细胞。

四、输血方法和注意事项

（1）制订输血方案。如果判定患者需要长期输血，头几个月的时间应用来作为临床试验的时间。应仔细和经常评估患者的需要是否已经达到。足以减轻慢性贫血患者严重不适的血红蛋白和血细胞比容的水平常可在 3 个月内找出，并可估计出维持此水平所需的最低输血量。然后最好制订一个计划，按一定时间输血，不要等到血红蛋白或血细胞比容明显降低或症状明显加重后再输血。因为在后一种情况，往往要多输几次血才能恢复到所要求的水平。

（2）输血量和间隔时间的确定。慢性输血的疗效决定于两个因素，即输血量和输血间隔时间。一般来说，慢性骨髓造血功能障碍的患者，每 2 周输红细胞 2 个单位。造血物质缺乏的患者需要输血时，往往输一次红细胞即可。

（3）输血效果判断。如果输血需要量超过每 2 周 2 个单位红细胞时，提示可能有一个以上的原因引起无效输血。由于慢性贫血的血容量相对稳定，故血细胞比容可反映其红细胞量。在没有明显活动性出血或免疫性溶血的患者，一般于输血后 15 分钟检测的血红蛋白水平和 24 小时后检测的一样。因此，输血后测定血红蛋白或血细胞比容可很快评估出输血的效果。如果效果不佳，则要找出其他原因，如是否存在症状尚不明显的隐性同种免疫性溶血，是否存在胃肠道或其他部位的隐性出血，是否有脾功能亢进，是否同时伴发溶血。

（4）病因不同，输血时应注意其不同要求。纯粹以血红蛋白水平来确定输血不一定完全正确，应根据病因、临床症状和有无并发其他疾病来决定。

（5）长期输血者，不宜用维生素 C，因维生素 C 虽可增加尿铁的排泄，但也可增加胃肠道对铁的吸收。如血浆铁明显增高，应加用去铁胺，防止含铁血黄素沉着症或血色病的发生。

（6）注意治疗原发病。

（7）心肺功能不全者或老年人，需注意输血速度，一般以 1 mL/（kg·h）为宜，并在输血过程中严密观察，及早发现心力衰竭的征兆。输血时如已有心功能不全征象，可同时加用利尿剂。

（孙雪茜）

第十节　急性贫血的输血

贫血是指循环血液的单位容积内血红蛋白、红细胞计数和（或）血细胞比容低于正常的病理状态，它可发生于许多疾病。贫血使血液携氧能力降低，其直接后果便是组织缺氧，从而导致脏器功能障碍，甚至造成死亡。贫血的临床表现与贫血发生的快慢密切相关，急性贫血由于发生快，症状较为明显，常需紧急输血；慢性贫血起病缓慢，机体已适应低氧状态，症状常不明显，无输血指征时不必马上输血。

一、急性贫血的病因

急性贫血的原因是红细胞突然大量丢失或破坏，骨髓不能及时补充循环血液中的红细胞容量。此外，骨髓造血功能突然严重受损甚至停滞，也可引起急性贫血。

（一）急性失血

外科创伤出血最为常见，其次就是内科疾病伴发的大出血，如消化道出血、出血性疾病的出血、咯血等。

（二）急性溶血

主要见于溶血性疾病（如阵发性睡眠性血红蛋白尿症、自身免疫性溶血性贫血、血红蛋白病等），以及外因（如蛇毒、血型不合的输血、化学毒物等）引起的急性溶血。红细胞大量在血管内破坏，血红蛋白从红细胞内溢出，丧失其携氧的功能。

（三）急性骨髓造血功能障碍

主要见于急性再生障碍性贫血、急性造血功能停滞、急性纯红细胞再生障碍性贫血及急性放射病等，骨髓造血干细胞受损或增生障碍，不能生成红细胞。

二、急性贫血的临床表现和特点

（一）急性贫血的临床表现

由于红细胞突然大量减少，引起组织缺氧，需氧量较高的脑、心肌、肌肉组织最先有反应，出现头晕、疲乏无力、心跳加快，严重者可出现精神萎靡或烦躁不安、神志淡漠、反应迟钝，甚至意识不清。

（二）急性贫血的特点

（1）贫血原因不同，表现也有差异。急性失血较多时伴有血容量的减少，常出现心悸、出汗、口渴，甚至血压下降，收缩压在10.7 kPa以下时呈休克状态，出现皮肤湿冷、苍白或紫灰花斑，少尿或无尿。失血初期由于血液尚未被从组织间隙进入血管的组织液稀释，检测血红蛋白或红细胞不能正确反映红细胞丢失程度，处理时应当注意。急性溶血常伴发热、腰痛、腹痛，皮肤黏膜黄染，尿色深或出现血红蛋白尿及酱油色尿，严重时可有因胆红素脑病而出现精神神经症状，甚至昏迷。造血功能障碍者常伴有白细胞和（或）血小板的减少，出现感染及皮肤、黏膜出血等症状。

（2）贫血原因不同，处理也不一样。急性失血者要及时补足血容量，急性溶血者要积极防治溶血引起的并发症，造血功能障碍者要防治白细胞减少及血小板减少引起的并发症。

（3）急性贫血常需紧急输血，由于病因不同，故输血的要求有所不同。急性失血者要求快速输血，可输红细胞，也可输全血；溶血者最好输红细胞，且对红细胞制品根据病因进行选择。

三、输血原则和抢救措施

急性贫血的输血由于病因不同，其原则和抢救措施也不相同。

（一）急性失血的输血

急性失血时伴有血容量的减少，脏器血流灌注减少，组织缺氧，常导致细胞功能障碍及脏器损伤。收缩压降至10.7 kPa以下时，肾排泄代谢产物的功能显著下降，甚至引起少尿或无尿而发生尿毒症，如不及时纠正，将严重威胁生命；脑细胞严重缺氧可引起细胞水肿甚至坏死而危及生命；心肌严重缺氧可导致心肌受损产生心力衰竭，对原有冠状血管供血不足者，将会加剧病情，引起严重后果。因此，急性失血的输血要首先考虑补足血容量，保证组织灌流，其次考虑补充红细胞以纠正贫血。

1. 急性失血的输血原则

（1）积极消除失血原因，及时止血。

（2）补充血容量。

（3）根据病情需要决定是否输血。

（4）根据失血量及贫血严重程度决定输血量和输血速度。

（5）优先考虑输红细胞。

2. 急性失血的抢救措施

（1）补充血容量：轻度失血（失血量500 mL）只需补液即可；中度失血（800～1 000 mL）者及时补液，然后视出血情况再考虑输血，如出血已止，可以不输血；重度失血（>1 500 mL）者，应积极进行抢救，给予足量补液，并采取措施（包括手术）进行止血。常用的补液方法如下。①晶体液输注，常用平衡盐液，其电解质成分近似血浆，不仅可有效地补充血容量，也可补充血管外间隙细胞外液的丢失，保证有效的组织灌流，维持血液循环的稳定。由于晶体液的稀释作用，可以降低血液黏度，使血红蛋白氧解离曲线右移，因氧释放系统有巨大的储备，只要灌注改善，即使贫血存在，其供生命器官的氧释放也可充分恢复。由于晶体液能快速分布到血管外，所以输液量常须达到失血量的3～4倍。近年来不少人用高渗盐液（7.5% NaCl）及高渗氯化钠右旋糖酐液（7.5% NaCl/6%右旋糖酐）进行抗休克研究，仅用4 mL/kg就可保持血压稳定2小时，不少人主张将高渗盐液与平衡盐液共同使用；②胶体液输注，可选用中分子右旋糖酐（Dex 70）。Dex 70渗透压相当于1.7%清蛋白溶液，扩容效能为输入量的2倍。临床上多用其制成6%的含生理盐水溶液。输后8小时循环中尚能保持50%的输注量，可维持血容量达12小时之久。轻度失血或中度失血，仅输500～1 000 mL的Dex 70，就能收到良好的扩容、提高血压的效果而免于输血。Dex 10输注不宜超过1 500 mL/d，以免加重出血，因它对血小板功能有影响。严重出血时常与其他晶体液（平衡盐液）或血液及血浆搭配使用。羟乙基淀粉也有较明显的扩容作用，快速输注（120滴/分）有明显升压效果，用量也不宜超过1 500 mL/d。

（2）纠正贫血：失血后正常骨髓反应性增生，加快红系祖细胞的增生、分化、成熟和释放，所以失血量<1 000 mL时，如应用晶体液及胶体液后，血压能维持正常稳定，保证组织灌流，则可以不用输血去纠正贫血。但失血量大时，由于红细胞丢失过多，使血液携氧功能显著下降，将影响组织代谢，故需适量输血。①输全血，在成分输血已广泛使用的今天，大量失血是少数尚允许输全血的病种。它可补充丢失的红细胞和血浆以及稳定的凝血因子。一般均在输晶体液和胶体液后进行。它与晶体液及胶体液的比例一般为1∶1。输全血量较大时，应输部分新鲜冰冻血浆和浓缩血小板及某些凝血因子浓缩剂；②输浓缩红细胞，是目前趋势，在失血性贫血中，多主张在输晶体液及胶体液后输浓缩红细胞，以避免输贮存全血时的代谢并发症。因为全血在贮存过程中会发生生化和代谢改变，所以含有细胞碎屑、枸橼酸盐以及钠、钾、氨离子等。此种全血大量输入体内会产生并发症。而浓缩红细胞中上述物质含量仅为全血的1/30～1/2。此外，输注全血易使受血者产生抗体，影响再次输血。一旦产生抗体后，再输含相同人类白细胞抗原的全血就会发生输血反应。如果为了补充血小板，则全血的血小板也太少，无济于事。因此，近年来全血的使用已大为减少。浓缩红细胞可以用生理盐水稀释，以克服浓缩红细胞输注速度过慢的问题。

3. 急性失血的输血注意事项

失血性贫血输血须注意以下事项。①大量输血（指24小时内输血量接近或超过自身全血量）时，如用的是贮存全血或浓缩红细胞，将会出现血小板和凝血因子的不足，需要适量使用浓缩血小板及新鲜冷冻血浆；②抢救过程中，要检测血压、脉搏、尿量及血细胞比容，有条件者应监测中心静脉压、肺动脉楔压、心输出量等，据此调整输液、输血量及输注速度，避免输液、输血量不足，不能维持正常组织灌流，也避免输液、输血量过多，引起肺水肿、心力衰竭等；③原有心肺疾病者，更要注意输液、输血量及输注速度；④失血量较大而单用晶体液及胶体液补充血容量时，需注意血液过度稀释的问题。因为血红蛋白在40～50 g/L，血细胞比容<0.20时，不仅会影响出血部位的愈合，而且易发生感染；⑤抢救过程中不要忘记积极想办法止血；⑥注意大量输血时可能引起的并发症，如枸橼酸盐中毒、血钾改变、酸碱平衡失调、低温、免疫性溶血以及防止输血传播疾病的发生。

（二）急性溶血的输血

急性溶血时产生大量红细胞碎片，并有血红蛋白溢出，血浆中的血红蛋白除与结合珠蛋白结合外，尚有多量的游离血红蛋白经肾排出。严重溶血可引起重要脏器的功能障碍。例如，心肌缺氧诱发心绞痛、心力衰竭；脑缺氧产生精神、神经症状；肾缺氧引起肾小管坏死及上皮细胞脱落，加上经肾排出的游离血红蛋白在肾小管内的酸性条件下结晶析出以及胆红素对肾小管的损伤，造成急性肾功能衰竭。急性溶血时，大量的红细胞碎片及基质对单核—吞噬细胞系统有阻滞作用，可促使休克的发生，过高的胆红素尚可引起胆红素脑病。因此，急性溶血时的处理不同于急性失血性贫血，它不存在血容量减少的问题，加上许多溶血性疾病发生溶血的机制与抗原抗体反应及补体有关，输血需特别慎重，否则可能加重溶血。但急性溶血引起的重度贫血如不及时纠正又往往会造成死亡，实践证明此类患者如及时输血可以大大减低病死率。

1. 急性溶血的输血原则

（1）及时阻断溶血的原因或诱因，注意电解质平衡。

（2）严重贫血，特别是引起心、肾、脑功能障碍时，应及时输血。

（3）必须输血时，选择浓缩红细胞，并根据病因不同而严格配血。

2. 急性溶血的抢救措施

（1）终止溶血：视不同病因而异。例如药物性所致者不再使用此类药物，输血所致者应立即终止输血，与抗原抗体反应有关者多采用肾上腺皮质激素或免疫抑制剂。近年来，自身抗体介导的顽固的免疫性溶血性贫血多采用血浆置换术。

（2）防治休克及急性肾功能衰竭：有休克表现者，可适量输注中分子右旋糖酐。给予适量5%碳酸氢钠滴注，以碱化尿液。遇有肾功能衰竭表现时，尚需补充晶体液，并给予利尿剂，保证有足够尿量，同时注意监测并治疗高钾血症、酸中毒。

（3）纠正贫血：由于不少溶血性疾病输血不当反而加重溶血程度，故对溶血性疾病尽可能不输血。但急性溶血引起严重贫血时，仍应紧急输血以挽救生命。输血量无须过大，目前强调输浓缩红细胞，一般输浓缩红细胞2个单位即可。对于血液成分的选择，则视原发病而定。如能积极治疗原发病，及时终止溶血以及防止休克和急性肾功能衰竭，往往一次输血即可缓解。约有10%的病例溶血继续存在，输血后未见明显改善，可考虑第二次输血。近代提倡输注年轻红细胞，效果更佳。

3. 急性溶血的输血注意事项

（1）溶血性疾病的急性溶血多数有抗原抗体反应及补体参与。由于患者体内有可能存在自身抗体或同种抗体，所以要严格配血。

（2）要结合原发病慎重选择适合的血液制品。

（3）严格掌握输血适应证，可输可不输者不输，即使要输血，也以少量为宜，开始输注应慢速滴注，观察10～15分钟无不良反应后再加快速度。

（孙雪茜）

第十一节　红细胞疾病的输血

贫血是红细胞疾病（除真性红细胞增多症及继发性红细胞增多症外）患者共同的临床表现。大多数红细胞疾病患者的贫血是缓慢发生的，血容量保持相对稳定，如有输血指征，应以输红细胞为主。贫血的治疗方法和疗效因病因不同而有显著差异，因此对输血的需求也大不相同。①红细胞生成障碍的贫血中，因骨髓造血功能障碍所致者（包括溶血性贫血并发的再生障碍危象），在治疗未获缓解前，常需反复输血以维持生命；因造血物质缺乏所致者，如缺铁性贫血、叶酸缺乏或维生素B_{12}缺乏引起的巨幼细胞性贫血等，主要治疗措施是补充造血物质，无适应证时无须输血。其输血适应证为休息时有明显贫血症状，血红蛋白<40 g/L或血红蛋白<60 g/L伴有下述情况之一者：冠心病、高血压性心脏病、贫血性心脏病伴心功能不全、待产孕妇和因外科情况需要手术者；②红细胞破坏过多所致的贫血（溶血性贫血）多数需要输血，少数呈慢性经过而又有有效治疗方法者也无须输血。例如，遗传性球形红细胞增多症等，脾切除可有显著疗效，输血仅作为手术前准备措施及溶血危象发作时应用。

一、再生障碍性贫血（再障）的输血

因贫血严重（Hb<40 g/L）需输血者，一次输注2个单位。需较长期输注维持生命者，每2周一

次，可用年轻红细胞。应尽量延长输血的间隔时间，如输血间隔延长超过 1 个月以上尚能耐受时，常可不再输血，即所谓“过输血关”。多输血并无好处，一来会抑制造血，二来可引起含铁血黄素沉着及通过输血传播疾病。

若同时有明显出血，血小板 $<20\times10^9/L$ 者，可输浓缩血小板。

因感染发热用抗生素无效或感染严重者，可输免疫球蛋白 2.5 g/d，隔日 1 次。若白细胞 $<1.0\times10^9/L$ 或中性粒细胞 $<0.5\times10^9/L$，在用抗生素的同时，应选用粒细胞集落刺激因子（G－CSF）3～5 μg/（kg·d）。若用抗生素 72～96 小时之后感染仍得不到控制，而中性粒细胞继续下降，特别是中性粒细胞 $<0.2\times10^{10}$，感染将危及生命者，可输浓缩白（粒）细胞，但必须足量，一般输注粒细胞总数为 $(1.0\sim3.0)\times10^{10}$，连续用 4～7 天，并与强有力的广谱抗生素合用。必要时，可考虑每天输 2 次。有学者研究粒细胞减少者在发热时立即用粒细胞输注，存活率为 52%，与对照组无显著差异；而另一些学者则在用抗生素 72 小时无效时再用粒细胞输注，存活率为 58%，比对照组的 15% 显著增高，表明严重感染时粒细胞输注有明显效果。

多次输血后引起 HLA 抗体的产生，从而引起输血反应而使输血难以进行。遇到这种情况，而又必须输血时，可用白细胞过滤器进行红细胞输注。如果此类患者需输血小板，而输任意供体的血小板已产生同种免疫而使输血小板无效时，则可选用家庭成员中 HLA 相合的血小板。

长期输血后易致脏器含铁血黄素沉着，影响脏器功能，甚至发生血色病。因此，当输血次数较多（例如输 10 次以上）时，应适当给予去铁胺注射，以增加铁的排泄。

二、6－磷酸葡萄糖脱氢酶（G－6－PD）缺乏症的输血

病情危急，出现脑部缺氧或脑细胞水肿症状，如昏迷、抽搐、两眼同向性偏斜、瞳孔散大者，不必等待血红蛋白检查结果，应立即配血，给予快速推注血液以抢救生命。

贫血症状严重，血红蛋白 <40 g/L，或住院后仍有显著血红蛋白尿者可考虑输血，一次 2 单位红细胞即可。如果病情十分危急，也可输贮存全血。少数患者一次输血后，由于溶血尚未终止，症状未见明显改善或仍有明显血红蛋白尿，可考虑第二次输血。输血量按全血计为 5～15 mL/kg（成人 150～300 mL，小儿 80～150 mL），也可用至 10～20 mL/kg。

亲属的血很可能也是 G－6－PD 缺乏的，输入后有可能出现再次溶血，因此尽量不输亲属的血。最好是对献血者进行快速筛查，选用非 G－6－PD 缺乏者作为血源。

对轻、中型病例可不用输血，但应注意水、电解质的平衡及纠正酸中毒，及时补充晶体液及应用碳酸氢钠碱化尿液，保证足够的尿量。

三、珠蛋白生成障碍（地中海）贫血的输血

（一）输血的指征

（1）轻中度贫血者可不输血，只有当感染或妊娠引起贫血明显加重，或需要进行手术时给予输血。

（2）重症珠蛋白生成障碍贫血常从幼年开始发病，严重影响患者生长发育及智力发展，导致脾肿大以及脾功能亢进，心脏肥大，也因无效性造血促使胃肠道对铁吸收过多而发生继发性血色病，故一旦确诊，宜尽早输血。

（二）输血的方法

（1）因需长期输血，常易致铁过多，故应尽量使输入的红细胞寿命维持较长时间；同时为了减少患者输血反应，宜尽量减少白细胞及血小板的输入。常输入的红细胞有：①年轻红细胞，输入人体后存活时间长，携氧能力比一般红细胞增强，是珠蛋白生成障碍贫血患者最为理想的血制品，缺点是价格昂贵；②少白细胞的红细胞，能明显减少 HLA 抗原的输入从而减少非溶血性发热反应的发生；③洗涤红细胞，减少了 HLA 抗原的输入；④洗涤后的冷冻红细胞，因红细胞经过洗涤和冷冻后，已极少含白细胞、血小板和血浆，这是珠蛋白生成障碍贫血较理想的血液制品；因为约有半数的长期输血者可能有抗

红细胞抗体，比较难找到相容的血液输注，采取冷藏措施（即从献血者中分离红细胞，在中心地区冷藏）后，可预选供者及预先交叉配血，从而有多种血液可供选择，故容易找到相容的血液供患者使用，缺点是价格昂贵。

（2）输血的目的之一是减轻贫血的症状并维持生命，为达到目的，一般定期输给中等量的红细胞，使血红蛋白保持在 60～70 g/L 的水平即可，但患者仍处于贫血状态，不但生命质量差，而且贫血的各种病理改变得不到明显纠正，影响生长发育。随着岁月的推移，患者年龄增长了，但发育障碍，健康不佳，且由于反复长期输血导致血色病而夭折。因此，这种中量输血方法虽为大多数人采用，但不是理想的方法。现在趋向于用高量输血的方法。一旦确诊后尽早开始输血，且短期内反复输血，使血红蛋白上升到正常水平（100 g/L 以上或血细胞比容在 0.27 以上）之后定期输血，并维持在这一水平。其目的不是单纯为了减轻贫血症状和维持生命，而是使供氧恢复正常，组织氧合作用改善。同时，由于铁饱和的贫血中血浆铁转运率提高，使胃肠道吸收铁增多，血红蛋白提高到正常后，可降低血浆铁转运率，并使胃肠道对铁的吸收恢复正常水平，不但保证正常生长发育，减轻骨髓及脏器的病理生理改变，而且减少血色病的发生。近年来更有学者主张用超高量输血，使血红蛋白升至 130 g/L 以上及血细胞比容 > 0.35，认为对纠正病理改变更有效。如从婴儿期开始使用，还可避免出现典型的珠蛋白生成障碍贫血的面容和病理生理改变，保证患者的生命质量。具体输注方法是每 2 周输冷冻红细胞一次，为了保持血红蛋白在正常水平，输入量为 10～20 mL/kg，随生长发育再增加 1～2 单位。滴注速度为 1～2 mL/min。若用年轻红细胞，则输血的间隔可延长到 1～1.5 个月，用血量仅在开始时较大，经过 1～4 个月后，输血量就可减少。由于脾功能亢进呈渐进性进展，输血也会进行性增加，并导致铁负荷增加。因此，脾功能亢进明显时，及时进行脾切除不但可使全血细胞上升，输血量减少，输血时间延长，而且也可减轻铁负荷。有学者主张，当输血需要量每年达到 200～250 mL/kg 以上时就应该进行脾切除。

（三）输血的注意事项

（1）输血前最好进行完整的红细胞血型系统检测，尽可能应用多种亚型相配的血，避免长期输血产生同种抗体，影响到以后的输血。

（2）由于长期多次输血，故很容易发生经血液传播的疾病，如病毒性肝炎、艾滋病等。

（3）长期输血会引起铁负荷增加。一般统计，输血 100 次以上有可能引起血色病，因此不能给患者使用铁制剂，也不宜进食含铁量高的食物，因为肠道中铁浓度过高时，较多的铁能弥散入肠黏膜细胞，增加铁的吸收。宜多喝茶，定期检查血清铁，如明显增高（ >200 μg/L）伴有皮肤色素改变、肝功能改变、糖尿病及心脏功能不全时宜用去铁胺肌内注射 10 mg/（kg · d），此剂量可使机体每日排出铁 10～20 mg。

四、自身免疫性溶血性贫血（AIHA）的输血

（一）输血的指征

（1）轻中度溶血不必输血，较严重溶血时，应每 2～4 小时进行检测，观察溶血及血红蛋白或血细胞比容下降情况，如果病情稳定，可不必输血，因为患者对溶血较易耐受，甚至老年人亦然。只要严格卧床休息，限制活动即可。此外，患者对治疗反应及自然恢复均较快，50% 的患者用足量肾上腺皮质激素后可在 1 周内取得效果。

（2）严重溶血时，血细胞比容可降至 0.15 以下。当血细胞比容降至 0.12 以下或血红蛋白降至 40 g/L 以下时，会出现神经、精神症状以及严重疲乏、食欲不振、恶心甚至呕吐，或心悸气急，甚至昏迷。此时必须紧急输血，同时给予吸氧。

（3）发生溶血危象，出现休克时，应及时用晶体液或胶体液纠正休克，紧急配血及时给予输血。输入的红细胞的寿命可能与患者本身的红细胞一样缩短，但输血仍可有暂时的挽救生命作用；出现严重血小板和（或）粒细胞减少时，可按再生障碍性贫血处理。

（二）输血的方法

（1）选择好献血者，认真配血，选择 ABO 相合的红细胞输注。如果估计需要重复输血者，则要注

意同种抗体的产生。所以最好一开始就做红细胞基因表型的检测，因为输过血的患者再做基因表型的确定是很困难的，甚至是不可能的。如果已知 Rh 表型就可选用同型的血，避免同种抗体引起溶血，又如假定 JK^a 阳性，则输了 JK^a 阳性或阴性的血均不会产生抗 JK^a 同种抗体；如果 Kell 阴性，则用 Kell 阴性的血才可避免抗 Kell 抗体的产生。如果自身抗体有 Rh 等相关抗原特异性，则应选择缺乏此类抗原的红细胞输注；如检测出同种抗体，则选择与此抗体相容的红细胞输注。

（2）由于自身抗体可能在试管中与所有供体的红细胞起强反应（间接抗球蛋白试验 + + ~ + + + + +），以至于无法获得相配的血。在交叉配血不完全相合时，应多配几个 ABO 血型相同的血，不得已时可以采用患者血清与供体红细胞反应最弱的红细胞输注。

（3）如因自身抗体存在，影响到 ABO 血型的判断，在紧急情况下，可输 O 型红细胞。

（4）自身血输注。有学者报道某些 AIHA 患者，自身血输注有实际意义。有些 AIHA 患者尽管直接抗球蛋白试验阳性但可无溶血性贫血，试管中红细胞破坏只占 2% ~ 14%，而治疗后恢复的患者则红细胞在试管中可不破坏，故可将治疗恢复的 AIHA 患者的红细胞冷冻保存，等到以后复发时，将之输回，可不必担心同种抗体引起的溶血，也可在患者需要手术的时候给予回输，可保证不在手术中发生同种抗体引起的溶血反应。还有学者报道有一甲基多巴诱发的直接和间接抗球蛋白试验阳性的患者需要紧急手术，该患者虽有溶血但血红蛋白及血细胞比容正常，其抗体对所有正常红细胞均有反应，停药后未等到抗体滴度下降，就抽取 3 个单位的红细胞保存起来，到手术中用了上去。其他学者也在另一些患者身上应用了同样的方法取得良好效果。如果不方便或不可能延迟手术以等待收集到足够的自身血者则可用温吸收技术及其他血清技术以排除供血中存在同种抗体的可能。

（5）输注洗涤红细胞或少白细胞的红细胞。有学者报道冷抗体型 AIHA 输洗涤红细胞后可使血清中补体降低，并认为这是输注后红细胞存活时间延长的原因。但另一些学者认为资料太少，不足为凭。不过，他们承认应用洗涤或少白细胞的红细胞以避免红细胞以外的抗体引起的反应是合理的。因为在严重的 AIHA 中，发热的原因较难确定，如有发热则可导致不必要的延迟或停止输血。

（6）关于冷抗体型 AIHA 应用温血问题观点尚不一致。有学者认为准确配型的血可以不用加温进行慢速输注。另一些学者则认为必须用加温血。还有学者认为除加温血外，更重要的是置患者于温室中。再有一种看法是如果将血液加温至体温水平并置患者于温室中则不太可能发生溶血。至今为止，这个问题尚未进行深入的研究。但应强调指出，如果要加温，则一定要处理得当，随意加温是十分危险的。血的加温不应当超高 38 ℃，否则输入后在体内会很快被破坏，甚至引起患者死亡。

（7）血浆置换 AIHA。患者的抗体滴度较高时，先用血浆置换后再用激素，效果较好，不但症状减轻快，而且激素用量也可以减少。特别是对于治疗效果不佳的患者，血浆置换后再用激素可以取得良好效果。

（三）输血的注意事项

1. 输血的危险性

从血清学的角度来说，患者的自身抗体对自己的红细胞和多数正常红细胞都能起反应。输血可能使溶血加速，使黄疸和贫血加重，甚至引起急性肾功能衰竭或 DIC 造成死亡，特别是大量输血时更危险，因此尽量不输血。必须输血时一定要按前述严格配血。输血速度要慢，严密观察，以少量多次为宜，一般一次只能输 100 mL 红细胞，必要时可一天输 2 次，但没有必要使血红蛋白升至 80 g/L 的水平，只要能达到防止低血氧即可。这样，输血既达到了缓解严重贫血的症状，又可避免过多输红细胞而可能出现的溶血加重。此外，某些 AIHA 患者的自身抗体有明显的“相关特异性”，即其抗体与含 Rh 抗原的红细胞反应性最强。而汉族人中 Rh 阳性者占大多数，因此输血后引起溶血加重的可能性很大。再者，AIHA 患者过去如输过血则有可能有同种抗体存在，这种抗体在自身抗体存在的情况下很难查出，输血后往往引起溶血加重。所以必须在输血前用特殊方法检测同种抗体。如有同种抗体存在，则要选择与同种抗体相容的血液输注。

2. 注意血型的鉴定以及血型抗原、抗体的检测

（1）AIHA 患者的 ABO 血型检测通常无问题，用普通检测方法即可。但仍需用 6% 小牛人血清蛋白

盐水溶液作阴性对照。此对照若阳性，则提示或者是未分散的自身凝集或者是严重致敏的细胞在白蛋白中的自动凝集，因而 ABO 配型不准确。这时候，将患者的细胞用加温至 45 ℃盐水洗涤 5～10 分钟，可使对照呈阴性，从而使 ABO 配型可靠。此外，用 ZZAP 试剂预先处理患者的红细胞后也可得到可靠的 ABO 血型鉴定。二磷酸氯喹处理红细胞也可取得同样的效果。对于有在室温中起反应的冷凝集素的患者，需要在 37～45 ℃中洗涤红细胞。对于防止自体凝集也可以在 ABO 血型鉴定前用 0.01mol 的二硫苏糖醇（DTT）在 37 ℃中处理红细胞 30 分钟。

（2）当出现自动凝集时用盐水或化学改良血清鉴定 Rh 血型常有困难，故最好用“玻片及快速试管”配型血清测定，用 ZZAP 处理过的红细胞的方法鉴定 Rh 血型。

（3）检测其他抗原：当抗球蛋白试验直接强阳性时，抗原的检测常遇到麻烦，需要采用一些特殊的方法。①将红细胞在 45 ℃加热 5～30 分钟或 50 ℃加热 3～10 分钟，足以解离附在红细胞上的抗体，从而使红细胞能被强的反应血清鉴定。有时细胞甚至需要在 51～56 ℃中加热 3～5 分钟，其缺点是常引起溶血，同时红细胞抗原性减弱；②ZZAP 处理红细胞可使直接抗球蛋白试验减弱甚至消失，但它使许多红细胞抗原变性，如 Duffy、MNSs 及 Kell 血型等，所以只限定用于 ABO、Rh 及 Kidd 系统的鉴定；③二磷酸氯喹的酸溶液能解离附着的 IgG 又不引起红细胞抗原变性，其缺点是不能使每例抗球蛋白试验转阴，而且需要长达 2 小时的孵育时间，有时引起显著溶血；④当上述方法均不能使直接抗球蛋白试验减弱至足以进行抗原鉴定时，可采用血清及抗血清吸收法。方法是将等量抗血清和洗涤过的红细胞在 37 ℃中共同孵育 1 小时，用杂合子和纯合子的红细胞以及缺乏相应抗原的红细胞做试验。比较上层吸收血清和同样患者的红细胞和抗血清混合液的活性。最好测定出抗相应抗原的红细胞的吸收血清的滴度。缺乏相应抗原的红细胞（如 JK^{a-}）不能吸收任何的抗 JK^{a} 抗体，因而吸收后将不会改变抗体的活性。用对照红细胞进行的吸收血清的滴度积分可和用患者红细胞进行的吸收血清的滴度进行比较从而鉴定抗原。

（4）刚刚输过血患者的血型鉴定：主要是根据年轻和年老的红细胞比重不同而将患者的红细胞分出网织红细胞（即患者的细胞）和较老的细胞（即输入的细胞），然后将网织红细胞进行配型鉴定，此方法常可在输血后 48～72 小时鉴定出患者的红细胞血型。在 AIHA 患者分离出的网织红细胞可用 ZZAP 或二磷酸氯喹做预处理。

（5）检测同种抗体：当患者曾输过血或妊娠过，就可能产生同种抗体，它能引起溶血性输血反应（如抗 Rh、抗 Kell、抗 Kidd 及抗 Duffy）。温型自身抗体常与所有正常红细胞起反应，因此使检测同种抗体发生困难。此时，有一种肯定的检测同种抗体的方法，即用不能吸收同种抗体的红细胞从患者血清中吸收自身抗体的方法。由于同种抗体不吸附在患者自身的红细胞上，所以吸收自身抗体后的患者血清就用来测定同种抗体。美国血库协会输血服务和血库标准中指出，假如患者在 3 个月前用过全血和含红细胞的血制品或前 3 个月内曾妊娠过或者病史不清者，必须在计划输血前 3 天内采集患者血样本。由于大多数自身抗体会被患者红细胞吸附，所以在温型抗体的 AIHA 中，间接抗球蛋白试验的阳性要比直接抗球蛋白试验的阳性弱。所以，如果间接抗球蛋白试验比直接抗球蛋白试验显著增强，则提示有同种抗体的高度怀疑。如果直接抗球蛋白试验（＋＋＋＋）或者它与间接抗球蛋白试验一样或更强，则有无同种抗体存在不能肯定。假如血清抗体的过筛试验显示有在 37 ℃起反应的抗体，血清就需进行红细胞基因表型的检测，正如像任何血库确定同种抗体特异性常做的那样。

（6）含冷性抗体的 AIHA 患者在进行交叉配血时，可在 37 ℃条件下用生理盐水作介质，不必用清蛋白。许多学者均认为在 37 ℃不反应的同种抗体临床罕见溶血表现，他们在 20 年中用了数百万单位的血也未出现过此类输血后溶血，所以可以忽略。但配血一定要在严格的 37 ℃环境下进行，样本要先用 37 ℃温浴，生理盐水也要用 40 ℃温浴（因放入试管时会降几度），离心过程也要保持在 37 ℃中进行。如果没有此类加热离心的设备，则可用 45 ℃预温离心杯及用 45 ℃盐水洗涤，这样可以在离心过程中保持约 37 ℃。较少数患者血清冷抗体在 37 ℃中也起反应，可采用另一种方法进行配试，即在交叉配试时对患者的血清进行冷抗体的吸收。还有一种方法是用 0.01 mol/L DTT 进行 1.5 分钟孵育，这样可以大大减低 IgM 的滴度而不影响 IgG 抗体。

3. 输血反应的预防

输血前可用肾上腺皮质激素，如地塞米松 3~5 mg 预防输血反应。

五、珠蛋白生成障碍（镰状细胞）贫血的输血

（1）发生再障危象时，可按再障贫血处理。

（2）梗死危象时可考虑输血，输血可减少镰状细胞的数量，减轻微血管痉挛，改善组织供氧和梗死情况，对缓解疼痛、避免器官功能障碍有好处，有学者研究发现红细胞中如正常细胞 >60% 时，疼痛常停止。

（3）脾滞留危象时，脾滞留大量红细胞导致溶血加剧，贫血急剧加重，有时出现低血容量休克，甚至死亡，此时输血可挽救生命。

（4）下肢溃疡和阴茎异常勃起常可因输血而好转。

（5）通常以 10~15 mL/（kg·12 h）的量输浓缩红细胞，使血红蛋白上升至 120~130 g/L 及以上。之后保持在此水平，镰状细胞的生成将受到抑制，原有的镰状细胞较快死亡，在血液中很快消失，可使症状迅速好转。以后 2~3 周输血一次，保持镰状细胞在 40% 以下，可避免各种并发症的发生。

（6）脾滞留危象出现低血容量休克时可适当输全血，或同时输浓缩红细胞及晶体液补充血容量。

（7）红细胞置换疗法大量输浓缩红细胞，有过多增加血容量引起心力衰竭的可能。用红细胞置换疗法可在不增加血容量的情况下更快、更有效地降低血红蛋白 S 的浓度。

六、内科系统疾病的输血

除血液系统疾病外，其他系统的疾病也可引起贫血或者并发贫血，按一般贫血治疗即可，如无适应证一般无须输血。

（一）心血管系统疾病的输血

（1）细菌性心内膜炎引起的贫血如果特别严重（血红蛋白为 30~50 g/L）有可能引起贫血性心脏病心功能不全时，可考虑输浓缩红细胞。

（2）心脏病并发各种原因引起的慢性失血性贫血，有明显贫血症状、失血原因未除、血红蛋白 <50 g/L 者，为避免加重心脏负荷，可适当输浓缩红细胞。

（3）冠心病并发贫血发生心绞痛，单用药物治疗效果不佳，而血红蛋白 <100 g/L 者，可考虑输浓缩红细胞，患者自觉症状良好是最好的治疗监测。

（4）动脉粥样硬化或脉管炎等血管病由于并发贫血而加重间歇性跛行或暂时性大脑缺血出现症状时，可考虑适当输浓缩红细胞。

（5）心力衰竭并发低蛋白血症引起严重水肿时，可在应用利尿剂基础上，适当输注清蛋白。

（6）心脏病患者如出现失血性休克，应分秒必争，按类似正常心脏的情况进行输血、输液，不应拘泥于心功能不全而贻误时机，但应严密观察，一旦休克好转、情况稳定时就应减少用量及减慢速度，以免心功能恶化。如紧急情况已过，应按慢性贫血处理。

（二）消化系统疾病的输血

（1）慢性失血多导致缺铁性贫血，常无须输血。

（2）严重肝病引起肝肾综合征可能存在酸中毒及高血钾者，必须输血时宜输新鲜制备的红细胞，避免用含钾较高的制备时间较长的红细胞。

（3）肝硬化所致棘形红细胞增多症等发生严重溶血性贫血需输红细胞时，宜用洗涤红细胞。

（4）肝硬化患者在用分次放腹腔积液治疗时，每次放腹腔积液后输清蛋白 40 g，如用一次性全量放腹腔积液治疗则每放腹腔积液 1 L 输清蛋白 6~8 g。

（三）泌尿系统疾病的输血

（1）慢性肾功能衰竭血浆蛋白极低及进食少者，宜适当补充清蛋白，但输注速度宜慢，同时给予

利尿剂。

（2）慢性肾功能衰竭必须输红细胞时，使用年轻红细胞或洗涤红细胞。

（3）肾移植前输血能提高存活率，有许多肾移植中心将肾移植前输血当作提高肾移植存活率的有效措施。其机制尚不十分清楚，推测可能是输入 HLA 不相合的淋巴细胞使受体产生了免疫耐受性，从而减低对异基因肾的排斥反应。但近年来因强效免疫抑制剂的应用，输血已不重要。

（四）其他

（1）风湿性疾病的贫血如为免疫因素所致者，以输洗涤红细胞为宜，用血浆置换去除抗体，可以取得一定的治疗效果。

（2）肿瘤患者的贫血按一般贫血处理，严重贫血时可输浓缩红细胞，如伴发骨髓病性贫血而导致血小板和（或）白细胞严重减少时，可适当输注浓缩血小板或浓缩白（粒）细胞。

（孙雪茜）

第十二节　白细胞疾病的输血

白细胞疾病中需要输血治疗的主要是白细胞及组织细胞增殖异常的血液病，如恶性血液病（白血病、多发性骨髓瘤、恶性组织细胞病等）、骨髓增生异常综合征（MDS）、骨髓纤维化症以及各种原因引起的急性粒细胞缺乏症。恶性血液病常引起成熟红细胞、血小板以及成熟粒细胞的减少，加上化疗使上述改变进一步加重，如果不进行处理，常导致严重并发症的发生，如严重贫血、出血及感染，甚至造成死亡。因此，输血是治疗恶性血液病十分重要的辅助措施之一。

一、白血病的输血

（一）输血的指征和方法

1. 贫血

白血病患者病情严重，血红蛋白迅速下降，休息时仍有明显症状，有引起脑细胞缺氧水肿及心肌缺氧，甚至心功能不全并发症的可能，不但对患者有危险，而且也十分不利于化疗药物的应用。因为化疗药物对心、肝、肾均可能有毒性作用，在缺血、缺氧状态下，有可能诱发脏器功能明显损害，所以适当输入浓缩红细胞有助于改善症状及联合化疗的进行。当血红蛋白 <40 g/L，休息时有明显贫血症状时，可输浓缩红细胞，每次以少量为宜。如遇准备进行异基因骨髓移植的白血病患者，输红细胞时，最好选用少白细胞的红细胞（如洗涤红细胞，或用白细胞过滤器输血），尽量减少因输入白细胞产生 HLA 抗体的可能，以免移植时这些抗体有可能对植入干细胞起排斥作用。

2. 粒细胞减少

化疗后白细胞明显减低，易引起感染而危及生命，一般情况下，只要进行隔离防护，避免感染，白细胞会逐渐上升。中性粒细胞减少的患者感染危险增高，当中性粒细胞 $<1.0\times10^9$/L 时，感染的危险较高，当 $<0.25\times10^9$/L 时，则危险更高。对于已有感染的中性粒细胞减少的患者，输粒细胞在理论上是可行的，但普遍应用较少，原因之一是过去很难收集到足量的粒细胞。在外周血中循环的中性粒细胞约 2.0×10^{10}/L，等于每天产量的 20% 左右，当感染时，中性粒细胞的消耗增加 7 倍，供者全部循环的中性粒细胞只能提供患者每日所需的 20% 以下。经验表明，对于预后较差的革兰阴性细菌败血症输注粒细胞效果明显，现在已可用血细胞分离机收集到足量的粒细胞用于治疗。有学者进行了前瞻性研究，76 例粒细胞 $<0.5\times10^9$/L 的革兰阴性细菌败血症的患者应用粒细胞输注，对照组单用抗生素，结果存活率无差异，但接受了 4 次以上输注者存活率为 100%，而未输注者存活率仅 26%。Higby 等研究结果是感染患者输粒细胞后 20 天存活率为 88%，而对照组只有 26%。Vogler 及 Winton 等研究细菌培养阳性并用抗生素 72 小时后无效的感染患者输注粒细胞者存活率为 58%，而对照组仅 15%。美国癌症研究所也证实粒细胞输注能提高革兰阴性杆菌败血症患者的存活率。公认的结论是对于中性粒细胞减少时间长

达1天以上的革兰阴性杆菌败血症的患者，粒细胞输注是有用的。目前白血病患者革兰阴性杆菌败血症或真菌的感染率仍较高，且感染的病死率高达20%～30%，因此白血病患者在严重感染时仍考虑输注粒细胞。白血病患者感染的第一征象是发热，也可以是感染的唯一症状，由于中性粒细胞减少，肺炎患者可以不出现肺部浸润，故胸部照片可以阴性，也可无痰，泌尿系感染者可无脓尿，皮肤黏膜感染者可无局部红肿及疼痛。

而粒细胞减少者常易感染革兰阴性杆菌及真菌。粒细胞减少的患者如发热持续不退，则一方面要积极寻找感染的证据，另一方面要积极用抗生素。一般来说，粒细胞减少的持续时间低于1天者，感染常易控制，不需输粒细胞。粒细胞输注不用作预防。粒细胞显著减少的时间延长时，不管有无感染，可用G-CSF，以期缩短中性粒细胞减少的时间及发热的天数和减少应用静脉注射抗生素的天数。静脉注射免疫球蛋白尚有争论，但人们习惯在中性粒细胞减少伴感染者中联合应用免疫球蛋白及抗生素。白血病患者骨髓移植也用免疫球蛋白以期减少移植物抗宿主病（GVHD）及巨细胞病毒、细菌、真菌感染和降低间质性肺炎的发生。单纯粒细胞减少的患者一般不预防性应用免疫球蛋白。当中性粒细胞减少又可能存在感染的患者，建议按下述程序处理。①临床体检寻找感染的部位和证据；②拍胸片；③尿液镜检及培养；④至少两次血培养；⑤放置导管者，其顶端进行细菌培养；⑥考虑做鼻、牙龈、直肠的细菌培养；⑦开始按经验选用足量和敏感的广谱抗生素，最好根据血液检测浓度调整剂量；⑧抗生素的应用至少10～14天或更长；⑨如果中性粒细胞减少时间延长则考虑开始应用G-CSF或粒巨噬细胞集落刺激因子（GM-CSF）；⑩在联合应用广谱抗生素至少72～96小时之后，如果患者感染严重，症状体征不减，发热，体温高于38.5℃，粒细胞显著减少，特别是中性粒细胞$<0.2\times10^9/L$者，则开始粒细胞输注。粒细胞输注量至少$1.0\times10^9/L$，连用4次以上，最好用7次。

3. 血小板减少

白血病患者常有血小板减少，在化疗时常会加重血小板的减少，并因此诱发出血，而严重出血（如颅内出血）常导致死亡。但许多研究表明，血小板在$20\times10^9/L$以下时，出血并无明显增多，只有当血小板<（5～10）$\times10^9/L$时肉眼可见的出血才会明显增多。Lawrence等研究发现，未输注血小板的白血病患者的出血较输注过血小板者多，但严重出血则无差异，血小板下降至$5\times10^9/L$以下时，出血天数较长，程度也较严重。据统计，在一组儿童白血病中，血小板在（0～10）$\times10^9/L$者，严重出血者占26%，（10～20）$\times10^9/L$者，出血者占10%，而（20～40）$\times10^9/L$者，出血者仅占4%～5%。Aderka等报道18岁以下的白血病患者出血的危险较高，急性非淋巴细胞白血病中血小板数$<10\times10^9/L$者出血危险比介于（10～20）$\times10^9/L$之间者明显增高。许多学者发现在一定的血小板水平下，当有并发症如败血症、DIC、肝功能不良或抗凝药物的使用、解剖部位损伤、血小板下降及高热时，出血的危险增高。目前世界上的情况是70%的医院血小板输注用于预防出血，其中60%的医院定的输注血小板阈值为$20\times10^9/L$。有20%的医院定的阈值高于或低于此。例如，Aderka等定为$<10\times10^9/L$。他回顾性研究64例急性白血病的血小板输注的结论是，在无发热的18岁以上的急性非淋巴细胞白血病患者伴有化疗引起的血小板减少时，预防性血小板输注可安全地延迟至血小板$<10\times10^9/L$。Gmur等则前瞻性研究了102例急性白血病患者的血小板输注，结论是预防性输注阈值，在无发热或明显出血者为$5\times10^9/L$，而在有发热或明显出血者为$10\times10^9/L$。有凝血功能障碍，损伤或用肝素者至少为$20\times10^9/L$。Lawrence认为应当每天检查评估一下患者以确定治疗策略，如果患者病情稳定，则血小板预防性输注应当在血小板$<10\times10^9/L$时进行，但当患者出血危险明显增加时，则血小板$<20\times10^9/L$就应进行预防性输注。剂量为2单位/10 kg体重，除非发现患者对血小板输注有抵抗性，否则每周输注次数不应超过2～3次。多数学者认为在化疗过程中引起的血小板减少，如果患者没有明显出血及其他并发症，则当血小板$<10\times10^9/L$时，应当进行预防性血小板输注。但当患者有其他并发症，如发热、感染、鼻出血、牙龈出血局部处理无效、咯血、呕血、黑便、肉眼血尿、大量阴道出血、头痛、视网膜或中枢神经系统出血及其他较明显出血时，则血小板$<20\times10^9/L$时就应当进行治疗性血小板输注。剂量为2单位/10 kg体重，一般用8～16单位血小板，每周2～3次。

4. 外科手术时的血小板输注

有学者报道了95例伴血小板减少（$<100\times10^9/L$）的血液学恶性肿瘤患者进行了167次手术，全部血小板$<50\times10^9/L$者在术前及术中接受了血小板输注（中位数6单位），但血小板数$>50\times10^9/L$者则未做预防性输注。大手术术后使血小板维持在$>50\times10^9/L$以上达3天，而小手术（如拔牙等）术后使血小板维持在$>30\times10^9/L$以上达3天。术中失血，62% <20 mL，76% <50 mL，17%为50～500 mL，>500 mL者仅7%。手术前后出血情况与术前血小板计数无关。普遍认为血小板$>50\times10^9/L$时进行手术不需要进行预防性血小板输注。但中枢神经系统手术、视网膜手术，以及解剖结构上小血栓或血块可能引起严重损害或阻塞部位的手术，如输尿管等手术中，有需要保持血小板在较高一些的水平，如果血小板数量低于正常，则术前需要进行预防性血小板输注。

（二）输血的注意事项

（1）白血病患者可出现血型抗原的改变。在给白血病患者定血型时，应做正反定型。如两次定型不符，则要进一步做吸收放散试验，可以证实不凝集红细胞上有相应的血型抗原。正常的血型一经鉴定，即应输注同型血液，而不应当输O型血液。

（2）强烈化疗后输血有可能引起输血相关移植物抗宿主病（TA-GVHD），原因是化疗后患者自身免疫功能极度低下，输入的血中如果含免疫活性的淋巴细胞，而宿主本身又不能将之灭活，这些淋巴细胞将会攻击宿主而产生GVHD，最好用白细胞过滤器输注以去除白细胞或预先用γ射线照射后输入。新型过滤器可滤除将近6个对数级的白细胞，不但可预防GVHD，还可预防传染巨细胞病毒。不过，在遗传性免疫缺陷病患者或骨髓移植患者中，输血常致TA-GVHD，而在白血病患者中则发病率不太清楚。因此，不必输血时常规照射或用过滤器，但如果患者存在严重免疫功能低下时则要考虑采用。

（3）经静脉输入的粒细胞，需要通过肺，可能有部分积聚在肺的毛细血管中，如果患者有肺部炎症或本身有明显白血病浸润时，有可能加重肺部的炎症或引起肺血管阻塞，产生肺气体交换不良、呼吸困难，即成人呼吸窘迫综合征。故白血病并发肺炎者输浓缩粒细胞时要特别慎重，尽可能不输。

（4）白血病病情恶化或强化疗后易引起感染，特别是发生二重感染，如果不及时用抗真菌药，则常易致死。过去常用两性霉素B治疗时，有学者发现在用两性霉素B的同时如输注浓缩白（粒）细胞会加重肺部反应，易出现成人呼吸窘迫综合征，所以尽可能不要两者合用。近年来有了强有力的不良反应小的抗真菌药氟康唑（大扶康），因此尽量避免使用两性霉素B。

（5）输注浓缩白（粒）细胞速度放慢可减少不良反应的发生率和严重程度，一般速度不要超过$1.0\times10^{10}/h$。

（6）血小板输注除临床需要外，还要考虑患者经济问题，要权衡利弊再作决定。另外，需要考虑的因素如下。①同种免疫反应的不良反应，有学者研究表明，免疫与输注血小板数量无关。急性白血病患者强化疗后常需要用10～20单位血小板，在此剂量或较高剂量的情况下，同种免疫的发生率无明显改变，因此，没有必要为预防同种免疫的可能发生而限制这些患者的血小板输注。不过，许多资料表明，用少白细胞的血液制品可明显减少同种免疫的发生，必要时可考虑用白细胞过滤器输注血小板；②传播疾病，特别是艾滋病和肝炎。

二、其他白细胞疾病的输血

急性粒细胞缺乏症的输血可参照白血病患者粒细胞严重减少时的输血进行处理。多发性骨髓瘤、恶性组织细胞病、MDS及原发性骨髓纤维化症的输血原则基本同白血病。多发性骨髓瘤的高黏滞综合征较严重时可进行血浆置换。原发性骨髓纤维化症需要长期输血者，如输血间隔时间明显缩短，则需认真检查有无食管静脉曲张或痔瘘等并发少量持续出血，是否有长期输血后引起同种免疫反应而使输血效果不佳，有无并发脾功能亢进所致红细胞破坏过多，是否已转变成其他恶性血液病，并迅速针对病因给予积极治疗。此外，如果每2周输浓缩红细胞2个单位仍不能满足患者需要，而患者脾又较大时，很可能是巨大的脾已引起脾脏内溶血，这种患者切脾可取得较好效果。

（张维彬）

第七章

内分泌系统疾病

第一节　单纯性甲状腺肿

单纯性甲状腺肿是指临床上只有甲状腺肿大，无明显的甲状腺功能异常的一类甲状腺疾病，其病因有多种。按照病因可分为以下几类。

一、分类

（一）地方性甲状腺肿

中华人民共和国成立前在我国许多省内，一些远离海洋的山区，此病在局部地区呈流行趋势，故名地方性甲状腺肿。因为中华人民共和国成立前这些地区远离海洋，加之交通不便，无或很少有海盐（其中含碘量高），因而引起地区性缺碘，造成地方性甲状腺肿流行。1993 年，我国政府提出于 2000 年要消灭地方性缺碘性甲状腺肿，采用普遍食盐中加碘（每千克食盐中加 20 mg 的碘）战略，使我国已达到消灭地方性缺碘性甲状腺肿的目标。目前临床上所看到的单纯性甲状腺肿多为其他原因所致。

（二）高碘地区单纯性甲状腺肿

在我国一些家庭用水中碘含量长期偏高，在这些地区进行单纯性甲状腺肿（用触诊或甲状腺超声检查）的流行病学调查，测定家庭用水中的碘含量和尿碘排泄量，证明甲状腺肿与家庭用水中碘含量和尿碘排泄量相关，提示长期摄入高碘，同样可引起单纯性甲状腺肿。高碘引起单纯性甲状腺肿的机制还有待进一步研究。

（三）甲状腺激素合成过程中所需的酶有先天性缺乏

这些酶缺乏，使甲状腺激素合成减少，甲状腺素对垂体负反馈作用减弱而使垂体促甲状腺激素（TSH）释放增加，刺激甲状腺滤泡细胞增生以代偿因合成甲状腺激素所需酶缺乏的甲状腺素激素合成不足，从而引起甲状腺肿。

（四）结节性甲状腺肿

这种疾病除单纯性甲状腺肿外，甲状腺中还有许多大小不等的结节，但甲状腺功能正常。长期未获治疗的地方性缺碘性甲状腺肿可转变为结节性甲状腺肿。

（五）生理性甲状腺肿

妇女在妊娠期和哺乳期，女孩在青春发育期可发生单纯性甲状腺肿。

单纯性甲状腺肿除甲状腺肿大外，无其他症状。特别巨大的地方性甲状腺肿可引起压迫症状。体格检查，大多数患者甲状腺呈弥漫性肿大，质地中等，多数无结节，除结节性和长期未获治疗的地方性甲状腺肿外，甲状腺功能检查，游离（F）和总（T）甲状腺素（FT_3 和 FT_4）、三碘甲状腺素原氨酸和 TSH 均正常。甲状腺 B 超除结节性甲状腺肿和长期未获治疗的地方性缺碘性甲状腺可检出甲状腺结节外，其他单纯性甲状腺肿呈弥漫性、均质性肿大。甲状腺摄^{131}I 率除高碘、抗甲状腺功能亢进性药物引起者外，均升高，但高峰不提前。先天性甲状腺激素合成酶缺乏者，过氯酸钾排泌试验呈阳性结果。

二、治疗

应针对引起单纯性甲状腺肿的病因进行以下治疗。

1. 缺碘性地方性甲状腺肿

补充碘剂可防治缺碘性地方性甲状腺肿。①长期摄入较高的碘，甲状腺自身免疫和亚临床甲状腺功能减低的发病率呈轻度但已有统计学意义的上升，然而临床甲状腺功能减低发病率并未见增高，因此碘盐推广对人类健康会产生巨大的效益而风险甚小；②应该科学补碘，应根据各个地区人群每日碘摄取量的不同，采取不同的补碘量；对甲状腺疾病易感人群，补碘甚至应个体化，每日补碘量以尿碘日排出量 < 200 μg/L 为安全。有些学者观察到，缺碘地区补碘不仅可纠正缺碘，使肿大的甲状腺缩小，消灭和减少缺碘引起的呆小病，而且可使类胰岛素生长因子 1（IGF－1）和类胰岛素生长因子结合蛋白（IGFBP）－3 水平增高，使患儿身高和体重有明显进步。

除补充碘盐外，缺碘的另一治疗当推碘化油。碘化油有多种，有的学者推荐碘化花生油，一次注射 1 mL（其中含碘量为 480 mg），可维持 1 年，其他含碘制剂已不应用。

2. 高碘所致单纯性甲状腺肿

防治措施主要是减少家庭用水和食品中碘的含量，使尿中碘排出量小于 200 mg/L。

3. 先天性甲状腺合成酶缺乏

此种情况的治疗主要是补充适量的外源性左甲状腺素（T_4）以抑制垂体 TSH 释放，从而使甲状腺缩小，甲状腺功能保持正常。

4. 结节性甲状腺肿

保守治疗是长期服用小剂量的左甲状腺素（12.5～25 μg/d），可防止结节增大和增多。甲状腺肿大较明显，并发甲状腺病而有压迫症状也可采用手术切除部分甲状腺组织。

5. 巨大的缺碘性地方性甲状腺肿、结节形成、有压迫症状和美容目的

可做手术切除部分甲状腺组织，也可用放射性核素 ^{131}I 治疗。

（姚丹丹）

第二节 甲状腺炎

甲状腺炎按起病缓急可分为急性、亚急性和慢性甲状腺炎。根据病因可分为感染性、非感染性甲状腺炎，前者包括细菌、病毒和放线菌等，后者有物理和化学等因素，如放疗和放射性核素、干扰素 α。下面分别介绍急性化脓性甲状腺炎、亚急性甲状腺炎、慢性淋巴性甲状腺炎、产后甲状腺炎和硬化性甲状腺炎。

一、急性化脓性甲状腺炎

本病极为罕见，文献大多为个案报道，以儿童多见。病因有先天畸形，如梨状窝瘘和舌骨管残留，在儿童中多见，易反复发作；后天性包括邻近组织和器官化脓性感染扩展，如咽后异物和脓肿，纵隔化脓性感染和血行播散等。感染细菌以链球菌多见，其他细菌有葡萄球菌、大肠埃希菌及混合性细菌感染。多呈急性起病，有感染全身中毒症状，如寒战、发热、不良反应、全身不适，同时感颈前肿痛，与吞咽有关。颈前部相当于甲状腺处，无或有局部红、肿、热，可扪及肿块，并有明显压痛。由梨状窝瘘引起者可反复发作，92% 的人发生于左侧。一般甲状腺功能正常，少数严重患者可表现甲状腺功能亢进，血清 T_3、T_4 升高，TSH 降低；白细胞总数及中性粒细胞百分比增高。细针穿刺、甲状腺 B 超和 CT 扫描可帮助诊断；脓液涂片用革兰染色可检出细菌，脓培养有助于病原诊断；食管吞钡检查有助于梨状窝瘘的诊断。甲状腺摄碘率减低，即使个别患者临床表现有甲状腺功能亢进也是如此。

治疗首先应选用广谱抗生素控制感染，一旦有脓肿形成，应立即切开引流，发热及全身中毒症状可消失。

病因治疗主要用于有先天畸形患者。如先天性梨状窝瘘可用手术切除或用纤维素封闭瘘道；有甲状腺舌骨管或颈部囊性胸腺组织者也应手术切除，可获根治。患者有甲状腺功能亢进表现者，除积极治疗化脓性甲状腺炎外，不必用抗甲状腺功能亢进药物治疗，可用普萘洛尔（心得安）10 mg，每日 3 次。

二、亚急性甲状腺炎

亚急性甲状腺炎又名肉芽肿性甲状腺炎。及尽管没有直接证据，但在发病时或病后血清中可检出某种病毒抗体滴度增高，目前国内外都公认本病的病因为病毒感染。一些研究表明，本病易感性与某些人类白细胞抗原（HLA）类型有关，即 HLA－B35 和 HLA－B67，前者占 89%，发病与季节无关，后者发病多在夏秋季，发病过程为甲状腺功能亢进期→甲状腺功能减低期→甲状腺恢复正常期。此外，还有某些药物如干扰素 α、胺碘酮、锂盐和白细胞介素 2 等。提示亚急性甲状腺炎的病因呈不均一性，与遗传和环境因素也有关。

发病隐袭或呈亚急性，典型病例有低热、上呼吸道感染症状，包括头痛、全身不适、食欲减退，几天后出现颈前部一侧疼痛，并向同侧下颌角、耳后或枕后放射，吞咽、咳嗽或转动头部可引起颈部疼痛。有的患者自己可触及甲状腺部位有痛性肿块。有的患者无前驱症状，以颈部疼痛为主诉。由于炎症使甲状腺滤泡破坏，滤泡腔内已合成而贮存的甲状腺激素释放入血循环中，故有轻重不等的甲状腺功能亢进症状，常见者为心动过速、烦躁不安、怕热出汗等。体查时甲状腺肿大或不肿大，一般不对称。痛侧甲状腺可触及结节，结节大小不等，多呈长条形，质地中等坚实，有明显压痛，随吞咽上下移动，大多数为单个，少数为多个。如不治疗，左右甲状腺结节可此起彼伏。实验室检查：白细胞计数及分类正常，血清 T_3、T_4 稍增高，红细胞沉降率增快，甲状腺摄 ^{131}I 率降低，此种血清 T_3、T_4 增高而甲状腺摄 ^{131}I 降低的矛盾现象为本病的一大特点。单光子发射计算机断层（SPECT）甲状腺扫描显示为凉结节。甲状腺彩超示结节区回声减低和欠均匀。

本病虽为炎症，但用抗生素和抗病毒药无效，最有效的药物为泼尼松，每日口服 20～30 mg，分次服。为减少泼尼松每日分次服药的不良反应，也可采用隔日服药方法，即早晨空服，一次服泼尼松 30 mg。泼尼松疗效迅速，一般服药后 24～48 小时症状可明显减轻，甲状腺结节消失较慢。治疗至少应维持 3 个月，最长可达 1 年。症状控制、甲状腺结节缩小后可开始逐渐减量。减量不宜过大、速度不宜过快，否则易导致复发。一般每半个月或 1 个月减量 1 次，每次减量 5 mg。一般治疗时间需维持至少 3 个月，根据患者反应，少数患者要维持 6 个月到 1 年。停药指征为症状和结节消失，甲状腺大小和功能恢复正常，甲状腺摄 ^{131}I 率完全恢复。对症状已控制但甲状腺结节持续存在而不消退者，可加服小剂量优甲乐（左甲状腺素片），剂量为 12.5～25 mg。对发病初期的轻度甲状腺功能亢进症状不必用抗甲状腺功能亢进药物，只需用心得安 10 mg，每日 3 次，即可减轻症状。

本病是自限性疾病，预后良好。有些患者在甲状腺炎恢复过程中可出现暂时性甲状腺功能减退症，此时不必补充左甲状腺素，可自行恢复。发生永久性甲状腺功能低下者约占 4%，应补充适量的左甲状腺素。

三、慢性淋巴性甲状腺炎

本病由日本人 Hashimoto 首次报道，故又称 Hashimoto 甲状腺炎。本病比亚急性甲状腺炎更为常见。有的患者只有甲状腺肿大而无其他症状，在较长期间里才得到诊断，有的患者以甲状腺功能低下症状为首发症状而就诊。

本病的病因尚不完全清楚。公认的意见为一种自身免疫性疾病，与遗传和环境因素有关。前者证据如下。①在同一家庭中有的成员发生 Grave 甲状腺功能亢进，有的发生慢性淋巴性甲状腺炎。两者均为自身免疫性疾病，提示两者发病存在共同的易感基因；②易感基因。目前已发现甲状腺自身免疫性疾病的易感基因有人类白细胞抗原基因（*HLA*）、细胞毒性淋巴细胞抗原-4（*CTLA*－4）、*TSHR* 和甲状腺球蛋白（*TC*）基因。有学者将慢性淋巴性甲状腺炎的易感基因定位于 8q23－q24；环境因素如饮食中碘含量高，遗传因素和环境因素相互作用导致疾病发生，但确切的发病机制仍不明了。病理特点除甲状腺肿大外，突出的甲状腺病理必有明显的淋巴细胞浸润，甲状腺内可形成具有生发中心的淋巴滤泡，随着病情的进展，破坏的甲状腺滤泡被纤维组织取代。

典型的临床表现为慢性起病，少数患者可急性起病但有甲状腺部位疼痛。起病之初，由于预先合成而贮存于甲状腺滤泡中的甲状腺激素因滤泡破坏而释放入血循环中，临床上有心动过速、烦躁不安、乏力、怕热多汗等甲状腺功能亢进症状，如用抗甲状腺药物治疗可使血循环中甲状腺激素（包括总 T_3、T_4，游离 T_3、T_4）很快下降，甚至出现甲状腺功能低下（治疗1~2个月），提示本病患者对抗甲状腺药物非常敏感。临床上遇此情况应疑及本病而做进一步检查。本病典型病程为甲状腺功能亢进→甲状腺功能正常→甲状腺功能减低，故本病为成年人甲状腺功能减退症的常见病因之一。

本病除上述临床表现外，还可有下述少见的临床表现、合并病和并发症。

（1）少见临床表现：如突眼症、胡萝卜素沉着症和假性肌肥大等。

（2）合并病：本病可与 Graves 病、多内分泌腺自身免疫综合征Ⅰ和Ⅲ型、特纳（Turner）综合征、唐（Down）氏综合征等并发存在。

（3）并发症：如 Hashimoto 脑病，此种并发症极为罕见，常被误诊。临床特征主要为神经、精神症状，如肌阵挛、癫痫样抽搐、痴呆、意识或认知障碍、精神性症状发作和发作时有脑电图异常等。

实验室检查对诊断有帮助的是：血清中抗甲状腺球蛋白和抗过氧化物酶（TCAb 和 TPOAb）自身抗体明显升高。其他辅助检查：甲状腺 B 超有散在性低回声、假结节和血流减少，甲状腺^{99m}锝扫描有甲状腺摄碘率减少和分布不均匀，血清 T_3、T_4 和 TSH 改变随病期而变化，从开始时 T_3、T_4 升高和 TSH 降低发展为 T_3、T_4 降低，TSH 升高的甲状腺功能低下期，中间所隔时间个体差异较大，不能预测。少数患者特别是青少年，甲状腺功能可完全恢复正常而不发展到甲状腺功能低下期。

本病病因尚不明了，故无根治之法。治疗包括：一般治疗，纠正甲状腺功能，并发症的治疗和对症治疗。

（一）一般治疗

主要是注意禁食或少吃海产品，不用含碘药物，因为本病对碘剂非常敏感，不仅可诱发本病，而且可导致患者发生甲状腺功能低下。本病为自身免疫性炎症性疾病，但用免疫抑制剂如糖皮质激素或其他免疫调节剂无效。少数患者本病为自限性。

（二）纠正甲状腺功能

根据病期的不同，选用适当的药物使甲状腺功能恢复正常。

如上所述，本病初期可表现为甲状腺功能亢进。根据甲状腺功能亢进症状的轻重而采用不同的药物治疗。轻者只用普萘洛尔，普萘洛尔不仅可控制心率和某些 β 肾上腺素能功能亢进症状，而且在周围组织中抑制 T_4 转变为 T_3。症状严重者可选用硫脲类或咪唑类抗甲状腺药物，因为本病对抗甲状腺功能亢进药物敏感，易发生甲状腺功能低下，故在治疗过程中应每1~2个月复查 T_3、T_4 和 TSH 一次。一旦甲状腺功能恢复正常，即立即减量；如出现甲状腺功能低下，则立即停药。对已发展为亚临床或临床甲状腺功能低下者，则应补充适量的左甲状腺素，剂量原则上从小剂量（12.5~25 mg）开始，特别是老年人和有心血管疾病者，每半个月或1个月复查 T_4 和 TSH 一次，根据结果以增减剂量，直至 T_4 和 TSH 恢复正常。此后则每半年复查一次 T_4 和 TSH。遇有需要甲状腺激素分泌增加的情况，则应适当增加左甲状腺素剂量。甲状腺功能低下者左甲状腺素补充应维持终身。

（三）并发症治疗

Hashimoto 脑病这种自身免疫性脑病对糖皮质激素反应良好，不仅临床表现得以迅速控制，而且血清抗甲状腺自身抗体滴度也随之下降或恢复正常水平。少数患者可自发缓解，但也可反复发作。

（四）对症治疗

有缺铁性贫血或大细胞高色素贫血者，应补充铁剂、维生素 B_{12} 或叶酸。严重贫血患者可输红细胞。

四、产后甲状腺炎

产后甲状腺炎是指妇女在分娩后发生的甲状腺炎，又称安静性或无痛性甲状腺炎。发病率占一般人群（妇女）的5%～10%，病因为自身免疫。妊娠前或妊娠头3个月血清中抗甲状腺自身抗体，特别是抗过氧化物酶抗体阳性（IPOAb）。孕妇为分娩后发生产后甲状腺炎的高危人群，33%～50%可发生产后甲状腺炎。发病与HLA类型有关，如TPOAb阳性者与HLA DR5、HLA DR3、HLA DR4有关，提示本病发病与遗传相关。

临床特征：①甲状腺轻至中度肿大或正常大小；②无局部痛，起病之初可有轻度甲状腺功能亢进症状，继而甲状腺功能低下；③血清 T_3、T_4 增高或正常，TSH正常、升高或降低；④血清中抗过氧化物酶抗体明显升高；⑤甲状腺B超为弥漫性低回声区，甲状腺血流因甲状腺功能不同而异；⑥可表现抑郁、心悸和情绪不稳定；⑦患者在以后妊娠过程中易再发病。

疾病早期，甲状腺功能亢进多为轻度，一般不必用抗甲状腺药物，如心搏快，可用心得安10 mg，每日3次控制，多为暂时性。在发病过程中应定期监测 T_3、T_4 和TSH变化。一旦出现亚临床（只TSH升高超过正常值）甲状腺功能低下，则应补充左甲状腺素片。剂量从12.5～25 mg开始，每月复查 T_4 及TSH，根据结果调节左甲状腺素剂量，直至 T_4 和TSH在正常范围。本病预后良好，一般在12个月内甲状腺功能恢复。至于妊娠妇女是否要常规筛查抗甲状腺自身抗体TPOAb及甲状腺功能尚无一致意见。筛查的好处是预测产后是否发生甲状腺炎，更重要的是筛查甲状腺功能低下。因为如不做甲状腺功能筛查，妊娠后如果出现甲状腺功能低下，则易发生流产，且对胎儿神经发育有影响。

五、硬化性甲状腺炎

1983年，本病首次由Riedel报道，故又名Riedel甲状腺炎。其病因至今不明，病理改变为甲状腺内弥漫性纤维化，并向甲状腺以外扩展。甲状腺几乎完全由纺锤样纤维细胞所取代。

临床特征：①女性多于男性；②甲状腺肿大，质地坚实如石，固定；③向甲状腺以外扩展，常与周围邻近器官粘连而引起压迫症状，如呼吸困难、吞咽困难、声音嘶哑；④可伴有其他纤维组织增生性疾病，如硬化性肠系膜炎、腹膜后纤维组织增生症、硬化性胆管炎、泪腺和纵隔纤维组织增生症等；⑤甲状腺功能由于病期和甲状腺病理改变的广泛性不同可正常或减低；⑥甲状腺自身抗体可呈阳性，红细胞沉降率快；⑦甲状腺穿刺活检可见大量纺锤样纤维细胞。

本病应与慢性淋巴性甲状腺炎中的变异型、甲状腺癌和甲状腺淋巴瘤等病进行鉴别。

本病的病因不明，故无根治方法。治疗方法有两种。①保守药物治疗。文献中曾用过并获成功的药物有糖皮质激素、免疫抑制剂、秋水仙碱、口服孕激素和他莫昔芬，但均为个案报道，并无特效药物。如Pabebic等报道1例有呼吸和吞咽困难、声嘶的妇女，开始用甲泼尼龙12 mg/d，没有取得疗效；后将甲泼尼龙剂量增加到16 mg/d，并加用他莫昔芬10 mg，每日两次，用补充左甲状腺素治疗甲状腺功能低下，随访1年，患者在治疗8个月后症状明显改善。颈部超声和CT检查也证实，甲状腺从治疗开始的105 g减小到63 g（用超声测量）。治疗10个月后，患者做了部分性甲状腺切除术，病理学检查证实Riedel甲状腺炎的诊断；②手术治疗。治疗目的主要是解除压迫症状。可切除甲状腺峡部和（或）部分性甲状腺。

（尹春华）

第三节　甲状腺肿瘤

甲状腺肿瘤分良性和恶性两类，前者根据甲状腺功能可分为功能正常与功能亢进，后者称为甲状腺毒性腺瘤或Plummer病；恶性者有原发性与转移性，统称为甲状腺癌。

一、甲状腺良性肿瘤

甲状腺良性肿瘤以甲状腺腺瘤为多见，瘤细胞来源于甲状腺滤泡上皮细胞。女性多于男性，以中年人居多，单个多见，少数为多个，腺瘤直径可在 1 cm 以上。体检可在患侧甲状腺扪及类圆形结节，随吞咽动作而上下移动。表面光滑，边界清楚，一般无触痛。瘤体内出血时可有压痛，甲状腺 B 超为边界清楚、有包膜的等回声区，如有出血或囊变则回声不均匀。单光子发射扫描（SPECT）为温结节。

甲状腺腺瘤伴有甲状腺功能亢进症又称自主功能亢进性甲状腺腺瘤，多为散发性，其病因 20%～80% 为甲状腺滤泡细胞中的 TSH 受体有体细胞突变。突变的 TSH 受体有体质性激活；也可由于刺激性 G 蛋白 α 亚单位基因突变所致。前述两种突变，导致 cAMP 堆积而导致瘤细胞增殖和合成甲状腺激素增多，从而引起甲状腺功能亢进。临床上有甲状腺功能亢进的症状。甲状腺可扪及单个结节。与单纯甲状腺腺瘤不同之处在于 SPECT 检查，本病在结节部位有放射性物质的浓聚，周围和对侧正常的甲状腺组织则不摄取放射性核素，这是由于 T_4 的增高，负反馈抑制 TSH 分泌，因此结节以外的甲状腺组织不摄取放射性物质，注射外源性 TSH 后才恢复摄取，这是诊断本病的经典试验。有的患者长期表现为亚临床甲状腺功能亢进。

甲状腺腺瘤可发生瘤内出血或囊性变，此时如做甲状腺细针穿刺，可抽吸到血性液体或非血性液体。约 4% 无功能亢进的单个甲状腺腺瘤可发生癌变。

对伴甲状腺功能亢进的腺瘤，单个且瘤体小者，首选 ^{131}I 治疗，效果很好，但剂量比用于治疗 Graves 病时要大，因为 ^{131}I 在瘤体内的半衰期个体间差异较大，从小于两天到长达 100 天，因此有学者提出不管瘤体大小，剂量都用 740 mBgq，因此剂量少于 5% 的患者有甲状腺功能亢进复发，少于 10% 的患者发生甲状腺功能减低。服 ^{131}I 前后，口服普萘洛尔以控制心率，心率稳定或甲状腺功能亢进症状消失后即停用。对多个结节又伴有甲状腺功能亢进者，在用抗甲状腺功能亢进药物控制甲状腺功能亢进症状，心率稳定在 70～80 次/分后，也可做甲状腺部分切除，但术后应长期常规服用小剂量的左甲状腺素片，剂量 12.5～25 μg/d，目的在于减少结节增多或增大。有些学者对这种治疗的疗效提出质疑，因此尚需更多的循证医学的证据。

二、甲状腺恶性肿瘤

甲状腺恶性肿瘤分原发性与继发性，前者为发生于甲状腺本身的癌，包括甲状腺乳头状癌、滤泡细胞癌、髓样癌（细胞来源为甲状腺滤泡旁细胞，此类细胞属 APUO 细胞）和未分化癌，其中以乳头状癌最为常见，占原发性甲状腺癌的 60%～80%。乳头状癌相对良性，预后较好；未分化癌最为恶性。这些癌都可发生甲状腺内、颈部淋巴结和远处器官转移，且易复发。除前述 4 种癌外，还有发生较少的甲状腺恶性淋巴瘤、血管内皮细胞癌、血管肉瘤和纤维肉瘤等。继发性甲状腺癌是指转移癌。

甲状腺原发性癌好发于中年女性和青少年。乳头状癌的细胞组成有 3 种：滤泡细胞、嗜酸性粒细胞和乳头状滤泡变异性细胞，后者恶性程度比单纯滤泡细胞高。少数滤泡癌细胞具有摄碘功能，故可伴有甲状腺功能亢进，易发生远处转移。髓样癌来源于甲状腺滤泡旁，能分泌降钙素的 C 细胞，起源于胚胎期的外胚层神经嵴，具有分泌许多酶和激素的功能，如癌胚抗原、组胺酶、烯醇酶、降钙素、降钙素相关肽、嗜铬粒、鸦片促黑皮素、甲状腺球蛋白、促甲状腺素、促肾上腺皮质激素、胃泌素相关肽、血清素和前列腺素等，因此临床表现极不均一，但最多见的激素为降钙素，是髓样癌的标志物，测定其在血清中的水平是诊断这种癌和判断治疗效果和术后复发的可靠指标。髓样癌可分为散发性和家族性两类，在家族性中又有两种类型。①作为多发性内分泌腺肿瘤综合征Ⅱ型（MENⅡ）的组成成分之一，MENⅡA 包括甲状腺髓样癌、嗜铬细胞瘤和甲状旁腺腺瘤或增生；MENⅡB 型包括甲状腺髓样癌、嗜铬细胞瘤和黏膜神经瘤；②另一种家族性髓样癌，家族中有多个成员发病多见于 50 岁以上的人，病变易有钙化灶，呈散在性钙质沉着。

甲状腺癌的病因及发病机制虽不完全清楚，但与遗传与后天因素有关。前者与一些癌基因有关，如 *P53*、*C－myc*、*ras*、*RET*、*trk* 等基因；后天因素包括放射线照射、儿童期颈部接受外放疗，还原性碘摄取量过多者。

不管甲状腺癌是何种类型，临床上有下列共同特点。

（1）一侧甲状腺肿块，形状及边缘不规则，无压痛，表面不光滑，或有同侧颈部淋巴结肿大。

（2）质地坚实，无压痛。

（3）甲状腺B超示病变处有形状不规则的低回声区，如有颈部淋巴结转移，也可探及局部有低回声结节；甲状腺髓样癌有时可探及钙质沉着。

（4）单电子发射断层甲状腺扫描为凉结节或冷结节，少数滤泡细胞癌可呈温结节。

（5）甲状腺髓样癌可测血清降钙素或做五肽胃泌素试验。

（一）治疗

1. 放射性核素^{131}I治疗

^{131}I主要用于分化好具有摄^{131}I和浓聚^{131}I的甲状腺癌，未分化的甲状腺癌无效。^{131}I治疗常作为术后的辅助治疗。应用^{131}I治疗的具体指征是：①原发性甲状腺癌不能行手术治疗者；②术后复发或有纵隔淋巴结或远处器官转移者；③疑有癌残余病灶者。因为癌细胞摄^{131}I的功能个体间差异较大，根据癌的大小及摄碘率来计算^{131}I的剂量也不一定准确，因此多采取给予固定剂量，一般为消除术后原位复发或有远处小的转移病灶，^{131}I 100 mCi即足够；对于一些难治性或有远处转移的大病灶，则可将^{131}I剂量增大至200～600 mCi，3～4个月重复一次。在决定作^{131}I治疗前，一定要做^{131}I全身扫描，以定位癌灶和癌的大小，可用5 mCi的^{131}I进行全身扫描。扫描前停用左甲状腺素片，禁食含碘食品和药物；将左甲状腺素片改为T_3，以使原来被左甲状腺素抑制的TSH得到恢复；或者在全身扫描前3天，每天肌内注射基因重组的TSH 10 U。^{131}I消除复发或转移癌灶后，继续用左甲状腺素片治疗。

放射性碘治疗的不良反应与所用剂量有关。常见的急性不良反应为倦怠、头痛、恶心和呕吐，多在24～26小时自行消失，局部有轻度疼痛。因照射部位牵涉到唾液腺而有唾液腺部位压痛，因唾液腺炎症，唾液分泌减少，而有口干，但可随时间的延长而自行消失，其余不良反应少见。

2. 基因治疗

钠/碘转运蛋白（NIS）可将血液中的碘化物转运入甲状腺滤泡细胞中，分化好的甲状腺癌均有*NIS*的表达，故已用来作为甲状腺癌基因治疗的载体。将*NIS*基因转染到未分化的甲状腺细胞系以影响蛋白酪氨酸磷酸化酶和*Ras*基因家族，后者包括*Ras*、*Rec*和*Rab*基因。*Ras*基因表达增加为甲状腺癌发生的早发事件，从而达到治疗未分化甲状腺癌的目的，目前尚处于研究阶段，尚未在临床应用。

3. 外放疗

甲状腺癌对外放疗不敏感，一般均不采用，只当甲状腺有骨转移、局部骨疼痛时作为止痛的姑息疗法，或作为未分化甲状腺癌的姑息治疗。

4. 化学药物治疗

即用抗癌的化学药物进行治疗，甲状腺癌对化疗也不敏感。如单用5-Fu或联合几种抗癌药物治疗，其疗效均不满意。

（二）预后

除甲状腺未分化癌外，其余3种甲状腺癌相对良性，其中以乳头状癌预后最好。法国有一组880例做了手术的甲状腺癌，根据最初和治疗后所测Tg的结果分为1、2、3、4期，1期为微癌，2期为甲状腺内癌，3期为分化好的癌，有结节性侵犯，4期为分化好的癌但有不可切除的颈部转移或TSH刺激后Tg>10 μg/mL，随访25年，1、2、3、4期甲状腺癌患者，各期的复发率分别为36%、38%、53%和44.5%；颈部复发而需做手术切除者分别为3.0%、3.4%、34%和23.7%。从这一随访结果可见，甲状腺癌相对良性，但术后复发率高，因此术后随访对预后有很大影响。

（韩　蹊）

第四节　肾上腺皮质功能不全

一、概述

原发性肾上腺皮质功能不全由肾上腺皮质本身的疾病引起，根据起病的急缓，可分为急性与慢性肾上腺皮质功能不全。

1. 急性肾上腺皮质功能不全

起病急骤，病情凶险，常威胁患者生命，死亡率高。常见病因有：①感染，可导致双侧肾上腺出血而引起急性肾上腺功能衰竭；②感染性败血症，临床表现有休克、成年呼吸窘迫综合征、休克性肺炎等。由脑膜炎双球菌引起的急性肾上腺皮质功能衰竭称华—佛综合征。有些患者平时无肾上腺功能减退表现，一旦发生感染或其他应激如严重外伤、烧伤等即发生休克，这些人可能预先存在相对性肾上腺皮质功能不足，或隐性肾上腺皮质功能不全。迄今为止，文献中急性败血症或严重应激中存在的相对性急性肾上腺皮质功能不全仍有争议，但有些学者提出诊断标准：①静脉滴注 250 μg 促肾上腺皮质激素（ACTH）后，血清皮质醇小于 250nmol/L；②外伤患者于 1、4、8、14 天测血清白蛋白及皮质醇，如白蛋白大于 2.5 g/dL，皮质醇只有 25 μg/dL，即可认为存在隐性肾上腺皮质功能不全；③长期用治疗剂量的糖皮质激素治疗或做双侧肾上腺切除而用生理剂量的糖皮质激素替代治疗的患者突然停用糖皮质激素治疗或遭遇严重应激，或用糖皮质激素替代治疗者遭受严重应激。

不管急性肾上腺皮质功能不全病因为何，临床表现基本相似，突出的临床表现为休克，血压甚至测不到，脉速而细弱或不可扪及，四肢冰冷，指趾甲发绀，全身出冷汗，神志清楚或模糊，烦躁不安等。脑膜炎双球菌感染引起者，由于凝血功能障碍而有皮下出血点，其他疾病引起者还有原发性疾病的临床表现。

2. 慢性肾上腺皮质功能不全

引起慢性肾上腺皮质功能不全的疾病很多，具体如下。①感染，早期以结核感染居多，深部霉菌感染者少见，20 世纪末以来，全世界艾滋病逐渐蔓延，故由艾滋病引起者有日益增多之势；②自身免疫性疾病，患者血清中可检出抗肾上腺皮质细胞自身抗体，或皮质醇合成酶自身抗体，如抗 21-羟化酶，17-α 羟化酶抗体和抗芳香化酶自身抗体等；③代谢性疾病，如血色病和系统性淀粉样变等；④遗传性疾病，如自身免疫性多内分泌腺病Ⅰ型综合征，为常染色体隐性遗传，有 *AIRE* 基因突变，除了肾上腺皮质功能不全外，还有其他内分泌腺和非内分泌腺自身免疫性疾病，血清中可检出多种自身抗体。另一种遗传病为肾上腺脑白质营养不良，病因为位于 X 染色体上的 *ABCD1* 基因突变，遗传方式为性链遗传，突变引起非常长链脂肪酸在脑白质和肾上腺中堆积，从而引起肾上腺皮质功能不全和大脑白质脱髓鞘病变。除此以外还可有脊索、周围神经和睾丸病变；糖皮质激素不敏感综合征，是由于糖皮质激素受体有突变；血中皮质醇增高，但临床上有肾上腺皮质功能不全的临床表现及血压升高；还有先天性肾上腺皮质增生。最常见类型为 21-羟化酶缺乏。21-羟化酶基因位于 6 号染色体短臂上（6p21.3），由于这种酶缺乏，皮质醇合成减少，对垂体负反馈作用减弱，ACTH 分泌增多。因为肾上腺雄激素合成不需 21-羟化酶，故肾上腺雄激素合成增多，从而引起临床上性变态综合征，女性外生理异常，男性假性性早熟，严重的 21-羟化酶缺乏，临床上还有失盐综合征表现，非经典者则无。因 ACTH 分泌增多，皮质醇合成得到部分代偿，故血皮质醇可在正常低值，但用 ACTH 刺激后，血皮质醇不能进一步升高。皮质醇除 21-羟化酶外，还有其他酶如 11β-羟化酶缺乏也可发生临床上与 21-羟化酶缺乏相似的肾上腺性变态综合征的表现。如果芳香化酶缺乏，则无此表现。

无论原发性肾上腺皮质功能不全的病因如何，除糖皮质激素不敏感综合征外，其他病因引起者，都有不同程度的垂体 ACTH 分泌增加，以致临床上有轻重不一的皮肤色素沉着。这是原发性肾上腺皮质功能不全不同于继发性肾上腺皮质功能不全的特征。皮肤色素沉着的特征为：①全身皮肤生理性色素沉着部位有色素加深，如唇、乳晕、脐孔、会阴、肛门区和掌纹、舌、牙龈及口腔颊部黏膜色素沉着更有意义；②皮肤色素沉着为黑褐色，口腔和牙龈黏膜呈黑蓝色；③体表皮肤在色素沉着的背景上少数患者可出现色素脱失的小白斑，其他临床表现无特异性，包括消瘦、乏力、易倦、喜咸食、血压偏低（糖皮质激素不敏感综合征则血压升高）和头晕等。此外，还有原发性疾病的临床表现。功能诊断测定血浆皮质醇和（或）尿游离皮质醇即可确诊，病因诊断则根据病因不同选择相应的检查以确诊。

二、急性肾上腺皮质功能不全治疗

急性肾上腺皮质功能不全的治疗，不管其病因为何，均应按肾上腺皮质功能不全危象处理，具体处理措施如下。

1. 纠正休克

如果患者已出现休克，应立即静脉推注磷酸氢化可的松 100～200 mg，接着静脉滴注。每天剂量根据病情的轻重及患者对治疗的反应而定，一般每天用200～400 mg。如果在24小时休克已纠正，病情好转，则逐日减量，每次减50～100 mg，直到病情稳定。如果病情允许，用药时间在5天以内可以撤药；如果病情需要，则改为口服，剂量根据原发疾病而定。如病前已用糖皮质激素治疗，则恢复到发病前所用剂量。

对于严重感染性休克，一般难以在当时确定有无相对或隐性肾上腺皮质功能不全，多数学者均主张在使用广谱抗生素前提下，使用氢化可的松静脉滴注。有学者报道，这些患者发病前存在相对性或隐性肾上腺皮质功能不全。

2. 纠正水和电解质失衡

首先静注生理盐水或5%葡萄糖盐水。补液量应根据病情和失水严重程度而定，一般24小时内补液2 000～3 000 mL。如果患者24小时尿量在500 mL以上，同时输注了5%葡萄糖注射液，每天可同时补充3 g氯化钾。

3. 病因治疗

如感染细菌已明确，则采用相应的敏感抗生素；如果感染细菌不明，则采用适当的广谱抗生素；即使无感染存在，也应选用适当的抗生素以预防感染，因为这些患者抵抗力低，易并发感染。有诱因者应尽快去除诱因。

4. 对症支持疗法

有酸中毒者，应补充适量的5%碳酸氢钠溶液。休克时除用氢化可的松外，可选用适当的升压药以加速血压恢复。

5. 加强护理

密切监测患者生命体征的变化。

三、慢性肾上腺皮质功能不全治疗

1. 替代治疗

一切可逆与不可逆的慢性肾上腺功能不全首先应采用替代治疗，尽快让肾上腺皮质功能恢复到正常水平。替代治疗的剂量为生理剂量，即每天用氢化可的松 20 mg，糖皮质激素有短效、中效和长效之分，替代治疗只采用短疗或中效制剂，不用长效制剂。短、中、长效是根据其对ACTH抑制时间而言。临床上常用的替代治疗的糖皮质激素为氢化可的松或醋酸可的松，后者每天剂量为25 mg，这两种制剂有轻度盐皮质激素作用，大多数患者不必同时补充另外的盐皮质激素。另外，常用的制剂为泼尼松，剂量为5～7.5 mg，2/3剂量早上服，1/3剂量傍晚服。有些病情较轻的肾上腺皮质功能不全只需早晨服一次即可，因为皮质醇有昼夜节律，故早上剂量大于傍晚剂量。如果单用前述的糖皮质激素制剂仍不能纠正盐皮质激素缺乏，则应另外加服9α氟氢化可的松0.05～0.15 mg，每日1次。也可用去氧皮质醇油剂作肌内注射，剂量每日1～2 mg，或隔日2.5～5.0 mg，因要肌内注射，长期注射不方便，国外有去氧皮质醇皮下埋植剂，一次于腹壁皮下埋植125 mg，每日可释放出约0.5 mg去氧皮质醇。中药甘草流浸膏有类盐皮质激素作用，每日口服20～30 mL。

用糖皮质激素替代治疗的患者如遇应激，应根据应激的大小，在替代治疗剂量的基础上适当增加糖皮质激素剂量，即在替代治疗剂量的基础上增加3倍，应激过后再逐渐减到应激前的替代剂量。如果患者需做手术，则应根据手术的大小，肌肉或静脉滴注氢化可的松100 mg，24小时内，每6小时用100 mg。待病情稳定后，再逐渐减量，直到最后完全撤除，恢复术前的替代治疗剂量。

用糖皮质激素替代治疗的患者如果妊娠，糖皮质激素替代治疗应继续维持，否则会给母亲和胎儿带来危险，母亲可流产，并发急性肾衰竭；胎儿发生宫内发育延迟、宫内窒息死亡，出生后呼吸衰竭等。特别应当注意的是：①严重妊娠反应、恶心、呕吐、不能进食，甚至失水等，除了要纠正水和电解质失衡、注意适当补充营养及对症治疗外，应适当增加糖皮质激素剂量；患者如不能口服，可肌内注射磷酸地塞米松或泼尼松龙，前者剂量为 1 mg，后者为 5 mg；②分娩应尽可能从阴道分娩；如分娩时间过长，也可采用剖宫产。术前和术中静滴 50 ~ 100 mg 氢化可的松，待术后血压及病情稳定再撤除，恢复术前替代治疗剂量。

2. 病因治疗

引起急性与慢性肾上腺皮质功能不全的病因很多，其中有些病因有特效治疗，如感染等，有些病因如遗传性疾病和先天性酶缺乏和代谢异常则常不能根治，只能采用糖皮质终身替代治疗。对并发其他内分泌腺功能不全的自身免疫性综合征患者，则可根据并发何种内分泌腺功能低下或非内分泌自身免疫性疾病，采取适当补充所缺乏的激素或其他物质替代治疗等。

（李星达）

第五节　多发性内分泌腺瘤病

多发性内分泌腺瘤病（MEN）是一类常染色体显性遗传性疾病，临床表现为同一患者同时或先后出现两个或两个以上的内分泌腺肿瘤或增生。根据病变的不同组合，可将 MEN 分为 MEN1、MEN2 及 MEN 混合型，MEN2 又分为 MEN2A、MEN2A 变异型及 MEN2B 3 个亚型。以下重点介绍 MEN1 和 MEN2 两种相对常见的类型。

一、概述

有关 MEN 的描述最早见于 20 世纪初，由于其可累及多种类型的内分泌器官，并产生多种激素分泌过多的综合征，故被称为 MEN 综合征。随后该综合征被分为 MEN1 和 MEN2 两种主要类型。

随着激素测定技术的发展，影像学和组织病理学技术的改进，遗传性疾病认识水平的提高，使这类综合征能够被更精确地描述，从而推动了诊断和治疗的进展。由于这些新技术的应用，人们逐渐认识到 MEN 是在某些家系中规律发生的一系列特定的内分泌肿瘤，特点是特定激素分泌过多，相应的临床综合征与特定肿瘤细胞类型相关。已有学者提出采用激素测定可对这类综合征的特定肿瘤组分进行确定，其中重要的实例包括测定催乳素以识别垂体微腺瘤，测定胃泌素和胰岛素以识别消化道胰腺内分泌肿瘤，测定儿茶酚胺或其代谢产物以识别肾上腺髓质肿瘤，测定降钙素以识别甲状腺髓样癌（MTC）。因此，放射免疫分析技术的发展使 MEN 得以早期诊断，在某些病例中还使受累器官有机会进行根治性手术切除。

与此同时，对 MEN 的认识水平也在逐步提高。MEN 综合征主要包括 MEN1 和 MEN2 两种类型，具体分为 6 型：MEN1、MEN2、von Hippel - Lindau（VHL）病、神经纤维瘤病 1 型（NF - 1）、Carney 复合体（CNC）及 McCune - Albright 综合征（MAS）。前 5 种类型为种系突变，呈常染色体显性遗传，MAS 则是由于胚胎极早期的体细胞突变所致，从而使多种内分泌和非内分泌细胞类型受累。

对于 MEN 综合征遗传学原因的阐释始于 20 世纪 80 年代。通过经典的连锁分析技术，业已明确 MEN1、MEN2、VHL 病、NF - 1 及 CNC 的致病基因。这些疾病的致病基因先后被定位并克隆。分子遗传学研究表明，每种综合征的临床表型事实上大多数是始于单一基因突变。唯一的例外出现在 MEN1 和 CNC，在不同染色体位点上的第二个基因突变尚待探寻。在 VHL 病和 MEN2 中，致病基因的特定突变决定了独特的临床表型，使遗传学信息对于确定表型变得非常有用。对于 MEN2 而言，分子缺陷的发现已引发可能具有减弱信号传导异常激活的治疗药物的研发，进而开展药物逆转恶性肿瘤生长的临床试验。此外，对于大多数 MEN，同一基因的突变也可见于相同类型的散发性肿瘤，提示这些基因在内分泌肿瘤和非内分泌肿瘤中具有更广泛的意义。

MEN 综合征的分子异常是人类肿瘤中所发现的致病基因异常的典型代表，MEN1、VHL 病、CNC 及 NF-1 是由失活突变所致，而 MAS 和 MEN2 则是由激活突变所致。

二、流行病学

MEN 综合征是一类少见疾病，国内目前尚缺乏流行病学数据。国外来自尸检的资料显示，人群中 MEN1 的患病率大约为 22/10 000，而经生化检测证实的患病率则较低，为（1~1.75）/100 000。在原发性甲状旁腺功能亢进症患者中，MEN1 所占的比例为 1%~5%。因此，按照原发性甲状旁腺功能亢进症的患病率进行估算，MEN1 的患病率为（1.5~3）/10 000。全球报道的 MEN2 家系为 500~1 000 个，估计 MEN2 在人群中的患病率约为 1/30 000，其中 80% 以上是 MEN2A。

VHL 病的患病率为 1/（1.3 万~5.8 万），平均发病年龄为 26.2~30.9 岁，到 60 岁时其外显率为 97%。NF-1 在人群中的患病率为 1/3 000~1/2 000，其中母系遗传占 68.6%，父系遗传占 31.4%。MAS 的患病率估计在（1~10）/1 000 000，女性高于男性。

三、病理

在 MEN1 中，甲状旁腺是最常见的病变部位，通常 4 个甲状旁腺均受累，早期多为增生，诊断较晚者可为腺瘤或腺瘤样增生，几乎不会进展为甲状旁腺癌。胰腺是第二常见的病变部位，常为多发性腺瘤或腺癌，极少数为增生。垂体瘤也是常见的病变组分，大多数是单个腺瘤，仅少数为增生。

在 MEN2 中，甲状腺髓样癌（MTC）是最常见和最早出现的病变，起源于甲状腺的滤泡旁细胞（或称 C 细胞）。病理学上最早为 C 细胞局灶性增生，继之发展为结节性增生，随后转变为显微镜下可见的髓样癌，最后形成肉眼可见的髓样癌。C 细胞生长穿透滤泡基底膜是界定增生向癌转化的组织学变化。其主要特征为双侧性和多中心肿瘤。嗜铬细胞瘤也是 MEN2 的重要组分，其组织学演变过程类似 MTC，首先为局灶性增生，继之发展为弥漫性增生和嗜铬细胞瘤。甲状旁腺的病变相对较轻，其组织学演变过程类似 MTC 和嗜铬细胞瘤，即在甲状旁腺细胞增生的基础上形成腺瘤。

四、临床表现

1. MEN1

典型的临床表现包括甲状旁腺肿瘤或增生，消化道胰腺内分泌肿瘤及垂体瘤。然而，某些患者一生中也不会出现所有上述 3 种肿瘤的表现。因此，MEN1 被定义为符合上述 3 种肿瘤中的至少 2 种。由于 MEN1 演进通常历经 30~40 年的时间，故其表现部分取决于本病何时被发现。

（1）甲状旁腺肿瘤或增生引起甲状旁腺功能亢进症：是 MEN1 最常见的临床表现。高钙血症可在青少年时期出现，而大多数患者到 40 岁才被发现。MEN1 中甲状旁腺功能亢进症的表现与散发性甲状旁腺功能亢进者相似，早期患者可能仅有高钙血症和血中甲状旁腺激素（PTH）升高。由于 PTH 增高，可有骨痛、病理性骨折等。由于血钙升高，可出现肌无力、疲乏、便秘、恶心、呕吐、神经精神症状等。尿钙排泄增加，可引起泌尿系结石和肾性尿崩症。

MEN1 的甲状旁腺功能亢进症与散发性甲状旁腺功能亢进症存在一些不同。第一，两者的流行病学不同。MEN1 的甲状旁腺功能亢进症较散发性甲状旁腺功能亢进症发病年龄早（25~55 岁），且没有性别差异［男女比例为（1∶1）~（3∶1）］。第二，两者的甲状旁腺病理学不同。对 MEN1 患者进行甲状旁腺探查时发现多个甲状旁腺增大，而且其增大的程度极其不均匀。散发性病例通常为单个的甲状旁腺瘤。第三，两者甲状旁腺手术后的结局不同。MEN1 患者首次手术中要探查每一个甲状旁腺，这会导致术后甲状旁腺功能减退症发生率增加。成功进行甲状旁腺次全切手术的 MEN1 患者，在术后随访 10 年中，约一半的患者甲状旁腺功能亢进症会复发。散发性甲状旁腺功能亢进症患者术后复发很罕见。第四，MEN1 的甲状旁腺功能亢进症几乎不会进展为甲状旁腺癌。

（2）消化道胰腺内分泌肿瘤：这是占 MEN1 第二位的表现，60%~70% 的 MEN1 患者会出现消化道胰腺内分泌肿瘤。其中以胃泌素瘤最多，胰岛素瘤次之，其他类型罕见。肿瘤一般是多发性的，能过度分泌各种激素，并可进展为恶性。与 MEN1 其他肿瘤不同，胰腺内分泌肿瘤约 1/3 表现为恶性特征，其中包括肝转移。约 1/3 MEN1 患者死于相关类型的癌症，尤其是胃泌素瘤。

1）胃泌素瘤：MEN1 中有胃泌素瘤者均同时伴有甲状旁腺功能亢进症，该肿瘤是 MEN1 的主要死亡原因。胃泌素瘤的临床表现为 Zollinger－Ellison 综合征，该综合征是由于胃泌素产生过多造成胃酸过度分泌所致。可反复出现严重的消化性溃疡，还可伴有腹泻和反流性食管炎。确诊依据是血清胃泌素水平升高，伴有基础胃酸分泌增加。值得注意的是，MEN1 的胃泌素瘤通常伴有其他消化道胰腺内分泌肿瘤。MEN1 的胃泌素瘤还有 2 个相对特异性的特征：①发病年龄较散发性者早，平均提早 10 年；②肿瘤呈多发性，常位于十二指肠黏膜下层的小结节（<1 cm），而在胰腺中则较少见。

2）胰岛素瘤：只有 10%～30% 的 MEN1 患者会出现胰岛素瘤，因此，胰岛素瘤很少为 MEN1 的首发症状。其临床特征与散发性者相似。主要表现为反复发作的低血糖症，通常在空腹时发作。确诊依据为低血糖发作时血清胰岛素、C 肽以及胰岛素原浓度反而升高。

3）胰高血糖素瘤：罕见。表现为高血糖、厌食、舌炎、贫血、腹泻、静脉血栓形成、特征性的移行性坏死性红斑等。在出现临床症状时，胰高血糖素瘤通常体积较大，并已发生转移。

4）血管活性肠肽瘤：又称为 Verner－Morrison 综合征，罕见。主要表现为水泻、低血钾、低胃酸及代谢性酸中毒。因大量钾盐和 HCO_3^- 从粪便中丢失，常有严重低血钾和酸中毒。若腹泻引起低血镁，则虽有高血钙，仍可有手足搐搦。血管活性肠肽（VIP）有扩张血管作用，可导致低血压和面部潮红。此外，约 50% 患者有高血钙，可能与肿瘤组织分泌 PTH 相关蛋白（PTHrP）有关。血清 VIP 水平明显升高是诊断的最直接证据。在出现临床症状时，VIP 瘤通常体积较大，并已发生转移。

5）胰多肽瘤：极罕见。虽有血清胰多肽升高，但常无特殊临床表现。甲状旁腺功能亢进症患者可见胰多肽水平升高，其他胰腺内分泌肿瘤也可分泌胰多肽。因此，血清胰多肽升高虽不能代表胰多肽瘤的存在，却可能作为早期发现 MEN1 中存在胰腺内分泌肿瘤的标志物。

6）其他：个别文献报道，某些肿瘤可分泌 ACTH、促肾上腺皮质激素释放激素（CRH）、生长激素释放激素（GHRH）、生长抑素、降钙素等其他激素。

（3）垂体瘤：见于约 1/3 的 MEN1 患者。大多数是单个腺瘤，仅少数为增生。多为催乳素瘤（60%）或无功能瘤（25%），而较少见的为生长激素瘤（15%）或 ACTH 瘤（5%）。临床表现与散发性者相似，取决于垂体瘤的大小及其分泌功能。功能性腺瘤可引起闭经、溢乳、高催乳素血症，还可引起肢端肥大症或 Cushing 病等。大腺瘤可出现局部压迫症状，如头痛、视力障碍、视野缺损、垂体功能减退等。

（4）其他相关肿瘤。

1）类癌：见于约 14% 的 MEN1 患者。与散发性者不同，MEN1 相关的类癌主要起源于前肠器官，如胸腺、支气管、胃、胰腺、十二指肠等。其中胸腺类癌多见于男性，而支气管类癌多见于女性。MEN1 类癌的平均发现年龄是 45 岁，晚于 MEN1 的其他肿瘤。70% 的胸腺类癌可有局部浸润或转移，高于支气管类癌的 20%。MEN1 的胸腺类癌和支气管类癌很少过多分泌 ACTH、降钙素或 GHRH，同样也很少过多分泌 5-羟色胺或组胺，因此，表现为潮红、腹泻、腹痛、支气管痉挛等典型的类癌综合征罕见。胃肠道类癌常在发生肝转移后才出现潮红等症状。

2）肾上腺皮质肿瘤："意外瘤"在 MEN1 中可高达 40%。大多数为无功能性腺瘤，极少数为功能性腺瘤，可引起皮质醇增多症、原发性醛固酮增多症或嗜铬细胞瘤的临床表现。此外，尚可见弥漫性或结节性增生，腺癌少见。

3）面部血管纤维瘤：85% 的 MEN1 患者出现多发性的面部血管纤维瘤。半数 MEN1 患者有 5 个或 5 个以上。

4）胶原瘤：见于 70% 的 MEN1 患者，在躯干部分呈现发白的斑点样病变，不累及面部和颈部。

5）脂肪瘤：见于 30% 的 MEN1 患者，通常是位于皮下的小脂肪瘤，有时呈多发性。

在 MEN1 的脂肪瘤、血管纤维瘤及胶原瘤中，均存在 11q13 拷贝的缺失，提示可能是由于第 2 个 MEN1 基因的拷贝被失活所致。

2. MEN2

在 MEN2 中，MEN2A 最多见（占 80% 以上），而 MEN2B 很少见（约占 5%）。两者均有甲状腺髓样癌（MTC）和嗜铬细胞瘤。MEN2A 还可有甲状旁腺功能亢进症，但无多发性黏膜神经瘤表型。MEN2B 没有甲状旁腺功能亢进症，但大多有黏膜神经瘤等其他组织发育异常。MEN2A 变异型有 3 个类型，包括 MEN2A 伴皮肤淀粉样苔藓，FMTC，MEN2A 或 FMTC 伴 Hirschsprung 病。

MEN2A 的临床特征为 MTC、单侧或双侧嗜铬细胞瘤（>50%）以及甲状旁腺增生或腺瘤所致的原发性甲状旁腺功能亢进症。MEN2B 是 MEN2 中最具侵袭性的类型，其临床特征包括疾病表型更早出现（通常比 MEN2A 早 10 年），更具侵袭性的 MTC、嗜铬细胞瘤（40%~50%）、多发性神经瘤和（或）胃肠道黏膜神经节瘤病（约 40%），但一般没有甲状旁腺功能亢进症。胃肠道黏膜神经节瘤病可导致腹胀、巨结肠、便秘或腹泻。在 MEN2B 患者中，还可出现身材发育异常，例如类马方体型、上部量/下部量比值降低、指（趾）骨细长、漏斗胸、脊柱后侧凸或脊柱前凸、髋内翻、关节松弛等。MEN2B 患者的并发症和死亡率均高于 MEN2A。

（1）甲状腺髓样癌（MTC）：MTC 是大多数 MEN2 最早出现的临床表现，并见于所有的 MEN2 患者中。常于儿童期发生，其主要特征为双侧性和多中心肿瘤。当肿瘤直径 >1 cm 时，大多数（>80%）会发生局部淋巴结的转移，而仅有 C 细胞增生者则罕见淋巴结转移。尚可经血行转移至远处部位，最常见转移部位为肝、肺及骨骼，成为 MEN2 患者死亡的主要原因。

MTC 一般会出现血清降钙素的升高，降钙素的增高程度与肿瘤大小有关，肿瘤较小者的基础降钙素可正常或稍高，但激发试验可使之明显增高。因此，降钙素可作为 MTC 特异性的肿瘤标志物（正常 <10 pg/mL），激发试验有助于更早识别 MTC。

在 MEN2A 患者中，MTC 的生化表现通常出现在 5~25 岁。如果未经治疗，到 15~20 岁，MTC 可表现为颈部包块或出现颈部疼痛。腹泻可见于广泛转移的患者，此时伴有很高的血清降钙素水平。在 MEN2B 患者中，MTC 发生比 MEN2A 早 10 年，可见于 1 岁以内的儿童，进展更快。那些 1 岁时没有进行甲状腺切除术的 MEN2B 患者，可能在早年进展为转移性 MTC。

MTC 的临床表现与癌细胞的分泌功能和癌肿有无转移灶或产生压迫有关。部分患者可能以甲状腺结节或颈部淋巴结肿大为首发症状。MTC 除了分泌降钙素外，尚可产生下列已知物质：①多肽类激素，如 ACTH、β 内啡肽、生长抑素、VIP 等；②生物胺和酶类，如 5-羟色胺、多巴胺、多巴脱羧酶、组织胺酶等；③混杂类，如癌胚抗原（CEA）、黑色素、神经生长因子、前列腺素等。因此，临床上偶可见皮质醇增多症、面部潮红、腹泻、其他的生化改变和临床症状。

（2）嗜铬细胞瘤：MEN2 中 50% 以上有嗜铬细胞瘤。其主要特征如下：①肿瘤多位于肾上腺，肾上腺外极罕见；②肿瘤常为双侧和多发性，且瘤外肾上腺髓质可见增生；③大多为良性，恶性嗜铬细胞瘤罕见。

许多患者的症状和体征均不典型，这可能是对具有高危险因素者进行筛查而得到早期诊断的缘故。早期的肾上腺髓质异常可引起发作性头痛、心悸及神经质，但高血压少见。

（3）甲状旁腺功能亢进症：在 MEN2B 中相对罕见。MEN2A 患者 10%~35% 有甲状旁腺功能亢进症，但甲状旁腺组织学异常约占 50%，其中 85% 为增生，15% 为腺瘤。其临床表现与一般的甲状旁腺功能亢进症相似，但病情大多比较轻，肾损害和骨病较 MEN1 少见。在早期 C 细胞病变行甲状腺切除术的患者中，虽可见到甲状旁腺增生的组织学表现，但均未表现为甲状旁腺功能亢进症。

（4）MEN2A 变异型：罕见。可伴皮肤淀粉样苔藓，皮肤病变通常位于后背上部，可以出现在 MTC 发病前。另外，一些 MEN2A 患者可伴发 Hirschsprung's 病，后者的临床特征是远端的直肠副交感神经丛中缺乏自主神经节细胞，从而导致慢性肠梗阻和巨结肠。FMTC 指在同一家系中至少出现 4 个 MTC 患者，MTC 是 FMTC 唯一的临床表现。与 MEN2A 和 MEN2B 相比，其临床经过和预后相对较好。

（5）多发性黏膜神经瘤：是 MEN2B 的主要特征，且常为首发临床表现。在婴儿期即可出现，好发部位主要为舌尖和口唇，也多见于眼结膜下和全胃肠道黏膜。角膜神经受累可由裂隙灯检查发现。颈部或腹部手术时也常可发现神经肥大增粗。胃肠道神经节神经瘤可引起梗阻、结肠扩张或伴有腹泻的儿童期急腹痛样综合征。婴儿期可因咽部神经肌肉发育不良而引起吮乳和吞咽困难。部分可疑黏膜神经瘤需行黏膜活检加以证实。与神经瘤同时出现的其他特征还包括类马方体型等。

3. 其他家族性多发性内分泌腺瘤病

（1）von Hippel－Lindau 病：以视网膜血管母细胞瘤、中枢神经系统血管母细胞瘤、肾脏细胞癌、内脏囊肿、嗜铬细胞瘤及胰腺内分泌肿瘤为特征。到 60 岁时，超过 90% 的基因携带者会表现出一种或多种相关的临床表现。超过 70% 的基因携带者有一个或更多的中枢神经系统肿瘤。值得关注的是，25%～35% 患者有单侧或双侧嗜铬细胞瘤，15%～20% 有胰腺内分泌肿瘤。

（2）神经纤维瘤病 1 型：以神经纤维瘤和特征性的皮肤牛奶咖啡斑为主要特征。可伴有多种神经内分泌肿瘤，其中包括嗜铬细胞瘤、甲状旁腺功能亢进症、MTC、下丘脑或视神经肿瘤等。

（3）Carney 复合体：临床表现包括心脏、皮肤和乳腺黏液瘤，点状色素沉着，睾丸肿瘤，肾上腺皮质肿瘤，分泌生长激素的垂体瘤以及周围神经鞘瘤。

（4）McCune－Albright 综合征：以多发性骨纤维发育不良、皮肤牛奶咖啡斑及性早熟为特征。多数同时伴有多种内分泌腺的功能异常，如性早熟、甲状腺功能亢进症、皮质醇增多症、催乳素瘤、生长激素分泌过多等，其中以性早熟最常见。

五、辅助检查

1. MEN1

（1）甲状旁腺功能亢进症：可测定血清蛋白校正或游离的血清钙和 PTH 水平。患者血清钙和 PTH 水平升高。对于散发性甲状旁腺功能亢进症，通常仅需进行单侧或更局限的颈部探查术。为了提高检出率，甲状旁腺手术前需要进行无创性影像学检查，包括超声波、^{99m}Tc sestamibi 显像或 CT 扫描。对于 MEN1 的甲状旁腺功能亢进症则不然，初次手术前无须进行这些检查，因为术中必须探查全部腺体。对于需要再次手术的 MEN1 患者，可以进行上述无创性检查，必要时还可选择有创性检查，如超声引导下细针穿刺抽吸活检用于 PTH 分析、选择性动脉造影、选择性静脉取血测定 PTH 等。

（2）消化道胰腺内分泌肿瘤：在 MEN1 的各种消化道胰腺内分泌肿瘤中，血清嗜铬粒蛋白 A 检测的真阳性率最高。在影像学方法所检出的这类肿瘤中，血清嗜铬粒蛋白 A 水平均明显升高。

胃泌素瘤通常出现空腹血清胃泌素水平升高（＞171 pmol/L），伴有基础胃酸分泌增加。血清胃泌素轻度升高时，应行静注促胰液素激发试验，如胃泌素升高幅度＞114 pmol/L，可除外其他原因所致的高胃泌素血症。内镜和内镜超声检查可发现消化性溃疡和十二指肠胃泌素瘤。

在胰岛素瘤中，可表现为空腹低血糖。在出现低血糖症状时，血清胰岛素、C 肽及胰岛素原水平反而升高。若诊断有困难，可行饥饿试验或胰高血糖素激发试验。大的胰岛素瘤可被 CT 扫描所发现。虽然利用内镜超声或生长抑素受体放射显像技术难以对胰岛素瘤进行定位，但术中超声检查却能取得满意的定位效果。对于术前显像技术未能发现的肿瘤，选择性胰腺动脉插管输注钙剂并收集肝静脉血检测胰岛素可进行有效的定位。

（3）垂体瘤：催乳素瘤患者空腹血清催乳素水平明显升高，血清催乳素水平＞200 μg/L 可以诊断催乳素瘤，但需除外可导致假阳性结果的情况，如妊娠、哺乳、服用多巴胺受体拮抗药等。只有在出现更加明确的指征时，才需要评估其他垂体激素的水平。就垂体病变而言，最敏感的影像学检测方法是 MRI。

（4）类癌：尚无足够敏感的生化指标。CT 可用于筛查纵隔或支气管类癌，胃或十二指肠类癌可通过内镜或内镜超声检查发现。此外，必要时也可以采用生长抑素受体放射显像技术来发现类癌。

2. MEN2

（1）MTC：基础和激发试验（钙和五肽胃泌素）后的血清降钙素水平增高，但血清钙水平则正常。注射钙或五肽胃泌素后测定血清降钙素水平可以更早识别 MTC。降钙素测定不仅是诊断 MTC 的最佳方法，而且可作为观察术后残存肿瘤灶或转移灶的敏感指标。术前确诊可借超声引导下穿刺活检，核素扫描（尤其是亲肿瘤显像）对术前诊断也有一定意义。超声、CT 或 MRI 扫描也可用于确定肿瘤范围和远处转移。MTC 癌组织易发生钙化，颈部 X 线检查可见甲状腺部位和转移淋巴结内有致密的团块状钙化灶，边缘为毛刺状。

（2）嗜铬细胞瘤：24 小时尿肾上腺素排泄率增多和血中甲氧基肾上腺素升高是最敏感的诊断指标。因肿瘤以分泌肾上腺素为主，故首先见到的生化异常为尿中肾上腺素水平增高和肾上腺素与去甲肾上腺素（NE）比值增加。在晚期或较大的嗜铬细胞瘤中，尿中肾上腺素、去甲肾上腺素及其甲氧基代谢产物通常增加。尿中香草扁桃酸（VMA）在病程早期一般正常，故不能作为肿瘤筛查的指标。肾上腺 CT 或 MRI 扫描是肿瘤术前定位的最佳方法，CT 检查在大多数情况下即足以确诊，但 MRI 的特异性更强，有助于区分小的嗜铬细胞瘤和肾上腺皮质腺瘤。对于怀疑为多发性或肾上腺外的嗜铬细胞瘤患者，可进行（^{131}I）间碘苄胍（MIBG）核素扫描。

（3）甲状旁腺功能亢进症：患者可有血清钙和 PTH 水平升高。MEN2A 的甲状旁腺增生者，早期血钙和血清 PTH 水平均可正常，但在滴注钙剂时，血清 PTH 水平不受抑制，这是诊断甲状旁腺功能异常的最早期指标。

六、诊断

1. MEN1

（1）诊断要点：①甲状旁腺功能亢进症，多为 4 个甲状旁腺同时受累；②胰腺内分泌肿瘤；③垂体瘤；④可伴有或不伴有其他肿瘤；⑤常染色体显性遗传家族史。值得注意的是，不同患者的临床病程可以完全不同，且多种腺体可同时或先后受累，甚至前后间隔很长时间。

（2）鉴别诊断：MEN1 需与非 MEN1 的同类病变（如散发性甲状旁腺功能亢进症、胰腺内分泌肿瘤及垂体瘤）相鉴别，两者间的临床表现、定性和定位检查相似，但从多种内分泌腺体病变和家族史不难进行鉴别。MEN1 的甲状旁腺功能亢进症尚需与家族性低尿钙性高钙血症（FHH）相鉴别。FHH 是由于钙感受器（一种在甲状旁腺和肾脏中发现的跨膜 G 蛋白耦联受体）的失活性突变所致，也为常染色体显性遗传，也可有甲状旁腺增生和血清 PTH 升高。两者的鉴别点在于尿钙排泄在 MEN1 的甲状旁腺功能亢进症患者中通常增高，而在 FHH 则降低。MEN1 患者出生时的血清钙水平罕见升高，但在 FHH 的新生儿中则常见增高，且甲状旁腺切除术不能纠正高钙血症。

2. MEN2

（1）MEN2A 的诊断要点：①MTC；②嗜铬细胞瘤；③甲状旁腺功能亢进症，多为 4 个甲状旁腺增生；④常染色体显性遗传史。

（2）MEN2B 的诊断要点：①多发性黏膜神经瘤的表型特征；②MTC；③嗜铬细胞瘤；④常染色体显性遗传史。

七、鉴别诊断

1. 散发性 MTC

一般是单侧和单个肿瘤，没有 C 细胞增生，且无家族史和其他内分泌腺肿瘤。

2. 散发性嗜铬细胞瘤

90% 左右为单侧和单个腺瘤，10% 为肾上腺外。去甲肾上腺素分泌也同时增多。90% 患者有阵发性或持续性高血压，仅 10% 患者血压正常。也无家族史和其他内分泌腺肿瘤。

3. 散发性甲状旁腺功能亢进症

同样可从 MEN2A 的家族史、病变类型和多个腺体受累、其他内分泌腺肿瘤等特征进行鉴别。

4. 马方综合征

可有眼部晶状体异位或主动脉异常，MEN2B 患者则无此表现。

八、筛查

1. MEN1

早期诊断和治疗可以减少并发症和死亡率，故对 MEN1 患者的亲属和已有某个临床表型的可疑 MEN1 患者应进行筛查。MEN1 的筛查一般应满足 3 个主要的目标：发现 MEN1 的携带者；发现 MEN1

肿瘤，尤其是在可治疗的阶段；经济有效。通过种系突变基因检测、致病基因附近的 DNA 单倍型检测及肿瘤性状监测可以发现携带者。MEN1 基因种系突变分析可发现或排除大多数 MEN1 的携带者。当 MEN1 先证者未能检测到 MEN1 基因的种系突变时，其亲属中携带者的确定变得比较困难，但仍可通过定期的肿瘤性状监测或单倍型分析来确定携带者。当采用 DNA 方法（突变或单倍型分析）无法确定携带者时，推荐直接进行定期和简化的肿瘤监测。与 MEN2 不同，DNA 分析虽然可以发现 MEN1 的携带者，但对指导药物治疗或外科干预的价值有限；并且基因筛查也不能确定携带者的患病状态。因此，对于已证实的 MEN1 携带者，应给予持续的密切监测（表 7-1）。

表 7-1　高度可疑的 MEN1 携带者中的肿瘤监测方案

肿瘤	开始检查的年龄（岁）	每年的生化检查	每 3~5 年的影像学检查
垂体前叶肿瘤	5	催乳素，IGF-1	MRI
前肠类癌	20		CT
胃泌素瘤	20	胃泌素*	不建议
胰岛素瘤	5	空腹血糖	不建议
其他消化道胰腺肿瘤	20		放射性核素标记的奥曲肽显像，CT 或 MRI
甲状旁腺腺瘤	8	血钙（特别是游离钙），PTH	不建议

注：*，如果胃泌素升高，应测定胃酸分泌量；如果胃泌素升高或胃酸分泌增多，必要时测定促胰液素刺激后的胃泌素水平；IGF-1，胰岛素样生长因子 1。

2. MEN2

MTC 是 MEN2 综合征最早的临床表现，也是导致并发症和死亡的主要原因。早期识别 MTC 特别是 MEN2B 的 MTC 具有十分重要的意义，这是因为 MEN2B 的 MTC 在早年即有转移倾向。因此，早期识别 RET 原癌基因的种系突变，有助于降低 MEN2 患者的并发症和死亡率。事实上，早期识别突变基因的携带者使得这类个体有可能在肿瘤出现前通过预防性甲状腺切除术达到预防或治愈 MTC。

RET 原癌基因筛查适用于 MEN2 患者及其亲属；MEN2 可疑患者；MTC 患者，尤其是年轻起病和（或）伴有甲状腺 C 细胞增生者。对突变位点已明确的 MEN2 家系尚可进行产前诊断。常规生化筛查适用于：不能进行基因筛查时的 MEN2 患者的所有亲属；MEN2 家系中经基因筛查确定的基因携带者，而非携带者则不必进一步筛查；突变位点尚未能确定的，MEN2 家系中的所有未发病成员。生化筛查项目包括：①基础和刺激后的血清降钙素；②尿中儿茶酚胺和甲氧基肾上腺素；③血清钙。目前建议基因筛查应二次确认，而生化筛查应每年 1 次，MEN2A 和 MEN2B 分别从 5 岁和出生后开始。影像学检查如 MRI 或 CT 扫描通常仅用于生化筛查异常或具有嗜铬细胞瘤疑似症状的个体。

九、治疗

1. MEN1

肿瘤的多样性是 MEN1 的主要特征，表现为一个组织中出现多个肿瘤以及多个组织发生多种肿瘤。即使在次全切除术后，还会常常呈现复发的特征。尽管如此，MEN1 相关的肿瘤通常还是需要手术治疗。对大多数这类肿瘤而言，最初的手术不是根治性治疗，而且患者一生中常需要多次的手术操作及两个或两个以上内分泌腺的手术。因此，处理这类患者需要确立明确的目标，而非每次发现一个肿瘤就建议手术。

（1）甲状旁腺功能亢进症：手术治疗的时机和方式目前仍有争议。有严重高血钙（>3.0 mmol/L）、骨病或肾结石者肯定是手术的适应证。轻症甲状旁腺功能亢进症伴有胃泌素瘤者也有手术指征，因为血清钙恢复正常可能随之出现血清胃泌素和胃酸分泌降低，但也有学者持反对意见，理由是针对胃酸分泌过多的药物治疗具有良好的疗效，而且甲状旁腺切除术并不能阻止或延缓胃泌素瘤的进展。在不具备上述适应证的患者中，有关甲状旁腺探查的必要性仍有争议，对于无症状性的 MEN1 甲状旁腺功能亢进症患者，随访观察可能是适当的。目前倾向于行甲状旁腺全切除术，并且将自体甲状旁腺移植于前臂肌肉中。若出现复发而需再次手术时，可在局部麻醉下切除移植组织，并摸索组织切除量以使血清钙水平恢复到正常。次选的手术方式为切除3个到3个半甲状旁腺，仔细标记残留组织的位置，以便这些残留组织在今后的手术中能够容易被定位。

由于MEN1中恶性甲状旁腺肿瘤非常罕见，故使应用药物进行长期治疗成为可能。近期，钙受体激动药的研发为治疗甲状旁腺功能亢进症提供了一种有效的新方法。已有研究显示，这类药物还可抑制甲状旁腺增生，据此推测它们可能延缓了MEN1甲状旁腺腺瘤的进展。

（2）胰腺内分泌肿瘤：MEN1中胰腺内分泌肿瘤的两个特征使其治疗变得复杂。首先，胰腺内分泌肿瘤为多中心性，恶性机会约占1/3，并导致10%~20%的患者死亡。其次，为了防止恶变而切除所有胰岛可导致糖尿病，从而导致严重的慢性糖尿病并发症。这些特征使制定明确的治疗指南变得困难，但某些普遍性观点似乎是有充分根据的。第一，产生胰岛素、胰高血糖素、VIP、GHRH或CRH的胰腺内分泌肿瘤应予以切除，因为药物治疗通常无效。第二，产生胃泌素的胰腺内分泌肿瘤常为多中心性。近期的经验提示，MEN1中多数Zollinger-Ellison综合征由十二指肠壁肿瘤所致，且切除这些肿瘤可提高治愈率。组胺H_2受体拮抗药和质子泵抑制药治疗在多中心性肿瘤或伴有肝转移的患者中为控制溃疡病提供了手术以外的另一种选择。第三，在恶性胰腺内分泌肿瘤发病风险高的家系中，早年施行全胰腺切除术对防止恶变可能是合理的。

由于胰腺内分泌肿瘤的体积小且为多发性，所以手术是否能提高生存率仍存在争议。一项回顾性研究提示，手术治疗MEN1相关的胰腺内分泌肿瘤（<2 cm）并不优于保守治疗。然而，其他队列研究提示，早期发现并手术治疗可使MEN1相关的胰腺内分泌肿瘤患者获益。此外，手术前应该对胃泌素瘤、类癌和其他肿瘤的共存情况以及是否出现转移进行评估。

1）胃泌素瘤：药物治疗可用大剂量组胺H_2受体拮抗药（如西咪替丁、雷尼替丁等）或质子泵抑制药（如奥美拉唑、兰索拉唑等）。有严重并发症或长期药物治疗不能耐受的患者可行全胃切除。由于MEN1的胃泌素瘤常为多发性的小肿瘤，并且经常出现局部转移，故肿瘤切除术后有较高的失败、复发和肝转移比例。有学者建议进行极端的手术方法包括胰腺全切除术，但长期的获益尚未得到证实，且手术相关死亡率似乎令人难以接受。任何胃泌素瘤的治疗都要包括评价有无肝转移。如手术不能完全切除或已有肝转移，可用链脲佐菌素和5-Fu进行化疗，还可给予奥曲肽、干扰素等药物治疗或肝动脉栓塞。尽管药物治疗MEN1的Zollinger-Ellison综合征有效，但需要终身服药。此外，十二指肠的小胃泌素瘤多见。肝转移患者的5年生存率仅为50%。

2）胰岛素瘤：大多数为多发性小肿瘤，故手术难度较大。如能进行术前或术中定位时，可行肿瘤摘除或局部胰腺切除，否则可行胰腺次全切除。恶性肿瘤不能完全切除或已有转移者，可用二氮嗪控制低血糖症，也可用链脲佐菌素进行化疗，尚可试用奥曲肽。

3）其他胰腺内分泌肿瘤：应做肿瘤切除、部分胰腺切除或全胰腺切除，已有肝转移者可行肝动脉栓塞，不能切除或已有转移的患者还可用链脲佐菌素、奥曲肽等治疗。

（3）垂体瘤：治疗原则与散发性患者相同。催乳素瘤首选多巴胺能激动药溴隐亭治疗，药物治疗无效或不能耐受者可行经蝶径路肿瘤切除术，术后可加放疗。生长激素瘤和ACTH瘤首选经蝶手术，术后结合放疗，药物治疗仅用于术前准备、术后复发或不能接受手术治疗者。

（4）其他肿瘤：随着胰腺内分泌肿瘤和垂体瘤治疗的改进，已使MEN1患者的预后得到改善。因此，现在能够见到其他肿瘤，如类癌综合征的概率增加。类癌需手术切除，而脂肪瘤通常不必治疗。

2. MEN2

（1）甲状腺髓样癌：无论MEN2A还是MEN2B患者，都建议手术治疗。由于病变为双侧性和多发性，且常有局部淋巴结转移，故应做甲状腺全切除，术中需仔细探查颈部并切除肿大淋巴结，术后给予甲状腺激素替代治疗。理想的状况是在可能进展为恶性的年龄之前进行手术。目前把遗传性MTC分成3种不同的危险类别，即极高危组、高危组及中危组。极高危组包括MEN2B和RET基因883、918或922密码子突变的患者。这些患儿在1岁以内即可出现MTC转移，故推荐在出生后6个月内进行甲状腺全切除术和中央区域淋巴结清扫。高危组包括RET基因609、611、618、620或634密码子突变的患者。在5岁前，应进行甲状腺全切除术，至于是否需要进行中央区域淋巴结清扫术，目前意见尚不一致，但多数医生在首次手术时同时进行了此项处理。中危组包括RET基因768、790、791、804或891密码子突变的患者。其MTC侵袭性较小，淋巴结转移和MTC相关的死亡不常见。关于这些患者进行甲状腺全切除术的年龄尚未达成共识，但一致的观点是，如果这些患者没有进行早期甲状腺切除术，就应该密切随访。放疗和化疗对MTC的疗效较差。在有颈部广泛局部转移病变的患者中，外放射治疗可防止局部复发或缩小肿瘤体积，但并非根治性方法。应用阿霉素、长春新碱、环磷酰胺及达卡巴嗪联合的化疗可作为姑息性治疗方法。所有遗传性MTC患者在术前都应该常规进行检查以确定嗜铬细胞瘤是否存在，并且在甲状腺手术前应该先行嗜铬细胞瘤切除术。

（2）嗜铬细胞瘤：在所有MEN2患者中，嗜铬细胞瘤切除必须在其他手术之前完成。术前准备同散发性者，术前和术中应使用α和β肾上腺素能受体阻滞药。由于肿瘤多为双侧性，故过去多主张行双侧肾上腺全切除，术中和术后必须补充糖皮质激素和盐皮质激素。随着影像学技术和微创外科技术的发展，更多医生选择外侧手术径路或腹腔镜下切除有病变的肾上腺，对单侧肿瘤者尤为合适。术后要终身随访。此外，另一种可供选择的方法是切除嗜铬细胞瘤和肾上腺髓质，而保留肾上腺皮质。虽然有嗜铬细胞瘤复发的风险，但这种方法可避免需要类固醇激素的终身替代治疗。

（3）甲状旁腺功能亢进症：早期患者常无临床症状和生化异常，故在甲状腺手术时应常规探查甲状旁腺。如外观异常或可疑者，应做冷冻切片。当证实有增生或腺瘤时，可行手术切除。通常的手术方式是切除3个半的腺体，并将剩余的半个腺体保留在颈部。对于甲状旁腺功能亢进症表现突出（几乎总是与RET密码子634突变关联）和常有复发的家系，倾向于行甲状旁腺全切除，并将自体甲状旁腺移植于前臂肌肉中。虽然复发不常见，但术后需常规进行随访。

（4）黏膜神经瘤：神经瘤一般不会癌变。对于面部神经瘤，主要的处理方式是整形和美容手术。神经瘤引起的肠憩室和巨结肠可行手术切除，其他胃肠道病变则仅需对症治疗。

（5）以逆转RET激活为基础的治疗：目前已知许多酪氨酸激酶抑制药，特别是那些以血管内皮生长因子受体家族为靶向者，可抑制RET原癌基因的磷酸化。其中主要有3个抑制剂凡德他尼、多吉美和AMG706，均在进行治疗MTC的Ⅱ期临床试验。初步的研究提示，在MEN2相关的MTC患者中，凡德他尼治疗可使近20%患者出现肿瘤消退的迹象，目前该药物正在进行Ⅲ期临床试验。此外，正在进行Ⅰ期临床试验的药物至少还有另外两种抑制剂（XL184和AG－013736），它们也已初步显现出治疗效果。尽管现在还不清楚这些抑制药将来是否具有长期疗效，是否能够被批准用于MEN2的治疗，但初步的研究结果证明灭活RET具有一定的治疗效果，这是令人感到振奋的事。

3. 其他家族性多发性内分泌腺瘤病

对于存在嗜铬细胞瘤、胰腺内分泌肿瘤、MTC、甲状旁腺肿瘤、垂体瘤等内分泌肿瘤的患者，通常也需要手术切除。治疗原则如上所述，但这类患者的处理还应该关注其他的伴随情况。例如，在VHL病的患者中，由于同时存在肾脏或中枢神经系统的肿，使其治疗常常变得更为复杂。

（吴　静）

第八章

泌尿系统疾病

第一节　急进性肾小球肾炎

急进性肾小球肾炎（RPGN）指在肾炎综合征（血尿、蛋白尿、水肿和高血压）基础上短期内出现少尿、无尿，肾功能急剧下降的一组临床综合征。病理改变特征主要为肾小球内新月体形成，又名新月体肾小球肾炎。我国目前采用的新月体肾小球肾炎的诊断标准为肾穿刺标本中50%以上的肾小球有大新月体（新月体占肾小囊面积50%以上）形成。急进性肾小球肾炎可以是原发性，也可以继发于其他肾小球疾病。除抗中性粒细胞胞质抗体相关小血管炎和肺出血—肾炎综合征以外，在其他疾病如IgA肾病、系统性红斑狼疮（SLE）、过敏性紫癜等基础上均可发生新月体肾小球肾炎。根据免疫病理学的特点将RPGN分为三种类型：①抗肾小球基底膜型（Ⅰ型）；②免疫复合物型（Ⅱ型）；③寡免疫复合物型（Ⅲ型）。本病病情危重，预后差，一般要求及时乃至急诊进行肾活检以力争早期诊断。如能早期明确诊断并根据各种不同的病因及时采取正确的治疗，可改善患者的预后。

一、流行病学

目前认为急进性肾小球肾炎的发生率与以往报道的有显著不同，Ⅰ型只占10%，Ⅱ型占30%，而Ⅲ型占60%。本病任何年龄均可发病，Ⅰ型RPGN发病年龄有两个高峰：①10～30岁，男性为主，肺出血发生率高；②50～70岁，多见于女性，病变局限于肾脏。Ⅰ型RPGN中同时并发抗中性粒细胞胞质抗体（ANCA）阳性者则多见于中老年女性，可有多系统受累的表现。大多数Ⅱ型RPGN患者有某种特殊类型的原发性肾小球疾病的临床或者病理学证据，例如IgA肾病、感染后肾小球肾炎或者膜增生性肾小球肾炎（MPGN），另外一些患者则是系统性免疫复合物疾病肾脏受累，例如SLE、过敏性紫癜等。极少数患者没有上述情况，则定义为原发性新月体免疫复合物肾炎。Ⅱ型RPGN儿童多见，这种在儿童和青年中多见的趋势与其他类型的免疫复合物肾炎一致，例如IgA肾病、感染后肾小球肾炎或者MPGN。Ⅲ型RPGN往往是系统性血管炎的部分表现，然而，也有一些患者仅仅局限于肾脏的新月体肾炎表现，这是成年人最常见的RPGN，特别是在中老年人群。白种人患病率高于黑种人，性别没有差异。

二、病因

RPGN病因多样，可分为原发性和继发性RPGN，继发性疾病主要包括感染性疾病、多系统疾病和其他原发性肾小球疾病。

（一）原发性肾小球疾病

1. 原发性弥漫性新月体肾小球肾炎

（1）Ⅰ型：IgG线性沉积（抗肾小球基底膜抗体介导）。

（2）Ⅱ型：IgG颗粒样沉积（免疫复合物介导）。

（3）Ⅲ型：少或无IgG的沉积（缺乏免疫反应，ANCA多为阳性）。

2. 继发于其他原发性肾小球肾炎

（1）膜增殖性肾小球肾炎。

（2）膜性肾小球肾炎伴有附加抗基底膜型肾炎。

（3）IgA 肾病（少见）。

（二）伴发于感染性疾病

（1）急性链球菌感染后肾小球肾炎。

（2）急性或亚急性感染性心内膜炎，内脏化脓性病灶引起的慢性败血症及肾小球肾炎。

（3）其他感染，如乙型肝炎病毒、人类免疫缺乏病毒感染。

（三）继发于系统性疾病

（1）系统性红斑狼疮。

（2）肺出血—肾炎综合征。

（3）过敏性紫癜、弥散性血管炎如坏死性肉芽肿、过敏性血管炎及其他类型。

（4）混合性冷球蛋白血症。

（5）类风湿关节炎伴血管炎、恶性肿瘤及复发性多软骨炎等。

三、发病机制

原发性 RPGN 病因不清。近年来随着某些与 RPGN 密切相关的自身抗体的发现，如抗肾小球基底膜（GBM）抗体和抗中性粒细胞胞质抗体（AN－CA），证明了各型原发性 RPGN 的病因和发病机制是不同的。①Ⅰ型又称抗肾小球基底膜型肾小球肾炎，是由于抗肾小球基底膜抗体与肾小球基底膜（GBM）抗原相结合激活补体而致病；②Ⅱ型又称免疫复合物型，因肾小球内循环免疫复合物的沉积或原位免疫复合物形成，激活补体而致病；③Ⅲ型为少免疫复合物型，肾小球内无或仅微量免疫球蛋白沉积。现已证实 50%~80% 该型患者为原发性小血管炎肾损害，肾脏可为首发，甚至唯一受累器官或与其他系统损害并存。原发性小血管炎患者血清抗中性粒细胞胞质抗体（ANCA）常呈阳性。

原发性 RPGN 患者约 50% 以上有上呼吸道感染的前驱病史，其中仅少数为典型的链球菌感染，其他多为病毒性感染。但感染与 RPGN 发病的关系尚待进一步研究。某些有机化学溶剂、强氧化剂和碳氢化合物如汽油，可能与 RPGN Ⅰ型有密切的关系。某些药物如肼屈嗪、丙硫氧嘧啶与部分 RPGNⅢ型相关。遗传易感性及某些诱发因素可能与该病有关。RPGNⅠ型 HLA－DR2 的阳性率较正常人显著升高（88%∶32%），且与 *HLA－DRB*1 基因密切相关。诱发因素包括吸烟、接触碳氢化合物、吸毒、病毒性肺炎等。

Ⅰ型 RPGN 其目标抗原位于基底膜Ⅳ型胶原 α3 到 α5 链 NC1 区域，多数患者抗 GBM 抗体结合在Ⅳ型胶原（多位于肾、肺等）的 α3 链（也有结合在 α5 链的），因此其临床特点主要表现为肺和肾脏疾病。有学者已发现两种优势抗原决定簇，分别为 EA－α3（Ⅳ）NC1 和 EB－α3（Ⅳ）NC1，而在体内正常情况下这两个抗原表位是被 α4 和 α5 链隔离的，只在一些有可能破坏肾小球基底膜的物理化学因素，如吸烟、感染、碎石、活性氧物质等造成基底膜中断时才会被暴露，并发生构象变化，从而使机体发生免疫反应。此外，疾病的发生也与很多遗传因素有关。

对于Ⅱ型 RPGN，体液免疫和细胞免疫均参与疾病的发生与进展。循环免疫复合物沉积或原位免疫复合物在肾小球形成，进而引发变态反应，在直接损伤肾小球毛细血管壁的同时，激活补体系统（C3a、C5a），趋化中性粒细胞、激活巨噬细胞释放蛋白水解酶产生活性氧及炎症介质，进一步损伤毛细血管壁，甚至导致其断裂。

Ⅲ型 RPGN，抗中性粒细胞胞质抗体（ANCA）可以使经 TNF－α 或 IL－1 处理的中性粒细胞出现脱颗粒反应，产生氧自由基、细胞因子和释放蛋白酶，导致内皮细胞损伤，从而引起血管炎症反应。ANCA 也可作用于内皮细胞，部分研究显示，蛋白酶 3 可在内皮细胞中表达，并转移到细胞膜，从而与 ANCA 结合，导致内皮损伤。血管内皮细胞不仅是受损靶细胞，同时也是病理损害积极的参与者。有研究显示，经 PR3 刺激的内皮细胞能合成并释放 IL－8，招募炎性细胞在病变部位聚集。同时，也可增加内皮细胞表面黏附分子 VCAM－1 的表达，促进中性粒细胞与内皮细胞的黏附。此外，内皮细胞也可借助其表面的蛋白 C 受体与中性粒细胞上的 PR3 结合而促进这两种细胞的黏附。组织学的研究发现：在韦格纳肉芽肿的肾、肺组织中，主要包含巨噬细胞、CD4 阳性细胞、NK 细胞、CD8 阳性细胞以及 T 细胞，提示这些疾病的血管损伤可能是由 T 细胞介导的。

至于新月体形成的原理尚不十分清楚，肾小球毛细血管袢的坏死、基底膜的断裂或者肾脏包曼囊的破裂是新月体形成的始动环节。细胞性新月体的主要成分是巨噬细胞，巨噬细胞于球囊壁上增殖，并转化为上皮样细胞，形成新月体。纤维素在引导巨噬细胞进入包曼囊过程中发挥重要作用，随后巨噬细胞浸润并在局部增生，淋巴细胞浸润、黏附分子分泌、成纤维细胞转化在新月体的发展和转归中发挥了重要的作用。在有新月体的肾小球毛细血管丛可出现灶性坏死，继之毛细血管萎缩塌陷，并与新月体粘连使囊腔阻塞，最后整个肾小球可发生玻璃样变或纤维化。此外，肾小球毛细血管丛也可见到增殖性改变。

四、病理

（一）光镜检查

光学显微镜检查可见肾小囊内新月体形成为急进性肾小球肾炎（RPGN）的特征性病理改变。受累肾小球达 50% 以上，甚至可达 100%。病变范围占肾小囊面积的 50% 以上，严重者可充填整个肾小囊。发病初期为细胞性新月体，后期为纤维性新月体（数天至数周形成）。本病纤维化发展很快，故及时进行肾活检，早期诊断，及时治疗是极其重要的。肾小球病变在Ⅰ型 RPGN 主要是肾小球基底膜（GBM）断裂、突出，但毛细血管内增生不明显。Ⅱ型 RPGN 中毛细血管袢细胞及系膜细胞增生明显。Ⅲ型 RPGN 则可见毛细血管袢节段性纤维素样坏死、缺血，甚至节段性硬化。系膜细胞增生不明显。肾小管及肾间质病变常与肾小球病变的严重程度相关。少数（10%～20%）Ⅲ型 RPGN 在肾间质可见肾小球外的血管炎，如微小动脉、小动脉甚至弓状动脉分支均可受累。少数Ⅲ型 RPGN 还可见肉芽肿形成。

（二）免疫荧光

1. Ⅰ型

可见肾小球毛细血管基底膜 IgG、C3 呈连续细线状沉积（极少数为 IgA）。肾小球严重受损时往往难以辨认，IgG 和 C3 以线样不规则或颗粒状沉积，少数情况下沿肾小球基底膜可见 IgG 间或有 C3 线样沉积。但 IgG 线样沉积可逐步发展为颗粒型，有时易与其他 RPGN 相混淆。而且在某些糖尿病肾小球硬化症、狼疮肾炎以及某些移植的尸体肾也可出现上述免疫荧光的特点。

2. Ⅱ型

可见系膜和毛细血管壁散在 IgG 和（或）IgM，常伴 C3 沉积。若大量 IgG、IgM、IgA 沉积，尤其伴有 C1q、C3、C4 则强烈提示狼疮肾炎。以 IgA 为主的沉积提示为 IgA 肾病，单纯系膜或毛细血管壁 C3 沉积应疑为系膜毛细血管肾小球肾炎可能。

3. Ⅲ型

从理论上而言，本型并无免疫球蛋白沉积，但由于肾活检为病变动态过程的一个阶段，故不能排除本型患者在疾病早期可能有免疫球蛋白的沉积，之后被浸润的巨噬细胞和中性粒细胞所吞噬和消化，进而转变为阴性或微量。

（三）电镜检查

Ⅰ型：因抗体直接与基底膜结合，故可发现基底膜密度不均，而未发现沉积物。毛细血管塌陷、基膜处裂缝或局灶断裂，以致单核细胞、间质纤维细胞由这些裂隙移行入肾小囊壁，但很少有电子致密物沉积。

Ⅱ型：主要特征为系膜区散在和内皮下不规则的电子致密物沉积。其沉积物的位置、范围和程度，将有助于不同型 RPGN 的鉴别。一般来说，原发性疾病中沉积物相对较少；若沉积物主要位于上皮下，并呈驼峰样外形，应寻找感染原因。上皮下沉积伴基底膜钉突样改变则为膜性肾小球肾炎；内皮下大量沉积物的存在（指纹样改变）多提示原发性混合性 IgG/IgA 冷球蛋白血症或系统性红斑狼疮（SLE）。肾小球基底膜电子致密物样改变提示系膜毛细血管肾小球肾炎，而上皮下小电子致密物沉积并不能完全排除抗 GBM 抗体介导型疾病。

Ⅲ型：系膜及毛细血管壁均未见电子致密物沉积，但肾小球基底膜破坏明显。

五、临床表现

临床上 RPGN 患者可急性起病，也可隐袭起病。但病情进展急骤，大多数表现为急性肾炎综合征。在Ⅰ型及Ⅲ型常有前驱感染症状，伴有发热、疲乏和体重下降等非特异性症状。

（一）肾脏表现

起病后即有尿量减少（甚至无尿）及水肿。部分患者有肉眼血尿（多见于Ⅰ型和Ⅲ型），镜下血尿普遍存在。蛋白尿一般为 1~2 g/d，部分患者蛋白尿 >3.5 g/d，并出现肾病综合征（主要见于Ⅱ型）。随着病程进展出现高血压及贫血，发病时或发病后即有肾功能减退，血清肌酐及尿素氮逐周增高，很快进入尿毒症阶段。在疾病早期就可见到肾小管间质功能减退，如尿浓缩功能障碍。

（二）肾外表现

Ⅰ型的部分患者有明显的咯血、咳嗽、呼吸困难、发热及胸痛，血清抗基底膜抗体阳性。Ⅱ型肾外无特异性表现，血中循环免疫复合物多阳性。原发性小血管炎引起的Ⅲ型 RPGN 在疾病的不同时期可有肾外脏器受累的表现，较为常见的肾外受累脏器为肺、关节肌肉、皮肤和眼耳鼻等。肺受累可表现为咳嗽、痰中带血、咯血，严重者可危及生命。X 线胸片或 CT 多为单侧或双侧中下肺阴影、结节，严重者可有空洞，多被误诊为肺部感染、肺结核和恶性肿瘤，应引起高度重视。韦格纳肉芽肿病多先侵犯肾外器官，有鼻、鼻旁窦、咽、软腭及肺等炎症性病变，包括坏死性血管炎及肉芽肿，可有发热、皮疹、紫癜、关节肌肉疼痛、腹痛及单神经炎症状，血清抗中性粒细胞胞质抗体（ANCA）阳性。变应性肉芽肿性血管炎多有过敏性哮喘、变应性鼻炎，血嗜酸性粒细胞增多，常伴有脑、心及皮肤等小血管炎表现，血清核周型 ANCA 阳性。

六、辅助检查

（一）尿液检查

尿常规可见大量红细胞，多为畸形红细胞；蛋白尿一般在 1~2 g/d，部分患者蛋白尿 >3.5 g/d；常见肾小管上皮细胞，可见红细胞管型、透明管型及颗粒管型。

（二）血常规检查

常出现贫血，为正色素正细胞性贫血。贫血程度轻重不一，红细胞沉降率于急性期增快。

（三）血生化检查

血肌酐进行性升高。血钾、氯可轻度升高，血钠轻度降低，血浆白蛋白常下降。

（四）免疫学检查

Ⅰ型 RPGN 血清中抗 GBM 抗体阳性，目前国际通用的检测方法是应用可溶性人 GBM 抗原的酶联免疫吸附法，该方法敏感性和特异性均较高。

Ⅱ型 RPGN 可有血清循环免疫复合物阳性、血清补体水平下降和血清冷球蛋白阳性。

Ⅲ型 RPGN 患者 50%~80% 检测 ANCA 阳性，血清补体 C3 多为正常。

（五）肾脏形态学检查

B 超检查常提示肾脏增大，皮髓质交界不清，放射性核素肾图检查提示肾脏灌注和滤过减少。

七、诊断和鉴别诊断

（一）诊断

有急性肾炎综合征的表现（急性起病、尿少、水肿、高血压、蛋白尿、血尿），且以严重的血尿、突出的少尿及进行性肾衰竭为特征者应考虑本病。因为 RPGN 是一组临床表现和病理改变相似，但病因各异的临床综合征，因此在诊断 RPGN 后需要进一步明确：①组织病理学诊断；②病因诊断。详细询问病史，积极寻找多系统疾病的肾外表现和体征，并进行有关检查（如抗核抗体、抗 ds－DNA 抗体、ANCA、ASO 等）。只有确定了病因、免疫类型、疾病的发展阶段、活动性后，方可权衡治疗的利弊与风险，选择合理治疗，并做出预后评价。因为该病呈进行性进展，若临床医师怀疑为 RPGN，应紧急行肾穿刺。肾活检证实为新月体肾小球肾炎，急进性肾小球肾炎诊断即可确定。肾穿刺前血肌酐过高时，应根据情况适时血液净化治疗以确保肾穿刺顺利进行。

必须指出，Ⅲ型急进性肾小球肾炎血清 ANCA 阳性率为 80%～90%，而Ⅰ型及Ⅱ型急进性肾小球肾炎患者中约有 1/3 阳性，Ⅲ型急进性肾小球肾炎无系统血管炎临床表现者核周型 ANCA 阳性约占 2/3，胞质型 ANCA 阳性约占 1/3。因此，血清 ANCA 阳性对Ⅲ型急进性肾小球肾炎的特异性并不理想，但结合各型的临床特征，就很有诊断价值。

（二）鉴别诊断

1. 重症急性肾炎

本病临床呈急性肾炎综合征表现，病理为毛细血管内增生性肾炎（肾小球内皮细胞及系膜细胞弥漫性增生），急性肾炎初期由于水钠潴留、尿量减少，患者可出现一过性轻度肾功能损害（仅肾小球滤过率下降，或血清肌酐轻度升高），但经利尿后，肾功能即迅速恢复正常。但是少数重症急性肾炎患者，由于肾小球内皮细胞及系膜细胞高度弥漫性增生，致肾小球毛细血管腔闭塞，而出现少（无）尿及急性肾衰竭（ARF），临床表现类似急进性肾炎。此时，该急性肾炎仅能靠肾穿刺病理检查与急进性肾小球肾炎鉴别。

2. 继发性肾小球疾病

常见狼疮性肾炎、ANCA 相关性小血管炎肾损害、紫癜性肾炎及肺出血—肾炎综合征等，此时临床也常呈急进性肾炎综合征，病理常为新月体性肾炎，称为继发性新月体性肾炎，其中肺出血—肾炎综合征与原发性新月体肾小球肾炎Ⅰ型、紫癜性肾炎与 IgA 肾病所致肾脏病理改变与新月体性肾小球肾炎Ⅱ型、ANCA 相关性小血管炎肾损害与原发性新月体肾小球肾炎Ⅲ型的病理及免疫病理表现完全相同，狼疮肾炎Ⅳ型与原发性新月体性肾炎Ⅱ型病理表现也相似。但是，肾小球细胞增生、坏死、微血栓等病变十分严重的狼疮肾炎Ⅳ型患者，病理还未构成新月体肾小球肾炎，临床也可发生急性肾损伤，这点必须注意。

这些疾病与原发性急进性肾小球肾炎鉴别的要点是：它们存在系统性疾病的临床及实验室特异性表现。狼疮肾炎Ⅳ型还具有如下病理特点：光镜检查可见肾小球白金耳样病变、核碎裂、苏木素小体及微血栓等，电镜检查可见多部位电子致密物沉积，免疫荧光检查呈现满堂亮表现（即 IgG、IgA、IgM、C3、C1q 及纤维蛋白相关抗原全部阳性），这些病理及免疫病理表现也可与原发性新月体肾小球肾炎Ⅱ型鉴别。

3. 多发性骨髓瘤肾损害

骨髓瘤可通过轻链沉积（即轻链肾病）或伴发淀粉样变而导致肾小球疾病，同时，该病还可因大量轻链管型堵塞肾小管，而导致肾小管损伤及急性肾损伤。鉴别要点是患者血清蛋白电泳出现“M”成分。骨髓穿刺涂片显示增生活跃，有异型浆细胞增生，一般均在 10% 以上，有时可成堆存在。X 线检查多有骨骼受累，呈大小不等、穿凿样溶骨性损害，常见于颅骨、骨盆、脊椎等处。肾活检也可明确诊断。

八、治疗

急进性肾小球肾炎是一组病理发展快、预后差的疾病，近年来该病治疗进展较快，疗效明显提高。治疗包括针对炎症性肾损伤和针对肾小球疾病引起的病理生理改变两方面，关键取决于本病的早期诊断，及时使用肾上腺皮质激素冲击治疗，合用免疫抑制药、抗凝血、抗血小板黏附和血浆置换等。

（一）糖皮质激素

甲泼尼龙冲击疗法：甲泼尼龙静脉滴注每次 10～15 mg/kg，每天或隔日 1 次，共 3～4 次。必要时可再用1~2个疗程。接着口服泼尼松1 mg/（kg·d）并于6~8周或以后逐渐减量。该方法适用于所有三种类型的RPGN。但对Ⅱ、Ⅲ型效果较好。应用甲泼尼龙冲击疗法时应密切观察患者，常见的不良反应有水钠潴留、高血压、血糖升高、消化道出血和感染等。

（二）细胞毒药物

目前糖皮质激素冲击治疗联合细胞毒药物是新月体肾炎的标准治疗方案，常用的细胞毒药物为环磷酰胺（CTX）2 mg/（kg·d），总量8 g左右。也有报道应用CTX静脉滴注，可根据病情第一个月应用600~800 mg，静脉滴注1~3次，以后每月600~800 mg，共6个月，再减为每3个月1次，总量仍为8 g。该药物对Ⅱ、Ⅲ型效果较为肯定。CTX常见的不良反应为肝功能损害、骨髓抑制、消化道症状、性腺抑制、出血性膀胱炎和致癌作用。

前瞻性、开放性试验研究结果表明，霉酚酸酯（MMF）可替代环磷酰胺应用于轻中度血管炎患者的诱导和维持缓解。MMF较细胞毒药物不良反应小，起始剂量1~2 g/d，渐减量至0.5 g/d维持。其他免疫抑制药还有甲氨蝶呤、来氟米特、环孢素和他克莫司，前两者主要用于维持期的治疗，后两者在RPGN中应用较少，其在本病的应用还有待进一步研究。

（三）血浆置换

有关血浆置换的循证医学研究较少，尽管缺乏有力的证据支持血浆置换的疗效，但是普遍推荐本病患者进行血浆置换。

强化血浆置换指每天或隔天应用新鲜血浆或5%白蛋白将患者血浆置换出2~4 L，是Ⅰ型RPGN的首选治疗方法。如经济条件许可，应治疗到患者血清中的抗GBM抗体浓度很低或转为阴性为止。一般患者需置换10次左右方可使抗体转阴。有学者认为应用白蛋白作为置换液可以减少应用血浆的不良反应，但也有学者认为患者有新鲜肺出血时应该应用新鲜血浆以补充被置换出来的凝血因子，从而避免加重肺出血。

对于Ⅱ、Ⅲ型RPGN也可应用血浆置换，但血浆置换与应用甲泼尼龙和环磷酰胺的强化免疫抑制疗法相比并无益处。但是对于威胁生命的肺出血，特别是ANCA相关的RPGNⅢ型，多数学者推荐血浆置换疗法，其控制肺出血的作用较为肯定、迅速。血浆置换的主要不良反应为感染、出血、溶血及低血钙等。

（四）免疫球蛋白

大剂量免疫球蛋白静脉冲击治疗可通过阻断细胞表面Fc受体来抑制淋巴效应细胞的活性，从而抑制血管炎病情活动，目前尚未在临床推荐。然而，对伴有骨髓抑制或感染的患者尚有可能替代传统治疗方法而发挥作用。

（五）治疗新进展

1. 生物制剂

①利妥昔单抗作为抗CD20的单克隆抗体，具有诱导B细胞功能耗竭的作用，小规模临床试验证实应用利妥昔单抗可诱导B细胞耗竭，并导致ANCA转阴和临床症状改善，但该疗法尚需要进一步扩大病例数研究证实；②抗胸腺抗体球蛋白或抗T细胞的单抗（例如抗CD52抗体）可导致淋巴细胞耗竭，从而阻遏血管炎病情活动。该疗法目前正在进行小样本临床试验；③抗TNF-α的单克隆抗体英夫利昔单抗、CTLA4-Ig、IL-1受体拮抗分子、抗黏附分子（如CD11b和VLA-4）等新疗法治疗有待进一步临床验证。

2. 白细胞分离疗法

选择性白细胞分离法是一种治疗RPGN的新方法，现主要用于Ⅲ型新月体肾炎。白细胞尤其是粒细胞和巨噬细胞在血管炎的发生发展中起关键作用，选择性白细胞分离法清除了这些细胞，可以减轻肾脏血管炎的炎症反应。

3. 免疫吸附治疗

采用膜血浆滤器分离患者血浆，再将血浆经过免疫吸附柱（常用GBM吸附柱或蛋白A吸附柱等）以清除致病抗体或免疫复合物。此法可回输吸附后的自身血浆，且疗效肯定。

（六）2012KDIGO 指南建议

1. 抗基底膜肾小球肾炎的治疗

（1）除了出现透析依赖或在一块足够的肾穿刺活检标本中有 100% 的新月体形成及没有肺出血的患者外，建议所有的抗基底膜肾小球肾炎患者起始治疗时均联合环磷酰胺、糖皮质激素及血浆置换。

（2）一旦诊断确定，抗基底膜肾小球肾炎的起始治疗便不能延迟。假如高度怀疑此诊断，等待确认诊断的同时优先给予大剂量糖皮质激素联合血浆置换的起始治疗。

（3）对抗基底膜肾小球肾炎，不推荐维持性的免疫抑制治疗。

（4）直至抗基底膜肾小球肾炎患者的抗基底膜肾小球抗体持续阴性最少 6 个月以上时，方可进行肾移植。

2. ANCA 相关性血管炎

（1）建议环磷酰胺联合皮质醇激素作为 ANCA 相关性血管炎所致的 RPGN 初始治疗。对无严重疾病或环磷酰胺禁忌的患者中，建议利妥昔单抗联合皮质醇激素作为初始治疗的另一选择。

（2）在需要透析或血清肌酐迅速增高的患者中，建议增加血浆置换疗法。在弥漫性肺出血患者中，建议增加血浆置换疗法。在 ANCA 相关性小血管炎及抗基底膜性肾小球肾炎（根据抗基底膜性肾小球肾炎拟定的标准和方案）的重叠综合征中，建议增加血浆置换疗法。对于透析依赖或无任何肾外表现的患者，建议环磷酰胺治疗 3 个月后停用。

（3）推荐达到缓解的患者继续维持治疗。在完全缓解的患者中，建议继续维持治疗至少 18 个月。依赖透析或无肾外表现的患者不建议维持治疗。维持治疗的选择：口服硫唑嘌呤 1~2 mg/（kg·d）作为维持治疗。对硫唑嘌呤过敏或者不能耐受的患者，建议每天 2 次口服霉酚酸酯（MMF），最大量至 1 g，作为替代治疗。在有上呼吸道疾病的患者中，建议增加复方磺胺甲噁唑的辅助维持治疗。在对硫唑嘌呤及骁悉不耐受而且 GFR 不小于 60 mL/（min·1.73 m^2）的患者中，建议甲氨蝶呤（起始剂量每周 0.3 mg/kg，最大量至每周 25 mg）的维持治疗。

（4）建议对严重复发、有生命危险或脏器损害的 ANCA 相关小血管炎，根据初始治疗的指南予以治疗。对 ANCA 相关小血管炎其他复发的患者，建议重新建立免疫抑制治疗或增加治疗的强度，除环磷酰胺外，应制定糖皮质激素联合或不联合硫唑嘌呤或霉酚酸酯的方案，视病情增加药物的剂量。

（5）对 ANCA 相关性肾小球肾炎环磷酰胺及糖皮质激素抵抗的初始治疗，建议增加美罗华并且建议静脉滴注免疫球蛋白或血浆置换作为选择治疗。

九、预后

新月体肾小球肾炎导致终末期肾衰竭发生率高，约有 20% 的患者就诊时已不能逆转，进入终末期肾衰竭，1 年后 50% 的患者进入终末期肾衰竭。部分患者经积极治疗后肾功能得到改善并长期稳定。影响患者预后的因素如下。①早期诊断、及时治疗，可明显改善患者的预后；②临床上出现少尿、血肌酐 >600 μmol/L 者预后差；③细胞新月体、间质病变轻者预后好；④疾病的类型，Ⅲ型及有前驱感染和病理有血管炎的Ⅱ型治疗效果较好，Ⅰ型效果最差，且与抗 GBM 抗体的滴度无关；⑤肾活检中 85% 的肾小球有大新月体、严重广泛肾小球硬化、小管萎缩、间质纤维化及小动脉硬化者预后差。

（张亚玲）

第二节　慢性肾炎综合征

慢性肾炎综合征（CNS）是指以蛋白尿、血尿、高血压、水肿为基本临床表现，可有不同程度的肾功能减退，起病方式各有不同，病情迁延，病变进展缓慢，最终将发展为慢性肾衰竭的一组肾小球疾病。由于本组疾病的病理类型及病期不同，主要临床表现可呈多样化，其诊断不完全依赖于病史的长短。我国以 IgA 肾病最多见。各种继发性肾脏病以及遗传性肾病也可表现为慢性肾炎综合征。慢性肾炎综合征持续数年，甚至数十年后，肾功能逐渐恶化并出现相应的临床表现（如血压增高、贫血等），最终发展成慢性肾衰竭。病变进展速度个体差异很大，病理类型是决定肾功能进展快慢的重要因素（如系膜毛细血管性肾小球肾炎进展较快，膜性肾病进展较慢），血压控制不好及持续大量蛋白尿者肾功能恶化较快，但也与是否重视保护肾脏及治疗是否恰当有关。慢性肾炎综合征主要原因是慢性肾小球肾炎（慢性肾炎），因此，本文主要介绍慢性肾炎。

一、病因

慢性肾炎病因不明。起病前多有上呼吸道感染或其他部位感染，少数慢性肾炎可能是由急性链球菌感染后肾炎演变而来，但大部分慢性肾炎并非由急性肾炎迁延而来，而是由其他原发性肾小球疾病直接迁延发展而成，起病即属慢性肾炎。

二、发病机制

由于慢性肾炎不是一种独立的疾病，其发病机制各不相同，大部分是免疫复合物疾病，可由循环内可溶性免疫复合物沉积于肾小球，或由抗原与抗体在肾小球原位形成免疫复合物，激活补体引起组织损伤。也可不通过免疫复合物，而由沉积于肾小球局部的细菌毒素、代谢产物等通过“旁路系统”激活补体，从而引起一系列的炎症反应而导致肾小球炎症。

此外，非免疫介导的肾脏损害在慢性肾炎的发生和发展中，也可能起很重要的作用，这种非免疫机制包括下列因素。①肾小球病变引起肾内动脉硬化，肾内动脉硬化可进一步加重肾实质缺血性损害；②肾血流动力学代偿性改变引起肾小球损害。当部分肾小球受累，健存肾单位的肾小球滤过率代偿性增高，这种高灌注、高滤过状态可使健存肾小球硬化，终至肾衰竭；③高血压引起肾小动脉硬化。长期高血压引起缺血性改变，导致肾小动脉狭窄、闭塞，加速肾小球硬化，高血压也可通过提高肾小球毛细血管静水压，引起肾小球高滤过，加速肾小球硬化；④肾小球系膜的超负荷状态。正常肾小球系膜细胞具有吞噬、清除免疫复合物功能，但当负荷过重，则可引起系膜基质及细胞增殖，终至硬化。

三、病理

该病根据其病理表现不同，可分为以下几种类型。①系膜增生性肾小球肾炎，免疫荧光检查可分为 IgA 沉积为主的系膜增生性肾炎和非 IgA 系膜增生性肾炎；②膜性肾病；③局灶性节段性肾小球硬化；④系膜毛细血管性肾小球肾炎；⑤硬化性肾小球肾炎。

四、临床表现

慢性肾小球肾炎可发生于任何年龄，但以青、中年男性为主。起病方式和临床表现多样。

（一）临床起病特点

1. 隐匿起病

有的患者可无明显临床症状。偶有轻度水肿，血压可正常或轻度升高。多通过体检发现。

2. 慢性起病

患者可有乏力、疲倦、腰痛、食欲缺乏；眼睑和（或）下肢水肿，伴有不同程度的血尿或蛋白尿，部分患者可表现为肾病性大量蛋白尿。也有患者以高血压为突出表现，伴有肾功能正常或不同程度受损（内生肌酐清除率下降或轻度氮质血症）。

3. 急性起病

部分患者因劳累、感染、血压增高、水与电解质紊乱使病情呈急性发作，或用肾毒性药物后病情急剧恶化，经及时去除诱因和适当治疗后病情可一定程度缓解。

（二）疾病表现

1. 水肿

在整个疾病的过程中，大多数患者会出现不同程度的水肿。水肿程度可轻可重，轻者仅早晨起床后发现眼眶周围、面部肿胀或午后双侧踝部水肿。严重的患者，可出现全身水肿。然而也有极少数患者，在整个病程中始终不出现水肿，往往容易被忽视。

2. 高血压

部分患者以高血压为首发症状，高血压的程度差异较大，轻者仅 140～160/95～100 mmHg，重者达到或超过200/110 mmHg。持续高血压容易导致心功能受损，加速肾功能恶化，其程度与预后关系密切。高血压在临床上常表现为头胀、头痛、眩晕、眼花、耳鸣、失眠多梦、记忆力减退等症状。

3. 尿液异常改变

是慢性肾炎的基本标志。部分水肿的患者会出现尿量减少，且水肿程度越重，尿量减少越明显，无水肿患者尿量多数正常。当患者肾脏受到严重损害，尿液的浓缩稀释功能发生障碍后，会出现夜尿量增多和尿比重下降等现象。几乎所有的患者都有蛋白尿，尿蛋白的含量不等，可以从微量到大量。在尿沉渣中可以见到程度不等的红细胞、白细胞、颗粒管型、透明管型。当急性发作时，可有明显的血尿，甚至出现肉眼血尿。

4. 肾功能不全

主要表现为肾小球滤过率（GFR）下降，肌酐清除率（Ccr）降低。轻中度肾功能受损患者可无任何临床症状，当 Ccr 低于 10 mL/min，临床上可见少尿或者无尿，恶心、呕吐、食欲缺乏、乏力、嗜睡、皮肤瘙痒等。

5. 贫血

患者肾功能损害到一定程度，出现贫血表现，患者可有头晕、乏力、心悸、面色苍白、唇甲色淡等临床表现。如果患者无明显营养不良，多属正细胞、正色素性贫血。

五、辅助检查

（一）尿液检查

尿常规显示尿蛋白 25～500 mg/dL，常伴有镜下血尿，红细胞管型，尿红细胞形态学检查提示畸形红细胞为主，尿蛋白定量大于 150 mg/d；尿渗透压降低，尿液 NAG 酶、β_2 微球蛋白水平上升。

（二）血液检查

血常规早期变化不明显，肾功能不全者可见正色素、正细胞性贫血，红细胞沉降率明显加快；血液生化检查可见血浆白蛋白降低，血胆固醇轻度增高，血清尿素氮和肌酐早期基本正常，随病情加重尿素氮、血肌酐逐步增高，血清补体 C3 正常。

（三）B 超检查

早期双肾大小形态正常，随疾病进展，双肾缩小，肾脏回声增强，肾皮质变薄或肾内结构紊乱。

（四）肾脏病理学检查

肾脏穿刺活检获得的肾组织进行病理学检查，根据其病理类型不同，可见相应的病理改变。

六、诊断和鉴别诊断

（一）诊断

诊断要点：①起病缓慢，病情迁延，临床表现可轻可重；②有水肿、高血压、蛋白尿、血尿及管型尿等表现中的一项或数项；③病程中可有肾炎急性发作，常因感染（如呼吸道感染）诱发，发作时可出现类似急性肾炎之表现，有些病例可自发缓解；④可有不同程度的肾功能减退；⑤多次尿液检查尿常规显示尿蛋白微量到大量，伴或不伴有镜下血尿，尿蛋白定量 >150 mg/d。

（二）鉴别诊断

1. 慢性肾盂肾炎

慢性肾盂肾炎的临床表现可类似于慢性肾炎，晚期可有较大量蛋白尿和高血压，与慢性肾炎很难鉴别，以下几点可供鉴别时参考。①该病多见于女性，有泌尿系感染病史，如尿频、尿急、尿痛、腰痛等症状；②尿液检查可见尿白细胞增多明显，甚至有白细胞管型，尿细菌培养阳性，有助于慢性肾盂肾炎的诊断。而慢性肾炎以尿中反复出现蛋白、红细胞为主；③静脉肾盂造影如发现肾盂有瘢痕变形，呈杵状扩张，或肾影两侧不对称，放射性核素肾图检查示双侧肾功能损害差别较大，均提示慢性肾盂肾炎；④当慢性肾炎并发尿路感染时，用抗生素治疗后尿检查异常程度和氮质血症可能会有好转，但慢性肾炎的症状仍然存在，而慢性肾盂肾炎症状一般会消失。

2. 结缔组织疾病肾损害

系统性红斑狼疮、结节性多动脉炎等疾病中常伴有肾脏损害，其临床表现可与慢性肾炎相似，但此类疾病大都同时伴有全身或其他系统症状，如发热、皮疹、关节痛、肝脾肿大等，化验检查可以发现特征性指标异常（如狼疮性肾炎血液化验可见抗核抗体阳性，血液细胞学检查可以发现狼疮细胞等），血清补体水平明显下降。狼疮性肾炎肾脏组织学检查可见免疫复合物于肾小球各部位广泛沉着，复合物中IgG免疫荧光染色呈强阳性，即“满堂亮”表现。

3. 高血压肾损害　原发性高血压性肾损害和肾性高血压临床上很难区别，应详细询问病史。患者多有高血压家族史，先有较长期高血压，其后再出现肾损害，远曲小管功能损伤（如尿浓缩功能减退、夜尿增多）多较肾小球功能损伤早，尿改变轻微（微量至轻度蛋白尿，可有镜下血尿及管型），常有高血压的其他靶器官（心、脑、视网膜）并发症。发病年龄在40岁以后，尿蛋白的量常较少，罕见有持续性血尿和红细胞管型，有助于原发性高血压继发肾损害的诊断。反之，如果患者为青壮年，血尿、蛋白尿先发现而后出现的高血压则支持肾性高血压。对病史叙述不清的患者应做肾脏穿刺活检以明确诊断。

七、治疗

慢性肾小球肾炎早期应针对其病理类型给予相应的治疗，抑制免疫介导炎症，抑制细胞增殖，减轻肾硬化。并应以防止或延缓肾功能进行性恶化、改善或缓解临床症状以及防治并发症为主要目的。

（一）积极控制高血压

1. 治疗原则

①力争达到目标值：如尿蛋白<1 g/d患者的血压应该控制在130/80 mmHg以下；如蛋白尿≥1 g/d，无心脑血管并发症者，血压应控制在125/75 mmHg以下；②降压不能过低过快，保持降压平稳；③一种药物从小剂量开始调整，必要时联合用药，直至血压控制满意；④优选具有肾保护作用、能延缓肾功能恶化的降压药物。

2. 治疗方法

（1）非药物治疗：限制饮食钠的摄入，伴高血压患者应限钠（<3 g/d），降压药物应该在限制钠饮食的基础上进行，调整饮食蛋白质与含钾食物的摄入；戒烟、限制饮酒；减肥；适当锻炼等。

（2）药物治疗：常用的降压药物有血管紧张素转化酶抑制药（ACEI）、血管紧张素Ⅱ受体拮抗药（ARB）、长效钙通道阻滞药（CCB）、利尿药、β受体阻滞药等。由于ACEI与ARB除具有降低血压作用外，还有减少尿蛋白和延缓肾功能恶化的肾保护作用，应优选。使用ACEI与ARB类药物应该定期检测血压、肾功能和血钾。部分患者首次应用ACEI与ARB 2周左右出现血肌酐升高，需要检查有无危险因素，如果未超过基础水平的30%，仍然可以继续应用。有双侧肾动脉狭窄者禁用。肾功能不全患者应用ACEI与ARB要慎重，尤其注意防止高血钾。少数患者应用ACEI有持续性干咳的不良反应，可以换用ARB类。

（二）减少尿蛋白并延缓肾功能减退

蛋白尿与肾脏功能减退密切相关，因此应该严格控制。

1. ACEI与ARB

具有降低尿蛋白作用，其用药剂量常需要高于其降压所需剂量，但应预防低血压的发生。

2. 糖皮质激素和细胞毒药物

由于慢性肾炎是包括多种疾病在内的临床综合征，其病因、病理类型及其程度、临床表现和肾功能等差异较大，故是否应用应根据病因及病理类型确定。

3. 限制食物中蛋白及磷的摄入

低蛋白与低磷饮食可以减轻肾小球高压、高灌注与高滤过状态，延缓肾小球硬化，根据肾功能状况给予优质低蛋白饮食，保证进食优质蛋白质（动物蛋白为主）。在低蛋白饮食时，应适当增加糖类的摄入以满足机体生理代谢所需要的热量，防止负氮平衡。限制蛋白入量后同样可以达到低磷饮食的作用。

（三）避免加重肾损害的因素

感染，低血容量，脱水，劳累，水电解质和酸碱平衡紊乱，妊娠及应用肾毒性药物（如氨基糖苷类抗生素、含有马兜铃酸中药、非甾体抗炎药、造影剂等），均可能损伤肾脏，应避免使用或者慎用。

（四）其他

抗血小板聚集药、抗凝血药、他汀类降脂药、中药也可以使用。

八、预后

慢性肾炎最终将导致慢性肾衰竭，但其病变进展速度个体差异很大，主要与其病理损害类型及有无并发症（特别是高血压）相关，同时与重视保护肾脏的程度及治疗是否适当有关。病理类型为系膜毛细血管性肾炎者，常可迅速发展为严重肾衰竭。并发高血压、感染、血容量不足，使用肾毒性药物等可加快发展成慢性肾衰竭。一般从首次发现尿异常到发展至慢性肾衰竭，可历时 10～20 年或更长时间。为了确定慢性肾炎的肾小球病变性质，常规进行肾活检对评估预后有重要的意义。

（张亚玲）

第三节　肥胖相关性肾病

一、概述

肥胖症是一种慢性代谢性疾病。我国肥胖问题工作组将肥胖定义为体重指数［BMI，体重（kg）除以身高（cm）的平方］=28，或男性腰围 >90 cm、女性腰围 >80 cm。随着社会经济的发展和生活方式的改变，肥胖的发病率逐年升高。随之，肥胖相关的慢性疾病如肥胖相关性肾病逐渐增多。

肥胖相关性肾病（ORG）是一组由遗传背景、血流动力学异常、胰岛素抵抗、氧化应激、炎症等多种因素参与的慢性肾脏疾病，占肾活检患者的 1%～2%。其好发于青壮年中心型肥胖者，男性多于女性，主要临床表现为蛋白尿，不伴低蛋白血症，部分患者会进展为终末期肾病。

二、临床表现和诊断

1. 症状及体征

起病隐匿，早期表现为微量蛋白尿，随后出现轻中度蛋白尿（<3.5 g/24 h），以中分子蛋白尿为主。部分患者可伴少许镜下血尿（发生率 <14%）。水肿、低蛋白血症少见（发生率 <30%）。部分患者就诊时已出现血肌酐升高。可同时并发糖代谢异常、高血压、高胰岛素血症、高尿酸血症、睡眠呼吸暂停综合征等。

2. 肾脏病理

ORG 患者双侧肾脏体积增大。肾活检病理免疫荧光表现阴性，或 IgM、C3 节段少许沉积于毛细血管袢或系膜区。光镜下表现分为两大类，即单纯肾小球体积增大和局灶节段性肾小球硬化样改变。电镜下可见足突间宽度显著增加，足突融合较少。

3. 诊断和鉴别诊断

目前 ORG 尚缺乏统一诊断标准。ORG 的诊断需综合考虑临床、实验室检查和病理，并排除其他肾脏疾病方可诊断。有学者提出 ORG 的诊断需具备以下条件：①肥胖，即 BMI≥28，或男性腰围 >90 cm、女性腰围 >80 cm；②少至中量蛋白尿，或大量蛋白尿但无水肿或低蛋白血症；③肾脏体积增大；④肾脏免疫病理阴性，光镜下表现为单纯肾小球体积增大，或伴有局灶节段性肾小球硬化样病变；⑤排除其他肾脏疾病。ORG 常需要与原发性局灶节段性肾小球硬化、早期糖尿病肾病、良性高血压肾小球动脉硬化进行鉴别诊断（表 8-1）。

表 8-1 肥胖相关性肾病的鉴别诊断

项目	肥胖相关性肾病	原发性局灶节段性肾小球硬化	糖尿病肾病	良性肾小球动脉硬化
临床表现	中青年为主，轻中度蛋白尿，以中分子蛋白尿为主，低蛋白血症、水肿少见	青少年为主，肾病综合征，肾小管功能损伤较重，急性肾损伤，肾功能进展快	血糖或糖化血红蛋白升高	有高血压病史，尿浓缩功能减退，夜尿增多，伴高血压靶器官损害
肾脏病理	肾小球体积均一增大；脐部病变多见；系膜区基质增生呈节段性加重	肾小球体积大小不一，好发于皮髓交界处；病变多样	系膜区基质增生明显，均一增宽	大体肾脏体积缩小；肾小球缺血样改变；肾小动脉病变为主

三、治疗

肥胖相关性肾病重点预防人群为中心型肥胖者。治疗目的主要是减少蛋白尿、延缓肾功能进展。ORG 的发生涉及多种因素，因此治疗需要采用综合手段包括积极控制体重、改善血流动力学异常和胰岛素抵抗。

1. 控制体重

中国成人肥胖症专家共识推荐 6 个月内减轻原有体重的 5%～10%。减轻体重能显著改善肾脏高灌注、降低 ORG 患者的白蛋白排泄率。减重的具体措施包括改变生活方式、药物和外科手术减肥。

（1）改变生活方式：ORG 患者通过改善生活方式减轻原有体重的 3%，前瞻性随访观察 6 个月和 24 个月，蛋白尿程度分别降低 35% 和 51%，且该效应独立于药物治疗。改善生活方式包括控制饮食、增加体力活动。平衡营养膳食中蛋白质、糖类（碳水化合物）和脂肪提供的能量比应为 15%～20%、60%～65% 和 25%。每天进行 30～60 分钟的中等强度体力活动，以心率达 100～120 次/分钟为宜。此外，有研究表明睡眠时间不足或过多均会增加罹患肥胖症的风险，因此适量的睡眠保障是控制体重的措施之一。

（2）药物减肥：若经 3～6 个月饮食、运动和行为干预后患者体重减轻仍不能达标，以下情况可考虑药物干预，BMI≥28 kg/m^2，或 BMI≥24 kg/m^2 并发肥胖相关疾病如高血压、糖尿病、血脂异常、脂肪肝、睡眠呼吸暂停综合征、负重关节疼痛。目前获准临床应用的减肥药物包括中枢性去甲肾上腺素能药物、非中枢性脂酶抑制剂和兼有减肥作用的降糖药。

1）中枢性的减重药：属去甲肾上腺素能再摄取抑制剂，通过刺激交感系统释放去甲肾上腺素和多巴胺并抑制其重吸收，从而诱导饱腹感和抑制食欲，被用于短期（<12 周）减肥。其代表药物为盐酸芬特明和盐酸安非拉酮，口服剂量分别为 15.0～37.5 mg/d 和 25 mg，每日 3 次。常见不良反应为血压升高、心悸等。

2）奥利司他：为肠道胰脂肪酶的可逆性抑制剂，通过与脂肪形成无活性中间体脂基酶络合物，从而减少甘油三酯和胆固醇的吸收，用于肥胖症的长期治疗（>6 个月）。用法为 120 mg，每日 3 次，餐时或餐后 1 小时口服，疗程 6～12 个月。常见胃肠道不良反应，表现为腹胀、大便次数增多、稀便和脂肪便。该药干扰脂溶性维生素的吸收，故对服用此药的患者应在服药前或后 2 小时补充脂溶性维生素。该药禁用于慢性吸收不良综合征、胆汁淤积症。

3）兼有减肥作用的降糖药：二甲双胍、胰淀粉样多肽类似物及胰升糖素样肽受体激动剂或类似物，特别适用于肥胖伴糖尿病的患者。胰淀粉样多肽类似物通过抑制食物中葡萄糖等在小肠的吸收，从而降低患者食欲，其代表药物为普兰林肽。胰升糖素样肽受体激动剂或类似物抑制食欲、延缓胃内容物排空，代表药物为艾赛那肽和利拉普肽。

此外，近期研究发现肥大细胞在肥胖发病中扮演着重要的角色。肥大细胞稳定剂如色甘酸钠等有望应用于治疗肥胖症及相关的慢性疾病。但以上药物是否能有效降低肥胖相关性肾病患者的蛋白尿还有待临床试验证实。

（3）减肥手术：据个案报道经腹腔镜胃分流术不仅能减轻 ORG 患者体重，而且可有效降低患者蛋白尿。中国肥胖外科治疗指南建议经非手术治疗不能耐受或疗效不佳的 16~65 岁患者，若伴以下情况可以考虑外科手术治疗，单纯脂肪过剩相关的代谢紊乱综合征；或男性腰围≥90 cm，女性腰围≥80 cm 伴血脂紊乱；或连续 5 年以上稳定或稳定增加的体重，BMI≥32 kg/m^2。减重手术常采用腹腔镜手术，按原理可分为减少吸收型和限制摄入型。前者含十二指肠转位术、回肠转位术和胆胰旷置术等，后者包括胃球囊术、垂直绑带式胃兼容术等。术后常见并发症为吻合口狭窄、吻合口瘘、肠梗阻、脂肪泻、肠梗阻、营养不良等。

2. 改善血流动力学异常

ACEI、ARB 通过抑制肾素血管紧张素活性、缓解肾小球高灌注和局部炎症，为 ORG 伴高血压患者的首选。应用 ACEI 治疗 ORG 患者 6 个月能显著降低患者蛋白尿。与正常体重的慢性肾脏病患者相比，雷那普利更显著地降低超重或肥胖患者的尿蛋白排泄以及终末期肾病的发生率。对于血压正常的 ORG 患者也可小剂量起始使用 ARB，如厄贝沙坦 75 mg/d、氯沙坦 50 mg/d、缬沙坦 80 mg/d；最大剂量氯沙坦 100 mg/d、缬沙坦 160 mg/d。用药期间注意检测血压［维持于 12/8 kPa（90/60 mmHg）以上］、血肌酐，避免体位性低血压。

3. 改善胰岛素抵抗

二甲双胍和噻唑二烷酮类是目前临床上常用的胰岛素增敏剂。

（1）二甲双胍：增加肝脏、骨骼肌和脂肪组织等靶器官胰岛素受体的亲和力，抑制肝糖输出和肠道对葡萄糖的摄取，促进外周组织对葡萄糖的利用，有效抑制食欲，诱导 2 型糖尿病伴肥胖患者体重下降。二甲双胍缓释片通常以 0.5 g，每日 1 次，晚餐时服用，最大剂量不超过 2.0 g/d；不良反应为腹泻、恶心、呕吐、乳酸性酸中毒、肝酶升高等。对于 2 型糖尿病伴酮症酸中毒、肾功能不全（血肌酐≥133 μmol/L）、缺氧、心力衰竭、感染等患者禁用。目前尚缺乏二甲双胍治疗肥胖相关性肾病的临床试验。

（2）罗格列酮和匹格列酮：为常用的两种噻唑二烷酮类药物。该类药物上调胰岛素效应基因的转录和脂肪组织上葡萄糖转运蛋白 4 的表达，增加肝脏、肌肉和脂肪组织对胰岛素的敏感性，从而抑制肝糖输出，增加外周对葡萄糖的利用。Meta 分析结果表明，噻唑二烷酮类药物显著降低糖尿病患者尿白蛋白和蛋白的排泄率。然而，噻唑二烷酮类药物存在体重增加、水和钠潴留、心力衰竭、膀胱肿瘤等风险，限制了其在肥胖患者中的应用。

（3）中药制剂：大黄酸能显著改善胰岛素抵抗，其作用机制是抑制细胞葡萄糖转运蛋白 1 的表达，抑制己糖胺通路的过度活化，增加脂肪细胞对葡萄糖的摄取。目前大黄酸胶囊制剂已进入临床试验阶段，口服剂量为 100 mg，每日 2 次，常见不良反应为腹泻、腹痛。

（张亚玲）

第四节　急性肾盂肾炎

急性肾盂肾炎起病急，临床表现有两组症状群：①泌尿系统症状，可有尿路刺激征，腰痛和（或）下腹部疼痛，肋脊角及输尿管点压痛，肾区压痛和叩击痛；②全身感染症状，如寒战、发热、恶心、呕吐，血白细胞计数增高。一般无高血压和氮质血症。急性肾盂肾炎可侵犯单侧或双侧肾。肉眼所见，肾盂、肾盏黏膜充血、水肿，表面有脓性分泌物，黏膜下可有细小的脓肿；在一个或几个肾乳头可见大小不一，尖端指向肾乳头，基底伸向肾皮质的楔形炎症病灶。镜下所见，病灶内肾小管腔中有脓性分泌物，小管上皮细胞肿胀、坏死、脱落，间质内有白细胞浸润和小脓肿形成，炎症剧烈时可有广泛性出血，小的炎症病灶可完全愈合，较大的病灶愈合后可留下瘢痕，肾小球一般无形态改变。并发有尿路梗阻者，炎症范围常常很广泛。

一、诊断

（一）临床表现

1. 全身症状

寒战、发热、腰痛，可伴有恶心、呕吐、食欲缺乏。

2. 泌尿系统症状

可有或无尿频、尿急、尿痛。

3. 体征

季肋角及输尿管点压痛，肾区压痛和叩击痛。

4. 肾乳头坏死

为急性肾盂肾炎的重要并发症，多发生在糖尿病患者，有肾绞痛、无尿、急性肾衰竭。

5. 败血症

即尿路感染败血症，多数患者有插管和尿路梗阻的病史。

（二）辅助检查

1. 血常规

偶有白细胞计数轻度增高，贫血不明显。

2. 尿常规

血尿、白细胞尿，可见白细胞管型、红细胞管型，蛋白尿不常见。

3. 清洁中段尿培养

杆菌细菌数 $>10^5$/mL，球菌 >1 000/mL，即可诊断。

4. 涂片找细菌

油镜下找到 1 个细菌可认为阳性。

5. 其他

尿抗体包裹试验阳性，尿 NAG 酶、β_2－M 升高，血 Tamm－Horsfall 抗体阳性。

6. 特殊检查

B 超、泌尿系 X 线平片（KUB）、静脉肾盂造影（IVP）检查肾无形态学变化。

（三）诊断要点

（1）发热、寒战等全身症状及膀胱刺激症状。

（2）腰痛和肾区叩击痛。

（3）尿液细菌学检查阳性。

（四）鉴别诊断

1. 急性膀胱炎

表现为尿频、尿急、尿痛等典型的膀胱刺激症状，有脓尿，约 30% 患者有血尿，但很少有发热、寒战等全身症状。疼痛以耻骨上区坠痛及压痛为主，且无腰痛和肾区叩击痛。检查多无蛋白尿和管型尿。

2. 肾积脓

主要表现为脓尿，急性感染时有明显腰痛，肾区叩击痛，伴发热、寒战等全身症状。脓肾在腹部检查多可扪及肿大的肾，而且肾区叩击痛特别明显。肾 B 超检查发现肾内有积液，IVP 患侧肾不显影。

3. 肾周围炎及肾脓肿

主要表现为发热、寒战等全身症状，伴明显腰痛和肾区叩击痛。但通常无尿频、尿急、尿痛，尿中无脓细胞。KUB 可发现腰大肌影消失，B 超检查可发现肾周有液性暗区。

4. 急性胆囊炎和急性阑尾炎

主要表现为腹痛、腹胀，可有寒战、发热。急性胆囊炎患者体检时莫菲征为阳性，急性阑尾炎患者体检时麦氏点有固定压痛或反跳痛，而且均无尿路刺激征，尿液检查常无脓细胞，B超检查可发现胆囊增大或有结石。

二、治疗

（一）治疗原则

（1）有菌血症危险者应选用较强的广谱抗生素，待尿培养药敏试验后再调整抗生素的种类。

（2）无发热或治疗后48小时不发热者，可改用口服制剂。

（3）每年发作在2次以上者，应加强治疗。

（4）选用对肾损害小、不良反应也小的抗菌药，避免使用肾毒性的药物，尤其是肾功能不全者。

（二）一般治疗

卧床休息，多饮水，勤排尿。

（三）药物治疗

对急性肾盂肾炎的治疗经历了从长疗程到短疗程、再到长疗程这样一个过程，近来的三日疗法或大剂量单次治疗方法，已被证实有复发和转为慢性感染的缺点，既往国内外所规定的“尿路感染必须有足够疗程”的治疗原则重新广泛应用。

1. 中等度严重的肾盂肾炎

（1）STS疗法：因引起急性肾盂肾炎的细菌主要是革兰阴性菌，且以大肠埃希菌为主，因此初发的急性肾盂肾炎可选用STS 14天疗法即成年人每次口服磺胺甲噁唑（SMZ）1.0 g、甲氧苄啶（TMP）0.2 g及碳酸氢钠1.0 g，每日2次，14天为1个疗程。SMZ配用TMP，其杀菌力可增强多倍，加用碳酸氢钠不仅可以碱化尿液，加强SMZ的疗效，且可防止长期应用SMZ后可能发生的结晶尿。

（2）诺氟沙星：0.2 g，每日3次，疗程为14天。喹诺酮类抗菌药具有广谱、低毒、可以口服等优点，是治疗尿路感染的理想药物，对磺胺类药物耐药或过敏者，或反复复发而用其他药物疗效欠佳时用此类药。

一般抗菌治疗2~3天即有效，如已显效不需按药敏结果更换抗生素。如无好转，宜参考药敏试验结果更换抗生素，在14天的疗程后，通常尿菌的转阴率达90%左右，如尿菌仍呈阳性，此时应参考药敏试验选用有效和强有力的抗生素，治疗4~6周。

2. 临床症状严重的肾盂肾炎

一般疗程为2~3周，先给予静脉用药，可选用药物有：①氨苄西林1~2 g，每4小时1次；②头孢噻肟2 g，每8小时1次，必要时联合用药。经过上述药物治疗后，如病情好转，可于退热后继续用药3天再改为口服抗菌药，以完成2周疗程。如未能显效，应按药敏结果更换抗生素。有复杂因素的肾盂肾炎患者，其致病菌多有耐药性，有时在治疗上会很困难，按药物敏感试验结果可试用以下抗生素：①奈替米星2 mg/kg，每12小时静脉注射1次；②头孢曲松（菌必治）2.0 g，每24小时静脉注射1次；③卡芦莫南（噻肟单酰胺菌素）2 g，每8小时静脉注射1次。复杂性肾盂肾炎易发生革兰阴性杆菌败血症，应联合使用两种或两种以上的抗生素静脉注射治疗，在用药期间，应每1~2周做一次尿培养，以观察尿菌是否转阴，经治疗仍持续发热者，则应注意肾盂肾炎并发症的可能，如肾盂积脓、肾周脓肿等，应及时行B超等检查。

（四）中医治疗

急性肾盂肾炎应首选抗生素治疗，中医治疗为辅助治疗。中医学认为，此病属中医淋证范围，湿热之邪蕴结于下焦，膀胱受热郁结，不能宣行水道，治疗以清热利湿、通淋解毒为主。方剂选用八正散加减（车前子、栀子、滑石、甘草、瞿麦、连翘、黄柏）。若发热加柴胡、黄芩；尿浑浊加萆薢；血尿加鲜茅根、小蓟；小腹挛痛加乌药。如尿短赤涩痛，为热偏重，宜重用清热解毒药物，如尿浑浊、不痛者，为湿偏重，宜重用利湿通淋药（滋阴通淋方：生地黄 15 g、沙参 10 g、枸杞子 12 g、苦参 15 g、黄柏 12 g、麦冬 10 g、益母草 20 g、白茅根 15 g、当归 10 g、柴胡 10 g）。

三、病情观察

（1）患者畏寒、发热等全身毒血症状变化。

（2）尿频、尿急、尿痛等膀胱刺激症状变化。

（3）对抗感染药物治疗的反应。

（4）尿中脓细胞变化及尿培养结果。

四、病历记录

（1）记录有无膀胱刺激症状和体征。

（2）记录发热与膀胱刺激症状的先后关系。

（3）记录发病以来的治疗措施和治疗效果。

（4）记录医患沟通的情况。

五、注意事项

1. 医患沟通

（1）做好有关疾病知识的宣教，指导患者注意个人卫生。

（2）急性肾盂肾炎反复发作，治疗疗程较长，部分患者不易坚持，要交代清楚。

2. 经验指导

（1）急性肾盂肾炎临床症状典型，尿培养阳性，容易诊断。急性肾盂肾炎反复发作，迁延不愈超过 6 个月则为慢性肾盂肾炎。

（2）中段尿培养是诊断的重要依据。

（3）做影像学检查，寻找发病原因，如尿石症、输尿管反流等。

（4）根据药物敏感试验结果选用抗生素，以足量、足疗程为原则。

（5）如有明确病因存在，则需经过手术纠正方可治愈。

（6）在治疗结束时及停药后第 2、第 6 周应分别做尿细菌定量培养，以后最好能每个月复查 1 次，共 1 年，如追踪过程中发现尿路感染复发，应再行治疗。

（张亚玲）

第五节　慢性肾盂肾炎

慢性肾盂肾炎是指慢性间质性肾炎伴有肾瘢痕形成和反复泌尿道感染，并非由急性肾盂肾炎反复发作演变而来，多发生于尿路解剖或功能有异常情况者，最为常见的为尿道梗阻、膀胱输尿管反流。尿道无复杂情况者，则极少发生慢性肾盂肾炎。慢性肾盂肾炎的病程经过很隐蔽，尿路感染表现很不明显，平时无症状，少数患者可间歇性发生症状性肾盂肾炎，但更为常见的表现为间歇性无症状细菌尿和（或）间歇性尿频、尿急等下尿路感染症状，和（或）间歇性低热。同时出现慢性间质性肾炎的表现，如尿浓缩功能下降，出现多尿、夜尿，易发生脱水；肾小管重吸收钠功能差而致低钠；可发生低血钾或高血钾及肾小管酸中毒等，肾小管功能损害往往比肾小球功能损害更为突出。

肉眼所见肾表面有程度不等的凹凸不平和瘢痕，两侧大小不等，炎症区域内的肾乳头有瘢痕形成，可致肾盂肾盏变形。光镜下见间质纤维化和瘢痕形成，肾小管萎缩，有单核细胞浸润，肾小球周围纤维化，这些变化与其他原因引起的慢性间质性肾炎基本相同，只是肾盏、肾盂黏膜可有较明显的炎症或瘢痕改变。在慢性肾盂肾炎晚期，由于肾实质损害严重，可导致固缩肾和肾衰竭。

一、诊断

（一）临床表现

在慢性肾盂肾炎中，临床表现差异很大，其主要标志是真性细菌尿及反复发作的急性尿路感染，临床上分为5型。

1. 反复发作型肾盂肾炎

（1）反复发生的尿路刺激征。

（2）常有真性菌尿。

（3）腰痛和肾叩击痛。

2. 长期低热型肾盂肾炎

反复发生低热。

3. 血尿型肾盂肾炎

以发作性血尿为主。

4. 无症状菌尿型肾盂肾炎

患者可无临床症状，尿培养有细菌。

5. 高血压型肾盂肾炎

以高血压为主要临床特点。

（二）辅助检查

1. 尿常规

血尿、白细胞尿（5个/HP），可见白细胞、红细胞管型，蛋白尿不常见。

2. 清洁中段尿培养

杆菌细菌数 $>10^5$/mL，球菌 $>1\ 000$/mL，即可诊断。

3. 涂片找细菌

油镜下找到1个细菌可认为阳性。

4. 尿抗体包裹细菌试验

阳性，尿浓缩稀释试验异常。

5. 血常规

可有或无白细胞计数增高，肾功能不全时，可有贫血。

6. 血生化检查

BUN、Scr升高，血 HCO_3^-、血钠降低，血钾因肾小管调节功能障碍，既可发生低钾血症，又可发生高钾血症，血钙、血磷在发生尿毒症时有低血钙、高血磷。

7. 肾功能检查

肾小管功能受损，低比重尿，尿酶及 β_2-M 酶增高，可有肾小管酸中毒及Fanconi综合征等表现。

8. B超检查

双肾大小不一，表面凹凸不平。

9. KUB或IVP检查

肾盂、肾盏变形，外形不光滑，也可缩小。

（三）诊断标准

（1）病史 >1 年，且有反复发作的尿路感染。

（2）有肾影像学改变的证据，如双肾大小不等，表面不平，有时可见肾盂、肾盏变形。

（3）有肾小管功能和（或）肾小球持续性损害。

（四）诊断要点

（1）有急性肾盂肾炎反复发作病史，病期 >6 个月。

（2）中段尿细胞培养为阳性。

（3）IVU 或 CT 显示双肾大小不等，肾盂、肾盏变形。

（五）鉴别诊断

1. 下尿路感染

主要表现为尿频、尿急、尿痛、排尿不适，尿中白细胞增多。慢性肾盂肾炎在静止期也有类似表现，然而两者的处理和预后有很大的差别。其主要的鉴别方法有以下几种：①膀胱冲洗后尿培养，是区分上、下尿路感染最特异的方法；②输尿管导尿法，此方法有损伤而目前少用；③尿沉渣找抗体包裹细菌，因细菌性前列腺炎和白带污染可致假阳性，近来已不用；④^{99m}Tc 放射性核素扫描，扫描阳性，表现为有放射性缺损区时提示有肾盂肾炎；⑤血 C 反应蛋白水平升高也往往提示肾盂肾炎。

2. 肾结核

主要表现为尿频、尿急、尿痛和排尿不适的尿路刺激症状，可伴有脓尿、发热等症状。应用一般抗生素治疗往往不能奏效。尿沉渣涂片可找到抗酸杆菌，OT 试验呈阳性反应，红细胞沉降率加快。X 线胸片可发现肺内有结核病灶，排泄性尿路造影可见肾盏杯口虫蚀样破坏。

3. 慢性肾小球肾炎

慢性肾小球肾炎患者并发尿路感染时，也表现为尿路刺激症状和全身感染症状。在晚期也可表现为水肿、高血压。它与不典型慢性肾盂肾炎的区别在于慢性肾小球肾炎患者的蛋白尿多，且以中分子蛋白为主，白细胞少，IVU 或 CT 显示双肾对称性缩小，外形光整，无肾盂、肾盏变形；而慢性肾盂肾炎患者仅有少量蛋白尿，尿中白细胞多，且中段尿细菌培养为阳性，IVU 或 CT 显示双肾大小不等，肾盂、肾盏变形。

4. 尿道综合征

好发于中年女性，主要表现为尿频、尿急、尿痛和排尿不适。但多次中段尿培养均无细菌生长。

二、治疗

（一）治疗原则

（1）急性发作者按急性肾盂肾炎治疗。

（2）反复发作者应通过尿细菌培养并确定菌型，明确此次再发是复发或重新感染，并根据药物敏感试验结果合理选择有效的抗生素。

（3）治疗目的在于缓解急性症状，防止复发，并减慢肾实质损害。

（二）治疗方案

1. 一般治疗

通常应鼓励患者多饮水，勤排尿，以降低髓质渗透压，提高机体吞噬细胞功能。有发热等全身感染症状者应卧床休息，服用碳酸氢钠 1 g，每日 3 次，可碱化尿液，以减轻膀胱刺激症状，并对氨基糖苷类抗生素、青霉素、红霉素及磺胺等有增强疗效的作用，但应注意碱化尿液可使四环素药效下降。有诱发因素者应给予积极治疗，如肾结石、输尿管畸形等。抗感染治疗最好在尿细菌培养及药物敏感试验指导下进行。

2. 急性发作的治疗方案

慢性肾盂肾炎一般均有复杂因素，急性发作的治疗方案是选用敏感的抗菌药物治疗 2～6 周，如有反复发作，则可直接给予 6 周强有力的抗菌药物疗程。初始可根据经验使用抗菌药如复方磺胺甲噁唑 2 片，每日 2 次，诺氟沙星 0.2 g，每日 2 次，10～14 天为 1 个疗程，如疗效佳则不必按药敏试验结果来改用抗菌药，并完成疗程。对于临床症状典型且严重的慢性肾盂肾炎急性发作者，治疗 3 个阶段。

（1）按经验使用抗菌药24~48小时，如氨苄西林2 g，静脉滴注，每8小时1次；或头孢呋辛1.5 g，静脉注射，每日2次；或氧氟沙星0.3 g，静脉滴注，每日2次等。

（2）从第3天开始可根据药敏试验结果选用强有力的抗菌药治疗。

（3）从第7天开始在患者临床症状稳定和退热2天后口服抗菌药，以完成2~6周的疗程。

3. 再发的治疗方案

再发可分为复发和重新感染，其中有80%属重新感染。对复发患者需按药敏试验结果选用强有力的抗菌药物治疗8周，抗菌药物应用尽可能大的剂量，并选用血浓度和肾组织浓度均高的强有力杀菌类抗生素，如诺氟沙星0.3 g，每日2次，复方磺胺甲𫫇唑2片，每日2次。重新感染说明尿路对感染的防御能力差，其治疗方法同首次发作，给予敏感药物2周的疗程。

4. 无症状性菌尿的治疗方案

慢性肾盂肾炎，尤其是孕妇、儿童及有复杂因素存在者必须治疗。一般口服给药2~6周，用药方法同前述。由于无症状，尿细菌学检查极为重要，应在治疗开始后3~5天，疗程结束后5~9天及疗程结束后4~6周分别做中段尿细菌培养，以观察疗效。

5. 中医治疗

基本原则是清利通淋，清热解毒，活血化瘀，健脾固肾。

三、病情观察

（1）患者畏寒、发热等全身毒血症状。

（2）对抗感染药物治疗的反应，尿中脓细胞变化及尿培养结果。

（3）高血压、贫血症状。

（4）根据药敏试验结果，选用敏感的抗生素，观察抗生素的疗效。如患者体温在应用抗生素3天后无变化，可考虑更换抗生素。

（5）病程长的患者可伴有双肾功能损伤的表现，要及时对症处理。

四、病历记录

（1）记录辅助检查结果，特别是血常规检查和中段尿培养的结果。

（2）记录药物治疗反应。

五、注意事项

1. 医患沟通

（1）慢性肾盂肾炎治疗疗程较长，部分患者不易坚持，要交代清楚。

（2）如有明确病因存在，则需经过手术纠正方可治愈。

2. 经验指导

（1）急性肾盂肾炎反复发作，迁延不愈超过6个月则为慢性肾盂肾炎。

（2）中段尿培养是诊断的重要依据。

（3）经影像学检查，寻找发病原因如尿石症、输尿管反流等。

（4）根据药物敏感试验结果选用抗生素，以足量、足疗程为原则。

（5）如有明确病因存在，则需经过手术纠正方可治愈。

（张亚玲）

第六节　肾皮质感染

肾皮质感染为病毒经血循环进入肾皮质引起的严重感染，形成脓肿时称为肾皮质脓肿。小脓肿融合扩大而呈大块化脓组织称为肾痈，病变发展可从肾皮质向外破溃形成肾周围脓肿。其致病菌大多为金黄色葡萄球菌，也有大肠埃希菌和变形杆菌。细菌可由体内其他部位的脓性病灶经血循环进入肾。偶可继发于尿路梗阻或先天性畸形，如儿童的膀胱输尿管反流。本病多见于男性，发病年龄在25～50岁，1/3的患者为糖尿病患者。

一、诊断

（一）临床表现

（1）起病较急，多伴畏寒、发热、腰部疼痛、食欲缺乏。

（2）后期因为感染侵入肾盂可出现膀胱刺激症状。

（3）常先有其他部位的细菌感染病史，如口腔、肝、膀胱的感染。应了解患者是否有糖尿病病史。

（4）患侧腰部有明显压痛及叩击痛，可触及肿大的肾，有肌紧张，发展至肾周围感染时，可见肾区皮肤水肿。

（二）辅助检查

1. 实验室检查

（1）血常规：血白细胞总数及中性粒细胞百分比上升；血细菌培养可呈阳性。

（2）尿常规：早期正常，晚期因感染扩展到肾盂可发现白细胞；尿培养的结果应与血培养相同。

（3）脓培养：B超引导下穿刺抽脓培养可发现致病菌。

2. 特殊检查

（1）X线检查：①KUB示患肾增大或轮廓不清，感染向肾周扩散时脊柱可弯向患侧；②IVP显示肾盂、肾盏显影延迟。还可见肾盂、肾盏被压迫变形。

（2）B超检查：可见肾皮质有不规则的脓肿轮廓，回声偏移，稍向肾边缘凸出，脓肿为低回声区，穿刺或可确诊。

（3）CT：肾扫描显示肾皮质腔内有脓液，CT值介于囊肿和肿瘤之间，但难与肿瘤内坏死相区别。增强扫描可较清楚地显示脓肿轮廓。

（4）放射性核素肾扫描：可显示占位病变，肾缺损区与肾囊肿相似，用^{67}Ga可显示感染组织。

（三）诊断要点

（1）畏寒、发热、腰部疼痛和肌肉紧张，局部压痛明显。

（2）B超或CT检查发现肾周脓肿形成。

（3）肾周穿刺抽出脓液可明确诊断。

（四）鉴别诊断

1. 急性肾盂肾炎

两者症状、体征相似，但本病多有尿路刺激症状；IVP无肾盏受压或充盈缺损，B超和CT检查无肾实质性占位。

2. 肾周围炎和肾周围脓肿

主要表现为畏寒、发热、腰痛。但患者有腰椎向患侧弯曲，肢体活动受限。KUB显示肾区密度增加，腰大肌阴影消失，B超和CT检查则可以鉴别是肾皮质还是肾周围的化脓性感染。

3. 肾结核

主要表现为尿频、尿急、尿痛等膀胱刺激症状，伴有低热、盗汗、乏力、贫血等全身性结核中毒症状及不同程度的脓尿。但肾结核患者多无高热，而尿频较为严重，24小时尿中可查到抗酸杆菌，早期肾结核IVP表现为肾盏边缘不整齐，如虫蚀状；后期呈缺少一个或几个肾盏的征象。结核性脓肾时尿呈米汤样浑浊，伴低热；B超检查可见肾内有积液。

4. 肾肿瘤

主要表现有腰痛及腰腹部肿块，CT检查与B超检查显示肾实质内有占位性病变。肾肿瘤可出现间歇性无痛性血尿；IVP显示肾盂肾盏变形、破坏或消失；注射造影剂后CT增强扫描示肾肿瘤有增强。

5. 单纯性肾囊肿

主要表现为腰痛，可伴有高血压症状。通常无发热，B超检查显示肾实质有圆形液性暗区，其边缘清楚；肾囊肿穿刺液呈草黄色透明液体。

二、治疗

（一）非手术治疗

1. 一般治疗

卧床休息，多饮水，维持水、电解质平衡及能量代谢平衡，适当注意营养。必要时可使用解热镇痛药。

2. 抗感染治疗

肾皮质化脓性感染一旦确诊为金黄色葡萄球菌引起，应立即应用耐青霉素酶的抗生素治疗，如羟苄青霉素，每日4~6 g，静脉滴注；或头孢菌素类的头孢呋辛，1.5 g，每日2次，静脉滴注；或喹诺酮类药物，如环丙沙星0.2 g，每日2次，静脉滴注；左旋氧氟沙星0.3 g，每日2次，静脉滴注，疗程1~2周，体温正常后可改口服用药。也可根据血液、尿液细菌培养结果，选用敏感抗生素。

3. 积极治疗原发病

对于引起本病的原发感染灶要积极处理，对糖尿病患者要积极治疗。

（二）手术治疗

若药物治疗无效，肾痈形成或并发肾周围脓肿，需施行切开引流术；若伴有尿路结石，则需行取石术；若脓肿引流不畅，且肾功能差，对侧肾功能又良好者，必要时可考虑行肾切除。

三、病情观察

（1）观察患者对抗感染治疗的反应。

（2）观察患者的血糖变化。

（3）观察一般情况及生命体征。

（4）应根据穿刺抽取脓液的细菌培养及药敏试验结果选用药物。

（5）体温及血常规、尿常规变化，如病情控制，体温应逐渐下降，患者精神好转，食欲改善。局部触痛减轻，皮肤红、肿、热消失。

（6）原发感染病灶的控制。如为糖尿病或艾滋病患者，一定要控制血糖，提高免疫能力。

（7）B超、CT检查。动态观察患肾脓肿大小、肾周水肿及反应性，胸腔积液、腹腔积液变化，了解患肾功能状态。

四、病历记录

（1）记录抗生素的治疗效果。

（2）记录有无肾结石、肾结核、肾盂肾炎等病史。

（3）记录发病以来的治疗措施和治疗结果。

（4）记录医患沟通情况。

五、注意事项

1. 医患沟通

（1）肾皮质感染患者，尤其是并发糖尿病时，病情急重，应告知患者家属。

（2）脓肿切开引流后，有时需做二次手术。

（3）诊断结果及治疗方案要及时告知患者，并取得患者的支持和配合。

2. 经验指导

（1）肾皮质感染临床少见，易漏诊或误诊为肾盂感染。

（2）肾皮质感染患者多为糖尿病患者或体内存在感染病灶。

（3）CT 诊断实用价值较高，镓扫描临床较少应用。

（4）抗生素应用对控制病情、改善症状意义很大，但不能忽视原发感染灶处理和控制糖尿病患者的血糖水平。

（5）肾皮质感染灶已形成脓肿且药物治疗无效时，要切开引流。

（张亚玲）

第九章

风湿免疫系统疾病

第一节 风湿热

风湿热是一种常见的反复发作的急性或慢性全身性结缔组织炎症，主要累及心脏、关节、中枢神经系统、皮肤和皮下组织等。临床表现以心脏炎和关节炎为主，可伴有发热、毒血症、皮疹、皮下小结、舞蹈症等。急性发作时通常以关节炎较为明显，但在此阶段风湿性心脏炎可造成患者死亡。急性发作后常遗留轻重不等的心脏损害，尤以瓣膜病变最为显著，形成慢性风湿性心脏病或风湿性瓣膜病。

一、流行病学

急性风湿热可发生在任何年龄，但在3岁以内的婴幼儿极为少见，最常见于5~15岁的儿童和青少年。男女患病的机会大致相等。复发多在初发后3~5年，复发率高达5%~50%，尤以心脏累及者易于复发。流行病学研究表明，平均大约有3%的患者在链球菌性咽炎后发作急性风湿热，急性风湿热的易患年龄、地区分布、发病率和严重程度是链球菌感染率和严重度的反映。在链球菌感染后，急性风湿热的发病率直接与A组链球菌引起的免疫反应程度相关。各种环境（地理、湿度、季节等）因素、经济状况以及年龄等都能影响风湿热发病率。风湿热的遗传易感性已经明确，某些具有人类白细胞抗原（HLA）Ⅱ类等位基因和单倍体的人群与风湿性心脏病的风险显著关联，尤其在二尖瓣病变的患者中更为突出。

风湿热和风湿性心脏病的患病率在近30年来已有显著下降，这与社会经济状况（住房和经济条件）的改善，以及采取广泛的原发性和继发性预防措施有密切关系。我国以东北和华北地区发病率较高，华东、华中和西南、西北地区次之，华南较低。发作季节以寒冬、早春居多，寒冷和潮湿是本病的重要诱发因素。急性风湿热占内科住院患者的百分比已从1958年的2.49%降至近年的0.86%。慢性风湿性心脏病以20~40岁最常见，女性稍多于男性。

二、病因

已有多项临床及流行病学研究显示A组链球菌感染与风湿热密切相关。免疫学研究也证实，急性风湿热发作前均存在先期的链球菌感染史；前瞻性长期随访研究发现风湿热复发仅出现于链球菌再次感染后；及时的抗菌治疗和预防链球菌感染可预防风湿热的初发及复发。此外，感染途径也是至关重要的，链球菌咽部感染是风湿热发病的必需条件。

尽管如此，A组链球菌引起风湿热发病的机制至今尚未明了。风湿热并非由链球菌的直接感染所引起，因为风湿热的发病并不在链球菌感染的当时，而是在感染后2~3周。在风湿热患者的血培养与心脏组织中从未找到A组链球菌。而在罹患链球菌性咽炎后，仅1%~3%的患者发生风湿热。

近年来，通过电子显微镜观察链球菌细胞结构，发现A组链球菌细胞可以分以下几部分。

1. 荚膜

是链球菌的最外层透明质酸酶，其结构与人体透明质酸酶类似，完整而黏滑的荚膜可抗细胞的吞噬作用，无抗原性。

2. 细胞壁

从外向内可分为三层。

（1）蛋白质抗原：为特异性抗原，含 M、T、R、S 抗原成分，其中以 M 蛋白最为重要，既能阻碍吞噬作用，又是细菌分型的基础，与人体心肌与原肌球蛋白有交叉抗原性。

（2）多糖成分：含有 M－乙酰氨基葡萄糖，与人体心脏瓣膜糖蛋白有交叉抗原性。

（3）黏多肽：由丙氨酸等组成，有抗原性，与结缔组织结节性损害有关。

3. 细胞膜

为脂蛋白形成，与人心肌有交叉抗原性。此外，在链球菌细胞壁的多糖成分内，也有一种特异抗原，称为“C 物质”。人体经链球菌感染后，有些人可产生相应抗体，不仅作用于链球菌本身，还可作用于心瓣膜，从而引起瓣膜病变。心瓣膜的黏多糖成分随年龄而变异，因而可解释青少年与成年人中的心瓣膜病变的不同发生率。免疫学研究提示，急性风湿热的免疫调节存在缺陷，其特征为 B 细胞数和辅助性 T 细胞数的增高，而抑制性 T 细胞数相对下降，导致体液免疫和细胞免疫增强。慢性风湿性心脏病虽无风湿活动，但持续存在 B 细胞数增高，提示免疫炎症过程仍在进行。链球菌感染后是否发生风湿热还与人体的反应性有关，这种反应性的高低，一方面与对链球菌抗原产生的抗体的量成平行关系，抗体量多时发生变态反应的机会大；另一方面与神经系统功能状态的变化有关。

三、病理

（一）风湿热按照病变的发生过程可以分为三期

1. 变性渗出期

结缔组织中胶原纤维分裂，肿胀，形成玻璃样和纤维素样变性。变性病灶周围有淋巴细胞、浆细胞、嗜酸性粒细胞、中性粒细胞等炎性反应细胞浸润。本期可持续 1～2 个月，恢复或进入第二、第三期。

2. 增殖期

本期的特点是在上述病变的基础上出现风湿性肉芽肿或风湿小体（Aschoff body），这是风湿热的特征性病变，是病理学确诊风湿热的依据和风湿活动的指标。小体中央有纤维素样坏死，其边缘有淋巴细胞和浆细胞浸润，并有风湿细胞。风湿细胞呈圆形、椭圆形或多角形，胞浆丰富呈嗜碱性，胞核空，有明显的核仁，有时出现双核或多核形成巨细胞，而进入硬化期。此期持续 3～4 个月。

3. 硬化期

小体中央的变性坏死物质逐渐被吸收，渗出的炎性细胞减少，纤维组织增生，在肉芽肿部位形成瘢痕组织。

由于本病常反复发作，上述三期的发展过程可交错存在，历时需 4～6 个月。第一期及第二期中常伴有浆液渗出和炎性细胞浸润，这种渗出性病变在很大程度上决定着临床上各种显著症状的产生。在关节和心包的病理变化以渗出性为主，而瘢痕的形成则主要限于心内膜和心肌，特别是瓣膜。

风湿热的炎症病变累及全身结缔组织的胶原纤维，早期以关节和心脏受累为多，而后以心脏损害为主。各期病变在受累器官中有所侧重，如在关节和心包以渗出为主，形成关节炎和心包炎。以后渗出物可完全吸收，少数心包渗出物吸收不完全，机化引起部分粘连。在心肌和心内膜主要是增殖性病变，以后形成瘢痕增殖。心瓣膜的增殖性病变及粘连常导致慢性风湿性心瓣膜病。

（二）各器官组织的病理改变

1. 心脏病变

几乎每一位风湿热患者均有心脏损害。轻度病变可能不形成慢性风湿性心脏病。急性风湿性心脏炎中心内膜、心肌、心包等均可被罹及，形成全心炎，而以心肌炎和心内膜炎最为重要。心肌中可见典型的风湿病理变化，分布很广，主要在心肌间质血管旁的结缔组织中。心内膜炎主要罹及瓣膜，发炎的瓣膜充血、肿胀及增厚，表面上出现小的赘生物，形成瓣口关闭不全。在瓣叶闭合处纤维蛋白的沉积可使瓣叶发生粘连；瓣膜的改变加上腱索和乳头肌的粘连与缩短，使心瓣膜变形，以后可产生瓣口狭窄。心包腔内可产生纤维蛋白性或浆液纤维蛋白性渗出物。

活动期过后，较轻的患者可能完全恢复；但在大多数患者中，疾病会引起心瓣膜的变形和心肌或心包内瘢痕形成，造成慢性非活动性心脏病，而以心瓣膜病变为最显著。早期的瓣膜缺损主要产生关闭不全，二尖瓣狭窄的形成大约需要 2 年以上，主动脉瓣狭窄需经过更长的时间。

2. 关节炎

关节滑膜及周围组织水肿，滑膜下结缔组织中有黏液性变、纤维素样变及炎性细胞浸润，有时有不典型的风湿小体。由于渗出物中纤维素通常不多，易被吸收，一般不引起粘连。活动期过后并不产生关节强直或畸形等后遗症。

3. 皮下小结

皮下结缔组织变性坏死，胶原纤维分裂，有巨细胞和淋巴细胞浸润，形成肉芽肿，融合成结节，为提示风湿活动的重要体征，但仅在 10% 的患者中见到。

4. 动脉病变

可累及动脉壁各层，促使动脉壁增厚，易导致血栓形成。多见于冠状动脉、肾、胰、肠系膜、肺和脑等部位的动脉。

5. 肺部病变

可发现肺内不规则的轻度实变，实变区肺间质内及肺泡内有炎性细胞渗出，病灶分布多在小血管周围。

6. 脑部病变

脑实质内小血管充血，可见淋巴细胞、浆细胞等浸润，有形成环绕小血管的小结节倾向，此小结分布于纹状体、黑质及大脑皮质等处。在纹状体病变显著时，临床上常见舞蹈症表现。

其他如风湿性胸膜炎、腹膜炎偶尔也可发生。

四、临床表现

多数患者发病前 1~5 周先有咽炎或扁桃体炎等上呼吸道感染史，起病时周身疲乏，食欲减退，烦躁。主要临床表现为：发热、关节炎、心脏炎、皮下小结、环形红斑及舞蹈症等。

（一）发热

大部分患者有不规则的轻度或中度发热，但也有呈弛张热或持续低热者。脉率加快，大量出汗，往往与体温不成比例。

（二）关节炎

典型的表现是游走性多关节炎，常对称累及膝、踝、肩、腕、肘、髋等大关节，局部呈红、肿、热、痛的炎症表现，但不化脓。部分患者几个关节同时受累，手、足小关节或脊柱关节等也可受累。通常在链球菌感染后 1 个月内发作，因而链球菌抗体滴度常可增高。急性炎症消退后，关节功能完全恢复，不遗留关节强直和畸形，但常反复发作。典型者近年少见。关节局部炎症的程度与有无心脏炎或心瓣膜病变无明显关系。

（三）心脏炎

为临床上最重要的表现，儿童患者中 65%~80% 有心脏病变。急性风湿性心脏炎是儿童期充血性心力衰竭的最常见原因。

1. 心肌炎

急性风湿性心肌炎最早的临床表现是二尖瓣和主动脉瓣的杂音，此杂音由瓣膜反流造成，可单独或同时出现，二尖瓣区的杂音最多见。病变轻微的局限性心肌炎，可能无明显的临床症状。弥漫性心肌炎可有心包炎和充血性心力衰竭的临床症状，如心前区不适或疼痛、心悸、呼吸困难以及水肿等。常见的体征如下。

（1）心动过速：心率常在100~140次/分钟，与体温升高不成比例。水杨酸类药物可使体温下降，但心率未必恢复正常。

（2）心脏扩大：心尖搏动弥散、微弱，心脏浊音界增大。

（3）心音改变：常可闻及奔马律，第一心音减弱，形成胎心样心音。

（4）心脏杂音：心尖部或主动脉瓣区可听到收缩期吹风样杂音。有时在心尖部可有轻微的隆隆样舒张期杂音，此杂音主要由心脏扩大引起二尖瓣瓣口相对狭窄所致。急性炎症消退后，上述杂音可减轻或消失。

（5）心律失常及心电图异常：可有期前收缩、心动过速、不同程度的房室传导阻滞和阵发性心房颤动等。心电图以PR间期延长最为常见，此外，可有ST－T波改变、QT间期延长和心室内传导阻滞等。

（6）心力衰竭：急性风湿热引起的心力衰竭往往由急性风湿性心肌炎所致，尤其在年龄较小的患者，病情凶险，表现为呼吸困难、面色苍白、肝脾肿大、水肿等；在成年人中，心力衰竭多在慢性瓣膜病的基础上发生。

值得注意的是，大多数风湿性心肌炎患者无明显的心脏症状。

2. 心内膜炎

常累及左心房、左心室的内膜和瓣膜，二尖瓣最常受累，主动脉瓣次之，三尖瓣和肺动脉瓣极少被累及。凡有心肌炎者，几乎均有心内膜受累的表现。其症状出现时间较心肌炎晚。临床上，出现心尖区轻度收缩期杂音，多属功能性，可能继发于心肌炎或发热和贫血等，在风湿热活动控制后，杂音减轻或消失。器质性二尖瓣关闭不全时，心尖区出现二级以上的较粗糙的收缩期杂音，音调较高，向腋下传导，伴有第一心音减弱。心尖区可有柔和、短促的低调舒张中期杂音，是由于左心室扩大，二尖瓣瓣口相对狭窄，瓣叶水肿，或二尖瓣瓣口血流速度过快而产生。主动脉瓣关闭不全时，胸骨左缘第3~4肋间有吹风样舒张期杂音，向心尖区传导，同时伴有水冲脉及其他周围血管体征。主动脉瓣区舒张期杂音较少出现，且风湿热发作过后往往多不消失。当出现慢性瓣膜病变时，无明确的风湿热病史。

3. 心包炎

出现于风湿热活动期，与心肌炎同时存在，是严重心脏炎的表现之一。临床表现为心前区疼痛，可闻及心包摩擦音，持续数天至2~3周，继而出现心包积液，液量一般不多。X线检查示心影增大呈烧瓶状。心电图示胸前各导联ST段抬高。超声心动图示左心室后壁的心外膜后有液性暗区存在。渗出物吸收后浆膜有粘连和增厚，但不影响心功能。临床上不遗留明显病征，极少发展成为缩窄性心包炎。

（四）皮肤表现

1. 渗出型

可为荨麻疹、斑丘疹、多形红斑、结节性红斑及环形红斑，以环形红斑较多见，且有诊断意义。常见于四肢内侧和躯干，为淡红色环状红晕，初出现时较小，以后迅速向周围扩大，边缘轻度隆起，环内皮肤颜色正常，有时融合成花环状。红斑时隐时现，不痒不硬，压之退色，历时可达数月之久。

2. 增殖型

即皮下小结。结节如豌豆大小，数目不等，较硬，触之不痛。常位于肘、膝、腕、踝、指（趾）关节伸侧，枕部、前额、棘突等骨质隆起或肌腱附着处，与皮肤无粘连。常数个以上聚集成群，对称性分布，通常2~4周自然消失，也可持续数月或隐而复现。皮下小结多伴有严重的心脏炎，是风湿活动的表现之一。

（五）舞蹈症

常发生于5~12岁的儿童，女性多于男性。多在链球菌感染后2~6个月发病。是风湿热炎症侵犯中枢神经系统（包括基底节、大脑皮质、小脑及纹状体）的表现，起病缓慢。临床表现有：①精神异常，起病时，常有情绪不宁，易激动，理解力和记忆力减退；②不自主动作，面部表现为挤眉弄眼，摇头转颈，咧嘴伸舌；肢体表现为伸直和屈曲、内收和外展、旋前和旋后等无节律的交替动作，上肢较下肢明显；精神紧张及疲乏时加重，睡眠时消失；③肌力减退和共济失调，肌张力减低，四肢腱反射减弱或消失。重症者坐立不稳，步态蹒跚，吞咽及咀嚼困难，生活不能自理。舞蹈症可单独出现，也可伴有心脏炎症等风湿热的其他表现，但不与关节炎同时出现。其他实验室检查可正常。

（六）其他表现

除上述典型表现外，风湿热偶可累及其他部位而造成风湿性胸膜炎、腹膜炎、脉管炎，应引起重视。

五、辅助检查

对风湿热尚无特异性的实验室检查。目前主要从两方面协助诊断：①确立先前的链球菌感染；②阐明风湿活动过程的存在和持续。

（一）链球菌感染的证据

1. 咽拭子培养

常呈溶血性链球菌培养阳性。但阳性培养不能肯定是先前感染的，还是病程中获得的。已用抗生素治疗者，咽拭子培养可呈假阴性。

2. 血清溶血性链球菌抗体测定

溶血性链球菌能分泌多种具有抗原性的物质，使机体对其产生相应抗体。这些抗体的增加，说明患者最近曾有溶血性链球菌感染。通常在链球菌感染后 2～3 周，抗体明显增加，2 个月后逐渐下降，可维持 6 个月左右。常用的抗体测定如下。

（1）抗链球菌溶血素“O”（ASO）：>500 U 为增高。

（2）抗链球菌激酶（ASK）：>80 U 为增高。

（3）抗透明质酸酶：>128 U 为增高。

（4）抗脱氧核糖核酸酶 B（ADNA－B）、抗链球菌菌酶和抗 M 蛋白抗体测定。

（二）风湿炎症活动的证据

1. 血常规

白细胞计数轻度至中度增高，中性粒细胞百分比增多，核左移；常有轻度红细胞计数和血红蛋白含量的降低，呈正细胞正色素性贫血。

2. 非特异性血清成分改变

某些血清成分在各种炎症或其他活动性疾病中可发生变化。在风湿热的急性期或活动期也呈阳性结果。常用的测定指标如下。

（1）红细胞沉降率（ESR）：由于某些蛋白质的增高，包括纤维蛋白原、α 和 γ 球蛋白等，以及轻度贫血等因素，使红细胞表面的负电荷减少，ESR 加速。但并发严重心力衰竭或经糖皮质激素或水杨酸制剂抗风湿治疗后，ESR 可不增快。

（2）C 反应蛋白：风湿热患者血清中有对 C 物质起反应的蛋白，存在于 α 球蛋白中。风湿活动期，C 反应蛋白阳性，病情缓解时消失。

（3）黏蛋白：黏蛋白是胶原组织基质的化学成分，正常为 30～70 g/L（30～70 mg/mL）。风湿活动时，胶原组织破坏，血清中黏蛋白浓度增高。

（4）蛋白电泳：白蛋白降低，α_2 和 γ 球蛋白常升高。

3. 免疫指标检测

（1）循环免疫复合物检测阳性。

（2）血清总补体和补体 C3：风湿活动时降低。

（3）免疫球蛋白 IgG、IgM、IgA：急性期增高。

（4）淋巴细胞：B 淋巴细胞增多，T 淋巴细胞总数减少；抑制性 T 细胞明显减少，辅助性 T 细胞与抑制性T细胞的比值明显增高。抑制性T细胞减少后，引起机体对抗原刺激的抑制减弱，破坏了免疫系统的自稳性。

（5）抗心肌抗体：80%的患者抗心肌抗体呈阳性，且持续时间长，可达5年之久，复发时又可增高。

上列各项检查联合应用时，其诊断意义较大。若抗体和非特异性血清成分测定均为阳性，提示活动性风湿病变；若二者均为阴性，可排除活动期风湿病。抗体升高而非特异性血清成分测定阴性者，表示在恢复期或发生链球菌感染的可能性较大；若抗体正常而非特异性血清成分测定阳性，应考虑其他疾患。

六、诊断

迄今风湿热尚无特异性的诊断方法，临床上沿用修订的Jones诊断标准（表9-1），主要依靠临床表现，辅以实验室检查。如具有2项主要表现，或1项主要表现加2项次要表现，并有先前链球菌感染的证据，可诊断为风湿热。

世界卫生组织制定的风湿热和风湿性心脏病诊断标准见表9-2。

表9-1　修订的Jones诊断标准

主要表现	次要表现	链球菌感染证据
1. 心脏炎	1. 临床表现	1. 近期患过猩红热
（1）杂音	（1）既往风湿热病史	2. 咽培养溶血性链球菌阳性
（2）心脏增大	（2）关节痛*	3. ASO或其他抗链球菌抗体增高
（3）心包炎	（3）发热	
（4）充血性心力衰竭	2. 实验室检查	
2. 多发性关节炎	（1）ESR增快，C反应蛋白阳性，白细胞增多，贫血	
3. 舞蹈症	（2）心电图**：PR间期延长，QT间期延长	
4. 环形红斑		
5. 皮下结节		

注：*，如关节炎已列为主要表现，则关节痛不能作为1项次要表现。

**，如心脏炎已列为主要表现，则心电图不能作为1项次要表现。

表9-2　世界卫生组织的风湿热和风湿性心脏病诊断标准（基于修订的Jones标准）

诊断分类	诊断标准
首次风湿热发作	2个主要或1个主要并发2个次要表现并存在前期A组链球菌感染
无确诊的风湿性心脏病患者风湿热复发	2个主要或1个主要并发2个次要表现并存在前期A组链球菌感染
已确诊的风湿性心脏病患者风湿热复发	2个次要表现并存在前期A组链球菌感染
风湿性舞蹈症，隐匿性风湿性心脏炎	不需要其他主要表现或A组链球菌感染证据
风湿性心脏病慢性瓣膜病变（患者首次以二尖瓣狭窄、二尖瓣双病变或主动脉瓣病变为临床表现）	可诊断风湿性心脏病而不需要任何标准

在临床上应用上述标准时，对不典型的轻症或早期病例，容易漏诊和误诊。因此，对具体患者的诊断，必须全面考虑病情，综合分析，做好鉴别诊断，不可过分强调上述标准。

七、鉴别诊断

（一）其他病因的关节炎

1. 类风湿关节炎

为多发性对称性指掌等小关节炎和脊柱炎。特征是伴有“晨僵”和手指纺锤形肿胀，后期出现关节畸形。临床上心脏损害较少，但超声心动图检查可以早期发现心包病变和瓣膜损害。X 线显示关节面破坏，关节间隙变窄，邻近骨组织有骨质疏松。血清类风湿因子阳性，免疫球蛋白 IgG、IgM 及 IgA 增高

2. 脓毒血症引起的迁徙性关节炎

常有原发感染的征象，血液及骨髓培养呈阳性，且关节内渗出液有化脓趋势，并可找到病原菌。

3. 结核性关节炎

多为单个关节受累，好发于经常活动、受摩擦或负重的关节，如髋、胸椎、腰椎或膝关节，关节疼痛但无红肿，心脏无病变，常有其他部位的结核病灶。X 线显示骨质破坏，可出现结节性红斑。抗风湿治疗无效。

（二）亚急性感染性心内膜炎

多见于原有心瓣膜病变者。有进行性贫血，脾脏肿大，瘀点、瘀斑，杵状指，可有脑、肾或肺等不同部位的栓塞症状，反复血培养阳性，超声心动图可在瓣膜上发现赘生物。

（三）病毒性心肌炎

发病前或发病时常有呼吸道或肠道病毒感染，主要受累部位在心肌，偶可累及心包，极少侵犯心内膜。发热时间较短，可有关节痛但无关节炎，心尖区第一心音减低，可闻及二级收缩期杂音，心律失常多见；无环形红斑、皮下结节等。实验室检查示白细胞多为减少或正常，ESR、ASO、C 反应蛋白均正常。补体结合试验及中和抗体阳性。心肌活检可分离出病毒。

（四）链球菌感染后状态（链球菌感染综合征）

在急性链球菌感染的同时或感染后 2～3 周出现低热，乏力，关节酸痛，ESR 增快，ASO 阳性，心电图可有一过性期前收缩或轻度 ST－T 改变，但无心脏扩大或明显杂音。经抗生素治疗感染控制后，症状迅速消失，不再复发。

（五）系统性红斑狼疮

本病有关节痛、发热、心脏炎、肾脏病变等，类似风湿热，但出现对称性面部蝶形红斑，无皮下结节，白细胞计数减少，ASO 阴性，血液或骨髓涂片可找到狼疮细胞等有助于诊断。

八、治疗

（一）一般治疗

风湿热活动期必须卧床休息。若无明显心脏受损表现，在病情好转后，控制活动量直至症状消失、ESR 正常。若有心脏扩大、心包炎、持续性心动过速和明显心电图异常者，在症状消失、ESR 正常后仍需卧床休息 3～4 周。恢复期也应适当控制活动量 3～6 个月。病程中宜进食易消化和富有营养的饮食。

（二）抗风湿治疗

常用的药物有水杨酸制剂和糖皮质激素两类。对无心脏炎的患者不必使用糖皮质激素，水杨酸制剂对急性关节炎疗效确切。

1. 水杨酸制剂

是治疗急性风湿热的最常用药物，对风湿热的退热，消除关节炎症和 ESR 恢复正常均有较好的效果。虽然本药有明显抑制炎症的作用，但并不去除其病理改变，因而对防止心脏瓣膜病变的形成无明显预防作用。水杨酸制剂以阿司匹林和水杨酸钠较为常用，尤以阿司匹林效果最好。阿司匹林起始剂量为：儿童 80～100 mg/（kg·d），成人 4～6 g/d，分 4～6 次口服。水杨酸钠 6～8 g/d，分 4 次服用。使用水杨酸制剂治疗风湿热，应逐渐增加剂量，直至取得满意的临床疗效，或出现全身毒性反应如耳鸣、头痛或换气过度。症状控制后剂量减半，维持 6～12 周。水杨酸制剂常有胃部刺激症状如恶心、呕吐、食欲减退等，此时可用氢氧化铝。不宜服用碳酸氢钠，因其可减低水杨酸制剂在胃肠道的吸收，增加肾

脏的排泄，并可促发或加重充血性心力衰竭。

如患者不能耐受水杨酸制剂，可用氯芬那酸（抗风湿灵）0.2～0.4 g，每日3次；或贝诺酯1.5～4.5 g/d，分次服用。

2. 糖皮质激素

大型临床研究表明，糖皮质激素与阿司匹林在对风湿热的疗效方面并无明显差别，且有停药后“反跳”现象和较多的不良反应，故一般认为，急性风湿热患者出现心脏受累表现时，宜先用水杨酸制剂；如效果不佳（发热不退，心功能无改善），则应及时加用糖皮质激素。激素治疗开始剂量宜大，可用泼尼松，成人60～80 mg/d，儿童2 mg/（kg·d），分3～4次口服。直至炎症控制，ESR恢复正常。以后逐渐减量，以每天5～10 mg为维持量，总疗程需2～3个月。病情严重者，可用氢化可的松300～500 mg/d，或地塞米松0.25～0.3 mg/（k·d），静脉滴注。

糖皮质激素治疗停药后应注意低热、关节疼痛及ESR增快等“反跳”现象。在停药前合并使用水杨酸制剂，或滴注促肾上腺皮质激素12.5～25 mg，每天1次，连续3天，可减少“反跳”现象。

（三）抗生素治疗

风湿热一旦确诊，即应给予一个疗程的青霉素治疗，以清除溶血性链球菌，即使咽培养阴性。溶血性链球菌感染持续存在或再感染，均可使风湿热进行性恶化，因此根治链球菌感染是治疗风湿热必不可少的措施。一般应用普鲁卡因青霉素40万～80万U，每天1次，肌内注射，共10～14天；或长效青霉素（苯唑西林）120万U，肌内注射1次。对青霉素过敏者，可予口服红霉素，每天4次，每次0.5 g，共10天。

（四）中医药治疗

急性风湿热多属热痹，宜用祛风清热化湿治法；慢性风湿热则多属寒痹，宜用祛风散寒化湿治法。糖皮质激素、水杨酸制剂等辅以中医药治疗，可能取得较好疗效。针刺疗法对缓解关节症状也有一定的效果。

（五）舞蹈症的治疗

抗风湿药物对舞蹈症无效。舞蹈症患者应尽量被安置于安静的环境中，避免刺激。病情严重者可使用镇静剂如苯巴比妥、地西泮等，也可用睡眠疗法。舞蹈症是一种自限性疾病，通常无明显的神经系统后遗症，耐心细致的护理，适当的体力活动和药物治疗大多可取得良好的结果。

九、预防

风湿热是一种可以预防的疾病。其与链球菌的关系十分密切，因此防止链球菌感染是预防风湿热的重要环节。

（一）风湿热的初级预防

（1）防止上呼吸道感染，注意居住环境卫生，经常参加体育锻炼，提高健康水平。

（2）对猩红热、急性扁桃体炎、咽炎、中耳炎和淋巴结炎等急性链球菌感染，应早期予以积极彻底的抗生素治疗，以青霉素为首选，对青霉素过敏者可选用红霉素。

（3）慢性扁桃体炎反复急性发作者（每年发作2次及以上），应手术摘除扁桃体。手术前1天至手术后3天用青霉素预防感染。扁桃体摘除后，仍可发生溶血性链球菌咽炎，应及时治疗。

（4）在封闭的集体人群中（军营、学校、幼儿园等）预防和早期发现，早期诊断链球菌感染，建立必要的保健制度，可以彻底消除链球菌感染流行，大大减少风湿热的发病率。

（5）药物选择。苯唑西林G 120万U，肌内注射1次；或青霉素（苯甲氧基青霉素）250～500 mg，每天2～3次，口服10天。青霉素过敏者，选用红霉素20～40 mg/（k·d），口服10天；或阿奇霉素，第一天口服500 mg，第二天至第五天，每天口服250 mg。

（二）预防风湿热复发

已有风湿热发作的患者，属于再发急性风湿热的高危患者；患过风湿性心脏炎的患者特别容易在复发风湿热后出现心脏炎的发作。因此，无论风湿热是否并发心脏炎，对风湿热患者的二级预防均具有重要意义。应连续应用抗生素，积极预防链球菌感染，防止风湿热复发。一般推荐使用长效青霉素120万U，每月肌内注射1次。对青霉素过敏者，可用磺胺嘧啶或磺胺异噁唑，儿童0.25~0.5 g/d，成人0.5~1.0 g/d，分次口服。预防用药期限：风湿热并发心脏炎并有永久性瓣膜病变者，必须在末次风湿热发作后持续预防用药10年以上，并至少维持至40岁，或终身预防；风湿热并发心脏炎而无瓣膜病变者，必须在末次风湿热发作后持续预防用药10年或更长时间，直至成年；无心脏受累的风湿热患者，从风湿热末次发作起至少维持预防用药5年，或直至年满21岁。已有心脏受累的风湿热患者，再次感染链球菌后极易引起风湿活动，并且容易发作心脏炎，所以须严格预防治疗。研究表明，预防用药水平与链球菌感染患者的比例成反比，无预防或不规则预防用药组链球菌感染比例较完全预防用药组高3倍；尤其值得注意的是，无预防或不规则预防用药组风湿活动发作患者的比例较完全预防用药组高10倍。即使不规则预防用药也有一定的效果。

（三）将来的发展

多种M蛋白血清型的疫苗正在研究进展中。一种27价的特异型M蛋白疫苗已经进入了人体临床Ⅱ期试验，另一个针对M蛋白C区多肽的疫苗也即将进入临床试验，这些疫苗研究的进展为将来预防链球菌性咽喉炎带来了新的希望。最近在动物模型上的研究显示，抗表面结合的C5a多肽酶血清鼻腔给药能有效防止链球菌感染，提示今后有可能在人体消除链球菌菌株生存和咽喉感染，从而根除导致地区性风湿热流行的链球菌库源。

（王锐锋）

第二节　系统性红斑狼疮

系统性红斑狼疮（SLE）是一种多发于青年女性，累及多脏器的自身免疫性的炎症性结缔组织病。近年来随着对此病认识的提高，更由于免疫检测技术的不断改进，早期、轻型和不典型的病例日见增多。有些重症患者（除患有弥漫性增生性肾小球肾炎者外），有时也可自行缓解。有些患者呈“一过性”发作，经过数月的短暂病程后疾病可完全消失。由于中西医结合的治疗，糖皮质激素和免疫抑制剂的合理应用，本病的预后有较大改善。

一、流行病学

本病广泛分布于世界各地，各国家、地区报道的发病率各不相同，国内对上海市纺织职工3.2万人的调查，患病率为70.41/10万；在我国南方地区对2.6万人进行调查，患病率为30.13/10万。SLE的年发病率随地区、种族、性别、年龄不同而有差异。性别方面，女性显然较男性为多，育龄年龄男女发病比为1∶（8~9），老年人与幼儿男女发病比为1∶（2~3）。发病年龄以青壮年为多，20~40岁发病者约占半数。发病年龄越小，其亲属患病机会越大。

二、病因和发病机制

本病病因至今尚未肯定，大量研究显示，遗传、内分泌、感染、免疫异常和一些环境因素与本病的发病相关。

（一）遗传因素

自1959年以来已建立了多种狼疮鼠的模型，目前研究较为广泛的狼疮鼠模型有5种，即NZB/B1、NZB/NZW F1、NZB/SWR F1、MRL/lpr及BXSB。研究表明，遗传因素在狼疮鼠发病中起决定性作用，涉及多种基因。这种遗传背景上的差异，导致它们各自在免疫学异常和临床表现上均有一定区别。人类家系调查的结论认为本病是一种多基因遗传背景的疾病，对位于第6对染色体上的HLAⅠ类、Ⅱ类和Ⅲ类基因以及非HLA基因如T细胞受体基因已进行了深入的研究。目前认为HLAⅡ类基因较Ⅰ类基因与 SLE 的相关性更为明显。

HLA 与 SLE 相关的分子基础正在研究之中，初步结果显示一些 HLA Ⅱ类基因位点所共有的特定序列（指基因所编码的氨基酸序列）与 SLE 患者中许多自身抗体的产生有关，即不同的 HLA 等位基因位点中的“共有表位”决定某种自身抗体的产生，因此带有“共有表位”的不同等位基因可产生相同的自身抗体。

HLA 的补体基因、TNF－α 基因、热休克蛋白基因、TCR－β 链基因、免疫球蛋白重链（Gm）和轻链（Km）的同种异型、网状内皮系统基因、性激素基因和近年来报道的影响细胞凋亡的基因等也与 SLE 的发病相关，这些方面的研究尚在进行之中。总之，SLE 是一种多基因遗传性疾病。SLE 的遗传至少需要 4 个基因的参与，每一个基因可能影响免疫调节、蛋白降解、多肽的转运、免疫反应、补体、网状内皮系统、免疫球蛋白、细胞凋亡和性激素等一方面或若干方面，这些不同的基因缺陷的共同作用，导致明显的特异反应，产生各种病理过程和不同的临床表现。

（二）内分泌因素

1. 性激素及其代谢异常

在 SLE 患者中，育龄期女性的患病率比同龄男性高 9～15 倍，而青春期前和绝经期后的女性患病率仅略高于男性，这与育龄期女性雌激素/雄激素比值显著增高有关。实验表明雌激素能增加抗 dsDNA 抗体并使 IgM 型转化为 IgG 型；它还能降低巨噬细胞的吞噬功能，影响免疫复合物的清除，并可诱导 Ro/SSA 和 La/SSB 在角质形成细胞膜上的表达增强。有研究显示，雌二醇的代谢产物 16 α-羟雌酮在 SLE 患者中显著增高，在 SLE 的发病中，它较雌二醇有更重要的作用。在雄激素方面，狼疮鼠如给以睾酮可减轻狼疮症状，在人类狼疮如给以十一酸睾酮病情可较长期处于稳定阶段。有报道女性 SLE 患者睾酮 C17 位氧化转化为雄烯二酮这一反应加速。雄烯二酮为一种较弱的雄性激素。SLE 在性激素代谢方面的异常与体内微粒体同工酶的遗传缺陷有关，因此性激素的异常也是与遗传相关的。

2. 雌激素受体（ER）

现证实在胸腺组织和非胸腺淋巴样组织、骨髓组织、巨噬—巨红细胞系统、内分泌系统和中枢神经系统以及具有免疫调节功能的下丘脑腹侧核上均具有丰富的 ER。有学者对 SLE 患者外周血淋巴细胞上的 ER 容量做了定量测定，发现活动期患者 ER 容量高于静止期患者。

3. 催乳素（PRL）和生长激素（GH）

由 198 个氨基酸组成的 PRL 在很大程度上属生殖类激素。基础免疫学研究显示胸腺、骨髓、脾、淋巴结及外周血单核细胞表达 PRL 及 PRL 受体。由 191 个氨基酸组成的 GH 虽不是生殖类激素，但与 PRL 的一级结构有很大的相似性，免疫调节功能也十分相似。华山医院皮肤科的研究已显示：①血清高 PRL 和 GH 水平以及外周血高 PRL 受体和高 GH 受体容量与 SLE 病情活动性相关；②PRL 和 GH 可刺激 SLE 患者的 B 淋巴细胞分泌抗 dsDNA 抗体和较正常人为高的 IgG；③体外试验显示 PRL 和 GH 干预增强 SLE 活动期患者 Th2 型细胞因子分泌；④以具有抑制 GH 功能的奥曲肽治疗初发、未经其他药物治疗的 SLE 有效。

（三）感染因素

SLE 患者血清中常可检出病毒抗体，如麻疹病毒、副流感病毒、单纯疱疹病毒、风疹病毒、EB 病毒 1～3 型的抗体滴度高于健康人。用电子显微镜观察 SLE 患者肾和淋巴结标本能看到类似黏病毒的病毒颗粒。近年来引起关注的反转录病毒也被认为是 SLE 的可能病因。已发现 SLE 小鼠和患者体内存在多种抗反转录病毒抗体，这种内源性反转录病毒的序列插入 FAS 基因，导致淋巴细胞凋亡异常，凋亡小体作为抗原刺激机体产生大量的自身抗体。细菌性超抗原可激活表达特定的 TCRVβ 的 T 细胞而产生大量的细胞因子，从而引发 SLE 的病情活动。

（四）免疫异常

一个具有红斑狼疮（LE）遗传素质的人，在上述各种因素的作用下，使机体正常的自身免疫耐受机制破坏，会发生多种免疫异常。①B 细胞功能亢进，B 细胞过度增殖、自发产生多克隆免疫球蛋白和多种自身抗体是 SLE 的特点。②T 细胞失平衡，循环性 T 淋巴细胞减少。T 抑制细胞（$CD8^+$）和 T 辅助细胞（$CD4^+$）均减少。Th 细胞亚群和它们的细胞因子的失衡在 SLE 诱导和发展中起着关键性作用。③细胞因子表达异常，目前比较明确的与 SLE 发病相关的细胞因子主要是单核巨噬细胞分泌的 IL－1，Th－2 细胞分泌的 IL－10 和 B 细胞、巨噬细胞及树突状细胞分泌的 IL－12。IL－1 可诱导黏附分子增多，使巨噬细胞浸润更加明显；还可诱导 IL－6、IL－8、TNF－α 和 GM－CSF（粒细胞单核细胞集落刺激因子）等炎性因子产生，这些因素与狼疮性肾炎有关。IL－1 活性还与光敏感有关，皮肤暴露于紫外线后，角质形成细胞可释放 IL－1，IL－1 又可刺激 GM－CSF、IL－6 和 IL－8 的产生，它们一起可促发局部炎症反应。IL－10 为 B 细胞增殖和分化的强刺激剂，在 SLE 患者外周血单核细胞（PBMC）培养后的上清液中IL－10 含量明显升高。血浆 IL－10 水平与抗 dsDNA 抗体滴度和狼疮活动指数成正相关而与补体水平成负相关。IL－12 对体液免疫有一定的抑制作用，与正常对照组比较，SLE 患者的 PBMC 在受刺激时产生IL－12 减少，而将 IL－12 加入狼疮患者 PBMC 可显著抑制自发性及 IL－10 诱导性 IgG 和抗 DNA 抗体的产生。SLE 患者 IL－10/IL－12 平衡失调在细胞免疫异常中有重要作用。此外，还观察到 SLE 患者血清中 IL－15、IL－16 和 IL－18 水平升高。上述细胞因子网络动态平衡失调，引起异常的免疫应答，同时也参与局部的致病作用。④淋巴细胞凋亡异常。有资料表明，从 SLE 患者外周血分离的淋巴细胞其凋亡细胞数增加，且凋亡细胞与正常细胞的比例与 SLE 活动性成正比。凋亡的淋巴细胞导致大量核小体释放。核小体在抗核抗体的产生中具有重要意义，它的 DNA－组蛋白复合物在细胞凋亡过程中发生 DNA 片段化、磷酸化、乙酰化和甲基化等修饰，这些微小的蛋白修饰已被证实为暴露的隐蔽抗原决定簇，可使自身反应性辅助性 T 细胞的免疫耐受解除而增生，分泌细胞因子，引起 B 细胞活化增生，产生抗 DNA、抗组蛋白抗体等众多自身抗体。

三、病理

SLE 的基本病理变化是结缔组织的黏液样水肿、纤维蛋白样变性和坏死性血管炎。黏液样水肿见于疾病早期，多发生在基质；纤维蛋白样变性是自身免疫球蛋白、补体和 DNA 等抗原以及纤维蛋白混合构成的嗜酸性无结构物质，沉积于结缔组织而成，类似结缔组织变性；中、小血管壁的结缔组织发生纤维蛋白样变性，甚至坏死、血栓形成、出血和局部缺血等病变，构成坏死性血管炎。在内脏器官可见苏木素小体，是由中性粒细胞、淋巴细胞和组织细胞的胞核受相应的自身抗体作用后变性所形成的嗜酸性均匀团块。

皮肤的组织病理变化为表皮萎缩，基底细胞液化变性，真皮上部有嗜色素细胞增加，胶原纤维水肿，并有纤维蛋白样变性，血管和皮肤附属器周围有成片淋巴细胞、少数浆细胞和组织细胞浸润，管壁常有血管炎性变化。

肌肉以横纹肌累及多见，肌束间和肌束内的结缔组织呈小病灶性纤维蛋白样变性，血管性淋巴细胞、浆细胞等浸润，有时可见肌纤维萎缩或透明变性。

肾脏中肾小球先受累，后出现肾小管病变，主要为肾小球毛细血管壁发生纤维蛋白样变性或局灶性坏死，内有透明血栓以及苏木素小体，或毛细血管袢基底膜呈灶性增厚，严重时为弥漫性增厚，形成所谓“铁丝圈”损害，为 DNA、抗 DNA 抗体、补体和纤维蛋白物等沉积。肾小球除毛细血管病变外，细胞数目也可增多，主要为系膜细胞增生，往往呈灶性。肾小球囊壁上皮细胞可增生形成新月体。晚期病例肾小球纤维组织增多，血管闭塞，甚或与囊壁粘连而纤维化。按 WHO 肾脏病理分类有 6 类：①轻微病变型狼疮性肾炎；②系膜增生性狼疮性肾炎；③局灶性狼疮性肾炎；④弥漫性狼疮性肾炎；⑤膜性狼疮性肾炎；⑥严重硬化性狼疮性肾炎。

心脏中心包结缔组织发生纤维蛋白样变性，伴淋巴细胞、浆细胞、组织细胞和成纤维细胞浸润。心肌炎变化与横纹肌相似。心内膜炎为心内膜的结缔组织发生局灶性纤维蛋白样变性，继之出现淋巴细胞和成纤维细胞增生和纤维形成，如此反复发生，形成疣状心内膜炎。累及瓣膜与乳头肌可影响瓣膜功能，以二尖瓣的损害率最高，曾称 Libman－Sacks 综合征。

肺病变初起为血管炎和血管周围炎，以后波及肺间质和实质，为间质肺泡壁和毛细血管的纤维蛋白样变性、坏死和透明性变，伴有淋巴细胞和浆细胞浸润。

神经系统可见小血管和毛细血管的内皮细胞增殖和淋巴细胞等浸润，有广泛的微血栓和局限性软化灶等。已经发现脉络膜丛上有免疫球蛋白和补体免疫复合物，脑脊液中可发现 DNA 和抗 DNA 复合物。

脾有包膜纤维增厚，滤泡增生，红髓中浆细胞增多，中心动脉出现特殊纤维化，周围出现又厚又密的同心状胶原纤维硬化环，称为“洋葱脾”。

四、临床表现

本病发病年龄以 20～40 岁最多，幼儿或老人也可发病。临床表现多样，具体有以下表现。

（一）皮肤和黏膜表现

80%～85% 的患者有皮疹，其中具有典型皮疹者占 43%，也有报道 60%～72% 的病例有皮疹。损害为多形性，以水肿性红斑最常见，绿豆至黄豆大，多发生在颧颊部，经鼻梁可融合成蝶翼状，前额、耳垂也可累及，此外肩胛、上臂、四肢大关节伸面、手背、指（趾）关节伸面、甲周、指（趾）端和屈面、掌跖部也可发生。颜面蝶形红斑、甲周红斑和指（趾）甲远端下红斑具有特征性，常出现较早，前者是诊断本病的一大症状。另一种损害为斑丘疹，有痒与痛感，可呈局限性或泛发性，有时呈丘疹或毛囊性丘疹。有时于颜面和其他暴露部位出现水疱、大疱和血疱，大都发生在原有红斑或正常皮肤上，疱液初起清澈，以后变浑浊，也可呈血性，疱壁紧张，日光暴晒常是促发因素，疱破后形成糜烂、溃疡、结痂以及瘢痕形成。上述红斑等损害消退后，由于基底膜的变化，发生表皮营养障碍，可出现表皮萎缩、色素沉着和角化过度。有时可见瘀点和瘀斑，是由于长时期应用大量糖皮质激素出现紫癜或血小板减少或皮肤细小的坏死性血管炎引起。有时有结节（约 10%），是由于血栓性血管炎造成，可发生指（趾）坏疽，重者手、足背也累及，但罕见，可由于末梢小动脉坏死性血管炎或冷球蛋白血症等引起，常与网状青斑并发。有时出现荨麻疹样损害，红斑上有点状出血或血性水疱混合存在，损害持续不伴瘙痒，为真皮小血管坏死性血管炎引起。尚可见红斑肢痛症、弥散性血管内凝血，后者由于大量血小板和红细胞受免疫作用损伤释放出凝血物质所致，在终末期多见。其他有杵状指、雷诺现象和脱发，脱发呈弥漫性或前额部头发失去光泽和油腻，呈枯黄状，易折断脱落，长短参差不齐，在缓解期毛发可再生。约 1/3 患者有光敏现象，偶见皮下钙质沉积。

黏膜损害累及唇、颊、硬腭、齿龈、舌和鼻腔，约占 20%，常伴有毛细血管扩张红斑或弥漫性潮红，其上可见点状出血、糜烂，少数有水疱和溃疡等。

（二）发热

约 92% 以上病例出现，各种热型均可见，长期低热较多见。

（三）骨关节表现

90% 以上病例有关节疼痛，有时周围软组织肿胀，有时像风湿性关节炎，呈游走性、多发性，且可呈现红、肿、热、痛，或表现为慢性进行性多发性关节炎，常累及指（趾）关节似类风湿关节炎。5% ～10% 的病例髋、肩和膝等关节可发生无菌性缺血性骨坏死，股骨头最常被累及，其次为肱骨头、胫骨头等，单侧或两侧受累。

（四）肾脏受累表现

约 75% 的病例受肾脏累，临床表现为肾炎或肾病综合征。肾炎时尿内出现红细胞、白细胞、管型和蛋白。肾功能测定早期正常，逐渐进展，后期可出现尿毒症。肾病综合征临床和实验室表现有全身水肿，伴程度不等的腹腔、胸腔和心包积液，大量蛋白尿，人血白蛋白降低，白球蛋白比例倒置，高脂血症。

（五）心血管表现

有 50%～89% 的患者有心脏症状，超声检出率 36%～88%，尸体检出率 53%～83%。心包炎最常见，以干性为多，为纤维素性心包炎，也可能积液，积液多时可见心包压塞症状，如两层心包粘连，可使心包腔闭塞，造成缩窄性心包炎。患者除心前区不适及气急外，最主要的症状是心前区疼痛和心包摩擦音或心影增大，心音减弱，超声心动图检查诊断率高，心包积液中可查见 LE 细胞。心肌炎常见，一般可有气短、心前区疼痛、心动过速、心音减弱、奔马律、心律失常，继之出现心脏扩大，可导致心力衰竭。心电图可出现相应改变如低电压、ST 段抬高、T 波平坦或倒置、PR 间期延长。临床上可无任何症状而在某种诱因下突然发生心肌炎；有些病变，生前难以诊断，典型疣状心内膜炎常与心包炎并存，在生前较难做出诊断，主要是壁层心内膜受损症状不明显。当病变累及瓣膜时（常见的为二尖瓣，偶尔主动脉瓣和三尖瓣同时也被累及）引起瓣尖乳头肌挛缩、粘连变形或腱索断裂，造成瓣膜狭窄或闭锁不全，心内膜内形成血栓可脱落引起栓塞，心内膜炎还可成为感染性心内膜炎的基础。彩色多普勒超声检查为无创伤性显示瓣膜及其形态的最佳方法。约 50% 的病例可有动脉炎和静脉炎，比较常见的为锁骨下静脉的血栓性静脉炎。少数可出现冠状动脉炎，常累及左前降支，临床上可因冠状动脉供血不足而发生心绞痛，较大的冠状动脉炎能导致心肌梗死。此外，部分病例可有周围血管病变如血栓闭塞性脉管炎和游走性静脉炎等。

（六）呼吸系统表现

在 SLE 的整个病程中，胸膜和肺受累分别为 36% 和 7%。可发生胸膜炎，多为干性，也可为湿性，积液少量或中等量，两侧发生频率相仿，约 1/3 病例为双侧性。

急性狼疮性肺炎的患病率为 1%~4%，患者有发热、干咳、气急，偶见咯血，低氧血症常见，X 线显示单侧或双侧肺浸润，以两下肺野多见。可伴肺不张、横膈抬高和胸腔积液，也可发生慢性间质性肺炎，从肺泡炎到纤维化各种病理改变可以交织并存，X 线特征为肺部片状浸润斑，多见于肺基底段，往往持续存在多日，可引起肺不张，甚至呼吸衰竭，也可见条索状、网状或斑点状阴影。肺动脉受侵犯（肺动脉炎）可发生咯血、空洞，常并发终末期小叶性肺炎。

（七）神经系统表现

往往在急性期或终末期出现症状，少数作为首发症状表现。可表现为各种精神障碍如躁动、幻觉、猜疑、妄想、强迫观念等，也可以出现多种神经系统症状，如中枢神经系统受累，常见的有颅内压增高、脑膜炎、脑炎、脑血管意外、脊髓炎及蛛网膜下腔出血等，并出现相应症状如头痛、恶心、呕吐、颈项强直、惊厥、昏迷、偏瘫、截瘫，病变严重时可导致死亡；脑神经也可受累，周围神经病变少见。

（八）消化系统表现

约 40% 的病例有消化道症状，常见有食欲减退、吞咽困难、恶心、呕吐、腹痛、腹泻、腹腔积液、便血等。腹痛可能与腹膜炎、肠炎、肠系膜炎或腹膜后结缔组织病变有关。多为脐周隐痛，严重时类似外科急腹症。10% ~ 30% 的病例有肝脏病变，SLE 肝脏病变的临床表现可有肝肿大、黄疸和肝功能异常。有研究认为 SLE 伴 ALT、AST、γ - GT、AKP、胆红素的测定值高于正常值 2 倍提示有肝病。SLE 的肝病应与自身免疫性肝炎仔细鉴别，后者具明显的高球蛋白血症，且 ANA、抗平滑肌抗体（SMA）或抗肝肾微粒体 I 型抗体（LKM - 1）≥1 ∶ 80（成人）和 1 ∶ 20（儿童），而抗线粒体抗体（AMA）阴性，无 SLE 特有的抗 dsDNA 和抗 Sm 抗体，肝活组织检查示碎片状坏死或小叶性肝炎改变。SLE 肝病变还应注意与药物性肝炎鉴别。

（九）淋巴网状系统表现

约半数患者有局部或全身淋巴结肿大，以颈部、腋下淋巴结肿大为多见。肿大淋巴结一般无压痛，质软，有时肿大很明显，以致误诊为淋巴结结核或淋巴瘤，病理检查示慢性非特异性炎症。约 1/3 患者有肝肿大，极少引起黄疸和肝硬化。1/5 病例有脾肿大。

（十）造血系统表现

贫血常见，大多数为正细胞正色素性贫血，红细胞表面可有 IgG 抗体或补体；抗人球蛋白试验 1/5 ~ 1/3 病例阳性，可表现为自身免疫性贫血，抗体属温型抗体，主要为 IgG，偶尔为 IgM，罕见 IgA。白细胞减少，一般为粒细胞和（或）淋巴细胞减少，活动期 T、B 淋巴细胞绝对数和相对数均下降而非活动期则下降不显著，T 淋巴细胞下降程度与疾病活动度相平行。T 淋巴细胞的减少与细胞免疫功能减退和存在抗淋巴细胞抗体有关。B 淋巴细胞数虽下降，但其功能检测反而显示增强。血小板减少，存活时间缩短，血小板表面存有抗血小板抗体，结合补体时可损伤血小板。

（十一）眼部病变

20%~25% 的患者有眼底变化，包括眼底出血、视盘水肿，视网膜渗出物有卵圆形的白色浑浊物，是继发于小血管闭塞引起的视网膜神经变性灶，一般可逆。其他有玻璃体内出血、巩膜炎等。

五、辅助检查

（一）血清蛋白

白蛋白降低，α_2 和 γ 球蛋白增高，纤维蛋白原增高，冷球蛋白和冷凝集素可增高。

（二）免疫球蛋白

活动期血 IgG、IgA 和 IgM 均增高，尤以 IgG 为著，非活动期病例增高不明显或不增高。有大量蛋白尿且病期长的患者，血中 IgG 值可降低。

（三）类风湿因子

20%~40% 的病例呈阳性。

（四）抗磷脂抗体

抗磷脂抗体是一组能与多种含有磷脂结构的抗原物质发生反应的抗体，其中包括抗心磷脂抗体、抗磷脂酰丝氨酸抗体、抗磷脂酰肌醇抗体、抗磷脂酰抗体和抗磷脂酰甘油抗体 5 种。目前常用检测抗心磷脂抗体代表抗磷脂抗体。SLE 中该抗体阳性率为 30%~40%，有抗心磷脂抗体的红斑狼疮患者常有不典型的狼疮，抗核抗体常阴性，多有大小动、静脉栓塞，狼疮性脑病，肺动脉高压，血小板减少，反复自发性流产，胎儿宫内窘迫或死胎等。

（五）LE 细胞

Hargraves 首先在骨髓中发现 LE 细胞，Haserick 从外周血中找到 LE 细胞。Miecher 证明红斑狼疮细胞因子为一种抗核因子。40%~70% 的活动性 SLE 患者，LE 细胞检查阳性。其他疾病如硬皮病、类风湿关节炎中约 10% 的病例可查见该细胞，此外，慢性活动性肝炎、药疹如普鲁卡因胺及肼屈嗪等引起者也可阳性。

（六）抗核抗体（ANA）

ANA 是指一组对细胞核或细胞质内核酸和核蛋白的自身抗体。一般采用间接免疫荧光法检测血清 ANA，以动物组织（鼠肝等）或体外培养细胞株（HEP－2 细胞等）为底物。ANA 在临床上是一个极有用的筛选试验。SLE 中 80%~95% 的病例 ANA 呈阳性反应，反复测定，累积阳性率接近 100%。因不同底物所含的抗原不同，所测得的 ANA 的结果也不尽相同，如鼠肝含 Ro/SSA 抗原量低于 HEP－2 细胞，故含抗 Ro/SSA 抗体的血清在鼠肝为底物做 ANA 测定时呈阴性结果，若改为 HEP－2 为底物则呈阳性。鉴于正常人和某些疾病中也可能出现低滴度的 ANA，因此血清 ANA 效价≥1 ：80 意义较大。ANA 更确切的名称应为抗核抗体谱，ANA 的滴度与疾病的活动性并非完全平行，如若其中以抗 dsDNA 抗体为主，则 ANA 滴度随疾病缓解后可下降或转阴；若以抗 ENA 抗体为主，则 ANA 滴度与疾病活动性无明显相关。

荧光核型可见周边型、均质型和斑点型，偶见核仁型，核型与 ANA 中抗体的种类有关。在 SLE 中常见的 ANA 如下。

1. 抗脱氧核糖核酸（DNA）抗体

抗 DNA 抗体有抗双链 DNA 和抗单链 DNA 之分。抗 dsDNA 抗体荧光核型为周边型，为 SLE 所特有，提示患者常有肾损害，预后差。常用的检测方法有放射性核素 ^{125}I 标记 dsDNA 抗原的放免法、用短膜虫或马疫锥虫为底物的间接免疫荧光法、胶体金快速斑点渗滤技术和酶联免疫吸附试验。放免法敏感性高，阳性率于 SLE 患者中 >60%，活动期患者中阳性率可达 95%。以短膜虫为底物的 IFA 法因其动基体含有纯的 dsDNA，故特异性高，SLE 患者中阳性率 >45%，活动期患者中可高达 93%。胶体金快速斑点渗滤技术通常用纯化的不含 ssDNA 的均一大肠杆菌质粒 dsDNA 作为抗原，其敏感性和特异性与上述各法相似，但更简捷、方便、快速，数分钟即能出报告。

2. 抗脱氧核糖核酸核蛋白及组蛋白抗体

这两种抗体的荧光核型均显示为均质型，前者与 LE 细胞现象有关，SLE 中阳性率约 70%；后者阳性率为 30%~50%，在药源性狼疮中阳性率 90% 以上。

3. 抗核小体抗体

近年来发现抗核小体抗体在 SLE 特别是活动性狼疮和狼疮肾炎诊断中的敏感性达 69.9%~71%、特异性达 97.3%~99%，尤其在抗 dsDNA、抗 Sm 抗体阴性时具有重要意义。

4. 抗生理盐水可提取核抗原（ENA）抗体

是一组针对细胞内抗原可溶于生理盐水中，可提取核抗原的自身抗体。临床常用的有以下几种。

（1）抗 Sm 抗体：作用的抗原是 U 族小分子细胞核核糖核蛋白粒子，由富含尿嘧啶核苷的 U 族 RNA 与一组核蛋白组成。Sm 的抗原性存在于 29kD、28kD 和 13.5kD 上。一般认为抗 Sm 抗体是 SLE 标志抗体，阳性率为 21%~30%。此抗体与病情活动及狼疮性肾炎等未发现有明确的关联。

（2）抗 U1RNP 抗体：作用的抗原为 U1snRNP，在 U1snRNP 中，70kD、A 和 C 蛋白上存在其抗原决定簇。免疫印迹检测于 73kD、32kD、29kD、28kD、17.5kD 处有显色区带。该抗体可在多种炎症性风湿病中出现，在 SLE 中阳性率在 40% 左右，高滴度的 U1RNP 是诊断混合结缔组织病的重要血清学依据。

（3）抗 Ro/SSA 和 La/SSB 抗体：抗 Ro/SSA 抗体的作用抗原为小分子细胞质核糖核蛋白粒子，由胞浆 Y 族 RNA 与分子量分别为 60kD 和 52kD 的蛋白多肽构成，抗原性在多肽上。抗 La/SSB 抗体的作用抗原也为小分子核糖核蛋白粒子，存在于胞核和胞浆内，由 RNA 聚合酶Ⅲ转录而来的 RNAs 与 48kD 的蛋白多肽构成。抗 Ro/SSA 抗体在 SLE 中的阳性率为 30%~40%，在亚急性皮肤型红斑狼疮中阳性率为 63%，由于该抗体能通过胎盘，故新生儿狼疮中几乎均能查到该抗体。以鼠肝为底物的 ANA 免疫荧光试验阴性的 SLE 患者血清，大多能测出 Ro/SSA 抗体，因此在未用对流免疫电泳法除外抗 Ro/SSA 抗体存在时，不诊断为“ANA 阴性的 SLE”。抗 La/SSB 抗体在 SLE 中的阳性率为 10%~20%。抗 Ro/SSA 和 La/SSB 抗体阳性的患者多有光敏性皮损、血管炎、紫癜、淋巴结肿大、白细胞减少和类风湿因子阳性且并发干燥综合征。

（4）抗核糖体 RNP 抗体：该抗体所作用的抗原是核糖体大亚基上的 3 条分子量分别为 38kD、16.5kD 和 15kD 的磷酸化蛋白。该抗体于 SLE 中阳性率为 24%，是诊断 SLE 的又一个标志性抗体。

5. 其他

文献中报道 SLE 患者中尚可测出抗 Ku 抗体、抗内皮细胞抗体、抗中性粒细胞胞浆抗体、抗神经元抗体、抗层素和抗纤维结合蛋白抗体、抗Ⅶ型胶原抗体和抗神经节苷脂抗体等，这些抗体检测的阳性率、特异性与临床症状的关联，有待进一步深入研究。

（七）狼疮带试验（LBT）

应用直接免疫荧光抗体技术检测皮肤免疫荧光带或狼疮带，即在真皮表皮连接处可见一局限性的免疫球蛋白沉积带，皮损处阳性率 SLE 为 92%，DLE（盘状红斑狼疮）为 90%。在慢性萎缩性或过度角化的皮损荧光带呈团块状，新起的皮疹沉积如颗粒状或细线状，而在 SLE 正常皮肤呈点彩状，此免疫荧光带为 Ig（主要为 IgG，也有 IgM、IgA）与补体在真皮表皮连接处沉积造成。

（八）血清补体测定

75%~90% 的 SLE 患者血清补体减少，尤其在活动期，以 C3、C4 减少为主，但在其他结缔组织病如皮肌炎、硬皮病、类风湿关节炎中不减少。

（九）循环免疫复合物（CIC）

血清 CIC 在活动期增高。

六、诊断

本病病因不明，临床表现变化多端，累及的组织和器官较多，病情复杂，特别是早期不典型患者或仅有一两个脏器受累者，甚至无临床表现，诊断困难。现采用的诊断标准为美国风湿病协会（ARA）在 1997 年再次修正的分类标准。①颧颊部红斑；②盘状狼疮；③光敏感；④口腔溃疡；⑤非侵蚀性关节炎；⑥胸膜炎或心包炎；⑦蛋白尿（>0.5 g/d）或尿细胞管型；⑧癫痫发作或精神病，除外药物或已知的代谢紊乱；⑨溶血性贫血或白细胞减少，或淋巴细胞减少，或血小板减少；⑩抗 dsDNA 抗体阳性，或抗 Sm 抗体阳性，或抗磷脂抗体阳性（包括抗心磷脂抗体，或狼疮抗凝物）；⑪抗核抗体，在任何时候和未用药物诱发“药物性狼疮”的情况下，抗核抗体滴度异常。

该分类标准的 11 项中，符合 4 项和 4 项以上者，在除外感染、肿瘤和其他结缔组织病后，可诊断为 SLE。其敏感性和特异性分别为 95% 和 85%。

对一些特殊类型的 SLE 如以溶血性贫血、血小板减少性紫癜、淋巴结肿大、肾病综合征、关节炎和荨麻疹性血管炎为首发症状或突出表现的要提高诊断警惕。

七、治疗

治疗原则一是应个别化。由于 SLE 存有多种亚群，病情轻重不一，应根据每个患者的病情和过去治疗情况制订方案。原则二是要权衡风险/效果比。有很多药物可以控制 SLE，但有不同程度的不良反应，必须在控制病情活动和药物毒性之间寻求最适宜的药物种类、剂量和疗程。

（一）轻型病

例如，仅有皮疹、低热或关节症状者只需应用非甾体抗炎药，该类药物有时可使肾小球滤过率降低，血肌酐上升，对肾病患者须慎用。如无效可选用沙利度胺 100~150 mg/d，维持量 25%~50% mg/d，氯喹 250~500 mg/d 或羟氯喹 400 mg/d 或雷公藤制剂，也可用小剂量的糖皮质激素如泼尼松 15~20 mg/d。

（二）重型病

1. 糖皮质激素

是目前治疗重症自身免疫疾病的首选药物，可显著抑制炎症反应，抑制中性粒细胞向炎症部位趋附，抑制中性粒细胞和单核细胞的吞噬功能及各种酶的释放，具有抗增殖及免疫抑制作用，对淋巴细胞有直接的细胞毒作用，此外可调整各种细胞因子水平，抑制抗原抗体反应。

适合使用的情况为：①急性或亚急性发作，有中等度发热或高热，关节痛和（或）病变迅速累及浆膜、心、肺、肝、肾、造血器官和其他脏器组织者；②慢性病例如伴有明确地进行性内脏损害者。

泼尼松的剂量为 0.5~1.5 mg/（kg·d），如体温不太高，内脏损害相对较轻或中等度者可用泼尼松 20~40 mg/d，重症病例可用泼尼松 40~60 mg/d，个别病情笃重者，可用泼尼松 60~80 mg/d，甚至 120 mg/d。如初量已够，则在 12~36 小时退热，1~2 天关节痛消失，发热引起的毒性症状明显好转。若 2 天内无好转，应将原剂量再增加 25%~100%，直到症状有明显缓解为止。一旦病情好转、稳定 2 周左右，即可开始逐步减量直至维持量 5~15 mg/d。

脉冲疗法：采用上述剂量糖皮质激素效果不明显时或发生狼疮危象（指病情进展迅速，急进性肾炎，迅速发展的肾功能不全，大量心包积液，弥漫性出血性肺泡炎和急性重症肺间质病变，重症血小板减少性紫癜，严重的心肌损害和 SLE 脑病，尤其是癫痫大发作、蛛网膜下腔出血及昏迷的病例），可改用脉冲疗法，以甲泼尼龙 1 g，加入 500 mL 补液中做静脉内滴注，3 小时内滴入为妥，不宜太快，连续用 3 日，然后泼尼松 100 mg/d，3~4 周递减至维持量；需要时可于 2 周后重复 1 个疗程。

2. 免疫抑制剂

糖皮质激素合用免疫抑制剂治疗 SLE，无论以肾功能衰竭进展的速度或以病死率来衡量，效果皆明显优于单用糖皮质激素者，故对免疫抑制剂适应证者使用宜早不宜晚，不要顾忌太多。

适合使用的情况为：①单独使用糖皮质激素无效；②对长期大量糖皮质激素治疗不能耐受；③为了更有效地控制 SLE 中的某些病损如狼疮性肾炎；④狼疮危象，在狼疮危象时常与甲泼尼龙冲击疗法合用；⑤急性症状得到控制后为了进一步减少激素维持量或更顺利地逐渐递减激素。

1）环磷酰胺：很多学者就环磷酰胺于 SLE 中的应用曾提出不少方案，大致可归纳为下列三种方式。①持续中等剂量给药，每周 400～600 mg，分 2～3 次静脉注射，或每天 100～200 mg 口服，起效总量 4～6 g，有达 12 g 者，有效率 60% 左右；②大剂量冲击治疗，用法为 0.5～1 g/m^2，60 分钟内滴完，每月 1 次，共 6 个月，保持白细胞于（1～3）$\times 10^9/L$，以后继续每 3 个月 1 次，至少 2 年；③最近有学者倡导小剂量冲击疗法，即 400 mg，静脉注射，每 2 周 1 次，连续 3 个月，然后改为每 4 周 1 次，连续 6 个月。该法与上述大剂量冲击疗法治疗 9 个月后相比，两组患者的 SLE 病情活动性指标评分均有明显改善，疗效无明显差异，但小剂量冲击组的不良反应发生率显著低于大剂量冲击组。本药常见的不良反应为白细胞减少、胃肠道功能障碍、肝脏损害、继发感染等，长期应用可引起不育、畸胎，削弱免疫作用而发生癌肿。

2）环孢素 A（CsA）：不少学者认为 CsA 治疗狼疮性肾炎有较好疗效，能缓解症状，减少蛋白尿，减轻肾病理改变，改善肾功能。有报道 CsA 对部分常规治疗无效，所谓难治性狼疮性肾炎如膜性肾小球肾炎仍可有一定疗效。初始剂量以 3～3.5 mg/（kg·d）为宜（1 次或分 2 次口服），如经 4～8 周无效，可间隔 1～2 个月增加 0.5～1 mg/（kg·d），最大剂量为 5 mg/（kg·d），适用于经其他药物治疗无效的患者。服药期间应注意肝、肾、神经系统毒性及高血压等。肿瘤发生率较一般人群显著增高。

3）霉酚酸酯（MMF）：对肝肾毒性少。凡有肝肾损害的狼疮性肾炎、并发病毒性肝炎的狼疮性肾炎，对上述治疗无效或忌用者，免疫抑制剂应首选 MMF。初始剂量为 1.5 g/d，分 2 次口服，病情缓解后改为 0.5～1.0 g/d，疗程大于 6 个月。主要的不良反应有胃肠道症状，白细胞下降，易伴发感染、高血钾和肌痛等。

有时单用一种免疫抑制剂治疗狼疮性肾炎疗效不甚满意，特别是在Ⅴ型或Ⅴ＋Ⅳ型或Ⅴ＋Ⅲ型狼疮性肾炎。因狼疮性肾炎的发生机制涉及免疫的多个方面，免疫复合物在肾组织内沉积的形式和部位各异，而各种免疫抑制剂的作用部位各不相同。有的作用于 Th1，有的作用于 Th2；有的作用于细胞繁殖周期早期，有的作用于后期。因此有学者推出多靶点治疗方法。多靶点治疗是联合应用多个免疫抑制剂，由于药物剂量较单一用药时剂量小，故不仅疗效好，不良反应少，耐受性更好。

4）来氟米特：为一新型免疫抑制剂，对 SLE 有一定治疗作用，先予以 100 mg/d 的负荷量，共 3 天，接着给予 20 mg/d 的维持量。常见不良反应为胃肠道功能紊乱、高血压、白细胞减少和一过性转氨酶升高。个案报道可出现肺纤维化。

3. 免疫调节剂

使低下的细胞免疫恢复正常，如左旋咪唑、胸腺素、转移因子等。

4. 大剂量静脉输注免疫球蛋白

是一项强有力的辅助治疗措施，适用于狼疮危象、激素或免疫抑制剂治疗无效、并发全身严重感染和 SLE 患者妊娠伴有抗磷脂抗体综合征等情况。方法为按 400 mg/（kg·d），连续 3～5 天，静脉滴注。作用机制迄今尚未完全明了，一般认为是封闭单核—吞噬细胞系统及 B 淋巴细胞；清除肾组织免疫复合物；充当活化补体成分的受体；与循环免疫复合物或感染性抗原形成不溶性免疫复合物等。

5. 血浆置换疗法

其原理是除去特异性自身抗体、免疫复合物以及参与组织损伤的非特异性炎症介质如补体、C 反应蛋白、纤维蛋白原，并能改善单核—吞噬细胞系统清除循环免疫复合物的能力，一般在多脏器损害、激素效果不明显、器质性脑病综合征、全血细胞减少及活动性肾炎等重症病例进行。一般每次置换 1～1.5 L，每周 2～6 L，分 2～3 次进行，持续 2～3 周。由于血浆置换后可有“抗体反跳”现象，故于血浆置换后的代偿期内要给予环磷酰胺，以便得到较长期的好转。

6. 透析疗法与肾移植

晚期肾损害病例伴肾功能衰竭，如一般情况尚好，可进行血液透析或腹膜透析，除去血中尿素氮及其他有害物质，以改善氮质血症等情况。肾移植需在肾外损害静止时进行，用亲属肾作移植，2 年存活率据统计为 60%~65%。

7. 造血干细胞移植

选择对象为难治性患者，入选有严格标准。①危及生命的 SLE 患者，抗环磷酰胺的Ⅲ型或Ⅳ型肾小球肾炎，不能控制的血管炎（肺、心、脑），依赖输血的血细胞减少症；②常规治疗 3 个月无效，包括用大剂量糖皮质激素和细胞毒药物；③所有器官有足够功能，可耐受整个移植过程所引起的不良反应。本法费用昂贵，缓解期能持续多久，能否使部分 SLE 得到根治，尚待进一步的研究。

8. 生物制剂

目前尚处研究阶段，主要从下列几方面入手。①阻断 T 细胞活化和 T—B 细胞间的协同作用；②抑制抗 dsDNA 抗体的产生；③抑制抗 dsDNA 抗体的沉积；④抑制补体的激活和沉积；⑤调节细胞因子产生。其中抗 CD20 单抗最引人注目，该药是直接针对 B 淋巴细胞的单克隆抗体，临床研究表明它对难治性 SLE 如中枢神经系统、肾脏、血液系统受累及血管炎有效，近 66% 的患者有满意的效果。

9. 伴发抗磷脂抗体综合征的治疗

原发病变的治疗按前述方案进行。针对动、静脉血栓形成，一般可采用肠溶阿司匹林 100 ~ 300 mg/d，有抑制 TXA_2 的作用；但对曾有血栓形成的患者，应用华法林使凝血因子时间维持在 25 ~ 30 秒，以防止复发。

10. 缺血性骨坏死的治疗

早期患者应尽量减少糖皮质激素用量，保护关节不受各种重力，并可试用骨髓减压术。股骨头坏死的晚期病例需要股骨头置换术或全髋关节置换术。

11. 中医中药治疗

根据辨病与辨证相结合，本病可分成热毒炽盛、阴虚血虚、阴阳两虚、毒邪攻心、肝郁血瘀等型施治。热毒炽盛型相当于急性和亚急性病例，治以清热解毒、滋阴凉血，方用犀角地黄汤（现改名为清热地黄汤）加减；阴虚血虚型相当于轻度活动病例，治以养阴补血、凉血解毒，方用知柏地黄汤加减或大补阴丸；阴阳两虚型见于肾病病例，治以滋阴壮阳，方用二仙汤和右归饮加减；毒邪攻心型见于心脏受累病例，治以养心安神、气血双补，方用养心汤加减；肝郁血瘀型见于肝脾肿大病例，治以疏肝理气、活血化瘀通络，方用逍遥散加减。

八、预防

（1）患者宜树立乐观情绪，正确地对待疾病，建立战胜疾病的信心，生活规律化，注意劳逸结合，适当休息，预防感染。

（2）去除各种诱因，包括精神刺激、慢性感染病灶等，避免刺激性的外用药物以及一切外来的刺激因素。

（3）避免日光暴晒和紫外线等照射，特别是在 SLE 活动期，需要时可加涂防日光药物，如 3% 奎宁软膏、复方二氧化钛软膏、15% 对氨安息香酸软膏等，其他如寒冷等也能引起本病加剧，不可忽视。

（4）尽可能避免使用一些可能引起药源性狼疮的药物。

（5）患者应节育，活动期须避免妊娠。

（韩玉冰）

第三节　抗磷脂综合征

抗磷脂综合征（APS）是一组由抗磷脂抗体介导或与之密切相关的临床综合征。临床主要表现为反复动静脉血栓、病态妊娠（反复流产、死胎）和血小板减少等。这些症状可单一出现或多个共同存在。

Moore 等发现“梅毒血清反应生物学假阳性”的患者患有 SLE 或其他结缔组织病的概率较高（5% ~ 19%）。Conley 等发现了循环抗凝物，以后称为狼疮抗凝物。Hughes 等建立抗心磷脂抗体的检测方法，并对该病进行了系统研究，于 1987 年定名为现在临床上统一的名词“抗磷脂综合征”。APS 临床上可分为原发性 APS 及继发性 APS，后者可继发于 SLE 等结缔组织病。另有一种较少见的临床类型称为恶性 APS，表现为在短期内（几日到几周内）进行性出现大量血栓形成，累及中枢神经系统、肾脏、肺脏和心脏等重要器官，并可造成器官衰竭及死亡。

一、病因和发病机制

APS 的病因尚不清楚，目前认为是遗传因素和环境因素相互作用的结果，吸烟、高脂血症、口服避孕药常能诱发并加重病情。有报道 APS 患者存在家族聚集倾向，遗传发病因素是高度异质性和多因素的，不同种族和人群的分布情况不尽一致。有些研究表明该疾病与补体 C4a、C4b 等位基因缺陷有关。

APS 的病理基础为体内凝血机制异常而导致血栓的形成。过去认为 aPL 的靶抗原主要是各种阴性磷脂，但自 1990 年起许多研究发现直接针对磷脂的 aPL 多见于感染性疾病，而血栓和病态妊娠的 aPL 所识别的抗原为血浆中 β_2 - GPI。近 10 年研究发现多种凝血相关蛋白可以成为 aPL 的靶抗原，包括凝血因子、蛋白 C、蛋白 S、膜联蛋白 V、缓激肽原、组织型纤溶酶原激活物（t - PA）、纤溶酶原、纤溶酶和抗凝血酶等。尽管 aPL 在体内外诱导血栓形成被许多学者反复证实，但 aPL 导致凝血异常的确切机制目前仍有争论，认为可能与以下机制有关。

1. aPL 对血管内皮细胞的影响

抗 β_2 - GPI 抗体可作用于血管内皮细胞表面的硫酸乙酰肝素（HS）、膜联蛋白Ⅱ和 β_2 - GPI，并通过 TLR 活化内皮细胞核内转录因子 NF - κB，上调黏附分子 ICAM - 1、VCAM - 1 的表达和早期炎症介质 IL - 1β、TNF - α、IL - 6 的分泌，进一步诱导组织因子（TF）的表达，在细胞膜上形成 TF - 因子Ⅶ复合物，启动外源性凝血通路。另外，aPL 与血管内皮的磷脂结合后，使内皮细胞功能受损，PGI_2 合成减少，同时激活血小板并促使 TXA_2、ET - 1 释放，导致 TX/PGI_2 比例失衡，最终血管收缩、血流缓慢、抗血小板凝集功能减弱而血栓形成。

2. aPL 促进凝血

目前发现的 aPL 识别凝血通路上的多种抗凝成分，导致血栓形成。①aPL与蛋白 C、蛋白 S 结合，阻断蛋白 C 抗凝系统；②结合 t - PA、纤溶酶原和纤溶酶，阻断纤溶系统；③结合β_2 - GPI、凝血因子/凝血酶和因子Ⅺ，β_2 - GPI 抑制Ⅺ被因子Ⅻa 和凝血酶活化，抗 β_2 - GPI 抗体则能促进因子Ⅺ和血小板的活化；抗凝血酶抗体结合了凝血酶表面的肝素结合位点，增加凝血酶的稳定性，和抗凝血酶抗体一样，延长凝血酶的半衰期。这些抗体都直接促进内源性或外源性凝血通路，抑制蛋白 C 系统和纤溶系统，促进血栓形成和病态妊娠。

二、临床表现和辅助检查

（一）临床表现

APS 临床表现多变复杂，累及多个系统，是涉及风湿科、血液科、神经科、皮肤科、眼科、妇产科和血管外科在内的众多学科的一种临床综合征，但是栓形成和病态妊娠仍是主要临床表现。

1. 血栓形成

深静脉血栓比动脉血栓多见，深静脉血栓的发生率为 32%，浅静脉血栓性静脉炎为 9%，肺栓塞为 9%。静脉血栓形成最常见部位是小腿，而肺、锁骨下静脉、颈静脉、四肢、脑、肾脏、肝脏（Budd - Chiari 综合征）和视网膜的静脉也可受累。动脉血栓形成最常见的部位是脑，有 13% APS 发生脑卒中，短暂性脑缺血发作占 11%，多梗死灶性痴呆占 2.5%，而肾脏、视网膜、肠系膜、冠状动脉和搭桥移植物血管处都有发生动脉血栓报道。皮肤小血管受累导致网状青斑、腿部溃疡、肢端溃疡和表皮坏死。

APS 通常有反复血栓形成。一项为期 10 年的多中心大型研究表明，反复血栓的发生率为 29%，死亡率为 10%，对于患者血栓发生在动脉或静脉循环的决定因素尚不明确。

（1）中枢神经系统：中枢神经系统动脉血栓常见表现是卒中和暂时性脑缺血发作。APS 可有单支或多支血管受累，常反复发作，导致暂时性或永久性神经障碍和功能紊乱。如果年轻患者发生脑血管病，应高度怀疑是否是 APS。年龄 <45 岁就发生卒中的患者中有 25% 是由于 APS。随访 10 年中有 20% APS 患者发生卒中，14% 发生短暂性脑缺血发作。一项为期 7 年的前瞻性研究发现，30% APS 患者有反复发作的卒中。尽管缺血性卒中是诊断 APS 唯一的神经系统表现，然而也有个例报道其他神经系统受累的表现，如偏头痛、舞蹈症、运动失常、癫痫、脱髓鞘病变、骨髓病、吉兰—巴雷综合征、暂时性延髓性麻痹和大脑假肿瘤等。

（2）眼：原发性和继发性 APS 均可有眼部缺血表现，有缺血性眼部神经病变、侧支和中央视网膜动脉阻塞、睫状体视网膜动脉阻塞、混合性动静脉阻塞及一过性黑蒙。

（3）心血管系统：aPL 引起的心瓣膜增厚和非细菌性赘生物常累及二尖瓣和主动脉瓣。反流是原发性 APS 最常见的病变。APS 的瓣膜病变与 SLE 的瓣膜病变相似，二尖瓣心房面和主动脉瓣的血管面均有不同程度的瓣叶增厚和不规则的赘生物。aPL 也可能造成冠状动脉搭桥术后和周围血管病的提前再梗死。APS 的心肌梗死发生率为 4%～20%。

（4）肺：1/3 反复深静脉血栓形成的患者可发生肺栓塞和肺梗死。原发性 APS 在临床上出现肺动脉高压症状者占 3%，其中轻型肺动脉高压占 16%。严重肺动脉高压可导致三尖瓣功能障碍和右心衰竭。反复肺栓塞是造成 APS 肺动脉高压的原因。慢性血栓性肺动脉高压患者中有 10%～50% aPL 阳性。有报道急性呼吸窘迫综合征、肺泡出血和纤维性肺泡炎都与 aPL 相关。

（5）皮肤：深静脉血栓和浅表血栓性静脉炎是 APS 常见的阻塞表现。网状青斑也多见，其部位通常比较固定，并随天冷而加重。有研究报道一组患者有痴呆和网状青斑，有时也有高血压。这些患者中一部分并发有 aPL，其发生痴呆的原因可能是多发性脑梗死。其他与 aPL 相关的皮肤损害有青斑样血管炎、皮肤结节、坏死性紫癜、慢性腿部溃疡、外周坏疽和 Dego 病（恶性萎缩性丘疹）。

（6）肾上腺：APS 可发生肾上腺功能减退。半数患者急性起病，发病可早于深静脉血栓。肾上腺缺血后出血导致腺体坏死及 Addison 病也是 APS 的临床表现。

（7）肾脏：APS 可有肾动脉或静脉血栓，有时是双侧性。有狼疮抗凝物的 SLE 患者发生肾小球血栓的机会增加。血栓性微血管性肾病在 APS 中得到证实。临床表现有少量蛋白尿，也有可能发展为肾病综合征、恶性高血压，甚至肾衰竭。

（8）肝脏和肠道：aPL 是发生 Budd－Chiari 综合征的常见原因。有报道因肠系膜血管血栓引起广泛的肠道梗死可以是 APS 的首发表现。

2. 血小板减少

早期报道就表明血小板减少是 APS 的特征之一。对总共 869 例 SLE 患者参加的 13 个回顾性研究表明，有 aPL 的患者血小板减少更为普遍。70%～80% 有血小板减少的 SLE 患者存在 aPL。22% APS 患者在发病时就有血小板减少，30% 患者在以后随访的 10 年中出现。同时也有 10% 患者并发 Coombs 试验阳性的溶血性贫血。SLE 并发血栓性血小板减少性紫癜（TTP）也与 aPL 有关。

3. 病态妊娠

胎盘血管的血栓导致胎盘功能不全，可引起习惯性流产、胎儿宫内窘迫、宫内发育迟滞或死胎。典型 APS 流产常发生于妊娠 10 周后，但也可能发生得更早，这与 aCL 的滴度无关。APS 孕妇可发生严重并发症，早期可发生先兆子痫，可伴有溶血、肝酶升高及血小板减少，即 HELLP 综合征。

4. 恶性抗磷脂综合征

恶性抗磷脂综合征的名称用来定义发生多脏器衰竭、加速性的 APS。这些患者同时或 1 周内相继出现 3 个以上部位或脏器的栓塞表现，组织学上有多发性小血管阻塞，有时为大血管血栓形成，并具有高滴度的 aPL。恶性抗磷脂综合征少见，发生率 <1%，但治疗后的死亡率仍高达 50%。感染常是促进因素。

（二）辅助检查

1. 狼疮抗凝物（LA）

LA 是一种作用于凝血因子复合物（Xa、Va、Ca^{2+}及磷脂）及 Tenase 复合体（因子Ⅸa、Ⅷa、Ca^{2+}及磷脂）的免疫球蛋白，在体外能延长磷脂依赖的凝血试验时间。LA 是异质性的，易受抗凝治疗的影响，因此检测 LA 是一种功能试验，有活化部分凝血活酶时间（APTT）、白陶土凝集时间（KCT）和蛇毒试验（dRVVT）等，以 dRVVT 最为敏感，结合多种筛选试验，有助于提高 LA 的检出率。

2. aCL

检测方法是以心磷脂为抗原检测 aPL 的间接 ELISA 法，国际上对 IgG 和 IgM 型的 aCL 检测结果的表述单位为 GPL（1 μg/mL 纯化的 IgG 型 aCL 的结合抗原活性）和 MPL（1 μg/mL 纯化的 IgM 型 aCL 的结合抗原活性）。

3. 抗 β_2－GPI 抗体

目前用 β_2－GPI 为抗原的 ELISA 方法检测。一般认为其与血栓发生的相关性要比 aCL 强，假阳性低，诊断 APS 的敏感性与 aCL 相仿。

其他与 APS 有关的抗体如抗凝血酶原/凝血酶抗体、抗磷脂酰丝氨酸抗体和抗 t－PA、抗纤溶酶抗体等的临床意义有待进一步临床研究。

三、诊断和鉴别诊断

APS 的临床诊断可参照在澳大利亚悉尼第 11 届抗磷脂抗体综合征国际研讨会上提出的 APS 修订的分类标准（表 9-3）。诊断 APS 必须具备至少一项临床标准和一项实验室标准。如患者临床上还存在其他自身免疫病时（如 SLE 等），则诊断为继发性 APS。

表 9-3　APS 的分类标准

一、临床标准
（一）血管栓塞*
任何器官或组织发生 1 次以上**的动脉、静脉或小血管血栓***，血栓必须被客观的影像学或组织学证实。组织学还必须证实血管壁附有血栓，但没有显著炎症反应
（二）病态妊娠
1. 发生一次以上的在 10 周或 10 周以上不可解释的形态学正常的死胎，正常形态学的依据必须被超声或被直接检查所证实
2. 在妊娠 34 周前因严重子痫或先兆子痫或严重胎盘功能不全****所致 1 次以上的形态学正常的新生儿早产
3. 在妊娠 10 周以前发生 3 次以上不可解释的自发性流产，必须排除母亲解剖、激素异常及双亲染色体异常
二、实验室标准*****
1. 血浆中出现 LA，至少发现 2 次，每次间隔至少 12 周
2. 用标准 ELISA 法在血清中检测到中、高滴度的 IgG、IgM 类 aCL 抗体（IgG 型 aCL＞40 GPL；IgM 型 aCL＞40 MPL；或＞99 的百分位数）；至少 2 次，间隔至少 12 周
3. 用标准 ELISA 法在血清中检测到 IgG、IgM 型抗 β_2－GPI 抗体，至少 2 次，间隔至少 12 周（滴度＞99 的百分位数）

注：诊断 APS 必须具备下列至少一项临床标准和一项实验室标准，并应避免临床表现和 aPL 阳性之间的间隔＜12 周或＞5 年。

*：当共存遗传性或获得性引起血栓的因素时也能诊断 APS，但应注明（a）存在；（b）不存在其他引起血栓的因素。危险因素包括：年龄（男性＞55 岁，女性＞65 岁）；存在已知的心血管危险因素（如高血压、糖尿病、LDL 升高、HDL 降低、胆固醇升高、吸烟、心血管病早发的家族史、体重指数≥30kg/m²、微量白蛋白尿、GFR＜60 mL/min）、遗传性血栓倾向、口服避孕药、肾病、恶性肿瘤、卧床和外科手术。因此，符合 APS 分类标准的患者应该按照血栓发生的原因分层。

**：过去发生的血栓可以认为是一项临床标准，但血栓必须是经过确切的诊断方法证实的，而且没有其他导致血栓的病因。

***：浅表静脉血栓不包括在临床标准中。

****：通常可普遍接受的胎盘功能不全包括以下 4 个方面。①异常或不稳定的胎儿监护试验，如非应激试验阴性提示有胎儿低氧血症；②异常多普勒流量速度波形分析提示胎儿低氧血症，如脐动脉舒张末期无血流状态；③羊水过少，如羊水指数≤5 cm；④出生体重在同胎龄儿平均体重的第 10 个百分位数以下。

*****：强烈推荐研究者对 APS 患者进行分型，Ⅰ为 1 项以上（任意组合）实验室指标阳性；Ⅱa 为仅 LA 阳性；Ⅱb 为仅 aCL 阳性；Ⅱc 为仅抗 β_2－GPI 抗体阳性。

尽管未被列入分类标准，有以下情况应考虑 APS 可能。①心脏瓣膜病；②网状青斑；③血小板减少；④肾脏病；⑤神经、精神症状；⑥IgA 型 aCL、IgA 型抗 β_2－GPI 抗体阳性；⑦针对其他磷脂如磷脂酰丝氨酸的抗体等。

四、治疗

对于 APS 的治疗，目前尚无统一或得到公认的治疗方案。其根本原因是该疾病的发病机制仍未明确。虽然 aPL 与患者的血栓等临床表现的相关性已得到许多研究证明，但 aPL 的水平与临床表现并非一致，有些患者有高滴度的 aPL，但无血栓发生；有些患者有反复的血栓，但 aPL 的滴度很低。目前认为 APS 的治疗原则是在治疗原发病的基础上进行对症治疗和防治血栓、病态妊娠的再发。

（一）aPL 阳性无症状患者的治疗

目前认为 aPL 阳性的无症状患者临床上可以不治疗或选用小剂量阿司匹林进行预防性治疗。另外，戒烟和不用口服避孕药对于降低血栓的发生有重要意义。一些前瞻性研究认为羟氯喹可以降低血栓的发生率，其机制可能与其可以降低疾病的活动度和 aPL 滴度相关。

（二）血栓的治疗

APS 血栓形成的治疗可分为急性期（早期）、器官血循环重建和预防血栓再形成的治疗。

1. 急性期（早期）

可应用肝素阻断血栓的继续形成，常采用皮下注射肝素 5 000 U，每 6 小时 1 次，或静脉间歇性应用肝素 5 000 U，使患者血液的部分凝血活酶时间维持在正常值的 2～2.5 倍，以及尽早采取溶栓治疗，其对于心、脑等重要器官的功能恢复尤为重要。在病情得到及时控制后，可根据累及的器官情况而采取不同的介入治疗，如血管成形术或冠状动脉搭桥术等。

2. 预防血栓再形成

为 APS 治疗的关键。APS 临床表现较多，由于目前临床上缺少多中心对照研究，所以仍无统一的治疗方案。有些研究者认为抗凝治疗使 INR 控制在≥3.0 应成为预防血栓再发生的“标准疗法”。另有一些研究表明，低强度抗凝治疗即使 INR＜3.0，甚至＜2，同样可以有效地预防血栓的发生。现有的研究一般未把动脉和静脉血栓的治疗进行分组观察，而且有些患者可以交叉发生动脉和静脉血栓，所以这也是目前治疗观点分歧的原因之一。

对于静脉血栓后 APS 患者的治疗，长期口服抗凝剂比短期服用 6 个月的效果好，所以建议终身抗凝治疗，但对每个具体患者应该仔细权衡利益与风险。

最常见的动脉事件是卒中和短暂性脑缺血发作，再者是心肌梗死和外周动脉血栓形成。反复动脉血栓带来很高的死亡率与致病率。重要的是，如果发现存在其他已知的危险因素，如吸烟、高血压、糖尿病、高胆固醇血症、高半胱氨酸血症等，必须去除或采取措施。有关 APS 卒中或短暂性脑缺血发作的再预防，目前还缺乏很好的前瞻性随机性研究数据报道，但是由于其高复发性及反复卒中造成的死亡或严重病损，长期口服抗凝剂已被普遍接受。对经良好抗凝治疗仍有血栓发生的患者，可加用羟氯喹。

（三）病态妊娠的治疗

胎盘血管的血栓导致妊娠早期流产或中、晚期死胎。因原发性 APS 是非血管炎性病变，一般不需要用激素及其他免疫抑制剂治疗，而继发性 APS 则应根据病情酌情应用。

虽然至今仍未有严格的前瞻、随机对照性研究报道，但有些学者进行了相关研究。对于仅有 aPL 阳性而无任何临床症状的初孕妇，一般主张给予小剂量阿司匹林治疗。而对于 aPL 阳性且既往有血栓史的初孕妇，主张给予阿司匹林加肝素治疗。Rai 等对比研究了单用阿司匹林和阿司匹林合用肝素（5 000 单位/次，每日 2 次）对 APS 流产（治疗前有 3 次以上流产史）的疗效，单用阿司匹林组和阿司匹林合用肝素组的成功分娩率分别为 42% 和 71% 。

目前对 APS 引起多次流产患者的治疗倾向于使用阿司匹林及肝素，一般认为 APS 的诊断确立后（孕前）即可用阿司匹林治疗，一旦确认妊娠即用阿司匹林 75 mg/d 及小剂量肝素（2 500～5 000 U 皮下注射，每日 2 次），使凝血酶原时间延长 1.5 倍，维持到分娩前 24～48 小时。如上述治疗无效，应检查患者的胎盘，如胎盘中有血栓，可增加肝素的用量至 10 000 单位/次，每日 2 次。大剂量静脉注射用免疫球蛋白（IVIG）可用于治疗顽固性病例（对常用药物、激素、阿司匹林、肝素等治疗反应不良）。有报道顽固性流产患者应用 IVIG 400 mg/d，连用 5 天/月，取得分娩成功。

（四）血小板减少的治疗

血小板减少的治疗应个体化。在治疗原发病的基础上，血小板 $>50\times10^9/L$ 的轻度血小板减少而不并发血栓的患者可以观察病情转归；对有血栓而血小板 $<100\times10^9/L$ 的患者要谨慎抗凝治疗；血小板 $<50\times10^9/L$，一般暂不用抗凝治疗，在用糖皮质激素的同时可使用大剂量静脉丙种球蛋白注射（400 mg/kg），待血小板上升后再进行抗凝治疗。羟氯喹有抗血小板作用，并成功用于髋关节置换术后预防深静脉血栓和肺栓塞。它作为一种安全、不良反应极小的药物，用于那些不适宜口服抗凝剂的患者作为预防药物。

（五）恶性抗磷脂综合征的治疗

恶性 APS 的原因可能由停用抗凝治疗、感染和疾病活动所诱发。在大样本研究中使用多种治疗方法，生存率≤50%。分析了 130 例恶性 APS 的病例报道得出结论，在不同的治疗中只有抗凝剂对避免死亡有显著作用。但很少有患者只使用抗凝剂作为唯一的治疗药物。除了抗凝治疗外，联合激素、环磷酰胺、血浆置换和大剂量丙种球蛋白治疗以降低或去除抗体，可提高患者的生存率。

（六）实验性治疗

基于 aPL 所识别的主要抗原 β_2－GPI 的抗原表位设计的免疫耐受原用于治疗 APS 目前处在二期药物试验阶段。自身干细胞移植也有用于 APS 治疗的报道，但长期随访的资料仍不多，从短期的随访结果来看部分患者有血栓复发。

（金国丽）

第四节　多发性肌炎和皮肌炎

多发性肌炎（PM）和皮肌炎（DM）是一组主要累及横纹肌，以慢性非化脓性炎症为特征的自身免疫性结缔组织病。前者仅有肌肉病变而无皮肤损害；后者常具特征性皮肤表现，常又称皮肤异色性皮肌炎。本病属于特发性炎症性肌病（IIM）范畴。临床上多见对称性四肢近端肌群和颈部肌群肌痛及肌无力，血清肌酶升高，肌电图示肌源性损害，肌肉活检病理示肌肉炎症。作为系统性疾病，PM/DM 常侵犯全身多个器官，出现多系统损害，部分患者并发其他自身免疫病或伴发恶性肿瘤。

一、病因和病理

（一）病因

病因尚不清楚。目前认为 PM/DM 是在某些遗传易感个体中由免疫介导、感染与非感染环境因素作用所诱发的一组疾病。

1. 遗传

家族发病聚集现象及疾病遗传易感基因的研究表明，遗传因素在 PM/DM 发病中起一定作用。家族发病聚集现象在 PM/DM 中并不多见，可见于同卵双生子、同胞、父母与子女之间。PM/DM 家系中患者一级亲属 PM/DM 发病率增高。目前 PM/DM 遗传易感基因并未明确，但研究表明多种基因与 PM/DM 发病有关，包括 HLA 和非 HLA 遗传易感基因。文献报道与 PM/DM 发病最为相关的是 *HLA－B8*、*HLA－DR3* 和 *HLA－DRW52* 等基因位点。一些研究强调了遗传因素在炎性肌病发病中的重要性。几乎 50% PM/DM 患者具 *HLA－DR3* 表型，且总是与 *HLA－B8* 相关，并且最常见于抗 Jo－1 抗体阳性患者。在肌炎及抗 Jo－1 抗体阳性患者中 *HLA－DR*52 可高达 90% 以上。临床已报道单卵孪生子同时患有 DM，患者的一级亲属中出现高百分比的 ANA，均提示本病有基因遗传倾向。

2. 感染

许多学者发现细菌、病毒、真菌、寄生虫等感染均可造成严重的症状，因而认为感染因素与 PM/DM 发病相关，以病毒和弓形体更受重视。

（1）病毒感染：研究表明病毒感染在 PM/DM 发病中起很大作用，多种病毒感染后可以诱发 PM/DM 症状。PM/DM 患者血清柯萨奇病毒抗体滴度升高，至今已成功应用多种小 RNA 病毒如柯萨奇病毒 B_1、脑心肌炎病毒 221A、HTLV－1 型病毒等造成肌炎动物模型等。因此推测小 RNA 病毒感染机体，机体针对外来病毒或病毒酶复合物产生的抗体也作用于宿主蛋白的同源部位，通过分子模拟机制，诱导机体产生自身抗体，在一些易感人群中导致 PM/DM 的发生。

（2）弓形体感染：弓形体感染患者常出现严重肌肉病变，出现 PM/DM 样表现；PM/DM 患者肌肉组织活检有时可见到弓形体，乙胺嘧啶、磺胺等抗弓形体治疗有效。

3. 药物

研究发现肌炎的发生可能与某些药物相关，如乙醇、含氟皮质类固醇激素、氯喹及呋喃唑酮等。药物引起肌炎的发病机制尚不清楚，可能是由免疫反应或代谢紊乱造成。药物引起的肌炎在停药后症状可自行缓解或消失。

4. 肿瘤

PM/DM 常伴发恶性肿瘤。约 20% DM 患者并发肿瘤；PM 并发肿瘤的概率低于 DM，约 2.4%，以 50 岁以上患者多见。肿瘤可在 PM/DM 症状出现前、同时或其后发生，在时间先后顺序上并不像一种因果关系，而更像继发于同一种疾病的两种表现。好发肿瘤类型与正常人群肿瘤类型基本相似，常见为肺癌、乳腺癌、胃癌、女性生殖道癌等，因此很难确定是 PM/DM 诱发了肿瘤还是肿瘤引起 PM/DM 发生。并发恶性肿瘤的患者常伴高球蛋白血症，提示本病可能与对肿瘤的异常反应有关。有学者提出可能是由肿瘤抗原导致免疫改变引起本病发生，认为肿瘤组织可与 DM 患者肌纤维、腱鞘、血管等有交叉抗原性，后者与相应抗体发生交叉抗原—抗体反应而发病。

本病可发生于任何年龄组，发病有 5～14 岁儿童及 45～64 岁成人两个高峰。成年男女发病比例约为 1 ：2。伴发肿瘤者平均年龄约 60 岁，而并发其他结缔组织病者平均年龄则在 35 岁左右。

（二）病理

1. 皮肤病变

皮肤病理改变无特异性。初期为水肿性红斑阶段，可见表皮角化，棘层萎缩，钉突消失，基底细胞液化变性，真皮全层黏液性水肿，血管扩张，周围主要为淋巴细胞浸润。在进行性病变中胶原纤维肿胀、均质化或硬化，血管壁增厚，皮下脂肪组织黏液样变性，钙质沉着，表皮进一步萎缩，皮肤附件也萎缩。

2. 肌肉病变

肌肉组织的主要病理改变为：①局灶性或弥漫性的骨骼肌纤维肿胀、破坏、变性（透明变性、颗粒样变性或空泡样变性）、萎缩、横纹消失，肌细胞核增多，可有巨细胞反应等；②肌束间、肌纤维间质、血管周围炎症细胞（淋巴细胞、巨噬细胞、浆细胞为主）浸润；③晚期肌纤维部分消失，可被结缔组织所代替，部分肌细胞可再生。DM 最特征性的病理改变为束周萎缩，即肌纤维的萎缩和损伤常集中于肌束周围，横断面上往往见肌束边缘的肌纤维直径明显缩小。

二、发病机制

目前认为 PM/DM 的发病机制与免疫异常、凋亡异常等有关。

（一）免疫异常

目前认为免疫介导机制在 PM/DM 发病中起主要作用。PM/DM 患者均存在细胞免疫和体液免疫异常。其中 PM 较 DM 肌纤维易发生坏死及再生，肌纤维表达 MHC Ⅰ类分子，肌纤维中有 CD_8^+ T 细胞浸润，这些T细胞能识别迄今未明的内源性肌肉抗原及MHC Ⅰ类抗原，主要浸润于肌内膜处；而DM更易使血管受累，发生缺血损伤和肌束萎缩。活动期患者血清中有高滴度补体成分和C5b－9膜攻击复合物（MAC）。MAC及免疫复合物早期沉积于肌内膜毛细血管，导致持续性毛细血管耗损、肌肉缺血、肌纤维坏死和束周萎缩，提示体液免疫在DM中占主导地位，PM则以细胞免疫为主。许多PM/DM患者均存在循环自身抗体，有些被称为“肌炎特异性自身抗体”（MSAs）；有些也可见于其他结缔组织病中。大多数MSAs直接针对胞质抗原。现已发现有8种MSAs，其中较常见的是抗tRNA合成酶抗体，特别是抗Jo－1抗体最特异，并认为Jo－1产生与HLA－DR3有关。其他“肌炎特异性自身抗体”还有抗PL－12、抗M1－2、抗PL－7、抗SRP抗体等。患者中发现的ANA有抗RNP、抗Ro、抗La、抗着丝点、抗Scl－70，抗PM－1、抗Ku抗体等。在伴发肿瘤的患者血清中测出抗自身肿瘤的补体结合抗体。以患者肿瘤组织提取液做皮内试验呈阳性反应，且被动转移试验也为阳性。约70%患者血清中可测出免疫复合物。患者骨骼肌血管壁上显示IgG、IgM和（或）C3颗粒状沉积，特别是在DM患儿。有研究提示PM可能是由于淋巴细胞介导的超敏反应所致，在肌肉内发现大量T细胞浸润，而血液中抑制性T细胞/细胞毒性T细胞明显减少。淋巴细胞刺激试验显示患者淋巴细胞对肌肉抗原的反应增强，其反应指数与临床活动性相关。显然，DM/PM存在不同的免疫机制，有发现在非坏死性肌纤维中细胞浸润主要呈现管周性，B细胞多于T细胞，CD4/CD8增高；在血液中DR细胞及B细胞（$CD20^+$细胞）增加，而T细胞（$CD3^+$细胞）减少。这些发现提示体液免疫在PM/DM发病中起到一定作用。

（二）凋亡异常

凋亡在PM/DM发病中的作用仍有很大争议。有研究发现PM/DM病变处可见肌细胞Fas表达，浸润的T细胞和巨噬细胞FasL表达，然而迄今为止尚无关于凋亡的确切证据。研究表明，PM/DM中肌细胞及淋巴细胞凋亡缺乏为一显著特征，淋巴细胞凋亡清除障碍可能对本病发生起一定作用。

（三）氧化物

炎症细胞产生的氧化物可直接造成细胞损伤以及诱导细胞凋亡。已证实PM/DM中肌细胞和入侵炎症细胞可产生大量氧化物，且表达产生氧化物所需的各种酶，可直接损伤PM/DM患者肌肉蛋白及收缩功能。由于PM/DM中未见肌细胞与炎症细胞凋亡增加，推测体内抗凋亡因子表达上调对抗了凋亡诱导因子的作用。有证据表明较高浓度的氧化物具有凋亡诱导作用，而较低浓度氧化物则具抗炎症、抗凋亡作用。目前关于氧化物在PM/DM发病中的作用尚未明确。

（四）其他

免疫反应和并发纤维化可直接导致炎症性肌病患者肌无力症状。此外，其他机制也共同参与，至少起部分作用。已发现一些有肌无力症状的患者，其肌肉组织病理检查未见炎症细胞浸润及肌纤维坏死，用磁共振光谱学研究发现ATP耗竭较健康对照者加快，而恢复至基线水平时间延长，经有效治疗后这些指标得以改善，提示存在骨骼肌能量代谢异常。

三、临床表现和辅助检查

（一）临床表现

PM/DM多数为隐匿、慢性起病，少数呈急性或亚急性起病。皮肤和肌肉受累是本病两组主要症状。部分患者起病时可伴前驱症状，如不规则发热、Raynaud现象、倦怠、乏力、头痛和关节痛等。临床表现分为肌肉症状、皮肤损害、关节症状及全身症状。

1. 肌肉症状

以机体近端肌群无力为其临床特点，常呈对称性损害，早期可有肌肉肿胀、压痛，晚期出现肌萎缩。多数患者无远端肌受累。

（1）肌无力：几乎所有患者均出现不同程度的肌无力。肌无力可突然发生，并持续进展数周到数月以上。临床表现与受累肌肉的部位有关。肩带肌及上肢近端肌无力表现为上肢不能平举、上举，不能梳头、穿衣；骨盆带肌及大腿肌无力表现为抬腿不能或困难，不能上车、上楼、坐下或下蹲后起立困难；颈屈肌受累可导致平卧抬头困难，头常后仰；喉部肌肉无力造成发音困难、声音嘶哑等；咽、食管上端横纹肌受累引起吞咽困难，饮水发生呛咳，液体从鼻孔流出；食管下段和小肠蠕动减弱与扩张引起反酸、食管炎、咽下困难、上腹胀痛和吸收障碍等；胸腔肌和膈肌受累出现呼吸表浅、呼吸困难，并可引起急性呼吸功能不全。

（2）肌痛：在疾病早期可有肌肉肿胀，约25%患者出现疼痛或压痛。

2. 皮肤损害

DM除有肌肉症状外还有皮肤损害，多为微黯的红斑。皮损稍高出皮面，表面光滑或有鳞屑。皮损常可完全消退，但也可残留带褐色的色素沉着、萎缩、瘢痕或白斑。皮肤钙化也可发生，易见于儿童。

（1）眶周水肿伴黯紫红色皮疹，见于60%~80%DM患者。

（2）Gottron征：皮疹位于关节伸面，多见于肘、掌指、近端指间关节处，也可出现在膝与内踝皮肤，表现为伴有鳞屑的红斑，皮肤萎缩，色素减退。

（3）颈、上胸部“V”区弥漫性红疹，在前额、颊部、耳前、颈三角区、肩部和背部可见皮疹。

（4）指甲两侧呈黯紫色充血皮疹、手指溃疡，甲缘可见梗死灶。部分患者双手外侧掌面皮肤出现角化、裂纹，皮肤粗糙脱屑，与技术工人的手相似，称“技工手”，在抗Jo-1抗体阳性的DM患者中多见。

（5）Raynaud现象、网状青斑、多形红斑等血管炎表现。慢性患者有时出现多发角化性小丘疹、斑点状色素沉着、毛细血管扩张、轻度皮肤萎缩和色素脱失，称为血管萎缩性异色病性DM。

以上前两种皮损对DM诊断具有特征性。皮损程度与肌肉病变程度可不平行，少数患者皮疹出现在肌无力前。约7%患者有典型皮疹，始终没有肌无力、肌痛，肌酶谱正常，称为“无肌病的皮肌炎”。

3. 关节症状

关节痛和关节炎见于约20%患者，为非对称性，常累及手指关节。由于手部肌肉纤维化、挛缩，可导致手指关节畸形，但X线检查可无关节破坏。

4. 全身症状

约40%患者有发热。发热可为本病的初发症状，也可在本病的发展过程中出现，常为不规则低热，在急性患者中可有高热。浅表淋巴结一般无明显肿大，少数颈部淋巴结可成串肿大。心脏累及时可有心动过速或过缓、房颤、心脏扩大、心肌损害，甚至出现心力衰竭。也可有胸膜炎、间质性肺炎。约1/3患者肝轻度至中度肿大。消化道累及时X线钡餐检查提示食管蠕动差、食管扩张、梨状窝钡剂滞留。眼肌累及时出现复视，视网膜可有渗出物或出血，或有视网膜脉络膜炎、蛛网膜下腔出血。

1/4患者，特别是>50岁的患者可发生恶性肿瘤。DM发生肿瘤的多于PM，肌炎可先于恶性肿瘤2年左右，或同时或后于肿瘤出现。所患肿瘤多为实体瘤，如肺癌、胃癌、卵巢癌、宫颈癌、乳腺癌、鼻咽癌及淋巴瘤等。肿瘤切除后肌炎症状可改善。

此外，本病可与SLE、硬皮病等重叠。

（二）辅助检查

患者可有贫血、白细胞增多、红细胞沉降率增快、蛋白尿等。其他具有较大临床意义的检查如下。

1. 血清肌酶

95%以上PM/DM患者在病程某一阶段出现肌酶活性增高，为本病诊断的重要血清指标之一。血清肌质酶升高包括肌酸激酶（CK）、乳酸脱氢酶（LDH）、天冬氨酸氨基转移酶（AST）和醛缩酶（ALD）显著增高。上述肌酶以CK最敏感，其主要成分为来自骨骼肌的CK-MM同工酶，肌酶活性的增高表明肌肉有新近损伤，肌细胞膜通透性增加。因此肌酶的高低与肌炎病情的严重程度呈平行关系，可用于诊断、疗效监测及预后判断。肌酶的升高常早于临床表现数周，晚期肌萎缩后肌酶不再释放。在慢性肌炎和广泛肌肉萎缩患者，即使在活动期，肌酶的水平也可正常。

2. 尿肌酸

生理状态下肌酸在肝脏内合成，大部分由肌肉摄取，以含高能磷酸键的磷酸肌酸形式存在。肌酸在肌肉内代谢脱水形成肌酐后从尿中排出。患本病时由于肌肉的病变，所摄取的肌酸减少，参与肌肉代谢活动的肌酸量减少，肌酐合成量也减少，出现血中肌酸量增高而肌酐量降低，肌酸从尿中大量排出而肌酐排出量却降低。肌炎时24小时尿肌酸排泄量增高，大于100～200 mg/d，伴肌酐排泄量减少，具有一定的敏感性，但各种原因引起的肌萎缩均可使尿肌酸增高。临床上以肌酸/肌酸+肌酐<6%为正常。

3. 肌红蛋白

严重的肌损伤可释放肌红蛋白，血清肌红蛋白测定可作为衡量疾病活动程度的指标，病情加重时排出增多，缓解时减少。

4. 自身抗体

（1）ANA：在PM/DM时阳性率为20%～30%，对肌炎诊断不具特异性。

（2）抗Jo－1抗体：为诊断PM/DM的标志性抗体，阳性率为20%～40%，在并发有肺间质病变的患者中可达60%。抗Jo－1抗体阳性的PM患者，临床上常表现为抗合成酶抗体综合征（肌无力、发热、间质性肺炎、关节炎、Raynaud现象、“技工手”）。

5. 肌肉活检

取受损肢体近端（如三角肌、股四头肌）、有压痛、中等无力的肌肉送检为好，应避免肌电图插入处。肌炎常呈灶性分布，必要时需多部位取材，提高阳性率。肌肉病理改变主要有：①肌纤维间质、血管周围有炎症细胞（淋巴细胞、巨噬细胞、浆细胞为主）浸润；②肌纤维变性坏死、再生，表现为肌束大小不等、纤维坏死，再生肌纤维嗜碱性，核大呈空泡状，核仁明显；③肌纤维萎缩以肌束周边最明显。皮肤病理改变无特异性。

6. 肌电图

几乎所有患者都可出现肌电图异常，表现为肌源性损害，即在肌肉松弛时出现纤颤波、正锐波，插入激惹及高频放电，肌肉轻微收缩时出现短时限低电压多相运动电位，肌肉最大收缩时出现干扰相。

7. 肌肉MRI

为诊断肌炎新的非创伤性的检查方法。可见炎症肌肉的水肿部位出现对称性异常、高密度区T_2波，肌炎控制时恢复正常。可用于指导肌肉活检取材部位，随诊肌炎的活动性和治疗反应。

四、诊断和鉴别诊断

（一）诊断

根据对称性近端肌无力、疼痛和压痛，伴特征性皮肤损害，如以眶周为中心的紫红色水肿性斑、Gottron征和甲根皱襞僵直毛细血管扩张性红斑、瘀点，一般诊断不难。再结合血清肌质酶如CK、LDH、ALT、AST和ALD增高，24小时尿肌酸排泄增加，必要时结合肌电图改变和病变肌肉活检病理改变，可以确诊本病。

Bohan和Peter提出的诊断标准：①对称性近端肌无力，伴或不伴吞咽困难和呼吸肌无力；②血清肌酶升高，特别是CK升高；③肌电图异常；④肌活检异常；⑤特征性的皮肤损害。具备上述①～④项者可确诊PM，具备上述①～④项中3项可能为PM，只具备2项为疑诊PM。具备第⑤项，再加上其他3或4项可确诊为DM；具备第⑤条，加上其他2项可能为DM；具备第⑤项，加上其他1项为可疑DM。

（二）鉴别诊断

参照上述诊断标准，典型病例不难诊断。PM具肌肉症状及相关实验室异常，而无皮肤表现，可与DM鉴别。DM需与SLE、硬皮病等鉴别。PM需要与进行性肌营养不良、重症肌无力等鉴别。

1. 运动神经元病

肌无力从肢体远端开始，进行性肌萎缩，无肌痛，肌电图为神经源性损害。

2. 重症肌无力

为全身弥漫性肌无力，在进行持久或反复运动后肌力明显下降，血清肌酶、肌活检正常，血清抗乙酰胆碱受体（AchR）抗体阳性，新斯的明试验有助于诊断。

3. 肌营养不良症

肌无力从肢体远端开始，无肌痛，有家族遗传史。

4. 感染性肌病

肌病与病毒、细菌、寄生虫感染相关，表现为感染后出现肌痛、肌无力。

5. 内分泌异常所致肌病

如甲状腺功能亢进引起的周期性瘫痪以双下肢乏力多见，为对称性，伴肌痛，活动后加重，发作时出现低血钾，补钾后肌肉症状缓解；甲状腺功能减低所致肌病主要表现为肌无力，也可出现进行性肌萎缩，常见为咀嚼肌、胸锁乳突肌、股四头肌及手部肌肉，肌肉收缩后弛缓延长，握拳后放松缓慢。

6. 代谢性肌病

PM 还应与线粒体病、嘌呤代谢紊乱、脂代谢紊乱和碳水化合物代谢紊乱等肌病相鉴别。

7. 其他风湿性疾病

（1）SLE：皮损以颧颊部水肿性蝶形红斑、指（趾）节伸面黯红斑和甲周、末节指（趾）屈面红斑为特征，而 DM 则以眶周水肿性紫红斑、Gottron 征为特征；SLE 多系统病变中肾脏较多受累，而 DM 以肢体近端肌肉累及为主，声音嘶哑和吞咽困难也较常见。此外，血清肌质酶和尿肌酸排出量的测定在 DM 患者有明显增高，必要时肌电图和肌肉活检可资鉴别。

（2）硬皮病：硬皮病有 Raynaud 现象，颜面和四肢末端肿胀、硬化、萎缩为其特征，而 DM 则以肌肉软弱、疼痛及面部红斑为主。肌肉病变在硬皮病患者中即使发生，通常也在晚期出现，且为间质性肌炎，而非 PM/DM 的实质性肌炎。

（3）风湿性多肌痛：发病年龄常 >50 岁，表现为颈、肩胛带及骨盆带等近端肌群疼痛、乏力及僵硬，红细胞沉降率可增快，肌酶、肌电图及肌肉活检正常，糖皮质激素治疗有明显疗效。

（4）嗜酸性肌炎：其特征为亚急性发作性肌痛和近端肌群无力，血清肌质酶可增高，肌电图示肌病变化，肌肉活检示肌炎伴嗜酸性粒细胞浸润，本病实为嗜酸性粒细胞增多综合征病谱中的一个亚型。

此外，还应与药物所致肌病鉴别，如长期服用大剂量糖皮质激素所致肌病，肌痛从下肢开始，肌酶正常；青霉胺长期使用引起重症肌无力；乙醇、氯喹（羟氯喹）、可卡因、秋水仙碱等均可引起中毒性肌病。

五、治疗和预后

（一）治疗

应早期诊断、早期治疗，以延长患者的生命。患儿需查找感染病灶。成人，特别是老年人，应尽可能详细检查以除外恶性肿瘤，如当时未有发现，应定期随访。发现感染病灶或恶性肿瘤应及时处理，行病因治疗，有时可获痊愈。

1. 一般治疗

在疾病各个阶段都很重要。急性期需卧床休息，注意营养，给予高蛋白、高维生素、高热量、无盐或低盐饮食，避免日晒，注意保暖，预防感染，对症治疗。

2. 药物治疗

（1）糖皮质激素：为本病的首选药物，最好选用不含氟的中效激素如泼尼松，不仅价廉，且很少产生激素诱导性肌病。在病初 2 个月内进行激素治疗，疗效最好。剂量取决于病情活动程度，根据临床症状、肌力及肌酶水平的改善情况判定疗效。常用剂量为泼尼松 1~2 mg/（kg·d），晨起一次口服，重症者可分次口服。成人急性期初始量一般为 40~80 mg/d，分次口服，病情控制后逐渐减量，一般每 2~3 周减 5 mg，以 10~20 mg/d 维持数月或数年。若复发，则剂量增加 10~20 mg 或恢复到最初剂量。大多数患者需维持治疗 2~3 年，以防止复发。若泼尼松疗效不佳，可采用大剂量甲泼尼龙 0.5~1 g/d 静脉冲击治疗，连用 3 天后改为 60 mg/d 口服，再根据症状及肌酶水平逐渐减量。应该指出，在服用激素过程中应严密观察感染及其他糖皮质激素所致的不良反应。肌肉已挛缩的患者激素治疗无效。

（2）免疫抑制剂：对病情反复及重症患者应及时加用免疫抑制剂。激素与免疫抑制剂联合应用可提高疗效、减少激素用量，减少激素所致的不良反应。

1）甲氨蝶呤（MTX）：常用剂量为每周 10~15 mg，口服或加入生理盐水 20 mL 中缓慢静注，若无不良反应，可根据病情酌情加量，但最大剂量不超过每周 30 mg，待病情稳定后逐渐减量，维持治疗数月至1年以上。一些患者为控制该病单用 MTX 5 年以上，并未出现不良反应。MTX 的不良反应主要有肝酶增高、骨髓抑制、血细胞减少、口腔炎等，用药期间应定期检查血常规和肝、肾功能。

2）硫唑嘌呤（AZA）：常用剂量为1.5~3 mg/（kg·d）口服，初始剂量可从50 mg/d 开始，逐渐增加至150 mg/d，待病情控制后逐渐减量，维持量为50 mg/d。不良反应主要有骨髓抑制、血细胞减少、肝酶增高等。用药开始时需每1~2周查血常规1次，以后每1~3个月查血常规和肝功能1次。

3）环磷酰胺（CYC）：对 MTX 不能耐受或疗效不佳者可改用 CYC 50~100 mg/d 口服。对重症者，可用0.8~1 g，加入生理盐水100 mL 中静滴冲击治疗。不良反应主要有骨髓抑制、血细胞减少、出血性膀胱炎、卵巢毒性、诱发恶性肿瘤等。用药期间需监测血常规、肝功能。

4）雷公藤多苷等：有一定的疗效，但应注意对血液系统、性腺、肝脏等的不良反应。

（3）大剂量静注用免疫球蛋白（IVIG）冲击治疗：如对上述治疗反应不佳时，可采用大剂量 IVIG 冲击疗法，方法为1 g/（kg·d），用2天，或0.4 g/（kg·d），用5天，可使患者皮损消退、肌肉症状改善、肌力提高、肌质酶水平下降、激素用量减少。IVIG 不良反应轻微，可以明显且快速改善临床症状，故可用于危重患者的抢救，对 DM 疗效更好。IVIG 治疗风湿性疾病的机制目前尚不明确，大致有以下几方面：调整 Fc 受体功能；保护细胞膜；清除持续存在的感染因子；抑制抗体合成；产生抗细胞因子的抗体，直接阻抑细胞因子；阻抑细胞因子的产生和释放；阻抑 T 细胞活化；降低黏附分子表达；上调天然 IL-1 受体拮抗剂；输入抗独特型抗体，中和自身抗体；输入抗独特型抗体，调整 T、B 细胞功能；抑制补体的结合与活化等。

（4）血浆置换或血浆输注：通过血细胞分离机/分离膜以及滤过/吸附等多种方法去除患者血液中的内源性/外源性致病因子，使疾病得以较迅速地缓解。血液置换疗法对多数患者来说不是病因治疗，但与药物治疗相比，它能相对较快、较有效地去除致病物质。糖皮质激素及免疫抑制剂治疗无效的患者可推荐血浆置换。研究表明，对于重症 PM/DM，血浆置换具有较好的疗效，尤其适用于危重患者。

（5）蛋白同化剂：如苯丙酸诺龙、丙睾、司坦唑醇等，可促进蛋白合成、减少尿肌酸的排泄，对肌力的恢复有一定作用。

（6）其他治疗：可采用 ATP、新斯的明、大量维生素 E、维生素 C 等对症支持治疗。转移因子、胸腺肽等可调节机体免疫功能、增强抵抗力；对于皮疹，可外用遮光剂、含糖皮质激素霜剂、非特异性润滑剂及小剂量糖皮质激素制剂、氢喹、羟氢喹等；Raynaud 现象可予热敷、保暖以及硝苯地平（心痛定）、哌唑嗪等扩血管药物治疗；儿童 DM 疑与感染相关者，宜配合使用抗感染药物；并发恶性肿瘤的患者，如果切除肿瘤，肌炎症状可自然缓解。

3. 体疗

体疗有助于预防肢体挛缩。病情活动期可进行被动运动，每日2次。恢复期可酌情进行主动运动，还可酌情采用按摩、推拿、水疗和透热疗法等。

（二）预后

早期诊断、合理治疗可使本病获得长时间缓解，患者可从事正常的工作、学习，尤其是儿童患者预后更佳。自采用糖皮质激素治疗 PM/DM 以来，本病预后已有相当改善，5年病死率下降到15%~28%。成人患者可死于严重的进行性肌无力、吞咽困难、营养不良以及吸入性肺炎或反复肺部感染所致的呼吸衰竭。PM 并发心、肺病变者病情往往严重，而且治疗效果不佳。儿童通常死于肠道的血管炎。并发恶性肿瘤的肌炎患者，其预后一般取决于恶性肿瘤的预后。

（杨梅梅）

第五节　白塞病

白塞病是根据土耳其皮肤科医师 Behcet 1937 年的病例报道而命名的。它是一种全身性、慢性、血管炎症性疾病。临床常以复发性口腔溃疡、生殖器溃疡和眼色素层炎为突出表现，故又称为眼、口、生殖器综合征。本综合征晚期还可累及神经系统、消化道、肺、肾、附睾等器官。其基本病理变化为皮肤黏膜、眼睛以及全身多系统血管炎，多数病例伴有不同程度的关节症状，故仍将其归于系统性血管炎范畴。

一、病因和发病机制

病因不明，目前认为白塞病是一异质性疾病，与感染、遗传、环境、免疫等因素密切相关。

1. 感染因素

早先报道认为其发病可能与慢病毒、单纯疱疹病毒及丙型肝炎病毒感染有关。不少患者发病前有口、咽感染史；血清中 ASO 升高，而认为与链球菌感染相关。我国一组病例发现不少患者有结核感染病灶或结核病史，抗结核治疗对本病的皮肤黏膜损害具有明显疗效，并进一步证实人工合成结核杆菌的热休克蛋白（HSP）可刺激白塞病患者 T 细胞增殖与分化，提示结核杆菌可能在发病中具有一定作用。

2. 遗传因素

流行病学调查发现本病患者有逐渐增多趋势。发病有显著的地区分布，在东亚、中东和地中海沿岸地区发病率较高，被称为丝绸之路病。发病率较高的国家为土耳其、伊朗、中国、日本，而欧美诸国较少。患者可见于第二、第三代或第四代中，并以男性居多。$HLA-B_5$ 与本病发生密切相关，其阳性率在亚洲高达 61%～88%，尤其与眼部损害相关；$HLA-B_{51}$ 分子与多形核中性粒细胞功能亢进有关；$HLA-B_{12}$ 与皮肤黏膜损害相关，$HLA-B_{27}$ 与关节炎相关。

3. 环境因素

日本西山茂夫报道，患者病变组织如血管内皮细胞、巨噬细胞、腓肠肌神经及眼房水、血清和 PMN 内多种元素如有机氯、有机磷和铜离子含量较高，认为可能与使用农药和含铜的杀虫剂等相关。华山医院皮肤科曾报道对 48 例本病患者采用极谱分析技术测定其血清铜和铜元素的量均明显高于正常人，且与病情活动有显著相关性。

4. 免疫异常

类似于复发性阿弗他口炎所见，患者血清中存在抗口腔黏膜抗体、抗血管内皮细胞抗体、抗 PMN 胞质抗体、抗角蛋白抗体及抗心磷脂抗体；约半数患者血中免疫复合物增高；病变血管壁中 C3 沉积。患者病变组织中以淋巴细胞浸润为主，主要为 $CD4^+$ T 细胞。患者的 PMN 可自发分泌肿瘤坏死因子 $TNF-\alpha$，可促使病变部位 PMN 的聚集和功能亢进，并促进自然杀伤细胞和 Th1 细胞增殖和活化；患者的 $CD4^+$ T 细胞对分枝杆菌的 HSP65000 和人 HSP60000 的 336～351 多肽段有明显反应性。

总之，本病的发病机制可推测为：环境、某些致病微生物抗原及热休克蛋白抗原等因素在具有 $HLA-B_{51}$ 基因以及其他特定遗传素质的人群中触发了免疫功能紊乱及中性粒细胞功能亢进，进而导致血管内皮细胞损伤、功能异常并引起相关组织病理损害。

二、临床表现

白塞病大多发于 16～40 岁青壮年。统计我国 311 例患者中 20～30 岁者占 74%，初发病年龄为 4～70 岁，男女发病比约为 3 ：4（中东诸国报道男性患者明显高于女性）。男性患者血管、神经系统及眼累及较女性多且病情重。发病有急性和慢性两型，急性者少见，症状较显著，多在 5 天至 3 个月内多部位先后或同时发病；大多数发病为慢性，先于一个部位发病，经反复发作与缓解（半年至多年）后，再蔓延至其他部位。一般顺序是：口腔→皮肤→眼。

（一）一般症状

大多数病例症状较轻微或偶感乏力不适、关节疼痛、头痛头晕、食欲缺乏和体重减轻等。在急性型或慢性型的急性加重期间，可有发热及上述症状的加重。

（二）口腔溃疡

表现为复发性口腔溃疡，以此为首发症状者约占 70%，全程发生者在 95% 以上。溃疡可为单发或多发，一般为 3～5 个，散在分布于舌尖及舌边缘、齿龈、下唇或上唇内侧缘和颊黏膜等处。轻型者呈滤泡性口炎，溃疡浅，数天内可自愈；大多表现为较重的溃疡性口炎。开始为小结节，很快发展成大而深的溃疡，米粒至黄豆大，边界清楚，呈圆形或不规则形，周围绕以清晰红晕，基底污灰色，2～4 周或更长时间才愈合，较深者可留有瘢痕。最重型者称疱疹性口炎，溃疡小而密集但较浅，可多达数十个，分布于口腔黏膜任何部位，全身症状多较为严重。溃疡常有明显疼痛，影响进食并产生口腔恶臭。

（三）生殖器溃疡

发生率在75%左右。男性多见于阴囊、阴茎和龟头，女性主要见于大、小阴唇。一般男性发生者较少且症状轻，有的仅在阴囊皮肤上产生斑疹、丘疹和毛囊炎；而女性易患且疼痛症状明显，多见于阴唇，其次为阴道及宫颈部。损害程度较重，愈后常留瘢痕。溃疡可以反复发作，但复发率低于口腔溃疡。

（四）眼部损害

一般发生较晚。起病 1 年内发生者仅占 15%，5 年内可达 85%，其中 95% 以上为双侧，但不一定同时发生。其特征性组织病理学表现为视网膜血管闭塞性静脉炎，也是本病致盲的主因。初发症状为明显的眶周疼痛和畏光、发作性的结膜炎，继之前房积脓伴葡萄膜炎，常见虹膜睫状体炎，最终累及双眼。后眼球病变包括脉络膜炎、视神经病变、视网膜血管炎、玻璃体病变等，可发展为青光眼、白内障。眼部病变发生 4～8 年约 44% 患者可致失明。

（五）皮肤损害

为本病的常见症状之一，发生率仅次于口腔溃疡，占 60%～95%。大多见于黏膜损害之后。皮损可为丘疹、水疱、脓疱、毛囊炎、痤疮、疖、脓肿、结节红斑和多形红斑等表现。具有一定诊断意义的表现如下。

1. 结节红斑样损害

是本病最多见的一种皮损。主要见于下肢，特别是小腿伸侧。一般为蚕豆大小，中等硬度，几个至十余个不等，散在分布。消退后留轻度色素沉着斑，少数可形成溃疡。新发皮下结节周围可有 1～1.5 cm 宽的鲜红色晕，称为红晕现象。

2. 毛囊炎样损害

又称假性毛囊炎，有两种表现形式：一种为丘疹脓疱性损害，米粒至绿豆大黯红色丘疹，顶端或见小脓头，一般不破溃，多于 1 周后吸收或留轻度色素斑，数目较少，主要分布于头面和胸背上部；另一种为痤疮样结节损害，数目较多，分布于全身皮肤包括外阴和肛周等处。初为红色丘疹，而后顶端出现米粒大脓疱，但无毛发穿过，其基底部则为浸润性硬结，周围有较宽的红晕，具特征性。损害呈反复发作与缓解交替病程，细菌培养阴性，抗生素治疗无效。

3. 皮肤针刺反应

患者皮肤对轻微外伤的反应性增加。即每于肌肉、皮下和静脉注射或针灸等刺伤皮肤真皮层后，于次日在针眼处发生粟粒大红丘疹或脓疱，反应重时周围尚可见红晕及底部小结节。病情活动时反应阳性率高，缓解时反应程度弱且阳性率低，病情稳定后可以转为阴性。据此已将针刺反应阳性作为诊断白塞病的指标之一。其方法是用 20 号无菌针头在前臂屈面中部斜行刺入皮内约 0.5 cm，沿纵向稍作捻转后退出，经 24～48 小时观察针眼处的皮肤反应。阳性反应常在 24 小时左右在针眼处发生毛囊炎样小红点或脓疱疹样改变，48 小时左右最明显，4～5 天自行消退。若针刺 48 小时后局部无异常者则判为阴性。此试验特异性较高且与疾病活动性相关，阳性率为 60%～78%。

（六）关节损害

患者中 60% 以上有不同程度的关节症状，45% 出现关节炎。四肢大小关节及腰骶关节均可累及，单发或多发，通常以膝、肩、踝、肘关节为多。主要表现为疼痛或酸痛，红肿者极少。症状常持续数周，呈自限性和非畸形性。34% 的患者可出现骶髂关节炎，个别病例发生强直性脊柱炎，但多数学者不主张将本病归入血清阴性脊柱关节病。

（七）心脏和大血管损害

心脏病变少见，但与不良预后有关。主要为瓣膜病变及冠状动脉累及。可表现为肉芽肿性心内膜炎、心绞痛、心包积液、肺动脉高压、心腔内血栓形成等。大血管病变占8.7%~26.0%。全身各部位中等以至大的动、静脉均可累及，而静脉尤多。深和浅静脉可以分别或同时发病，而浅静脉约占70%，基本病变是血栓性静脉炎和静脉血栓形成两种。以男性为主，表现为下肢或上肢浅表性游走性血栓性静脉炎，上、下腔静脉血栓形成，小腿溃疡及Budd－Chiari综合征等。动脉损害也以男性为主。全身各处中等至大动脉均可累及，常见的是胸及腹部大动脉，颈总及髂总动脉，股、腘、尺、桡动脉以及肺、心、脾或脑等动脉。病变可限于一处，也可同时或先后在几条动脉发生。基本病变为动脉内膜炎和动脉血栓形成，可引起闭塞性缺血性症状或发展成动脉扩张、动脉瘤和假性动脉瘤等。动脉瘤一旦破裂大出血，死亡率甚高。

（八）消化道损害

发病率为8.4%~27.5%。其表现为上腹部饱胀不适、嗳气、中下腹胀满、便秘多于腹泻、隐痛以至阵发性绞痛和大量便血。器质性病变主要是溃疡或穿孔，可见于食管下段至直肠，常见于回盲部、横结肠和升结肠。累及回盲部者其临床表现似慢性阑尾炎。在纤维胃镜观察下胃部溃疡是多发性的，较为表浅，其临床表现不如消化性溃疡典型。在1~2年重复纤维胃镜检查，溃疡能完全消失。肠损害的病理组织改变有组织坏死和肉芽肿形成及两者的混合型。

（九）神经系统损害

占8.2%~26.6%，常见于早年发病的男性患者。法国的资料显示，本病的中枢神经系统病变见于1/3的患者，突出的组织病理学改变为中、小血管的血管炎，伴发血管周围和神经实质损伤的血管炎可引起神经元坏死。大脑静脉血栓约占神经系统受累的30%。动脉闭塞和动脉瘤可见于大脑和脊髓。病变呈进行性发展，以中枢神经系统为最多，脑神经多于脊神经，白质病变多于灰质病变，运动障碍多于感觉障碍。临床表现多样，如脑炎、脑膜脑炎、脑脊髓炎、脑神经炎、多发或单发性神经炎等。后期可表现为痴呆。脑神经中又以外展神经和面神经受累多见。少数病例呈颅内压增高和精神障碍表现。与其他各部位损害一样也呈发作与缓解的慢性病程。确定本病是否伴发神经系统损害应以体征为主要依据。其预后与发病部位和处理是否及时有关。

（十）肺损害

肺部病变约占5%。发病多在30~40岁，男女发病比为9∶1。以肺内血管病变为主，可同时存在其他部位静脉或动脉病变，也可在其他部位的静脉血栓形成后，栓子脱落而累及肺部。临床表现可因病变血管种类、大小和病变性质、病期与发病部位等的不同而呈多样。一般表现为一侧或两侧肺野弥漫性炎症或片状阴影，抑或为支气管炎、间质性肺炎、支气管周围纤维化及胸腔积液等。咯血是肺部最常见而又最严重的症状，多为肺动脉血栓形成导致的肺梗死或是肺动脉瘤破裂，预后险恶。年轻男性肺部多发性动脉病变伴其他部位静脉血栓形成，或有口腔、皮肤及眼等损害，在临床及血管病理方面均与Huges－Stovin综合征相似，从而被认为是本病的重症病例。

（十一）肾损害

肾脏累及极少见。主要病变是肾小球肾炎，可表现为间歇性蛋白尿或显微镜下血尿，偶可引起继发性淀粉样沉积或肾病综合征。

（十二）附睾损害

一侧或两侧附睾累及者占4.5%~6.0%。一般是急性发病，有疼痛和局部肿胀，1~2周缓解，但易再发。

三、诊断和辅助检查

（一）诊断

本病主要通过临床症状及临床检测进行综合诊断。典型且有诊断意义的表现是：①口腔、皮肤、生殖器和眼部呈急性或慢性炎症；②这些部位损害的某些特点；③损害呈反复发作与缓解的慢性过程等。

急性型发作病例，各部位损害往往是同时或相继出现，表现比较完全时较易确诊，但若不注意损害特点及以后的反复发作病程，易与这些部位发病的其他疾病误判；慢性发作病例，由于各部位损害往往分别发生或因症状不典型而易造成漏诊。因此只有仔细询问病史，了解各部位的各种损害及其特点，结合长期发作与缓解的慢性病程综合分析，才能减少误诊和漏诊。尚有不少同时伴有两个部位发病的病例，但却缺少1~2个常发部位损害如口腔黏膜溃疡、眼葡萄膜炎。有报道这些病例也有发生神经系统、消化道或大血管损害者，对这种病例需进一步随访观察。针刺反应阳性及 $HLA-B_5$（+），对本病诊断极有帮助。发现有红晕的结节性红斑样损害和毛囊炎样损害则高度提示本病。

目前临床较常采用的诊断标准由1990年国际白塞病研究组提出。①反复性口腔溃疡，包括轻型小溃疡、较重型大溃疡或疱疹样型溃疡，一年内至少反复发作3次；②复发性生殖器溃疡或瘢痕（尤其是男性）；③眼损害，如前葡萄膜炎、后葡萄膜炎，裂隙灯检查时发现玻璃体浑浊或视网膜血管炎；④皮肤损害，结节性红斑，假性毛囊炎，脓性丘疹，青春期后（未服用糖皮质激素）出现的痤疮样结节；⑤针刺反应阳性，针刺试验后24~48小时由医师判定的阳性反应。上述5条标准应为医师观察到或由患者本人提供并被确认为可靠的。诊断白塞病必须具有复发性口腔溃疡，并且至少伴有其余4项中的2项以上，但需除外其他疾病。与本病密切相关并有助于诊断的症状有关节痛或关节炎、皮下栓塞性静脉炎、深静脉栓塞、动脉栓塞和（或）动脉瘤、中枢神经病变、消化道溃疡、附睾炎和家族病史等。

临床出现口、眼、生殖器及皮肤症状者容易考虑到本病，但需与其他皮肤病如药疹、多形红斑、单纯疱疹、天疱疮、瘢痕性类天疱疮等鉴别。溃疡严重并伴有系统表现者需与坏疽性脓皮病和韦格纳肉芽肿相鉴别。特别需注意与以下疾病鉴别。①瑞特综合征，可有眼结膜及葡萄膜炎、关节炎、皮肤黏膜病变，有时难与白塞病鉴别。但瑞特综合征阴部溃疡较白塞病更深，皮疹以砺壳样银屑病和皮肤角化病为主要表现，系统损害轻，$HLA-B_{27}$阳性，可有淋病或非淋菌性尿道炎的病史；②炎症性肠病，可有眼葡萄膜炎、皮肤红斑结节、黏膜溃疡及关节疼痛等，需与累及肠道的白塞病鉴别。白塞病肠道损害好发于右半结肠回盲部，病变不连续，两病的组织病理也不同，炎症性肠病常见肉芽肿样病变。

（二）辅助检查

目前为无特异性实验室检查指标。在病情活动期可有红细胞沉降率增快，C反应蛋白升高和 α_2 球蛋白增高。部分患者血浆铜蓝蛋白和冷球蛋白为阳性。血液呈高凝状态，血小板凝集功能增强。白细胞趋化性增强。外周血 $CD4^+/CD8^+$ 比例下降。舌尖微循环观察，可见蕈状乳头萎缩。$HLA-B_{51}$阳性，皮肤针刺反应阳性具有一定诊断价值。对各脏器损害宜做相应的检查，如心电图、脑电图、脑CT及MRI。胃肠钡剂造影及内镜检查、血管造影、彩色多普勒等有助诊断病变部位及范围。肺X线片及高分辨率的CT或肺血管造影、放射性核素肺通气、灌注扫描等均有助于肺部病变的判断。裂隙灯及眼底血管显影术可发现早期眼损害。

四、治疗和预后

（一）治疗

由于病因尚未完全明了，临床表现又多种多样，而且同一疗法对不同部位损害疗效反应可能不一致，故治疗方案选择宜个体化、多样化。治疗目标在于控制现有症状，防治重要脏器损害，减缓疾病进展。

（1）急性活动期应卧床休息，发作间歇期应注意预防复发，如控制口腔感染等，伴感染者应行相应治疗。

（2）有重要脏器或系统受累如眼、大血管、中枢神经系统、肺部病变以及消化道等显著炎症并伴有高热时，应及早应用足量糖皮质激素治疗，可采用甲泼尼龙每日1 g静脉冲击疗法或中、高剂量泼尼松分次服用，待症状缓解后减量，并需维持一段时间。还可用细胞毒性药物如硫唑嘌呤（50~150 mg/d），环磷酰胺（100~150 mg/d），甲氨蝶呤每周10~20 mg口服。此外环孢素A滴眼或口服3~5 mg/（kg·d），α干扰素500万单位/次，每天或隔天皮下或肌内注射等。

（3）口腔溃疡损害、各种皮肤损害、关节炎症等可口服中药雷公藤制剂或秋水仙碱（1~1.5 mg/d）等。严重口腔和生殖器溃疡者口服沙利度胺（反应停）100~300 mg/d 常有良效。也可局部外用糖皮质激素软膏和溶液制剂。

（4）皮肤结节损害及血管病变者可使用抗血小板聚集药物（阿司匹林、双嘧达莫），也可用活血化瘀、清热解毒的中药治疗，如桂枝茯苓丸加减。

（5）关节症状严重、皮肤结节红斑疼痛明显者可口服非甾体抗炎药，如布洛芬、萘普生、双氯芬酸钠或 COX-2 选择性抑制剂。

（6）有结核证据的病例，如患者有结核病或有结核病史，PPD 皮试强阳性，可试行抗结核治疗（二联或三联）至少 3 个月以上。

（7）对难治性患者，如累及眼葡萄膜、中枢神经系统，经糖皮质激素治疗无效，有个案报道应用 TNF-α 拮抗剂有效。

（二）预后

本病仅累及皮肤和黏膜，预后较好；若累及视网膜血管可致失明；累及中枢神经系统、心血管系统、胃肠道往往预后较差，病死率高。

（尹雪松）

第六节　硬皮病

硬皮病（SSc）是一病因不明的自身免疫性结缔组织病，以局限性或弥漫性皮肤硬化和（或）伴有内脏器官纤维化为特征。硬皮病包括局限于皮肤、皮下组织的局限性硬皮病和累及多个内脏器官的系统性硬皮病，区别在于前者无系统表现和 Raynaud 现象，两者皮肤的组织病理学特征相似。有学者认为硬皮病是一个病谱性疾病，局限性硬皮病和系统性硬皮病可能代表连续性疾病谱的两端。1/4 局限性硬皮病患者在疾病过程中可有一个或多个皮肤外表现，局限性硬皮病患者有发展为系统性硬皮病的可能，系统性硬皮病患者也可只有皮肤受累表现。硬皮病病理生理过程可能涉及多重分子途径紊乱，包括细胞免疫、体液免疫异常，炎症，微血管系统改变，胶原过度产生和沉积，进而出现皮肤和内脏进行性纤维化。一般呈慢性经过，治疗困难。

一、病因和发病机制

硬皮病的病因和发病机制不明，许多研究数据支持如下假说：自身免疫、炎症和血管损伤的相互联系、相互作用，导致成纤维细胞增生，胶原过度产生、沉积及进一步的免疫激活。这一过程受直接或间接的遗传易感性和环境刺激的影响。

（一）自身免疫异常和炎症

1. 体液免疫异常

95% 硬皮病患者血清有大量 ANA，其中大多数有疾病特异性，包括抗 Scl-70 抗体、抗着丝粒抗体（ACA）、抗 RNA 聚合酶Ⅲ抗体、抗 U_3-核仁纤维蛋白抗体、抗核组蛋白抗体（AHA）等。这些 ANA 和不同的临床亚型有关，但又非绝对，且受 MHC 或 HLA Ⅱ类分子等位基因表型的遗传影响。

硬皮病患者血清中一些直接针对非核抗原的自身抗体可能在血管损伤和组织纤维化过程中起重要作用，包括抗内皮细胞抗体（AECA）、抗基质金属蛋白酶（MMPs）抗体、抗血小板衍生生长因子受体（PDGFR）抗体。AECA 诱导 caspase 3 凋亡途径而使内皮细胞凋亡，与血管损伤有关。凋亡的内皮细胞表达 FBN1（350kDa 糖蛋白），FBN1 的异常表达能暴露隐蔽表位而导致自身免疫应答的发生，进而产生抗 FBN1 抗体。抗 FBN1 抗体通过阻止细胞外基质中 TGF-β 正常灭活，促进其释放来激活成纤维细胞进而促进组织纤维化。多数硬皮病患者体内有对 FBN1 的特异性循环抗体。间质胶原酶 MMP1 和基质降解酶 MMP3 可降解胶原和其他细胞外成分，抗 MMP1、MMP3 抗体可导致细胞外基质组分降解失败，并堆积成纤维化物质。抗 PDGFR 抗体能够激活 PDGFR、增加活性氧族合成、刺激Ⅰ型胶原基因表达及促进正常人成纤维细胞转化成纤维母细胞。

硬皮病中众多自身抗体是否有致病性、是否存在临床—自身抗体 - HLA 亚型的相关性，是免疫异常的起点还是继发性改变，尚不清楚。

2. 细胞免疫异常

硬皮病皮损和受累器官中有细胞浸润，主要为 T 细胞，表面标志有 IL - 2R、CD69、HLAⅡ类分子等。T 细胞以单克隆和寡克隆的 αβ 受体为主，提示是抗原驱使的增生。硬皮病患者体内有 T 细胞激活，血清中可溶性 IL - 2 及其受体水平均比正常对照高；支气管肺泡灌洗液中有活化的 T 细胞；有进行性肺病的患者肺部有活化且长寿命的 CD_8^+ T 细胞。T 细胞直接通过产生促纤维化因子如 IL - 4、IL - 7 等或间接通过激活 TGF - β 来促进纤维化。

B 细胞可能在发病机制中起关键性作用。DNA 微阵列研究发现硬皮病皮损中有 B 细胞基因表达上调。硬皮病患者外周血中 B 细胞多于正常人群，并以原始 B 细胞群增加、记忆性 B 细胞减少、活化和浆细胞群增加为特征。硬皮病中 Th2 因子占主导也反映了 B 细胞的激活。CD19 在 B 细胞表面的过多表达导致 B 细胞活化、IgG 产生，加重皮肤纤维化。活化的 B 细胞可能通过产生过多的细胞因子直接导致皮肤硬化（IL - 6 刺激细胞外基质的产生，IL - 4 诱导 TGF - β 有效促进纤维化），或者通过发挥其抗原呈递、共刺激调节因子调节 T 细胞活性及产生自身抗体放大免疫应答，促进组织纤维化。

3. TGF - β

TGF - β 作为成纤维细胞强烈的化学诱导剂在纤维化的发病机制中起关键性作用。对美洲印第安乔克托族人（该族硬皮病的发病率高于普通人群）基因筛查时发现其 TGF - β 基因表达明显高于普通人群。在硬皮病皮损中 TGF - β mRNA 表达上升，并和Ⅰ型胶原分布一致。TGF - β 可增加细胞外基质如Ⅰ、Ⅲ胶原的合成，增加成纤维细胞合成纤维连接蛋白，减少降解胶原 MMPs 的合成，刺激成纤维细胞保持激活状态。

4. 结缔组织生长因子（CTGF）

CTGF 是纤维化过程中另一个重要的生长因子，能引起凋亡、趋化、血管生成、细胞外基质形成及结缔组织的结构构成。TGF - β 是成纤维细胞、血管平滑肌及内皮细胞促进 CTGF 合成的有力因子，CTGF 是 TGF - β 下游的调节者。

（二）血管病变

小动脉和微血管系统的病变被认为是硬皮病发病的始动因素之一。内皮损伤和血管功能障碍可以是硬皮病最早的改变。当内皮损伤并移行至血管内膜层时，血管平滑肌细胞或者血循环中的单核细胞被激活并分化成肌纤维母细胞，内皮素-1 和 PDGF 能改变平滑肌细胞的表型而成为肌纤维母细胞，进而引起内膜增生、血管腔变窄及血流减少。而血管病变引起反复的血管收缩和再灌注，导致间歇或持续的组织局部缺血，进而引起不适当的免疫激活和修复。这些病理生理事件的发生与细胞间细胞因子和趋化因子间的信号传导有关。

（三）组织纤维化

各种因素引起成纤维细胞合成胶原增多、分解胶原减少，大量胶原纤维在皮肤、肺、消化道等组织器官沉积，组织器官纤维硬化，出现功能障碍。组织纤维化的发生、发展及转归是细胞外基质合成和降解过程的净效应。TGF - β、CTGF、PDGF、IL - 4、IL - 6 等均是有力的促纤维化因子。MMPs 是降解胶原的酶系统，硬皮病患者成纤维细胞内 MMPs 的含量显著减少。

（四）遗传易感性

患有硬皮病的父母，其子女明确有患硬皮病的风险。美洲印第安乔克托族人有高患病率。硬皮病各种族人群某些 HLA 型频率增高，疾病相关特异性基因的多态性也间接支持该病遗传易感性的存在。

（五）环境因素

包括药物（食欲抑制剂、博来霉素、喷他佐辛、异烟肼、紫杉酚）、化学试剂（杀虫剂、苯衍生物、二氧化硅、有机溶剂、聚乙烯氯化物）、注射（维生素 K）、感染（巨细胞病毒、人细小病毒、疏螺旋体）、职业相关性创伤、恶性肿瘤（乳腺癌、类癌和转移性黑素瘤）和放射治疗等。

二、临床表现和辅助检查

（一）临床表现

硬皮病是以皮肤进行性水肿、硬化至萎缩为特征，累及多脏器。硬化是由于结缔组织特别是胶原纤维肿胀、增厚、均质化、增殖及黏多糖贮积所致。一般呈慢性经过，女性发病率高。

1. 局限性硬皮病

单发或多发。特点是皮肤经历局限性肿胀、硬化、萎缩三个阶段。好发于躯干，其次为四肢和面部，呈圆形、椭圆形或不规则的斑片。病变初起时为淡红色斑，扩大后边缘呈紫红色环，中心渐硬化。此时病变部呈黄白色或有象牙光泽，皱纹消失，触之硬韧感。数月后皮肤干燥、无汗、毳毛消失，皮肤基底与皮下组织粘连，表面凹陷。最后患部萎缩、变薄、轻度色素沉着。

使用最广的分类是将局限性硬皮病分为 5 种类型：斑块性硬斑病、泛发性硬斑病、大疱性硬斑病、线状硬皮病和深部硬斑病（包括致残性儿童全硬化性硬斑病）。其他例如嗜酸细胞性筋膜炎或硬化萎缩性苔藓有时也被列为局限性硬皮病的亚型，但有争议。这一分类不包括几种不同皮损同时存在于一个患者时的混合类型。

患者多无自觉症状，预后较好，数年后皮肤硬化易于变软而发生萎缩。但发生于头皮部的秃发和面部的偏侧萎缩则永久不变。极少数可转化为系统性硬皮病。

2. 系统性硬皮病

分为肢端型和弥漫型两种类型。肢端型多见，也经历皮肤水肿、硬化、萎缩三个阶段，进展慢，预后较好。弥漫型少见，多于躯干和面部先发病，向肢体远端发展，多无 Raynaud 现象，受累脏器多且严重，尤其是肾或心脏受累严重，硬化发展快，预后差。

（1）早期症状：可无特异性，通常包括 Raynaud 现象、疲劳、局部肿胀、肌肉和骨骼关节疼痛等。最多见的初期表现是 Raynaud 现象和隐袭性肢端、面部肿胀，并有手指皮肤逐渐增厚。约 70% 患者首发症状为 Raynaud 现象，Raynaud 现象可先于硬皮病的其他症状（手指肿胀、关节炎、内脏受累）1~2 年或与其他症状同时发生。多关节病同样也是突出的早期症状，胃肠道功能紊乱（胃烧灼感和吞咽困难）或呼吸系统症状等偶尔也是首发表现，或虽有系统性硬皮病典型的肺与消化系统表现，但皮肤症状长期缺如，即仅表现为“无皮肤硬化的系统性硬皮病”。患者起病前可有不规则发热、胃纳减退、体重下降等。钙沉着和毛细血管扩张在典型 CREST 中可见到，可维持数年甚至数十年才发展为皮肤受累。

（2）皮肤损害：肢端型多由四肢末端、面部皮肤开始肿胀和硬化，两侧对称，向心性缓慢发展，颈部、躯干部渐趋硬化。指（趾）皮肤有光泽、发紧变硬，指（趾）尖变细，并常有坏死及溃疡。面部皮损呈假面具样无表情；鼻变尖，似刀削状；张口受限，口周出现放射性沟纹；舌系带缩短，舌运动受限。受累皮肤可有色素沉着或色素脱失。通常皮肤受累范围和程度在 3 年内达高峰。

（3）Raynaud 现象：几乎所有发生于肢体远端的系统性硬皮病均有此现象，可先于皮肤硬化数月、数年甚至 10 多年前发生，冬重夏轻。

（4）关节症状：晨僵和多关节痛常见。由于长期慢性指（趾）缺血，可发生指骨吸收或肢端骨溶解。腱鞘炎也较常见，当病变处进行运动时，特别在腕、踝、膝处可闻及皮革样摩擦音。患者在负重时可产生大腿前侧疼痛，类似股骨头无菌性坏死的症状。

（5）消化系统表现：最常见的内脏损害在消化道，其任何部位均可受累。口腔表现为张口受限、舌系带变短、牙周间隙增宽、牙龈萎缩和牙齿脱落等。因食管下 2/3 蠕动低下而出现吞咽困难、呃逆、食管反流，吞钡检查见食管蠕动明显减弱甚至消失，整个食管扩张，下 1/3 常见狭窄。可同时伴有食管裂孔疝。吞咽困难等症状可出现于皮肤硬化前。由于胃肠蠕动减弱或功能低下而引起腹胀、便秘、腹泻、吸收不良以及腹痛（间歇性）、肠梗阻等消化道症状。

（6）肺部表现：发生率仅次于食管病变的是肺间质纤维化，呈渐进性发展，由进行性活动后气促发展至静息状态下呼吸困难和肺功能降低，可导致肺动脉高压及右心衰竭，易并发肺部感染。肺病变常是硬皮病（主要是肢端型）死亡的原因。如胸廓皮肤广泛硬化时因胸部扩张受限，可加重肺部病变。X线示肺间质纹理增加，在肺底部最为显著，严重者可布满全肺野，呈网格状、小结节状、小囊状及磨玻璃状等改变。肺功能测定示通气与弥散功能障碍，前者包括肺活量减低、顺应性降低等；后者对肺病变的早期诊断有重要意义，其中最敏感、出现最早的是一氧化碳弥散功能减弱。胸膜炎也较常见。

（7）肾脏表现：肾脏病变较少见，分为急性和慢性两种。急性者发生于弥漫型硬皮病，因肾动脉硬化引起恶性高血压和进行性肾功能不全，伴高肾素血症和微血管病性溶血，通常发生于冬季，常是弥漫型硬皮病的死亡原因。微血管病性溶血可根据血红蛋白和血小板下降明显、外周血出现红细胞碎片来早期诊断。慢性者多于起病后渐发生，出现轻度蛋白尿或镜下血尿，肾功能不全发展缓慢。

（8）心脏表现：心包炎最多见，其次是心肌炎或心内膜炎，对治疗敏感，预后好。对治疗不敏感且预后差的是心肌病及肺动脉高压，心肌病严重者可致左心或全心衰竭，也是硬皮病的死亡原因之一，尤其是弥漫型硬皮病。肺动脉高压还可由肺间质病变继发引起。

个别系统性硬皮病患者可无皮肤表现，而仅有上述的脏器损害。

3. CREST综合征

系统性硬皮病的一种亚型，可独立出现，也可伴随肢端型硬皮病。有时可无食管蠕动异常，此时称CRST综合征。皮肤钙沉着多发生于关节伸侧，并可穿破皮肤排出白垩样物，易并发感染；Raynaud现象的发生率为100%；食管蠕动异常的临床和X线表现与系统性硬皮病一致；硬化局限在指（趾）；毛细血管扩张多发生于面、颈、上胸、背、四肢及手部。CREST综合征多为良性病程，发展缓慢，较难控制。但极少数可发生肺纤维化、肺动脉高压和原发性胆汁性肝硬化。

4. 重叠综合征

易与硬皮病重叠的是干燥综合征和多发性肌炎。

（二）辅助检查

1. 与硬皮病诊断有关的免疫学检查

已发现许多免疫学检测指标与硬皮病诊断相关，但特异性和敏感性均不理想，血清学试验阴性并不能排除硬皮病的诊断。

（1）抗核仁抗体：被认为是硬皮病的特异性抗体，当作为唯一类型出现时特异性更高。20%以上系统性硬皮病患者可呈抗核仁抗体阳性。抗核仁抗体阳性者多伴有抗Scl－70抗体。

（2）抗Scl－70抗体：为成人系统性硬皮病患者血清中的标志性抗体，但检出率仅40%左右，在弥漫型硬皮病患者中可达75%，此抗体对诊断弥漫型硬皮病有很高价值。

（3）ACA：ACA对CREST综合征诊断特异性很高，80%以上CREST综合征患者和近10%弥漫型硬皮病患者该抗体阳性。约25%有Raynaud现象患者可出现此抗体，这些患者在数年后多出现完全的CREST综合征的表现。

抗Scl－70抗体和ACA在硬皮病中是相互排斥的，即一个患者往往只有一种抗体。出现ACA者其预后较出现抗Scl－70抗体者好。

（4）抗线粒体抗体：约25%系统性硬皮病患者有此抗体。在所有有此抗体的系统性硬皮病患者中，约79%为CREST综合征。此抗体阳性的CREST综合征患者出现原发性胆汁性肝硬化的可能性要高于阴性者。

（5）抗组蛋白抗体：47%局限性硬皮病患者有AHA阳性，在不同亚型中不一，泛发性硬斑病高，而斑块性硬斑病低。监测AHA滴度对评价疾病活动性有帮助。

（6）抗RNA聚合酶Ⅰ或Ⅱ抗体（存在于抗核仁抗体中）：是硬皮病肾损害的危险因素。

2. 其他实验室检查

（1）其他自身抗体：80%以上系统性硬皮病患者ANA阳性，但滴度一般较SLE低，多呈核仁型及斑点型。20%以上系统性硬皮病患者抗核糖核蛋白（RNP）抗体阳性，但滴度较混合性结缔组织病低。50%以上系统性硬皮病患者AECA阳性，多为IgM型，在SLE患者中则多为IgG型。46%局限性硬皮病患者有抗心磷脂抗体阳性，24%有狼疮抗凝物，而 β_2-糖蛋白Ⅰ（β_2-GPI）抗体却阴性。

（2）其他免疫学检查：约50%系统性硬皮病患者RF阳性，但滴度比RA低得多。16%儿童局限性硬皮病有RF阳性，并和关节炎表现有显著相关性。成人中30%局限性硬皮病患者有RF IgM阳性，特别是泛发性硬斑病患者，且似乎和疾病严重性有关。免疫球蛋白、冷球蛋白、循环免疫复合物等也可升高或阳性，尤其是在疾病初期。

（3）红细胞沉降率：红细胞沉降率增快，显示疾病处于活动期。

（4）内分泌检查：血皮质醇和脑垂体分泌的促肾上腺皮质激素水平可在部分患者表现为降低，尿17-酮、17-羟皮质类固醇也减低。

3. 物理学检查

甲皱襞毛细血管镜检查显示大多数患者的视野模糊、水肿，血管袢数目显著减少，血管支明显扩张和弯曲，血流迟缓，有出血。患者的正常及受累皮肤均有感觉时间延长，可慢于正常人5~9倍。相关脏器检查中胸片、肺功能检查（包括一氧化碳弥散能力）、肺部高分辨率CT、支气管肺泡灌洗、右心导管插入术及超声心动图对诊断间质性肺疾患有用。对于胃肠道疾患，检查远端食管运动减弱的金标准是坐位和仰卧位的食管X线片，食管、胃、十二指肠镜检查对评价食管肌肉收缩不可靠。

4. 组织病理

早期真皮间质内水肿，胶原纤维分离，上层小血管周围有轻度淋巴细胞浸润；随后真皮和皮下组织胶原纤维增生、增厚，胶原肿胀、透明变性和均质化；血管周围和胶原纤维间质内有淋巴细胞和组织细胞浸润，以后逐渐减少，弹性纤维破坏，基质增加；血管壁水肿、增厚，管腔狭窄甚至阻塞。最后表皮及附属器萎缩，皮脂腺萎缩，汗腺减少，真皮深层和皮下组织钙盐沉着。内脏病理表现为间质及血管壁的胶原纤维增生、增厚及硬化。

三、诊断和鉴别诊断

硬皮病的诊断主要依据典型的临床特征，与其他疾病鉴别需凭借组织病理，血清学检测有助于诊断、治疗及预后评估。

系统性硬皮病诊断标准基于1980年美国风湿性疾病学会（ARA）提出的分类标准，但应注意到，不是所有系统性硬皮病都满足这个标准，另外其他疾病也可有皮肤硬化，该标准不包括嗜酸性筋膜炎及各种类型的假性硬皮病。分类标准：主要条件为近端皮肤硬化，手指及掌指（跖趾）关节近端皮肤增厚、紧绷、肿胀。这种改变可累及整个肢体、面部、颈部和躯干（胸、腹部）。次要条件：①手指硬化，上述皮肤改变仅限于手指；②指尖凹陷性瘢痕或指垫消失；③双肺基底部纤维化，在立位胸片上见条状或结节状致密影，以双肺底为著，也可呈弥漫斑点或蜂窝状肺。要除外原发性肺病所引起的这种改变。判定：具有主要条件或2个以上次要条件者可诊断为系统性硬皮病。此外，Raynaud现象、多发性关节炎或关节痛、食管蠕动异常，皮肤活检示胶原纤维肿胀和纤维化，血清有ANA、ACA和抗Scl-70抗体，均有助于诊断。

局限性硬皮病主要与硬化萎缩性苔藓、类脂质渐进性坏死、硬化性黏液性水肿、慢性萎缩性肢端皮炎、局灶性弹性组织变性等鉴别。

系统性硬皮病主要与硬肿病、嗜酸性筋膜炎、黏蛋白贮积症、慢性移植物抗宿主病、其他引起皮肤增厚硬化的疾病（糖尿病、类癌综合征、苯丙酮尿症和卟啉病等）及药物、化学物质、物理损伤引起的硬皮病样改变（氯化乙烯、抑制食欲的药物、放射损伤、震动等）等相鉴别。

四、治疗

硬皮病，特别是系统性硬皮病尚无理想治疗方法。治疗药物的选择主要依据硬皮病的类型、阶段、受累脏器的情况而定，并适时对疗效进行适当的评价。

（一）局限性硬皮病

局限性硬皮病的皮损在3~5年之后可自发性消退，常留有萎缩性色素改变。

一般治疗包括润肤剂、局部或全身使用止痒药。物理治疗对于阻止线状硬斑病发展为挛缩变形至关重要。

皮损内注射糖皮质激素如曲安奈德（确炎舒松 A）5~10 mg 加普鲁卡因，每周 1 次，4~6 周为 1 疗程；或得宝松 0.5~1.0 mL，每 2~4 周 1 次，使患处逐步变软，当皮肤有萎缩时停止注射。在水肿、硬化阶段，皮损范围广泛者，可系统应用糖皮质激素，相当于泼尼松 10~30 mg/d，连续使用 1~3 个月。口服酮替芬、维生素 E（0.1~0.2 g/d）和扩血管药物也有一定疗效。

局部外用 5% 咪喹莫特乳膏可使红斑、硬化和色素沉着减轻，咪喹莫特能够在涂抹部位增加 INF-α 和 INF-γ 的产生，进而减少成纤维细胞和胶原生成，同时下调 TGF-β 的表达。局部使用他克莫司或斑块处封包 12 小时过夜可使皮肤软化。维生素 D 类似物可抑制成纤维细胞增生和胶原合成而显示出治疗硬斑病的可能性，局部应用 0.005% 卡泊三烯软膏能够改善红斑、硬化、色素沉着和毛细血管扩张。

近年来的研究显示，光化学疗法可促进真皮成纤维细胞 MMPs 的表达和活性，抑制胶原合成，减少炎症细胞浸润，对治疗局限性硬皮病有良好效果，可使红斑减轻、皮肤软化、皮肤厚度下降及弹力增加。

（二）系统性硬皮病

制订良好的计划，每日进行全身锻炼，针对受累关节进行被动活动，按摩、保暖，防止创伤，避免受凉及禁止吸烟等都是必要的。

1. 针对皮肤硬化的治疗

（1）抑制自身免疫和炎症。

1）糖皮质激素对于水肿期效果明显，硬化阶段效果欠佳，萎缩期无效。泼尼松 10~40 mg/d，数周后渐减至维持量 5~15 mg/d，连续数月至数十月，皮损软化或萎缩后停用。对并发肌炎、急性肺间质病变及因慢性间质性肺炎而出现呼吸衰竭者可加至 1~2 mg/（kg·d），肺功能衰竭者还可加至更高剂量。

2）细胞毒药物：环磷酰胺（CTX）对改善肺症状有效，是急性肺间质病变和因慢性间质性肺炎而出现呼吸衰竭治疗的首选药物之一。对有弥漫性皮肤受累的患者也可能有效，可与糖皮质激素合用。MTX 对硬化皮肤可能有效（每周 5~15 mg），但如有肺纤维化时禁用。其他细胞毒药物如硫唑嘌呤、苯丁酸氮芥、氟尿嘧啶等能否改善皮肤症状尚不确切。最近有报道吗替麦考酚酯能够改善硬皮病的皮肤和系统症状，但缺乏对照研究和远期疗效评价。

3）其他：依那西普皮下注射 25 mg，每周 2 次，6 个月后皮肤软化、溃疡愈合，且肺功能保持稳定，患者感觉良好，耐受性好。异维 A 酸胶囊 0.5 mg/（kg·d），对改善皮肤硬化、溃疡和胃肠道症状有效。

（2）抑制纤维化：系统性硬皮病的特征是胶原过度沉积、成纤维细胞增生活化、过多的胶原产生并沉积在细胞外基质，导致组织纤维化和激活免疫系统。因此，抑制纤维化是治疗的靶点之一。

1）D 青霉胺：为结缔组织形成抑制剂，从 0.125 g/d 起用，每 1 个月增加 0.125 g/d，渐增至 0.75~1.25 g/d，空腹时口服。在刚开始的半年至 1 年内皮损仍有加重，但此后开始好转，最先好转的部位是最后受累的区域。而后渐减至服维持量 0.25 g/d，坚持数年，最长达 10 年。D 青霉胺还能降低远期肾损害，可能减轻肺间质纤维化。该药应用受到限制的原因主要是不良反应多，如皮肤瘙痒、血小板和粒细胞减少、天疱疮、肾病综合征、红斑狼疮等。但如起始小剂量、逐渐加量的给药法能减少不良反应的发生。严重的不良反应一般在服药后 3~6 个月出现。但一项大规模随机双盲多中心研究显示常规剂量的 D 青霉胺（750~1 000 mg/d）不比每日使用 62.5 mg 更有效，不能减少纤维化，也无免疫抑制作用。有研究观察到连续 2 年或更长时间给予小剂量 D 青霉胺（0.25~0.5 mg/d），安全性高，疗效也较理想，可有效减少糖皮质激素的用量，在停用糖皮质激素后仍应继续服用。

2）秋水仙碱：为结缔组织形成抑制剂，能阻断前胶原转化成胶原，并抑制胶原沉积。每日 0.5~1.5 mg 口服。其不良反应发生率较 D 青霉胺少，但疗效存在争议。

3）酮替芬：硬皮病时肥大细胞数量增多且呈脱颗粒状态，释放的介质能促进纤维组织形成。酮替芬能稳定肥大细胞膜，阻止颗粒释放。每日2~4 mg，分2次口服。

4）INF－γ：INF－γ可激活巨噬细胞并有效抑制胶原合成，可使肺功能及静止、运动状态下动脉血氧分压增加，但尚无大样本的对照研究。85%患者用后有流感样症状，发热、寒战、头痛、肌痛、关节痛或乏力感，但使用9~12周能自行耐受。白细胞减少和肝酶升高也有发生。

5）松弛素：虽然可增加胶原降解和抑制胶原合成，但多中心随机对照研究未能显示其有效作用。

（3）阻止血管病变：可使用前列环素类似物、内皮素A/B受体拮抗剂混合物、磷酸二酯酶-5抑制剂、ACEI等，此类药物对皮肤硬化的疗效不确切。

（4）其他：大剂量维生素E有辅助疗效。血管活性剂如双嘧达莫（潘生丁）、阿司匹林、地巴唑、米诺地尔、尿激酶等对改善皮肤硬化可能有一定疗效。

2. 针对相关症状和受累脏器的治疗

（1）Raynaud现象：避免着凉、穿着暖和戒烟是最基本的措施。血管舒张剂如钙通道阻滞剂（如硝苯地平）、ACEI、ACE受体拮抗剂（如氯沙坦）和磷酸二酯酶-5抑制剂（如昔多芬）被证明是有效的。交感神经切除术和微血管重构治疗受累的大血管对某些患者有帮助。

1）钙通道阻滞剂：如硝苯地平（心痛定），起始小剂量，耐受后30 mg/d，分3次口服。如症状加重，有坏死倾向，可加用血管扩张剂。

2）前列环素类似物：此类药物能够舒张血管，阻止血小板黏附和聚集。包括伊洛前列素、前列腺素E_1、伊前列醇和曲普地尼等能增加患者的外周循环，使肢端缺血症状改善。

以上两药多联合应用，硝苯地平长期口服，前列环素类于症状严重时间歇使用。

3）α_1受体阻滞剂：哌唑嗪，首剂0.5 mg/d，睡前口服，耐受后渐增至5~15 mg/d，分3次口服。

4）5-羟色胺S_2受体拮抗剂：酮色林，开始20 mg，每日2次，口服，1个月后必要时可用40 mg，每日2次。

5）血管扩张药：舌下含化硝酸甘油在症状严重时也可试用。手指坏疽部位可外用硝酸甘油贴膜。

6）因Raynaud现象而即将坏死的指（趾）可经肱（股）动脉注入利血平或酚妥拉明。

（2）指（趾）溃疡与感染：溃疡处使用充气垫，局部使用抗生素软膏（百多邦、新霉素、磺胺嘧啶银等），重者在指端加上小的塑料支架将病变周围固定，治疗Raynaud现象的措施也可有利于溃疡愈合。怀疑感染时口服针对金黄色葡萄球菌的抗生素，较长时间使用（≥2周）是必要的；确定感染应静脉给予抗生素（口服疗效差）。其他措施如抬高患肢、溃疡处用过氧化氨浸泡（每日2~3次）、外用抗生素或有利于溃疡愈合的软膏等。

（3）钙沉积：如钙沉积数量少且表皮完整时可手术或激光去除。钙沉积周围组织常出现较重的无菌性炎症反应并伴低热，口服秋水仙碱1.0 mg/d，连续10天，炎症反应可消失但钙沉积仍存在。华法林、香豆素类等抗凝剂能干扰凝血和钙沉积，以1~2 mg/d口服。如伴发感染，常由金黄色葡萄球菌引起，使用得宝松于皮损内注射，每2~4周注射1次，疗效颇佳。

（4）关节痛和肌炎：关节痛和肌炎可用非甾体抗炎药（NSAIDs），但注意其加重胃食管反流症和减少肾血流量的潜在危险。如有肌炎时则应用中等剂量糖皮质激素，为减少激素用量可选择MTX或环磷酰胺等细胞毒药物合用。

（5）浆膜炎和心脏损害：胸膜炎、心包炎及心肌炎须用糖皮质激素治疗（泼尼松15~30 mg/d）。如有冠状动脉痉挛，需服钙通道阻滞剂。严重的心律失常用标准方法治疗。任何治疗对心肌纤维化引起的典型的进行性左心力衰竭均无效，可求助于心脏移植术。

（6）肺间质病变：D青霉胺、羟氯喹、白芍总苷（帕夫林）可能对减轻肺间质纤维化有效。由于肺纤维化患者易患细菌性肺炎，接种流感和肺炎球菌疫苗能预防肺部感染。一旦出现支气管炎或肺炎，应及时应用抗生素。至于是否需用糖皮质激素治疗肺间质病变，可根据肺活检或支气管肺泡灌洗液中的细胞变化来决定。若肺组织学检查呈淋巴细胞浸润、血管炎样改变或灌洗液中细胞数$>2\times10^7$/mL，尤其是淋巴细胞比例增加（>10%）及CD_4^+细胞数增加或CD_4^+/CD_8^+比值升高时使用大剂量激素治疗（泼尼松40~60 mg/d）。如果肺功能受损严重，特别是出现急性肺间质病变，静脉环磷酰胺冲击联合大剂量糖皮质激素治疗是目前最为有效的方法。

（7）肺动脉高压：单纯肺动脉高压无显著间质性纤维化者，前列环素类似物、内皮素-1 拮抗剂（波生坦）、磷酸二酯酶-5 抑制剂（昔多芬）是目前经常被选用的药物，常静脉间歇性或连续性使用，其中波生坦的效果更理想。同时需抗凝治疗。心肺或单纯的肺移植是终末期的选择。

（8）消化道。

1）口腔：须保持口腔卫生，常服滋阴生津药，经常运动口腔。

2）食管：甲氧氯普胺（胃复安）10 mg 于饭前和睡前服可刺激食管蠕动，但如出现神经系统等不良反应可改服西沙比利。预防食管反流，应于吃饭时和饭后均保持直立体位，避免饱食和睡前进食，需抬高床头；如反流症状明显，可口服 H_2 受体阻滞剂（如法莫替丁、雷尼替丁）、胃黏膜保护剂（如硫糖铝）或质子泵抑制剂。如有狭窄存在，可行周期性内镜扩张。出血性毛细血管扩张和“西瓜胃”的黏膜血管紊乱可在内镜下注射硬化剂和进行激光凝固治疗。

3）小肠：对腹泻和脂肪泻可服用氨苄西林、四环素、甲硝唑等抗生素，2～3 周为 1 疗程，交替使用。一段时间后停用所有抗生素。最好是根据十二脂肠液培养所得厌氧菌和需氧菌比例选用抗生素。应补充钙和脂溶性维生素。如出现腹胀或间歇性无力回肠引起的假性肠梗阻时，应行胃肠减压、吸氧，静脉给予抗生素治疗，无须手术。硬皮病患者有小肠受累时应避免钡剂检查，因为易导致致死性钡嵌塞。替加色罗（5-羟色胺 4 受体激动剂）用于治疗下段胃肠道症状。皮下注射奥曲肽对下段胃肠道症状和促动力药一样有效。对于无小肠功能的患者，全胃肠道外营养是必要的。

4）结肠：因蠕动减弱而致的便秘应用软化大便来预防。

（9）肾：及时发现肾危象非常重要。建议有早期系统性硬皮病的患者数日或每周测量血压，如有收缩压增高≥30 mmHg 时应及时处理。ACEI 可有效阻止病程发展至透析阶段；即使进入透析阶段，大多数患者在 ACEI 维持下经过 3～24 个月的透析后可中止透析。透析治疗无效的终末期尿毒症患者只能行肾移植治疗。ACEI 虽能有效减少肾危象死亡率，但其死亡率仍有 35%。

3. 体外光分离置换法（也称体外光化学疗法）

为一新型免疫调节疗法。抽取已口服光敏物质 8 - MOP 患者的全血，分离白细胞，经 UVA1 照射白细胞后回输入患者体内，连续 2 天为 1 个治疗周期，每 4 周 1 次，连续 12 次。耐受性好，可有效改善早期系统性硬皮病患者的皮肤厚度、受累关节的挛缩，并可减少新关节的受累。

4. 中药治疗

原则通常为壮阳、通络活血、软坚。有效的中药有丹参和积雪草苷。将丹参注射液 16～20 mL（生药 2.0 g/mL）加入 500 mL 右旋糖酐 40 中，每日 1 次，10 次为 1 疗程，连续或间歇 2～3 个疗程，对皮肤硬化症状特别是 Raynaud 现象有显著疗效。积雪草苷每日口服 9 片（每片 6 mg）。

5. 其他辅助治疗

给予患者高蛋白饮食和足量维生素，避免外伤和精神紧张，防止感染（感冒）。各种理疗和温泉浴、按摩等均有一定疗效。

6. 并发妊娠的治疗

硬皮病的受孕概率较正常人低，一旦妊娠可成功分娩，但发生胎儿宫内发育迟缓、低出生体重儿的概率较正常人高。妊娠不会加重病情，无须特殊处理。

治疗硬皮病的同时应适时对治疗疗效做适当评估。为测量其损伤程度、监测疾病对治疗的反应，硬皮病评估调查表（涉及血管、呼吸、胃肠道及肌骨骼功能障碍四组症状的自我调查表）已应用。对肺、肾和胃肠道功能定期进行监测，以提高生活质量和减少并发症。

（田文华）

第十章

急性中毒

第一节　急性有机磷杀虫剂中毒

急性有机磷杀虫剂中毒（AOPP）是指机体在无保护措施或非正常接触有机磷杀虫剂，致使乙酰胆碱酯酶活性受到抑制引起体内乙酰胆碱蓄积，胆碱能神经受到持续冲动而导致的一系列以毒蕈碱样、烟碱样和中枢神经系统症状为主要特征的人体器官功能紊乱，严重患者可因昏迷和呼吸衰竭而死亡。由于有机磷杀虫剂的生产、运输和使用不当以及误服、自服可发生急/慢性中毒，临床急诊以及危重病例较为常见，占急性中毒的49.1%，占中毒死亡人数的83.6%。

一、概述

有机磷杀虫剂绝大多数为油状液体，纯品为黄色，遇碱性溶液易分解失效。具有大蒜气味，是临床上对接触中毒者鉴别诊断的重要依据之一。但乐果乳油等用苯作溶剂，苯进入人体后大部分由呼吸道排出，故乐果中毒患者，其呼出气、呕吐物或被污染物均可混有较浓的苯气味。几乎所有的有机磷农药都具有高度经皮毒性，即使属低毒类的敌百虫，也可因小量持续的吸收而引起中毒。

（一）化学结构

有机磷杀虫剂毒性大小与其化学结构有关。在其化学结构通式中，若Y为氧原子，则称为磷酸酯，是胆碱酯酶的直接抑制剂，在机体内不需要经过氧化，即可与胆碱酯酶直接结合，其反应速率很快，如对氧磷反应速率比对硫磷快1 000倍。在临床上这类化合物急性中毒时，潜伏期较短。如Y为硫原子则称为硫代磷酸酯，是胆碱酯酶间接抑制剂，当其进入机体内后需经脱硫氧化反应，使P—S键转变成P—O键，才能抑制胆碱酯酶活性，这种氧化增毒反应在昆虫要比高等动物强烈和快速得多。因脱硫氧化反应主要是在肝脏微粒体氧化酶系统的参与下进行，所以凡能影响其氧化酶活性的因素，均可增强或减弱其氧化增毒反应。

（二）毒性分级

有机磷农药对温血动物具有毒性，且不同品种的毒性差异较大。根据大鼠有机磷中毒灌胃模型所得急性半数致死量（LD_{50}），将国产有机磷杀虫剂分为剧毒、高毒、中毒、低毒四大类（表10-1）。常见剧毒类有甲拌磷、对硫磷、内吸磷等，高毒类有氧化乐果、甲基对硫磷、甲胺磷，中毒类有敌敌畏、乐果等，低毒类有马拉硫磷、辛硫磷等。

表10-1　我国有机磷农药急性毒性分类标准

项目	剧毒	高毒	中毒	低毒
大鼠经口 LD_{50}（mg/kg）	<10	10~100	100~1 000	1 000~5 000

（三）毒物的吸收、代谢及排出

有机磷农药可经消化道、皮肤、黏膜、呼吸道吸收，进入机体后经肝脏氧化，大部分毒物经氧化后转变为毒性较低或无毒物质，此过程称为解毒。但少数毒物如对硫磷、乐果、马拉硫磷等经氧化后毒性大增，但进一步代谢后可失去毒性。此外，有机磷农药在体内的代谢过程还包括水解、结合反应，最终排出体外。排泄途径主要为肾脏，少量经粪便，呼出气中也有微量排出。

二、病因和发病机制

（一）中毒途径

有机磷中毒包括经消化道、呼吸道、皮肤黏膜三种途径。生产和使用过程中中毒以皮肤黏膜多见，其次为呼吸道。生活中的中毒患者以误服（被农药污染的水源、食物、蔬果等）及自服经消化道中毒为主要途径。

（二）发病机制

有机磷杀虫剂进入机体内主要表现对乙酰胆碱酯酶（真性胆碱酯酶）和丁酰胆碱酯酶（假性胆碱酯酶）具有强力的抑制作用，有机磷以其磷酰根与酶的活性部分紧密结合，形成磷酰化胆碱酯酶（中毒酶），从而失去水解乙酰胆碱（Ach）的能力，造成组织中乙酰胆碱过量蓄积，使中枢神经系统和胆碱能神经过度兴奋，而后抑制或衰竭，引起一系列症状和体征（图10-1）。

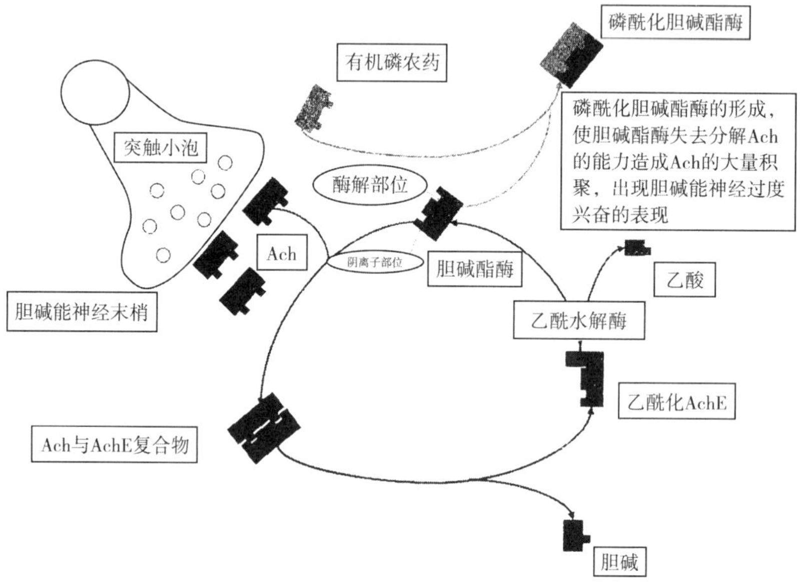

图10-1　有机磷杀虫剂中毒致乙酰胆碱蓄积机制

（三）中毒酶的转归

中毒酶（磷酰化胆碱酯酶）可以向三个方向转化：一是整个磷酰残基脱落，chE自动恢复其水解Ach活性，称为自动活化反应，但该反应速度较慢，红细胞chE的恢复每天约为1%，相当于红细胞的更新周期，而血浆中chE活性恢复也需月余；二是磷酰残基的部分基团脱落，chE失去活性即“老化”反应；三是当上述两个转化反应尚未发生时，如果应用chE重活化剂促进中毒酶的磷酰基脱落而重新恢复为自由酶，称为重活化反应。前两者是自然转归，后者是采用人工手段造成的重要转归。因此，及早应用重活化剂使中毒酶恢复活力是有机磷杀虫剂中毒治疗的根本措施。

三、临床表现

有机磷杀虫剂中毒，病史明确者诊断较容易，而非生产性有机磷杀虫剂中毒多因病史不详，症状不典型，往往造成误诊误治。

（一）病史

注意询问有无使用、保管、配制、喷洒、包装、装卸有机磷杀虫剂的病史，或食用被有机磷杀虫剂污染的食物（误服、自服）等；同时应了解服过何种有机磷杀虫剂、服用量和时间，服用时是否饮酒、进餐等，并寻找盛用农药的容器。

（二）症状

有机磷杀虫剂中毒引起的症状及严重程度与患者的健康状况、毒物剂量及侵入途径有关。通常潜伏期短，可通过消化道、皮肤、呼吸道侵入机体，发病越早病情越重。皮肤接触后，多数患者 4～6 小时开始出现症状。经呼吸道吸入者多在 30～45 分钟发病。而经消化道摄入大量的有机磷杀虫剂者，多在 20 分钟甚至 5 分钟左右发病，且临床症状很不一致，通常以恶心、呕吐等消化道症状明显，但危重患者却以中枢神经系统抑制症状为主，严重患者甚至死亡。主要临床表现为毒蕈碱样、烟碱样症状及中枢神经系统症状（图 10-2）。此外，还包括脏器损伤相关表现及有机磷中毒特殊表现：反跳、中间综合征。

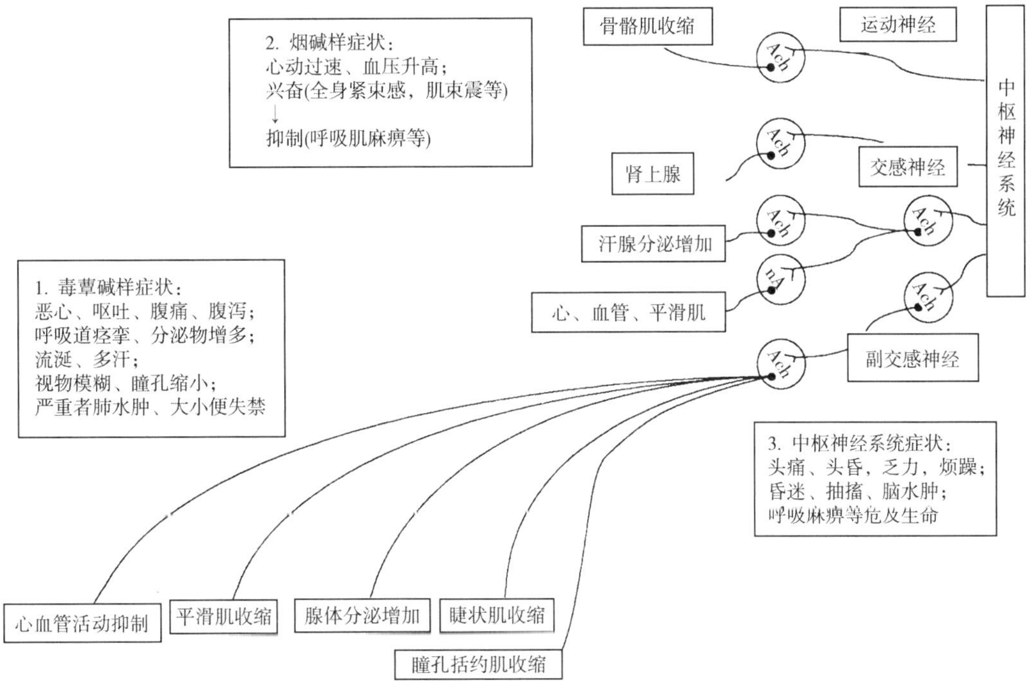

图 10-2　有机磷杀虫剂中毒的临床表现

1. 毒蕈碱样症状

（1）眼：典型表现为瞳孔缩小，严重中毒者可呈针尖样瞳孔，对光反射消失。但 4%～6% 患者可出现暂时性瞳孔散大然后缩小的现象，如敌敌畏经皮肤吸收中毒时，患者较晚出现瞳孔缩小的症状。故瞳孔缩小不宜作为早期诊断的主要依据。同时，部分患者还可出现眼痛、视物模糊等不适。

（2）腺体：腺体分泌增多，如唾液腺、汗腺、鼻黏膜腺、支气管腺等，主要表现为流涎、出汗、流泪、流涕，严重患者可见口吐白沫，大汗淋漓等。

（3）呼吸系统：由于支气管平滑肌痉挛和腺体分泌增多，引起支气管阻塞、水肿，患者出现不同程度的呼吸困难，甚至肺水肿，最终可因周围性或中枢性呼吸衰竭而死亡。严重患者常在病程中发生窒息，也可在急性期症状缓解后，突然发生窒息死亡。

（4）消化系统：有机磷杀虫剂中毒后，患者胃肠黏膜受刺激，平滑肌收缩、蠕动加强，出现食欲减退、恶心、呕吐、腹痛、腹泻、大便失禁等症状，其中以呕吐最为常见，严重者可出现应激性溃疡。

2. 烟碱样症状

中度中毒早期患者可发生骨骼肌纤维颤动，常见于眼睑、颜面肌、舌肌等部位，随病情进展逐渐发展至全身，如出现牙关紧闭、颈项强直、全身肌肉抽搐、肌无力，最终因呼吸肌麻痹而死亡。

3. 神经系统症状

（1）中枢神经系统症状：早期可见头晕、头痛、乏力、意识模糊、昏迷和抽搐等。晚期患者可发生脑水肿、呼吸抑制。

（2）迟发性多发性神经病：少数患者在急性症状恢复后2~4周，出现与胆碱酯酶抑制无关的一种毒性反应，其可能原因是有机磷杀虫剂抑制神经靶酯酶（NTE）并使其老化所致。主要表现为进行性四肢麻木、刺痛，对称性手套、袜套型感觉异常，伴四肢无力。重症患者还可出现四肢肌肉萎缩，腱反射减弱或消失，足下垂。通常下肢病变重于上肢。肌电图提示神经电位和运动神经传导速度明显减慢。

4. 心、肝、肾损害和胰腺炎症状

（1）不同程度的心肌损害：心电图可表现为期前收缩、传导阻滞、ST－T改变、QT间期延长等，QT间期延长者预后较无QT延长者差。同时心肌酶可出现不同程度的升高。

（2）肝损害：血清转氨酶升高，可伴肝脏增大、黄疸。

（3）肾损害：蛋白尿，血尿，重症患者可出现急性肾衰竭。

（4）胰腺损害：无痛性急性胰腺炎较常见，不易被察觉，但实验室检查血清淀粉酶和脂肪酶升高，影像学出现相应改变。

5. 中间综合征

常发生在急性中毒后24~96小时，即急性中毒胆碱能危象控制后，迟发性神经病变之前，故而得名。急性中毒累及脑神经3~7和9~12支配的肌肉、屈颈肌、四肢近端肌肉及呼吸肌后，出现不能抬头、上下肢抬举困难、不能睁眼和张口、吞咽困难、声音嘶哑、复视、咀嚼不能、转颈和耸肩困难、伸舌困难等。严重时可出现呼吸肌麻痹和呼吸衰竭，后者是中间综合征致死的主要原因。神经肌电图检查发现，中间综合征可能系突触后神经肌肉接头功能障碍所致。

6. 反跳

急性中毒后2~8天，患者症状已经缓解或控制，突然再次昏迷，出现肺水肿，最终死亡的现象，称为“反跳”。经口服中毒和中重度中毒患者易发生反跳，而经皮肤吸收和轻度中毒患者则较少见。反跳发生前多有先兆，如精神萎靡、面色苍白、皮肤湿冷、胸闷、气短、轻咳、肺部湿啰音、血压升高、瞳孔缩小、心率缓慢、流涎、肌束震颤等。重度中毒症状甚至可出现多脏器衰竭。出现反跳的可能原因是：①与毒物清除不彻底，继续被吸收有关；②农药种类如久效磷、氧乐果等复能剂治疗效果不佳，易发生反跳；③阿托品停用过早或减量过快；④复能剂注射速度太快或剂量过大。

急性有机磷杀虫剂中毒患者的临床表现分为三度。①轻度中毒，头晕、头痛、恶心、呕吐、多汗、胸闷、视物模糊、无力等，瞳孔可能缩小。血液胆碱酯酶活性一般在50%~70%；②中度中毒，除上述轻度中毒症状外，有肌肉震颤、瞳孔缩小、轻度呼吸困难、大汗、流涎、腹痛、语言不清、步履蹒跚、神志模糊、血压升高。血液胆碱酯酶活性一般在30%~50%；③重度中毒，除上述症状加重外，瞳孔小如针眼、肌肉颤动、呼吸极度困难、肺水肿、发绀、大小便失禁、昏迷、呼吸肌麻痹，部分患者出现脑水肿。血液胆碱酯酶活性一般在30%以下。

（三）辅助检查

1. 全血胆碱酯酶活力测定

红细胞的胆碱酯酶（chE）为真性chE（AchE），血浆chE为假性chE（BchE），不能水解AchE。chE主要来自肝脏，受肝功能影响较大。全血AchE（总活性中红细胞占60%~80%，血浆占20%~40%）和红细胞的AchE能较好反映神经肌肉组织中的AchE活性。正常人全血chE的活力为100%，轻度中毒者70%~50%，中度中毒者50%~30%，重度中毒者30%以下。

2. 毒物及其代谢物鉴定

检查血、尿或胃内容物检测到毒物或其分解产物，有助于确立诊断。如敌百虫中毒时尿中三氯乙醇含量增高，对硫磷中毒时尿中可查出分解产物对硝基酚。

四、诊断和鉴别诊断

（一）诊断

根据有机磷杀虫剂接触史，结合呼出气有蒜味、针尖样瞳孔、腺体分泌增多、肌纤维颤动以及消化道症状、呼吸困难、意识障碍等表现一般可做出临床诊断。全血胆碱酯酶活力的测定为早期诊断，可以评估中毒严重程度，指导重活化剂的使用。血、胃内容物及可疑污染物的有机磷测定或阿托品诊断性治疗有效（阿托品 2 mg 静脉注射）可帮助进一步明确诊断。

在急诊诊断过程中，急性有机磷杀虫剂中毒的诊断内容应包括农药名称、中毒途径、程度以及并发症等信息。正确评估患者中毒程度是临床医师选择治疗方案和评估预后的重要参考依据。具体内容见表 10-2。

表 10-2 急性有机磷杀虫剂中毒程度分级

分级	临床症状	危重症表现	胆碱酯酶活力
轻度中毒	M 样为主	无	70%～50%
中度中毒	M 样伴发 N 样	无	50%～30%
重度中毒	M 样及 N 样	肺水肿、抽搐、昏迷、呼吸肌麻痹、脑水肿等严重并发症	30% 以下

（二）鉴别诊断

应与中暑、急性胃肠炎、脑炎、脑血管意外等疾病相鉴别（表 10-3）。此外，还需与除虫菊酯类及杀虫脒中毒，特别是氨基甲酸酯类农药中毒相鉴别（表 10-4）。

表 10-3 急性有机磷杀虫剂中毒与常见疾病鉴别

项目	急性有机磷杀虫剂中毒	急性胃肠炎	乙型脑炎	中暑
病史	有机磷杀虫剂接触史	暴饮暴食或进食不洁食物	蚊虫叮咬	高温作业
体温	多正常	可增高	增高	增高
皮肤	潮湿	多正常	多正常	多汗
瞳孔	缩小	正常	多正常	正常
肌颤	多见	无	无	无
流涎	有	无	无	无
呕吐	多见	多见	喷射性	可有
腹泻	次数少	次数多	无	无
腹痛	较轻	较重	无	无
chE 活力	降低	正常	正常	正常

表 10-4 有机磷杀虫剂与氨基甲酸酯类农药中毒鉴别要点

鉴别点	有机磷杀虫剂中毒	氨基甲酸酯类农药中毒
接触式与毒物分析	有机磷杀虫剂	氨基甲酸酯类农药
呕吐物及洗胃液	蒜臭味	无蒜臭味
作用方式及作用时间	磷酰基与胆碱酯酶结合时间长	整个分子与胆碱酯酶结合时间短
血浆 Ach 活性	明显降低且恢复慢	降低但恢复快
病程	长	短
阿托品用量	大	小
肟类解毒剂	疗效好	无效且可能增强毒性

五、治疗

（一）清除毒物

1. 清除未被吸收的毒物

吸入中毒者，尽快脱离中毒环境，及时清除呼吸道分泌物，保持呼吸道通畅。经皮肤接触中毒者，立即脱去被污染的衣物，再用微温的肥皂水，或1%~5%碳酸氢钠溶液彻底清洗皮肤。敌百虫中毒禁用碱性液体清洗皮肤，以防转变成毒性更强的敌敌畏。口服中毒者，采取催吐、洗胃、导泻等措施，以排出尚未吸收的毒物。

（1）催吐：适用于口服神志清醒的患者及集体误食中毒患者，不能用于昏迷、惊厥、休克、肺水肿及出血患者；心脏病患者及妊娠者也慎用。

（2）洗胃：口服有机磷杀虫剂中毒患者服药时间即使超过12小时也应进行洗胃。对硫代磷酸酯类农药经口中毒者，禁止使用强氧化剂高锰酸钾溶液洗胃，进行镇静治疗时避免使用有肝微粒体酶系统诱导作用的巴比妥类镇静药物。

2. 促进已吸收毒物的排泄

（1）利尿：呋塞米和甘露醇可促进尿液排出，此外，甘露醇还能缓解有机磷杀虫剂中毒所致的脑水肿、肺水肿。

（2）血液净化：对重症有机磷杀虫剂中毒的患者早期使用血液净化（如腹膜透析、血液灌流、血液透析），可提高毒物清除率，缩短病程，提高治愈率。

（二）抗毒治疗

当有机磷杀虫剂进入机体与胆碱酯酶结合后，可用氯解磷定、碘解磷定等药物进行抗毒治疗，具体措施如下。

1. 胆碱酯酶复能剂

肟类化合物能使被抑制的胆碱酯酶恢复活性，并减轻或消除烟碱样作用，应早期、足量、联合、重复给药。目前国内使用的肟类复能剂有氯解磷定、碘解磷定、双复磷。其中氯解磷定为首选药物，可首剂15~30 mg/kg静注，维持6小时。首剂2~4小时以500 mg/h维持直至症状消失，血chE活力稳定在正常值的50%~60%。

近年动物实验研究发现，除活化chE外，肟类复能剂还能迅速恢复已衰竭的呼吸中枢、呼吸肌的神经肌肉传导功能。

禁止肟类复能剂与碱性液体配用，以免生成有剧毒的氰化物；禁止碘解磷定与氯磷定合用，以免增加不良反应。

2. 抗胆碱药

（1）M受体阻断剂：代表药物为阿托品和山莨胆碱等。可对抗Ach的毒蕈碱样作用，但只有在极大剂量时，对N受体才有作用，故不能对抗AOPP导致的肌颤。此外，对AOPP导致的中枢神经症状也无明显的缓解作用。阿托品轻度中毒用2 mg，中度中毒用2~4 mg，重度中毒用3~10 mg，肌内注射或静注。必要时每15分钟一次，直到毒蕈碱样症状明显好转或出现“阿托品化”表现。阿托品化表现为瞳孔较前扩大、口干、皮肤潮红、肺啰音消失、心率增快。然而，瞳孔扩大和皮肤潮红并非“阿托品化”的可靠指标。当患者经呼吸道或眼部局部染毒时，即使给予超大剂量阿托品治疗，瞳孔也不明显扩大。因此较可靠的“阿托品化”的指标为口干、皮肤干燥、心率增快。对中毒患者给予适量的阿托品治疗，可出现口干、皮肤潮红等症状；阿托品剂量过大，则可能出现瞳孔扩大、皮肤苍白、四肢发冷、意识模糊、烦躁不安、抽搐、尿潴留等症状，提示阿托品中毒，应立即停用。

因此，临床上应用阿托品应遵循早期、适量、反复、高度个体化的原则，避免阿托品中毒。一旦发生阿托品中毒，其与有机磷中毒并存，将使病情复杂化，增加有机磷中毒病死率。如何鉴别阿托品化与阿托品中毒，是临床医师必须掌握的基本内容（表10-5）。

表 10-5　阿托品化与阿托品中毒的鉴别

鉴别点	阿托品化	阿托品中毒
神经系统	意识清醒或模糊	意识模糊、谵妄、抽搐、昏迷
皮肤	颜面潮红、干燥	颜面紫红、干燥
瞳孔	由小扩大不再变小	极度扩大
体温	正常或轻度升高	高热
心率	增快≤120 次/分，脉搏快而有力	心动过速，甚至室颤

（2）中枢性抗胆碱药：如东莨菪碱、贝那替嗪等。这类药物对中枢神经 M 受体和 N 受体均有明显作用，不仅能对抗 AOPP 引起的毒蕈碱样症状，还能减轻烦躁不安、呼吸抑制等中枢神经系统症状。轻度、中度、重度中毒患者东莨菪碱的首次剂量分别为 0.3~0.5 mg、0.5~1.0 mg、2.0~4.0 mg。

（3）长托宁（盐酸戊乙奎醚）：是新型抗胆碱药物。对 M 受体亚型 M_1、M_3 受体具有较强的选择性，对 M_2 受体选择性较弱。主要作用于中枢神经 M_1 受体和平滑肌、腺体受体（M_3 受体），对心脏和神经元突触前膜自身受体（M_2 受体）无明显作用。长托宁是唯一能同时较好对抗 AOPP 导致的 M 样症状、N 样症状、中枢神经系统症状的药物。

与阿托品相比，长托宁用药量减少，时间间隔延长，不良反应少。对轻、中、重度中毒患者长托宁的首次剂量分别为 2 mg、4 mg、6 mg，肌内注射后 1 小时给予首剂的 1/2，以尽早达到“长托宁化”：口干、皮肤干燥、肺部啰音减少或消失、精神及神经症状好转。维持量 1~2 mg，每 6~12 小时一次。

（三）对症治疗

密切监护，保持气道通畅。一旦出现呼吸肌麻痹应尽早建立人工气道进行机械通气。积极防治肺水肿、脑水肿，纠正电解质和酸碱失衡。心电监护，尽早发现、处理心律失常。

总之，一旦疑诊或临床诊断为急性有机磷杀虫剂中毒，按照急性有机磷杀虫剂中毒救治流程合理有序地进行有效抢救与治疗（图 10-3）。

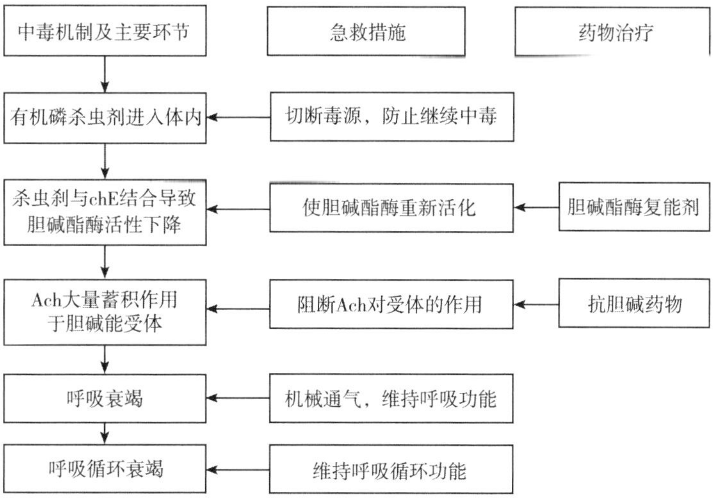

图 10-3　急性有机磷杀虫剂中毒救治流程图

（四）特殊症状的处理

1. 反跳

密切观察病情变化，注意反跳前的各种临床先兆。当 AOPP 患者在使用抗胆碱药物治疗症状好转后，再次出现面色苍白、精神萎靡、皮肤湿冷、胸闷、气短、轻咳、肺部湿啰音、血压升高、瞳孔缩小、心率缓慢、流涎、肌束震颤等症状时，应考虑反跳。此时，需使用大量阿托品，直至出现阿托品化，维持给药 3~5 天。

2. 迟发性猝死

严密监护，重在预防。对严重中毒恢复期的患者，应做好心电监护及电解质监测，及时纠正心律失常和电解质紊乱。一旦发现心搏呼吸骤停，按心肺复苏程序进行抢救。

3. 中间综合征

加强对本征的认识，主动预防和对症支持治疗；轻者预防其呼吸麻痹。若已经出现呼吸肌无力者，及时行气管插管和机械通气。适时评估患者肌力和自主呼吸恢复情况，尽早脱机。

4. 迟发性多发性神经病的治疗

目前尚无针对本病的特效药物，治疗的关键在于早发现、早诊断。除采用维生素 B_1、维生素 B_{12}治疗外，还可应用神经营养药物如神经生长因子及神经节甘酯。同时可配合针灸治疗，神经、肌肉功能锻炼。

（张　茵）

第二节　急性百草枯中毒

百草枯，商品名为克无踪，是一种广谱、高效、环境污染较小的接触灭生性除草剂，在全球130余个国家得到广泛使用。百草枯具有腐蚀性，不挥发，易溶于水，在酸性条件下稳定，遇碱水解，与阴离子表面活性剂如肥皂等接触也易失去活性。百草枯接触土壤后很快失去活性，无残留，不会损害植物根部，在农业上得到广泛应用。目前市售常见的百草枯为20%的水剂，无色无味，为防止意外误服，生产时加入了臭味剂和催吐剂，外观为绿色或蓝色溶液，有刺激性气味。百草枯对人、畜有很强的毒性作用。大多数由于误服或自杀口服引起中毒，但也可经皮肤和呼吸道吸收中毒，其病死率高达60%~90%，即使存活的患者，大部分也发展为肺纤维化。

一、病因和发病机制

（一）病因

百草枯中毒以农村多见，因自杀、误服、投毒等主要经消化道吸收引起中毒，也可因喷洒农药时皮肤接触后中毒。偶有经静脉注射百草枯溶液引起中毒的病例。

（二）吸收、分布与代谢

百草枯口服吸收率为5%~15%，大部分经粪便排出体外。百草枯吸收后主要分布于肺、肝、肾、甲状腺、各种体液和脑脊液中。由于肺泡上皮细胞的主动摄取作用，百草枯在肺内形成蓄积，致使肺组织中百草枯浓度为血浆浓度的10~90倍。吸收后血浆浓度于30分钟至4小时内达峰值，15~20小时缓慢下降，体内分布半衰期为5小时。有报道称，百草枯4天后血液中已测不出，但肺组织中仍可测得较高浓度。百草枯主要经肾小管以原形排泄，少量可经乳汁排出。

（三）发病机制

百草枯中毒的机制尚未完全明确，目前主要认为与其介导大量氧自由基产生从而导致急性氧化应激反应、脂质过氧化损伤及急性炎症反应等，导致多脏器损伤、多器官功能衰竭、脂质过氧化反应、肺泡细胞损伤，各种细胞因子、生长因子等促使成纤维细胞活化增殖及胶原纤维增生等促进肺纤维化的发生发展。

1. 氧化损伤

蓄积于肺组织中的百草枯在NADP-细胞色素C还原酶作用下被还原型尼克酰胺腺嘌呤二核苷酸磷酸（NADPH）转化为PQ^+，并消耗NADPH，进而PQ^+再与细胞内的氧发生反应，产生大量超氧离子（O_2^-），O_2^-在超氧化物歧化酶的作用下，转变为过氧化氢（H_2O_2），H_2O_2在Fe^{2+}催化下迅速生成OH。上述氧自由基与磷脂膜上的不饱和脂肪酸反应，引起脂质过氧化，导致细胞膜及细胞内的细胞器膜结构破坏，通透性增加，影响各种酶反应过程及离子泵功能，损伤DNA，导致机体肺、肝、肾、心肌等多脏器损害，其中以肺损害最为严重。另外，由于在生成自由基的过程中，大量消耗 NADPH，导致需要 NADPH 的各种酶难以发挥作用，细胞难以维持其功能，造成不可逆的损害。

2. 炎性反应

百草枯引起的氧化性损伤，导致各种致炎因子迅速增加。肿瘤坏死因子 α（TNF－α）、转化生长因子 β（TGF－β）、白细胞介素（IL）及细胞间黏附分子（ICAM－1）等炎性因子增加，促进大量炎性细胞聚集，释放各种炎性介质，加重细胞、组织损伤，导致全身炎性反应。

二、病理

百草枯中毒病变主要发生于肺，称为百草枯肺。基本病变为增殖性细支气管炎和肺泡炎。肺的形态学变化取决于摄入后生存期的长短。1 周内以Ⅰ型和Ⅱ型肺泡上皮细胞肿胀、变性和坏死等病理改变为主，表现为肺充血、水肿，肺脏重量增加，类似于氧中毒。生存期超过 1 周者，肺泡渗出物（含脱落的肺泡上皮碎屑、巨噬细胞、红细胞及透明膜）机化、单核细胞浸润、出血和间质成纤维细胞增生、肺泡间质增厚，广泛的纤维化，形成蜂窝状肺及细支气管扩张。百草枯中毒可引起肾小管坏死，肝中央小叶细胞损害、坏死，心肌炎，肺动脉中层增厚，肾上腺皮质坏死等。

三、临床表现

（一）症状

百草枯中毒早期可无症状或症状较轻，随着时间推移，可表现为多脏器的损害。口服中毒者，早期主要表现为消化道症状，如口、舌及咽部烧灼感，恶心、呕吐和腹痛等症状。进一步发展出现肝、肾、肺等多脏器功能不全或衰竭的表现，如发绀、呼吸困难、咳嗽、胸痛、头晕、头痛、肌肉痉挛、抽搐、昏迷等。口服量大者，1~3 日即可出现呼吸困难、呼吸窘迫并死亡；口服量小者，早期可无明显临床表现，数日后逐渐出现胸闷、呼吸困难，并逐渐加重，发生肺纤维化。

（二）体征

口服中毒者，可出现口腔、咽喉部、食管和胃黏膜糜烂、溃疡形成，重者出现胃出血、胃穿孔，肺部听诊呼吸音减低、干湿啰音；皮肤黏膜染毒者，表现相对轻，主要为皮肤红斑、水疱、溃疡，指甲接触可使指甲出现横断、脱落，结膜接触可引起溃疡、虹膜炎。

四、辅助检查

（一）毒物检测

检测血、尿中百草枯含量是确诊、判断病情严重程度和评估预后的重要依据。常用方法有液相或气相色谱法测血液，碱和硫代硫酸钠试管法检测尿液。

液相色谱是分析检测百草枯浓度最重要、最常用的方法。因百草枯是一种极性很强的离子型化合物，也可以采用高效液相色谱进行分析。

（二）其他实验室检查

血白细胞升高，血红蛋白下降，红细胞和血小板减少，血尿素氮、肌酐、胆红素和转氨酶、淀粉酶升高，可出现血尿、蛋白尿。

（三）心电图

由于百草枯中毒导致呼吸窘迫以及心肌损害，常可出现窦性心动过速、ST 段改变、心律失常等异常。

（四）血气分析

百草枯中毒主要表现为低氧血症，氧分压、氧饱和度降低。由于过度通气二氧化碳分压也常常降低。

（五）肺部 X 线检查

百草枯中毒早期（3 天至 1 周），主要为肺野弥漫渗出，肺纹理增多，肺间质炎性变，可见点、片状阴影，肺部透亮度减低或呈毛玻璃状；中期（1~2 周）出现肺实变或大片实变，同时出现部分肺纤维化；后期（2 周后），出现肺纤维化及肺不张。

（六）CT 检查

中毒早期由于血管内皮受损，液体外渗，组织水肿，肺纹理增多；毛细血管压力升高，肺血管阻力增加，组胺释放，渗出与肺水肿加重，出现毛玻璃征象；如进一步发展，水肿液进入肺泡腔，出现肺实变；在病程中后期，细支气管周围淋巴组织及成纤维细胞增生，形成肺纤维化，还可伴支气管扩张、囊性变，肺气肿、纵隔气肿等表现。

五、诊断和鉴别诊断

（一）诊断

根据接触或口服百草枯的病史及临床表现特点，结合实验室检查可以诊断本病。呕吐物、洗胃液、血尿检测到百草枯可以确诊。需要注意的是某些患者病史并不清楚，如遇口腔溃疡伴进行性呼吸困难者，应怀疑本病可能，详问发病前的情况，注意搜寻百草枯服用的证据（自杀的遗书、空的百草枯容器包装、残留物、气味和颜色）有助于诊断，如可检测百草枯，即可确诊。

（二）鉴别诊断

应注意患者进行性呼吸困难，可能误诊为支气管肺炎等。详细询问病史有助于诊断本病，高度怀疑时，可定性或定量检测百草枯。

六、治疗

对于百草枯中毒，目前尚无特殊治疗方法，主要采取尽早清除毒物，促进百草枯排泄，抗氧化及对症支持治疗。

（一）一般治疗

1. 皮肤接触中毒

立即脱去被污染的衣物，用肥皂水彻底清洗，再用清水清洗。眼部污染者，可用 2%~4% 碳酸氢钠溶液冲洗 15 分钟，再用生理盐水洗净。

2. 口服中毒

（1）催吐：现场可刺激咽喉部催吐，口服肥皂水或泥浆水或活性炭等。

（2）立即洗胃：用 2%~5% 碳酸氢钠溶液、30% 白陶土水或 1% 肥皂水或泥浆水加活性炭 50~100 g 彻底洗胃，因百草枯对消化道的腐蚀作用，洗胃时应注意动作轻柔，以免食管或胃穿孔。

（3）导泻：洗胃后用活性炭悬液（50 g）+硫酸镁（20~40 g）、20% 漂白土（思密达）悬液 300 mL 或活性炭 60 g/20% 甘露醇 100~150 mL，硫酸镁 15 g 导泻，每 2~3 小时一次交替使用，持续 3~7 天或持续到大便不再是绿色为止。

（二）药物治疗

目前尚无特效解毒剂，主要采用综合治疗，保护主要脏器功能。

1. 抗氧自由基治疗

百草枯中毒早期主要是由于脂质过氧化造成全身多脏器的损害，因此早期应积极使用抗氧化、抗自由基的药物治疗。维生素 E、维生素 C、维生素 B_1、烟酸、还原型谷胱甘肽、乙酰半胱氨酸及超氧化物酶等可破坏氧自由基，可选择使用。

2. 肺纤维化的预防和治疗

（1）传统的治疗方案。①普萘洛尔（心得安），应早期应用。它可与结合在肺内的受体竞争，使肺内毒物释放出来，10 mg，每日 3 次；②糖皮质激素，具有强大的抗炎作用，可有效维持细胞膜的稳定性，阻止后期肺纤维化。应早期大剂量使用。根据病情演变决定给药时间，一般可用 10～14 天。甲泼尼龙 500～1 000 mg/d，持续使用 5 天后逐渐减量至停用。其他尚可选择地塞米松或氢化可的松；③免疫抑制剂，环磷酰胺、环孢素 A、秋水仙碱等具有免疫调节作用，减轻炎症反应，应及早使用。环磷酰胺 5 mg/（kg·d）（总量 4 g）或秋水仙碱 0.5 mg，每日 2 次加入 5% 的葡萄糖注射液中静脉滴注。

（2）环磷酰胺和类固醇激素疗法：环磷酰胺［5 mg/（kg·d）总量 4 g］和地塞米松（8 mg，每日 3 次，持续 2 周）治疗，存活率可达 72%。

3. 改善微循环

复方丹参液（30～40 mg/d）、东莨菪碱（2.4～10 mg/d）和地塞米松（25 mg/d），能有效改善微循环，维护器官功能，降低病死率。

（三）血液净化治疗

血液净化治疗能有效清除血液中的毒物、游离的自由基以及细胞因子、炎症介质等，从而达到减少毒物和自由基毒性以及保护脏器功能的作用。血液灌流目前在中毒领域得到广泛应用，其原理是使用活性炭、树脂等吸附剂吸附清除毒素，是临床上抢救中毒患者的常用急救方法。血液灌流可有效清除血液中的百草枯，如无禁忌可尽早使用，在 6 小时内最好。连续血液灌流，每次持续 10 小时或更长，效果更好，一般可使用 5～7 天。出现肾功能衰竭时可联合血液透析治疗。需要注意的是，有研究表明如果患者血液百草枯浓度超过 3 mg/L，无论进行血液透析或血液灌流均不能改善其预后。

（四）肺移植

虽然国外有个别案例报道，在百草枯中毒后第 44 天，对 1 例 17 岁患者进行肺移植并获得成功，但也有案例报道患者在肺移植后再发肺纤维化死亡。因此，肺移植成功与否可能与移植选择的时机有关。由于肺移植需一定条件、技术力量及经济负担，国内尚无相关报道。

（五）给氧和机械通气

给氧有促进氧自由基生成的作用，不主张常规给氧，但在明显缺氧时可低浓度、低流量给氧。一般当 $PaO_2 < 40$ mmHg（5.3 kPa）或出现 ARDS 时才给予吸氧或建立人工呼吸道行机械通气治疗。通气方式一般采用呼吸末正压低流量氧吸入，可使肺泡处于一定扩张状态，增加功能残气量和气体交换，改善氧合功能，从而有利于提高氧分压。但要注意由于百草枯中毒后易并发自发性气胸及皮下气肿，故呼吸末正压选择宜偏小，并注意监测生命体征变化。

（刘宣彤）

第三节　急性杀鼠剂中毒

一、概述

杀鼠剂是指一类可以杀死啮齿类动物的化合物，主要用于杀灭鼠类，分类较多。我国常用的杀鼠剂按照其作用时间的快慢可分为急性杀鼠剂和慢性杀鼠剂。前者是指动物进食毒饵后数小时至一天内毒性发作死亡的杀鼠剂，如毒鼠强、氟乙酰胺；后者是指动物进食毒饵后数天毒性发作，如抗凝血类杀鼠剂。按照其作用机制，化学结构，大体可分为九类。

1. 中枢神经兴奋类杀鼠剂

毒性强，潜伏期短，病情进展快，有的抽搐症状难以控制。如毒鼠强、鼠特灵、毒鼠硅。

2. 有机氟类杀鼠剂

为早已禁用的急性杀鼠剂，如氟乙酰胺、氟乙酸钠。

3. 植物类杀鼠剂

是从植物中提取的生物碱，如毒鼠碱。

4. 干扰代谢类杀鼠剂

如灭鼠优抑制烟酰胺代谢；鼠立死拮抗维生素 B_1，干扰 γ-氨基丁酸的氨基转移和脱羧反应。

5. 硫脲类杀鼠剂

如安妥、灭鼠特、灭鼠肼、双鼠肼。肺水肿是其主要致死原因。

6. 有机磷酸酯类杀鼠剂

主要有毒鼠磷、溴代毒鼠磷、除鼠磷，其中毒机制、临床表现和救治措施与急性有机磷杀虫剂中毒类同。

7. 无机磷杀鼠剂

如磷化锌，是我国既往应用最早、最广的杀鼠剂，现已禁用。中毒机制是口服后在胃酸的作用下分解产生磷化氢和氯化锌，前者抑制细胞色素氧化酶，影响细胞代谢，形成细胞窒息，中枢神经系统损害最为严重；后者对胃肠黏膜有强烈的刺激与腐蚀作用，导致炎症、充血、溃疡、出血。

8. 氨基甲酸酯类杀鼠剂

如灭鼠安、灭鼠晴，其中毒机制、临床表现及救治原则和氨基甲酸酯类农药中毒相同。

9. 抗凝血类杀鼠剂

是我国批准合法使用的慢性杀鼠剂，第一代抗凝血类杀鼠剂有杀鼠灵、杀鼠醚、敌鼠；第二代抗凝血类杀鼠剂有溴敌隆、溴鼠灵、克鼠灵、氯鼠灵。其中杀鼠灵、杀鼠醚、克鼠灵、溴敌隆属于双香豆素类抗凝血杀鼠剂；敌鼠和氯鼠灵等属于茚满二酮类抗凝血杀鼠剂。

二、毒鼠强

（一）毒理

毒鼠强化学名为四亚甲基二砜四胺，分子量240.27，大鼠经口 LD_{50} 为0.1~0.3 mg/kg，对成人的致死量为5~12 mg。为白色无味粉末，化学性质稳定，微溶于水，不溶于甲醇及乙醇。可经呼吸道与消化道吸收，口服吸收后数分钟至半小时内发病。摄入后以原形无明显选择性分布于各组织器官，血液中不与蛋白结合，主要通过肾脏以原形排出，少量可经呼吸道排出或随胆管排入肠道。由于其剧烈的毒性和稳定性，易造成二次中毒。毒鼠强是不需代谢即发生毒性作用的中枢神经系统兴奋性杀鼠剂，其作用机制可能是拮抗 γ-氨基丁酸（GABA）的结果。GABA 的作用被毒鼠强非竞争性抑制后，中枢神经系统过度兴奋至惊厥，严重者死亡。

（二）临床表现

潜伏期为5分钟至1小时。主要临床表现为中枢神经兴奋状态，全身阵发强直性抽搐，严重者可导致呼吸循环衰竭而死亡。

1. 神经系统

中枢神经系统是毒鼠强中毒的主要靶器官，全身阵发强直抽搐为其最突出的表现，每次抽搐持续1~10分钟，多可自行缓解，间隔数分钟后再次发作，每天发作可达数十次，严重者呈癫痫持续状态，可致呼吸衰竭而死亡。此外可有头痛、头晕、乏力、口唇麻木等症状；也可出现精神症状，如狂躁、幻觉、喜怒无常等，症状多可逆，脑电图显示癫痫样放电改变。

2. 消化系统

患者可出现恶心、呕吐、上腹部烧灼感、腹痛、腹胀、腹泻等表现，严重者可出现消化道出血及肝脏功能损伤，表现为转氨酶的升高。

3. 循环系统

患者有心悸、胸闷等症状，心电图可出现窦性心动过缓或过速，ST 段压低或抬高、低平倒置，频发期前收缩；患者心肌标志物异常升高。

4. 呼吸系统

气紧、呼吸困难，口唇发绀，严重可出现肺水肿、咯血。

（三）诊断

1. 诊断要点

根据接触或口服毒鼠强的病史及以癫痫样大发作等中枢神经系统兴奋为主要临床表现的特点，结合实验室检查应考虑有毒鼠强中毒可能，但尚需除外其他以癫痫样大发作为主要临床表现的疾病，如原发性癫痫、中枢神经系统感染性疾病、脑血管意外、亲神经毒物中毒等。血、尿和呕吐物等生物样品中检测到毒鼠强可以确诊。需要注意的是某些患者病史并不清楚，如遇癫痫持续状态，应怀疑本病可能，详问发病前的情况，注意搜寻毒鼠强服用的证据（自杀的遗书、空的毒鼠强容器、包装）有助于诊断，如可检测毒鼠强，即可确诊。

2. 诊断分级

（1）轻度中毒，出现头痛、头晕、恶心、呕吐和四肢无力等症状，可有肌颤或局灶性癫痫样发作，生物样品中检出毒鼠强。

（2）中度中毒，在轻度中毒基础上，具有下列表现之一者，癫痫样大发作；精神病样症状（幻觉、妄想等）。

（3）重度中毒，在中度中毒的基础上，具有下列表现之一者，癫痫持续状态；脏器功能衰竭。

（四）急救措施

目前尚缺乏明确的特效解毒剂，主要采取对症支持治疗。

1. 清除体内毒物

可采用催吐、洗胃等方法清除尚未被吸收的毒物。洗胃时使用清水即可，每次洗胃液量为300～500 mL，直至洗出液澄清；中、重度中毒的患者洗胃后要保留洗胃管，以备反复洗胃。活性炭对清除毒鼠强有一定作用，轻度中毒患者洗胃后立即予以活性炭1次，中、重度中毒患者在洗胃后最初24小时内，每6～8小时使用活性炭1次，24小时后仍可使用。剂量：成人每次50 g，儿童每次1 g/kg，配成8%～10%混悬液经洗胃管灌入。

2. 血液灌流

因毒鼠强在体内残留时间久，且性质稳定，血液灌流为行之有效且对预后有明显改善作用的措施。一旦高度怀疑毒鼠强中毒，都应及早开展血液灌流，中、重度中毒患者更应早期进行血液灌流，并多次进行，直至癫痫症状得到控制。

3. 镇静止痉

①苯巴比妥，为基础用药，可与其他镇静止痉药物合用。轻度中毒每次0.1 g，每8小时肌内注射1次；中、重度中毒每次0.1～0.2 g，每6～8小时肌内注射1次。儿童每次2 mg/kg。抽搐停止后减量使用3～7天；②地西泮，癫痫大发作和癫痫持续状态的首选药物。成人每次10～20 mg，儿童每次0.3～0.5 mg/kg，缓慢静脉注射，成人的注射速度不超过5 mg/min，儿童的注射速度不超过2 mg/min。必要时可重复静脉注射，间隔时间在15分钟以上。不宜加入液体中静脉滴注。

4. 其他

癫痫持续状态超过30分钟，连续两次使用地西泮仍不能有效控制抽搐，应及时使用静脉麻醉剂（如硫喷妥钠）或骨骼肌松弛剂（如维库溴铵）。

5. 对症支持治疗

密切监护心、脑、肝、肾等重要脏器功能，及时给予相应的治疗措施。

三、氟乙酰胺

（一）毒理

氟乙酰胺化学名为氟醋酸酰胺，为有机氟类杀鼠剂，为国家早已禁用的急性杀鼠剂。本品为白色针状结晶，易溶于水，大鼠经口LD_{50}为15 mg/kg，人口服致死量为0.1～0.5 g。主要通过消化道及皮肤黏膜吸收，氟乙酰胺进入人体后脱氨基转化为氟乙酸，氟乙酸与细胞内线粒体的辅酶A作用，生成氟代乙酰辅酶A，再与草酰乙酸反应，生成氟柠檬酸钠，氟柠檬酸与柠檬酸虽在化学结构上相似，但不能被乌头酸酶作用，反而拮抗乌头酸酶，使柠檬酸不能代谢产生乌头酸，导致三羧酸循环中断（称为“致死代谢合成”），使丙酮酸代谢受阻，氟柠檬酸积聚，妨碍正常的氧化磷酸化过程，从而引起以中枢神经系统和心血管系统为主的毒性损害。此外，氟柠檬酸、氟乙酸还可以直接损害中枢神经系统和心肌。氟离子还可以与体内钙离子相结合，使体内血钙下降。

（二）临床表现

口服中毒潜伏期2~15小时，严重者短于1小时。急性中毒时主要出现以中枢神经系统障碍和心血管系统障碍为主的两大综合征。

1. 中枢神经系统

头晕、头痛、乏力、易激动、烦躁不安、肌肉震颤、意识障碍甚至昏迷、阵发性抽搐，因强直性抽搐致呼吸衰竭。

2. 心血管系统

表现有心悸、心动过速、血压下降、心力衰竭、心律失常（期前收缩、室速或室颤）、心肌损害（心肌酶异常增高，QT间期与ST－T段改变）等。

3. 其他

可出现消化道症状以及包括分泌物增多、呼吸困难、咳嗽等在内的呼吸系统表现。

（三）诊断

1. 诊断要点

①氟乙酰胺杀鼠剂接触史；②有典型的临床表现；③实验室检查血氟、尿氟增高；④确诊需鉴定毒饵、呕吐物、胃液、血液或尿液毒物含量。

2. 诊断分级

①轻度中毒，头痛、头晕、视物模糊、乏力、四肢麻木、肢体小抽动；恶心、呕吐、口渴、上腹部烧灼感、腹痛；窦性心动过速；体温下降等；②中度中毒，除上述表现外，尚有分泌物增多、呼吸困难、烦躁、肢体痉挛、血压下降，心电图显示心肌损害等；③重度中毒，昏迷、惊厥、严重心律失常、瞳孔缩小、肠麻痹、大小便失禁、心力衰竭、呼吸衰竭等。

（四）急救措施

1. 清除毒物

口服中毒者，立即催吐、洗胃、导泻。洗胃后可于胃管内注入适量乙醇在肝内氧化成乙酸以达到解毒目的。

2. 尽早使用特效解毒剂

乙酰胺（解氟灵）可与氟乙酰胺竞争酰胺酶，使其不能脱氢产生氟乙酸，并直接提供乙酰基，与辅酶形成乙酰辅酶A，阻止有机氟对三羧酸循环的干扰、恢复机体的氧化磷酸化代谢过程，有延长潜伏期、控制发病、减轻症状的作用。用法：成人每次2.5~5 g肌内注射，每6~8小时1次，儿童按0.1~0.3 g/（kg·d）分2~3次肌内注射，连用5~7天，首剂给全日总量的一半效果更好。危重患者可用20 g加入500~1 000 mL液体中静脉滴注。

3. 控制抽搐

全身阵发性抽搐是本病的突出症状，严重的抽搐，静注安定能够达到迅速解痉的效果，但安定持续时间短，可加入液体内持续静滴；再辅以鲁米那100 mg肌内注射及10%葡萄糖酸钙静注，以防止抽搐反复发作，造成脑组织及全身组织缺氧而加重病情。

4. 血液净化

对于中、重度中毒患者，可采用单纯血液灌流或血液灌流联合血液透析尽早进行血液净化，提高抢救成功率。

5. 对症支持治疗

包括心电监护，防止脑水肿，保护心肌，纠正心律失常，维持水、电解质及酸碱平衡，高压氧等。

四、灭鼠优

（一）毒理

灭鼠优为干扰代谢类杀鼠剂，又名鼠必灭，抗鼠灵、吡明尼。为淡黄色粉末，无臭无味，不溶于水，易溶于乙醇等有机溶剂。大鼠经口 LD_{50} 为 12.3 mg/kg。中毒机制是抑制烟酰胺的代谢，造成维生素 B 族的严重缺乏。使中枢和周围神经肌肉接头处、胰岛组织、自主神经和心脏传导等发生障碍，还可致胰腺 B 细胞破坏而引起糖尿病。

（二）临床表现

中毒的潜伏期为 3～4 小时。口服中毒者出现恶心、呕吐、腹痛、食欲缺乏等胃肠道症状，随后出现自主神经中枢及周围神经系统功能障碍，如体位性低血压、四肢感觉异常、肌力减弱、视力障碍、神经错乱、昏迷、抽搐等。早期可有短暂性低血糖，后出现尿糖，常伴酮症酸中毒，肌电图及脑电图异常。

（三）急救措施

（1）口服者催吐、洗胃导泻。

（2）尽早使用解毒剂烟酰胺 200～400 mg 加入 250 mL 液体中静滴。每日 1～2 次。好转后改口服，每次 100 mg，每日 4 次，共 2 周。

（3）血糖升高时给予普通胰岛素。

（4）对症支持治疗。立即给予心电监护，监测血糖波动、神经功能，防止低血糖、脑水肿，保护心肌，维持水、电解质及酸碱平衡等。

五、溴鼠灵

（一）毒理

溴鼠灵，又名大隆、溴鼠隆、溴敌拿鼠。为第二代抗凝血类杀鼠剂，属于双香豆素类抗凝血杀鼠剂。中毒机制是干扰肝脏对维生素 K 的作用，使凝血酶原和凝血因子Ⅱ、Ⅶ、Ⅸ、Ⅹ等的合成受阻，导致凝血时间和凝血酶原时间延长。同时其代谢产物亚苄基丙酮可直接损伤毛细血管壁，使其通透性增加而加重出血。

（二）临床表现

本类杀鼠剂作用缓慢，误服后潜伏期长，大多数 2～3 天之后才出现中毒症状，如恶心、呕吐、食欲缺乏、精神不振、低热等。中毒量小的患者无出血现象，不治而愈。达到一定剂量时，表现为全身广泛出血，首先出现血尿、鼻出血、牙龈出血、全身皮肤黏膜出血，严重者可出现呕血、便血、咯血及颅内出血。患者可死于颅内出血及心肌出血。由于中毒患者多以出血为主诉来就诊，应提高对其警惕性，详细询问病史有助于减少误诊。

（三）急救措施

1. 清除毒物

口服中毒者催吐、洗胃、导泻；皮肤污染者用清水彻底冲洗。

2. 特效解毒剂

轻度出血者，用维生素 K_1 10～20 mg 肌内注射，每日 3～4 次；严重出血者，首剂 10～20 mg 静脉注射，给予 60～80 mg 静脉滴注；出血症状好转后逐渐减量，一般连用 10～14 天，出血症状消失，凝血酶原时间活动度正常后停药。

3. 输血

对出血严重者，可输注新鲜血浆或凝血酶原复合物，以迅速止血。

4. 肾上腺皮质激素

可以减少毛细血管通透性，保护血小板和凝血因子，促进止血，抗过敏和提高机体应激能力，可酌情使用，同时给予大剂量维生素 C。

5. 对症支持治疗

应注意维生素 K_3、维生素 K_4、卡巴克络、氨苯甲酸等药物对此类抗凝血类杀鼠剂中毒所致出血无效。

六、安妥

（一）毒理

安妥为硫脲类杀鼠剂，不溶于水，易溶于有机溶剂。大鼠经口 LD_{50} 为 7～250 mg/kg，人口服致死量为 4～6 g。口服后对局部黏膜有刺激性作用而引起胃肠道症状，吸收后主要损害毛细血管，使其通透性增加，引起肺水肿、胸腔积液和肺出血，并可引起肝、肾损害，体温偏低，一过性血糖升高。肺水肿是其主要致死原因。

（二）临床表现

急性中毒时口部有灼热感，还有恶心、呕吐、口渴、头晕、嗜睡等；重症患者可出现呼吸困难、发绀、肺水肿等；也可有躁动、全身痉挛、休克等；稍晚期可有肝肿大、黄疸、血尿及蛋白尿等表现。

（三）急救措施

（1）清除毒物。口服者可用清水或者 1 ∶ 5 000 高锰酸钾溶液洗胃，禁用碱性液洗胃；导泻，忌用油类泻剂；皮肤接触者用清水冲洗。

（2）可试用半胱氨酸 100 mg/kg 肌内注射，或 5% 硫代硫酸钠 5～10 mL 静注，每日 2～4 次，可降低安妥的毒性。

（3）禁食脂肪性食物及碱性食物。

（4）病情严重，出现肺水肿者，应用肾上腺皮质激素，并限制入量。

（5）对症支持治疗。重症者应给予心电监护，监测肝肾功能，维持水、电解质及酸碱平衡等。

（李海涛）

参考文献

[1]陈顺乐. 风湿内科学［M］. 北京：人民卫生出版社，2014.
[2]宁光. 内分泌学高级教程［M］. 北京：人民军医出版社，2014.
[3]周巧玲. 肾内科临床心得［M］. 北京：科学出版社，2016.
[4]彭文. 肾内科疾病［M］. 上海：第二军医大学出版社，2015.
[5]井霖源. 内科学基础［M］. 北京：中国中医出版社，2015.
[6]吕坤聚. 现代呼吸系统危重症学［M］. 北京：世界图书出版公司，2015.
[7]杨岚，沈华浩. 呼吸系统疾病［M］. 北京：人民卫生出版社，2015.
[8]董卫国，魏云巍，富冀枫. 消化系统［M］. 北京：人民卫生出版社，2015.
[9]闫剑群. 中枢神经系统与感觉器官［M］. 北京：人民卫生出版社，2015.
[10]刘海玲. 临床营养医学与疾病防治［M］. 天津：天津科技翻译出版有限公司，2016.
[11]曾敏. 老年心血管疾病诊疗精要［M］. 北京：人民卫生出版社，2018.
[12]葛均波. 心血管系统疾病［M］. 北京：人民卫生出版社，2015.
[13]汤宝鹏，陈明龙，杨新春. 实用心律失常介入治疗学［M］. 北京：科学出版社，2017.
[14]赵水平. 心血管疾病规范化诊疗精要［M］. 长沙：湖南科技出版社，2018.
[15]李宪伦，段军，张海涛. 临床心血管血流动力学［M］. 北京：人民卫生出版社，2018.
[16]曾昭龙，陈文明. 神经内科常见疾病诊断与治疗［M］. 郑州：河南科技出版社，2018.
[17]丁新生. 神经系统疾病诊断与治疗［M］. 北京：人民卫生出版社，2018.
[18]林果为，王吉耀，葛均波. 实用内科学［M］. 15 版. 北京：人民卫生出版社，2017.
[19]孙世澜. 血液净化新理论新技术［M］. 郑州：河南科学技术出版社，2017.
[20]谌贻璞. 肾内科学［M］. 2 版. 北京：人民卫生出版社，2015.